JN233085

よくわかる
専門基礎講座
病理学

東北大学名誉教授 高橋 徹 著

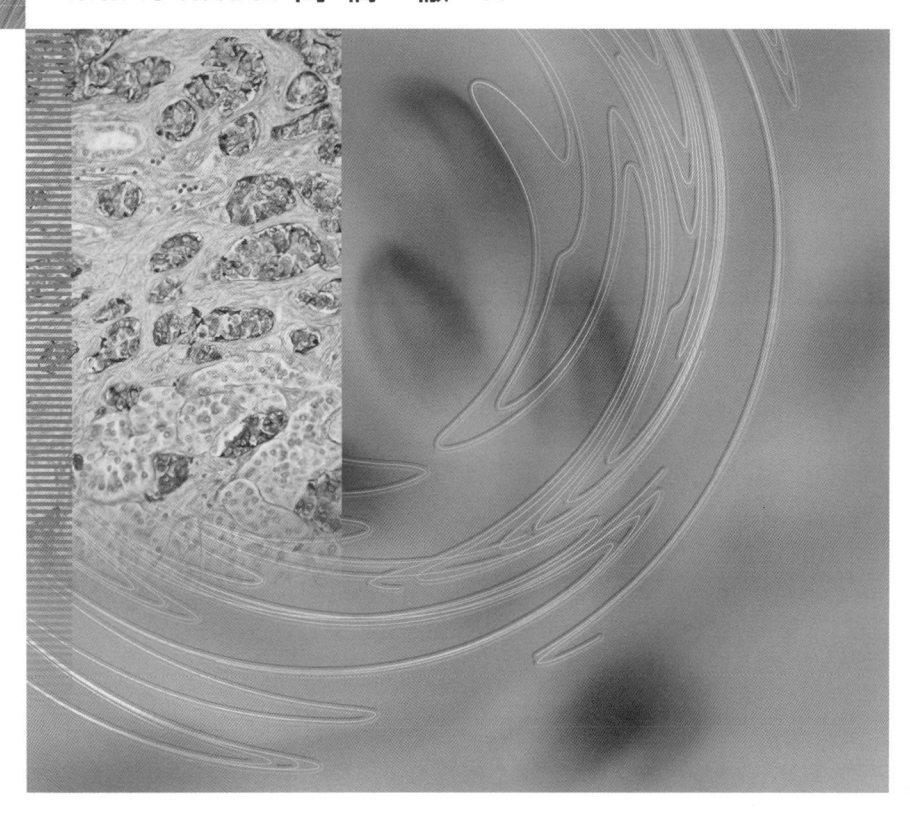

金原出版株式会社

序

　本書の底本は，今から25年ほど前に標準看護学講座 第6巻として金原出版から刊行された「病理学」である。以後数回の改訂をへたが，今回あたらしいシリーズへの移行にあたり，思いきって改訂を加えた。この間に私はあちこちの医療関係の技術者養成施設で病理学教育を担当し，そのつど本書（の前身）をテキストとして使ってみた。大学を去って9年になるが，この間に石巻赤十字看護専門学校で講師をつとめ，他にも臨床検査技師，作業療法士および理学療法士，鍼灸師などの養成施設で病理学教育を依頼され，国家試験向けの授業も担当した。今回もそういった経験をもとにして改訂を行っている。

　病理学とは「病態」の科学である。学生諸君はいずれ実際に医療の現場に立ち，患者に接することになるであろうが，患者の身体に何が起こっており，そのことが症状や検査結果をどう説明するか，こういった問題を理解できるようにするのが病理学教育の目標である。しかしどこの学校でも感じることだが，病理学に与えられた時間はあまりにも短い。限られた時間でこの目標に近づくには，こまかいことは思いきりはぶくしか方法はないであろう。私はそう思って本書では重要な疾患をえらび，ただしそれらについては十分に解説を加えることにした。しかし時代とともに欠かすことのできない情報が新たに増えてゆく。今回もアスベストによる中皮腫や，狂牛病などについて，新規の項目を起こさざるを得なかった。それに病理学の教科書というものは，医学部学生用のものでさえ，おしなべてわかりにくいものと言われ，実際その通りである。それで本書では平易な文章に心がけ，医学用語の類はすべて最初に定義を与えてから使用するようにした。そのようなこともあり，どうしても頁数が増えてしまう。本を厚くすることは私の本意ではないが，これも致し方ないことである。

　なぜ本を薄くしておきたいのか。それは私が，本書は「教科書」であるということを強く意識するからである。学生にとって教科書とは何であろう。それは最初のページから最後まで通して読むべき本ではないだろうか。その点，必要にのぞんでひもとく「参考書」とはおのずから別の方針で設計すべきものである。そして教科書には，全体を通読してはじめて体得できる「もののみかた」が求められると思う。

　だが，必要な情報量の増加に加えて，本を厚くせざるを得ないもう一つの要因がある。それは国家試験で求められる知識が，必ずしも基礎的なレベルにとどまらないということである。私は毎年，学生の国家試験準備を助けるという仕事があって，1～2月は忙しい季節だが，そのようなときの頭痛の種は，病気の科学について理解を深めることと試験に合格すること，この二つの要求を限られた年間の講義時間でどうしたら満たせるかという難問である。本書はそういった両立困難な課題を，今の段階で私なりになんとか満たした答のつもりだが，どうであろうか。いや，この点はこの先もまだまだ努力が必要であろう。そのような問題を含めて，各位の忌憚ないご意見を賜ればまことに幸いである。

　最後になって恐縮だが，これまで本書をご利用いただき，内容に関して貴重なご示唆を賜った多くの先生方，また改訂にあたって労をとられた金原出版の福村直樹氏に，心から感謝申し上げたい。

2006年2月10日

高　橋　　徹

目　次

第1章　病理学と医療
1. 病理学とは …………………………… 1
2. 剖検について ………………………… 3
3. 生検と細胞診 ………………………… 7
4. 組織の取り扱いについて …………… 8
5. 特殊な病理検査 ……………………… 11
   - ⓐ 組織化学 ………………………… 11
   - ⓑ 免疫組織化学 …………………… 12
   - ⓒ 電子顕微鏡による検査 ………… 13
   - ⓓ 分子病理学 ……………………… 13

第2章　細胞とその変化
1. 細胞・組織・臓器 …………………… 15
   - ⓐ 上皮組織 ………………………… 15
   - ⓑ 結合組織 ………………………… 17
   - ⓒ 筋組織 …………………………… 18
   - ⓓ 神経組織 ………………………… 18
2. 細胞の傷害について ………………… 18
3. 変性・壊死・アポトーシス ………… 22
4. 萎縮 …………………………………… 26
   - ⓐ 変性萎縮 ………………………… 26
   - ⓑ 廃用萎縮 ………………………… 26
   - ⓒ 圧迫萎縮 ………………………… 27
   - ⓓ 老人性萎縮 ……………………… 28
5. 代謝異常と物質沈着 ………………… 28
   - ⓐ 糖原病 …………………………… 28
   - ⓑ 類脂質蓄積症 …………………… 29
   - ⓒ 色素の沈着 ……………………… 29
   - ⓓ アミロイド沈着症 ……………… 30
   - ⓔ 尿酸の沈着と痛風 ……………… 30
   - ⓕ 硝子滴変性 ……………………… 31

第3章　修復と再生
1. 創傷の治癒と肉芽組織 ……………… 33
2. 異物の処理 …………………………… 35
3. 再生と化生 …………………………… 37
4. 肥大と過形成 ………………………… 41

第4章　循環障害
1. 血管の構造について ………………… 45
2. 虚血と梗塞 …………………………… 46
3. 血栓 …………………………………… 49
4. 塞栓症 ………………………………… 54
5. 充血・うっ血・出血 ………………… 56
6. 浮腫 …………………………………… 58

第5章　炎症
1. 炎症の定義 …………………………… 63
2. 循環障害と滲出 ……………………… 65
3. 増殖と肉芽組織 ……………………… 69
4. さまざまな炎症 ……………………… 71
   - ⓐ 漿液性炎症 ……………………… 71
   - ⓑ カタル性炎症 …………………… 71
   - ⓒ 線維素性炎症 …………………… 71
   - ⓓ 化膿性炎症 ……………………… 72
   - ⓔ 全身感染と敗血症 ……………… 74
   - ⓕ 特殊性炎症 ……………………… 74

第6章　免疫とアレルギー

1. 免疫とは ……………………………… 77
2. 液性免疫と抗体 ……………………… 78
3. 細胞性免疫 …………………………… 81
   a. 臓器移植と拒絶反応 ……………… 82
   b. ウイルス感染細胞・癌細胞への攻撃 … 83
   c. 結核への免疫 ……………………… 85
4. 免疫不全症候群 ……………………… 86
5. アレルギー …………………………… 88
6. 自己免疫病 …………………………… 91

第7章　腫　瘍

1. 概　説 ………………………………… 95
2. 良性腫瘍と悪性腫瘍 (1) 生態の違い … 99
   a. 増殖の速度 ………………………… 99
   b. 増殖の形式 ………………………… 100
   c. 手術後の再発 ……………………… 102
   d. 転　移 ……………………………… 102
   e. 全身への影響 ……………………… 105
3. 良性腫瘍と悪性腫瘍 (2) 形態の違い … 105
4. 腫瘍の分類 …………………………… 108
5. 腫瘍の原因 …………………………… 113
6. 病理発生, 早期発見そして診断 ……… 118

第8章　先天異常

1. 病気の内因と外因 …………………… 123
2. 遺伝子の異常と病気 ………………… 125
3. 奇形の成り立ち ……………………… 127
   a. 染色体の異常 ……………………… 128
   b. 胎児への環境からの障害 ………… 129
4. 奇形の種類 …………………………… 131

第9章　循環器の病理

1. 動脈硬化症 …………………………… 135
2. 高血圧と心臓 ………………………… 138
3. 虚血性心疾患 ― 狭心症と心筋梗塞 … 142
4. 心不全について ……………………… 146
5. 心臓弁膜症 …………………………… 148
6. 心臓・大血管の先天異常 …………… 152
7. その他の重要な循環器疾患 ………… 156
   a. 心筋炎 ……………………………… 156
   b. 心筋症 ……………………………… 157
   c. 動脈瘤 ……………………………… 158
   d. 血管炎 ……………………………… 159
8. ショック ……………………………… 160

第10章　呼吸器の病理

1. 上気道のおもな病気 ………………… 163
   a. かぜとインフルエンザ …………… 163
   b. 副鼻腔炎 …………………………… 164
   c. 副鼻腔の癌 ………………………… 164
   d. 喉頭の腫瘍 ………………………… 164
2. 肺　炎 ………………………………… 165
   a. 気管支肺炎 ………………………… 165
   b. 大葉性肺炎 ………………………… 168
   c. 間質性肺炎 ………………………… 169
3. 肺結核 ………………………………… 171
4. 珪肺と肺性心 ………………………… 176
5. 拘束性肺疾患と閉塞性肺疾患 ……… 178
   a. 拘束性肺疾患 ……………………… 178
   b. 閉塞性肺疾患 ……………………… 178
6. 肺　癌 ………………………………… 181
7. 胸膜と縦隔の疾患 …………………… 184
   a. 胸水と胸膜炎 ……………………… 184
   b. 胸膜の腫瘍 ― 中皮腫 …………… 185
   c. 縦隔の腫瘍 ………………………… 186

第11章　消化器の病理

1. 口腔の病気 …………………………189
   - a 虫歯について …………………189
   - b 歯周病 …………………………191
   - c 口腔の腫瘍 ……………………192
   - d 唾液腺の病気 …………………192
2. 胃潰瘍・慢性胃炎・胃ポリープ ……192
   - a 胃潰瘍 …………………………193
   - b 慢性胃炎 ………………………195
   - c 胃ポリープ ……………………196
3. 胃癌と食道癌 ………………………197
4. 腸の良性疾患 ………………………204
   - a 虫垂炎 …………………………204
   - b 細菌性赤痢・アメーバ赤痢 …205
   - c 急性腸炎 ………………………205
   - d クローン病と潰瘍性大腸炎 …205
5. 腸管の腫瘍 …………………………206
   - a 大腸癌 …………………………206
   - b 小腸の腫瘍 ……………………208
   - c カルチノイド腫瘍 ……………208
6. 腸閉塞（イレウス）………………209
   - a 先天異常 ………………………209
   - b 異物 ……………………………209
   - c 腸壁の病変 ……………………209
   - d 腸管の外からの圧迫 …………210
   - e 麻痺性イレウス ………………211
7. 黄疸の成り立ち ……………………212
   - a 溶血性黄疸 ……………………213
   - b 肝細胞性黄疸 …………………213
   - c 閉塞性黄疸 ……………………213
8. ウイルス肝炎 ………………………216
   - a 急性肝炎 ………………………218
   - b 劇症肝炎 ………………………219
   - c 慢性肝炎 ………………………220
9. 肝硬変 ………………………………221
10. 肝癌 …………………………………226
11. 重要な膵臓の病気 …………………228
    - a 急性膵炎 ………………………228
    - b 慢性膵炎 ………………………229
    - c 膵癌 ……………………………230

第12章　内分泌の病理

1. 予備知識 ……………………………233
2. 脳下垂体 ……………………………234
   - a 下垂体腺腫 ……………………235
   - b クッシング病 …………………236
   - c シーハン症候群 ………………236
   - d 尿崩症 …………………………236
3. 甲状腺 ………………………………237
   - a バセドウ病 ……………………237
   - b 甲状腺機能低下 ………………238
   - c 甲状腺の腫瘍 …………………239
4. 副甲状腺 ……………………………240
5. 副腎 …………………………………241
   - a ストレスと副腎 ………………241
   - b クッシング症候群 ……………242
   - c 副腎皮質製剤による副作用 …243
   - d アルドステロン症 ……………243
   - e アジソン病 ……………………243
   - f 褐色細胞腫 ……………………243
   - g 神経芽細胞腫 …………………244
6. ランゲルハンス島と糖尿病 ………244

第13章　泌尿器の病理

1. 腎臓の機能と腎不全 …………………249
2. 高血圧と腎臓 …………………………252
3. 糸球体腎炎とネフローゼ症候群 ………255
   - ⓐ 急性糸球体腎炎 …………………255
   - ⓑ 慢性腎炎症候群 …………………256
   - ⓒ 急速進行性糸球体腎炎 …………257
   - ⓓ ネフローゼ症候群 ………………258
4. 急性腎不全 ……………………………259
5. 尿路の通過障害 ………………………261
6. 泌尿器の腫瘍 …………………………263
   - ⓐ 腎細胞癌 …………………………263
   - ⓑ ウイルムス腫瘍 …………………264
   - ⓒ 尿路の癌 …………………………264

第14章　性器の病理

1. 重要な男性性器の疾患 ………………267
   - ⓐ 無精子症 …………………………267
   - ⓑ 精巣の腫瘍 ………………………268
   - ⓒ 前立腺肥大 ………………………268
   - ⓓ 前立腺癌 …………………………269
2. 不正性器出血を起こす病気 …………271
3. 子宮癌 …………………………………273
4. 子宮付属器の病理 ……………………276
   - ⓐ 子宮外妊娠 ………………………276
   - ⓑ 子宮内膜症 ………………………276
   - ⓒ 卵巣腫瘍 …………………………277
5. 胞状奇胎と絨毛癌 ……………………278
6. 乳腺の病理 ……………………………279
   - ⓐ 女性化乳房 ………………………280
   - ⓑ 乳腺炎 ……………………………280
   - ⓒ 乳腺症 ……………………………280
   - ⓓ 線維腺腫 …………………………281
   - ⓔ 乳管内乳頭腫 ……………………282
   - ⓕ 乳　癌 ……………………………282

第15章　造血器の病理

1. 貧　血 …………………………………285
   - ⓐ 鉄欠乏性貧血 ……………………285
   - ⓑ 悪性貧血 …………………………287
   - ⓒ 溶血性貧血 ………………………288
   - ⓓ 再生不良性貧血 …………………289
2. 白血病と多発性骨髄腫 ………………290
3. 出血性素因 ……………………………294
   - ⓐ 血友病 ……………………………294
   - ⓑ 血小板の減少 ……………………295
   - ⓒ 血栓の多発 ………………………295
   - ⓓ 血管の異常 ………………………296
4. リンパ節の疾患 ………………………296
   - ⓐ リンパ節炎 ………………………296
   - ⓑ 悪性リンパ腫 ……………………297

第16章　脳の病理

❶ 脳の外傷 …………………………… 301
　ⓐ 脳振盪 …………………………… 301
　ⓑ 脳挫傷 …………………………… 302
　ⓒ 硬膜外血腫 ……………………… 303
❷ 脳卒中について …………………… 304
　ⓐ 脳梗塞 …………………………… 304
　ⓑ 脳出血 …………………………… 306
　ⓒ くも膜下出血 …………………… 308
❸ 脳・脊髄の炎症 …………………… 309
　ⓐ 髄膜炎 …………………………… 309
　ⓑ 日本脳炎 ………………………… 310
　ⓒ 灰白髄炎 ………………………… 311
❹ 萎縮・変性・中毒 ………………… 311
　ⓐ ボケ（認知症）について ……… 311
　ⓑ 系統的変性疾患 ………………… 313
　ⓒ パーキンソン病 ………………… 314
　ⓓ スモン …………………………… 315
　ⓔ 水俣病 …………………………… 315
　ⓕ クロイツフェルト・ヤコブ病と狂牛病 … 315
❺ 脳腫瘍 ……………………………… 316
❻ 脳死について ……………………… 318

第17章　運動器の病理

❶ 骨の構造と骨折の治癒 …………… 321
❷ 骨・関節の炎症 …………………… 323
　ⓐ 化膿性骨髄炎 …………………… 323
　ⓑ 骨・関節の結核 ………………… 324
　ⓒ 慢性関節リウマチ ……………… 326
❸ 骨・関節の萎縮と変性 …………… 326
　ⓐ 副甲状腺機能亢進 ……………… 326
　ⓑ くる病 …………………………… 327
　ⓒ 骨多孔症 ………………………… 327
　ⓓ 変形性関節症 …………………… 327
❹ 腰痛について ……………………… 328
❺ 骨・軟骨および軟部組織の腫瘍 … 330
　ⓐ 線維性骨異形成 ………………… 331
　ⓑ （孤立性）骨嚢腫 ……………… 331
　ⓒ 骨軟骨腫 ………………………… 331
　ⓓ 内軟骨腫 ………………………… 332
　ⓔ 軟骨肉腫 ………………………… 332
　ⓕ 骨肉腫 …………………………… 332
　ⓖ 巨細胞腫 ………………………… 333
　ⓗ その他の骨・軟骨腫瘍 ………… 333
　ⓘ 軟部組織の腫瘍 ………………… 334
❻ 骨格筋の障害 ……………………… 334
　ⓐ 筋肉の炎症 ……………………… 335
　ⓑ 神経原性の筋萎縮 ……………… 335
　ⓒ 進行性筋ジストロフィー ……… 336

付　録

おもな臨床検査法一覧 ……………… 337
おもな略語一覧 ……………………… 341
演習課題 ……………………………… 343
看護師国家試験既出問題 …………… 347

第1章

病理学と医療

❶ 病理学とは

臨床における病理学

病理学（pathology）は200年近くの長い歴史をもつ学問だが、すでに今日では多くの専門に分かれ、研究の仕方も、研究の対象もまちまちになっている。たとえば諸君が将来、病院で医療の仕事に従事するとき、同じ病院で働く病理医に接する機会があるかもしれない。病理医の仕事は剖検（病理解剖）を行い、あるいは生検や手術でとり出された組織を顕微鏡で調べることで、そのような仕事を行いながら病気の診断を下し、ヒトの病気を研究する。彼らが医療ではたす役割の重要性について日本ではまだ広く知られるに至っていないが、学会で認定された病理医はすでに2000人をこえており、多くの医療施設で活動を続け、今日の医療には欠かせない存在になっている。彼らはそのような活動を通じて、疑いもなく医療の一端をになうのである。しかし、これとは別の世界で研究を行う病理学者もいるであろう。そこではたとえば動物に癌をつくり、癌細胞をとり出して培養し、いろいろな実験を行うことによって癌の生物学的な性質を調べるであろうし、これもやはり病理学なのである。

病因と病理発生

そのようにさまざまの分野に分かれているが、病理学には共通な一つの目標がある。それは**病気の成り立ちを明らかにすること**である。そして病理学とはそのための学問と定義することができるのである。病理学者が行う実験的な研究が、時には人の病気とはおよそ関係なさそうに感じられても、その研究はいつかは必ず病気の成り立ちを解明するのに役立つはずである。ただし病気の「成り立ち」といっても、この言葉の意味はひと通りではない。大きくいって、そこには

　　　　病因
　　　　病理発生

という2つの面が存在する。

1例として肝硬変という病気を考えてみよう。消化器の章で説明するが、肝

肝硬変とはたとえばウイルス肝炎がなおらずに進行したとき，肝臓にひき起こされる重大な病気である。さまざまの面で患者の生命をおびやかすが，その一つに食道静脈瘤（じょうみゃくりゅう）の発生があげられる。肝硬変では肝臓の循環が障害され，大量の血液が肝臓をよけて食道の静脈を流れるようになり，その結果，食道の静脈は著しく広がって，血液で満たされた状態になる。これが食道静脈瘤であるが，しばしば破れて出血（吐血（とけつ））をひき起こし，出血の量によっては患者の命とりになる。

　日本では，肝硬変患者の多くは以前から慢性肝炎という病気があり，それが進行して肝硬変になってゆく。慢性肝炎は肝炎ウイルスの感染によってひき起こされる治りにくい病気である。今日では肝炎ウイルスに何種類かが区別され，ゲノムの構造も明らかにされている。しかし，ただウイルスが肝臓に入りこんだというだけでは，どのようにして食道静脈瘤ができ，出血が起こるかを理解できないであろう。この点を理解するには，肝炎ウイルスの感染によって肝臓に起こる変化の性質，そしてその変化と血管の関係を明らかにすることが必要になる。

　すなわち，肝硬変という病気の「成り立ち」には最低2つの面が区別されるのである。第1は病気のそもそもの原因，すなわち**病因**（etiology）であり，肝硬変の場合は肝炎ウイルスという病原体とその感染の仕方，肝細胞との生物学的な関係などを明らかにすれば解決がつく面である。第2は肝臓の変化ができてゆく筋道，あるいは症状の現れ方などを説明する部分であり，一般には**病理発生**（pathogenesis）といわれる面であって，肝硬変の際に食道静脈瘤が発生する理由などはこの面に属する問題なのである。

● 病理学の基本は形態

　病因と病理発生の追究，これが病理学という学問の課題である。しかしそれは何も病理学だけの課題ではない。肝硬変の病因については微生物学や疫学の分野でも研究が行われているし，病理発生の面では生理学や生化学の研究によって明らかにされた事柄も少なくない。肝硬変で肝臓の循環がどのように変わり，食道静脈瘤をひき起こすかという問題は，循環生理学の領域でも詳しく調べられている。

　では，病理学はどのような方向から病気の成り立ちを扱うのであろうか。それは臓器や組織を直接に観察し，そこに起こっている構造の変化をとらえる，そういった方向から病気の成り立ちを考えるものである。一言でいうならば**形態学**（morphology）であり，それが病理学にもっとも独自な研究の仕方である。今日では病理学者が形態学の世界にとどまることなく，生化学や免疫学，分子

生物学など，別の世界の研究方法をどんどんとり入れており，そのことによって病理学は非常に幅の広い学問になってきた。しかし，どのような方法をとり入れても，病理学という学問の特徴は形態との関連で研究を進めるところにあり，この点が病理学のいちばん大切な武器であることに変わりはない。

臓器・組織・細胞などに起こる構造の変化（形の変化）を**病変**（lesion）という。この言葉はこの本には何回となく出てくるであろう。どの臓器にどのような病変ができ，そのことが病気の成り立ちや症状をどう説明するか——それがこの本でこれから述べようとするテーマである。そして病理医が人体のさまざまな病変に接する機会としては，第1に剖検（病理解剖），第2には患者からとられた組織の病理学的検査があげられる。こういった観察と経験をもとにして，病気の成り立ちを考えてゆくことになるのである。そこで次に，剖検と組織検査の概略を説明しておこう。

❷ 剖検について

剖検はなぜ重要か　不幸にして患者が死亡したとき，遺体を**剖検**(autopsy)にまわすならば，患者の病気についていろいろなことが明らかになるであろう。このことは医学教育を受けていない一般の人たちでも十分に理解するところである。診療にたずさわった立場からは，剖検は患者に何が起こっていたかを知るもっとも確かな機会である。患者の身体の内部は手術で直接確認でもしない限り，さまざまな検査の結果から推定するにすぎず，その意味では臨床的な診断というものはつねに仮説性をまぬかれない[注]。

注）最近はCTなどの画像診断が広く用いられ，身体の内部の状態はある程度は画像として見ることが可能だが，実際に剖検を行ってみると，それによる予想とは大分くい違うことがしばしば経験される。

問題は，どうしたらこの推定をより正確なものにし，誤差を小さくできるかであり，検査方法や診断技術に関するおびただしい研究もすべてこのことを目的としている。当然，臨床側にとって剖検の目的は，生前その患者に関してたてられたさまざまな推定が正しかったかどうかを調べることである。患者に行われた治療の効果がどうか，副作用がなかったかなども，剖検で明らかにすべき重要な問題である。生前はまったく気づかれなかった病気が，剖検によって偶然に見つかることもまれでない。そして剖検を行っている病院では定期的に**臨床病理討議会**（clinicopathological conference；略してCPC）を開くのがふつうである。そこでは患者の症状や検査結果を剖検の結果と対比しながら，病理医をまじえて時間をかけて討論する。このように，剖検という仕事が診療の質を

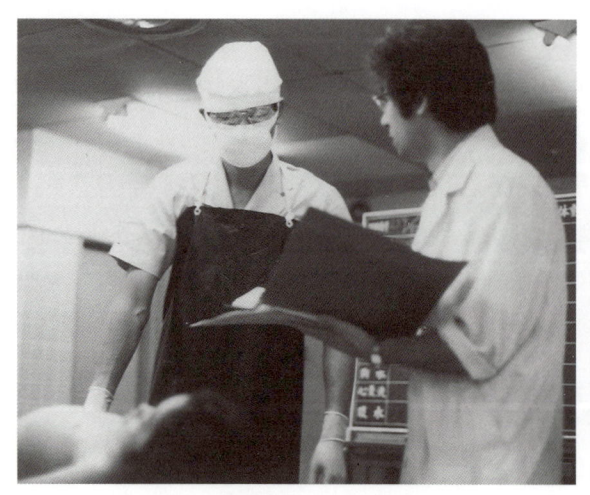

図 1-1　剖検開始時のディスカッション

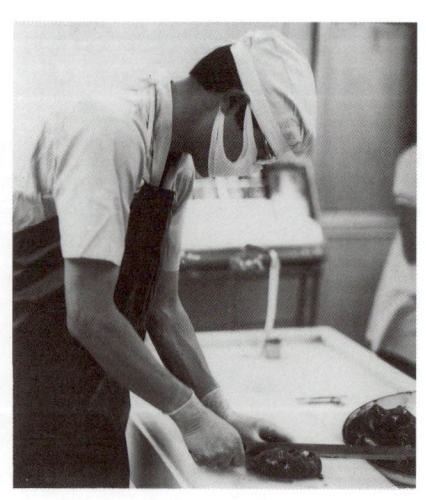

図 1-2　臓器の観察
剖検でとり出した臓器は断面をつくって観察する。

高めるのに，また医師の修練の上でいかに大切か理解できるであろう。同じような意味で，看護師の立場からもできるだけ剖検に参加し，勉強することが望ましい。

　現実にはしかし，剖検によって問題がすべて解決するとは限らない。ときには患者の死因さえ，いくら調べてもわからないことがある。このようなことは病理学がどれだけ多くの未解決の問題をかかえているか，そしてそうであるからこそ，さらに研究をおし進めることの必要性を物語る。つまり病理学の側にとっては剖検はかけがえのない問題源であり，そこから病理学の研究が出発するのである。これは臨床での医学研究が必ず患者の診療から出発するのと同じことであろう。このように，病理医にとっては剖検はたんに死後の検査というだけではすまされない，深い意味があるのである。

剖検の実際 ●　次に実際の事柄について少し述べておく。特別のことがない限り，剖検はふつう2～3時間で終了する。病気の種類にもよるが，臓器のとり出し方にはだいたいのきまりがあり，短い時間で観察をすます必要から，長年の経験をもとに工夫がこらされている。まず執刀に先立ち，主治医が患者の経過を説明し，病理医と必要な討論をかわす（図1-1）。執刀は一定の順序にしたがい，頸部・胸腔・腹腔の臓器をすべてとり出すが，特別の事情がない限り頭蓋も開き，脳をとり出すのが原則である。臓器は重量をはかったのち，心臓や胃腸のような中空臓器は一定の仕方で切り開いて内部の状態を，また肝臓のような実質臓器は適当に断面をつくり，実質組織の状態を観察する（図1-2）。このあと遺体を

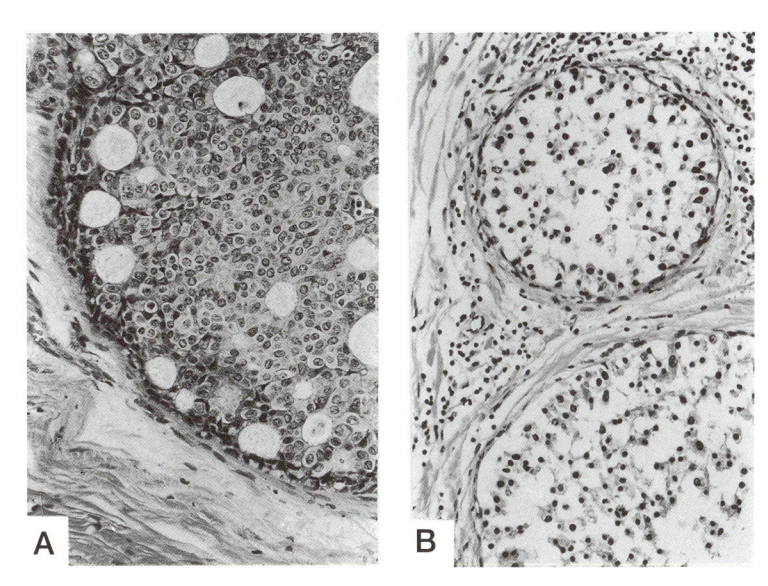

図1-3 組織の自己融解（乳癌の例）
B（右）：乳腺の組織標本から顕微鏡写真をとったもの。乳管の中に細胞が充満しているが，自己融解のためにバラバラになってしまい，癌細胞かどうかを判断できない。
A（左）：同じような乳癌の組織で，自己融解を起こしていない状態。乳管をうずめる癌細胞の形が十分に観察できる。

十分に洗い，縫いあわせて復元したのち，体表を清めて装束をととのえる。遺族によっては遺体の原形がそこなわれることを心配する場合もあるが，着衣の上からは剖検による創がみえないように復元するのであり，かえって遺体は清潔になって遺族のもとに返されるのである。

肉眼観察と組織学的検査

剖検の結果は詳細な記録とし，これをもとにして一応の診断をつくる。しかし患者の病気にかんする問題点を解決するには，肉眼による観察だけでは不十分なことが多い。たとえば腫瘍が存在したとき，どのような種類のものか，炎症があった場合にその原因や進行の程度はどうか，このような点は肉眼で判断するのはまず困難で，そのため臓器から必要な組織標本（プレパラート）をつくり，顕微鏡を使って組織の変化を観察することが必要になる。剖検にかんする最終的な結論は，この**組織学的検査**をへてはじめて下されるのである。

そして，このようにして病変の状態を十分にとらえるには，遺体が新鮮なうちに剖検を行い，できるだけ死後変化の少ない状態で調べることが大切である。細胞にはさまざまな酵素が含まれていて，これらの酵素は患者の死後もしばらくは活性を保っており，時間がたつにつれて細胞や組織を分解してゆくからである。このことを組織の**自己融解**（autolysis，または死後融解）という（図1-3）。死後24時間もたつと，組織を調べても病変のもともとの形や状態が不明瞭にな

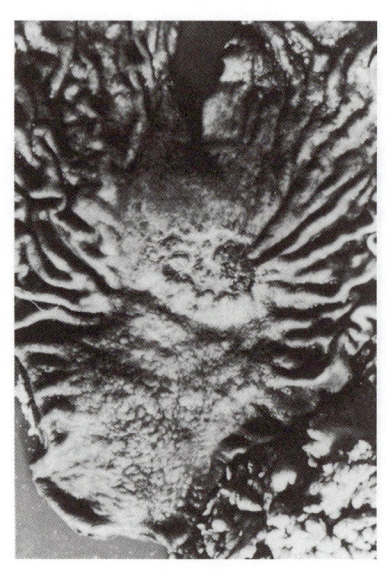

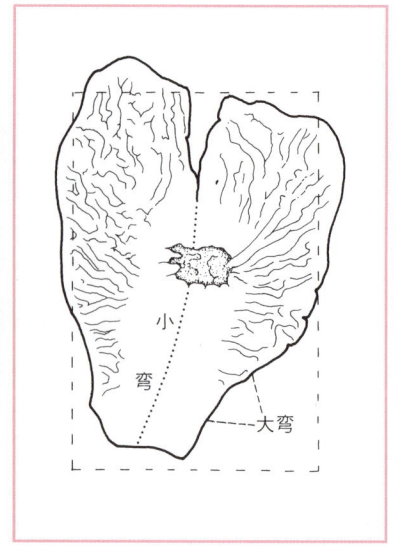

図 1-4　早期胃癌の 1 例
浅い潰瘍を形成しており，IIc 型といわれるタイプ（○199 頁）。胃潰瘍との鑑別が問題になる。

ってしまう。極端な場合は腫瘍の有無さえ判断できないこともある。これではせっかくの剖検も価値の低いものになってしまうであろう。したがって剖検は死後時間がたたないうちに行うことが何といっても重要である。できれば家族の承諾が得られたなら，遺体処置がすみ次第，剖検室へ運びこむくらいが望ましい。剖検の際，組織学的検査のための材料はできるだけ速やかにホルマリン液などに浸して固定を行う（後述）。固定とは，細胞のタンパクに変性を起こさせる操作で，これによりタンパクであるところの酵素は活性を失い，自己融解の進行は止まるのである。

●剖検の種類　　法律では死体解剖に，

　　系統解剖
　　病理解剖
　　行政解剖
　　司法解剖

の4種類が区別されている。このうち系統解剖とは大学医学部などで解剖学の教育にあたり，正常な人体の構造を学習するために行われる解剖をさす。本書で問題にしている剖検はもちろん病理解剖で，大学医学部の病理学講座や病院の病理部で行われるものであり，患者の診療上発生したさまざまな疑問にこたえ，病気の本体を明らかにすることを目的としている。行政解剖とは死因の明

らかでない変死，あるいは伝染病・中毒・災害などで死亡した疑いのある場合，すなわち行政措置が必要とされる可能性があるとき，自治体が監察医に行わせる解剖をいう。司法解剖は犯罪行為の立証のためのもので，大学医学部の法医学講座などで行われる。

　病理解剖を行うには原則として遺族の承諾が必要である。剖検が必要な理由やその意義を説明するのはおもに主治医の役目だが，遺族の理解がえられるよう，看護師の立場からも努力を払ってほしい。

❸ 生検と細胞診

　剖検と並んで病院の病理部門に求められる重要な仕事に病理組織検査がある。これは患者の病変から組織をとり，組織標本をつくって顕微鏡で観察し，病気の状態を直接明らかにしようとするものである。ふつうはつぎのような手順で検査が進められる。

●生検と切除材料の検査

　胃の集団検診（レントゲン透視）で何かの異常が発見された場合を考えよう。次の段階としては内視鏡，つまり胃ファイバースコープによる胃粘膜の観察が行われる。かりに，浅く平らな粘膜の陥凹（へこみ）が見つかったとしよう。このような変化は浅い胃潰瘍であることもあり，時には一種の早期胃癌であることもあって，その鑑別はきわめて重要であるが，肉眼で簡単に見分けがつくとは限らない（図1-4）。このようなとき，内視鏡で観察しながら，病変の部位から粘膜の小さなサンプル（直径2mmくらい）を切り取り，組織標本（プレパラート）をつくって調べるのである。病変が癌であるか，良性の胃潰瘍かは顕微鏡下に確実に診断される。このような検査を一般に**生検**（biopsy）と呼んでいる。生検によって胃癌であることが確定すれば，患者の状態に応じて開腹手術が行われるが，つぎの段階としては切り取られた胃を詳しく調べることになる。今度は十分に大きな組織標本を何枚もつくり，胃の中で癌がどこまで広がっているか，癌細胞の性質がどうであるか，血管やリンパ管に入っていないか，リンパ節に転移が起こっていないか等について詳しく判断する。患者の胃の状態は，この**切除材料の検査**によってあますところなく解明されるのである。生検と切除材料の検査をあわせて，**病理組織検査**と呼んでいる。

　病理組織検査は胃だけでなく，さまざまの臓器で同じような手順で行われている。この検査は臓器に起こっている変化を見るものであるから，得られる情

報は直接的であり，その結果によって患者の治療方針が決定されることが多く，診断法としてどれほど重要であるか想像がつくであろう．今日では多くの病院で毎日，病理医による病理組織検査が行われており，すでにぼう大な経験が臓器別・疾患別に集められているが，この経験をもとにして診断をより正確なものにし，患者の治療に役立てられるよう多くの研究が行われている．病理学のこのような面は**外科病理学**(surgical pathology)と呼ばれ，剖検を中心とする**病理解剖学**(pathological anatomy)と区別されている．しかし，同じくヒトの病変を扱う以上，両方とも密接に関連しあっていることはいうまでもない．

● 細胞診

　生検は多かれ少なかれ患者の身体に刃物を加える検査，いわゆる「観血的（かんけつ）」な検査法であり，時にはそのために入院が必要になる．これに対して**細胞診**は一種の生検であるが「非観血的」な検査法である．たとえば子宮癌（頸癌）の早期発見を目的として集団検診が行われるが，これは子宮頸部の粘膜に癌細胞がないかどうかを細胞診で調べるスクリーニングである．すなわち粘膜を綿棒などで擦過（さっか）して，はがれ落ちてくる上皮細胞をスライドグラスに塗抹し，固定して染色する（注）．これを顕微鏡で観察し，癌細胞の有無を判定する（➡119頁）．組織標本をつくる手数に比べてずっと簡単であり，時間もかからないが，細胞をバラバラの状態で見ているため，得られる情報には限界がある．今日では細胞診に関する問題も広い意味の外科病理学に含めて扱われている．

注）この場合はエーテル・アルコール等量混合液で固定し，パパニコロー(Papanicolaou)染色を行う．

④ 組織の取り扱いについて

　病理組織検査は病院の病理部・中央検査部病理科などで行われる．組織標本の作製は臨床検査技師の仕事であるが，患者からとられた組織（検体）を固定したり，多くの患者からの検体を整理する仕事は，しばしば診療の現場にいる看護師にゆだねられる．検体の取り扱いにはいろいろな注意が必要で，ずさんな扱いで検体がいためられれば病変の姿を正確にとらえることができず，生検のやりなおしが必要になる．検体の整理に混乱があり，患者名との対応が狂ったりすれば，医療事故が発生しかねない．それゆえ，組織を扱うのにどのような注意が必要かを述べ，あわせて組織標本をつくるおおよその過程を解説しておきたいと思う．剖検でとり出した臓器から組織検査を行うときも同じことがあてはまる．

● なぜ固定が必要か

　患者からとられた組織は，なまの状態で放っておけば死後変化（自己融解）

のため刻々もとの形を失ってゆく。これをくいとめるには組織を固定しなければならない。**固定**とは，細胞や組織をつくっているタンパクに非可逆的な変性を起こす操作である。細胞にはさまざまの酵素が含まれているが，いずれも一種のタンパクである。したがって固定を行えば細胞内の酵素にも変性が起こり，その働きが失われる。それによって細胞の融解がくいとめられ，病変の原状保存が可能になるのである。固定は，ふつうは組織を何かの固定液に浸すことによって行う。固定液にはいろいろな種類があるが，病理組織検査で広く使われるのは10％ホルマリン液，すなわちホルマリン原液（35％ホルムアルデヒド液）を水で10倍に薄めたもの）で，たいていの必要はこれで満たされる。この液に組織を浸しておけば，長期間の保存が可能である。

　固定を行うことの第2の意味は，それによってはじめて組織の**染色**（staining）が可能になることである。組織にはもともと特別の色はついておらず，肉眼で臓器の色と感じられるのは中に含まれる血液の色であり，肝臓では胆汁の色が加わるといった程度にすぎない。したがって組織標本をそのまま顕微鏡でみたのでは，構造はまったく判別できない。そのため，さまざまな色素で構造を染め分ける必要がある。たとえば細胞の核をヘマトキシリンで青に，胞体（細胞質）をエオジンでピンクに染め分ける方法（ヘマトキシリン・エオジン染色）などが日常一般に行われている。ところが鮮明な染色を行うには組織が正しく固定されていることが必要である。固定が不良なときは，せっかくの材料も色素の「のり」が悪く，検査の目的を十分に達することができない。このように，固定を行うのは死後変化の阻止と，組織に染色性を与えるという2つの目的のためである。

固定のさいの注意　次に固定のさいに必要な注意を並べておく。

　（1）とり出された検体はただちに固定液に浸さなければならない。なまの組織は，そのままでは死後変化が進むだけでなく，処置室や手術室など暖いところに放置すると表面が乾いてしまい，標本をつくっても病変の判別が不可能になってしまう。小さな検体では特に注意が必要である。たとえば肝臓や腎臓などを特殊な針で穿刺し，細長い組織をとって調べる針生検（needle biopsy），胃・大腸・食道・子宮頸部・膀胱などの粘膜生検，掻爬によってとり出した子宮内膜の組織などは，乾燥させればたちまち組織全体がだめになってしまう。検体を乾いたガーゼに付着させたりすると，組織の水分が吸いとられて乾燥と同じ結果になる。検体をいったん生理食塩水に浸すような操作をみることがあるが，無意味であり，組織には有害なだけである。くり返すが，取り出した組織

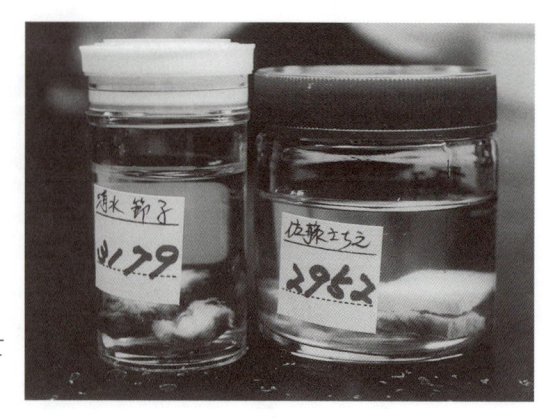

図1-5 組織の固定方法
広口びんを用い，組織の体積に対して十分量の固定液を使う。

はそのまま，速やかに固定液に入れるのが正しい。

(2) **十分量の固定液を使うこと**。固定液は組織の固定が進むにつれて薄められてゆくものである。そのため，組織の体積に比べて液量が不足していると固定剤が消耗してしまい，完全な固定ができない。したがって，十分大きな容器にたっぷりと固定液を入れて使うことが望ましい（図1-5）。一般には組織の体積に対して10倍量程度の固定液を使うのが適当とされている。

(3) **厚みをもった組織はスライスにする**。たとえば乳癌のために切除された乳房などは，そのまま浸したのでは固定液がしみこむのに時間がかかり，内部では死後変化が進んでしまう。このようなときは適当に断面をつくり，材料を何枚かのスライスにして固定する必要がある。

(4) **容器には必ず患者の氏名を明記する**（図1-5）。何人もの患者から胃生検が続いたときなど，検体と患者氏名の合致には細心の注意が必要である。この段階で入れ違いがあると，胃癌の患者が必要な手術を受けず，不必要な患者が胃の手術を受けるといった事態になりかねない。

●組織標本作製のあらまし

10％フォルマリン液を用いた場合，固定の方法が正しければ組織は2〜3日で十分に固定される。この段階で病理部に運ばれ，組織標本の作製にまわされるわけだが，その手順についてあらましを述べておこう。

剖検や手術でとられた材料は，肉眼で観察したのち，そこから標本をつくるに適当な大きさの組織を切り取る（図1-6）。この操作を**切り出し**（cutting）と言い，限られた大きさの標本で必要な情報を最大限読みとれるような切り方が要求される。切り出された組織から顕微鏡観察を行うには，厚さ3ミクロン（0.003mm）程度の薄い切片にしなければならない。切片はミクロトームという機械を使い，特殊なメスを用いて作製するのであるが，固定したままの組織はぶよぶよしたものであり，とても薄い切片に切れる状態ではない。そこで，組

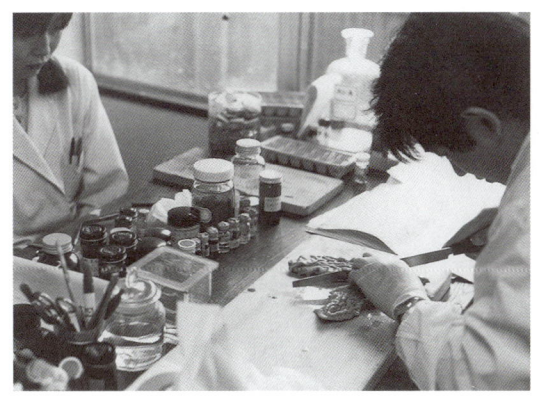

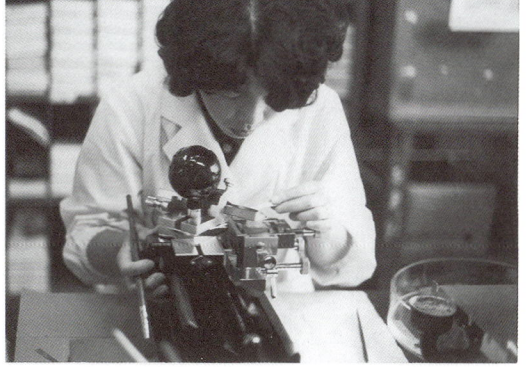

図1-6　手術材料の切り出し　　　　図1-7　ミクロトームによる組織切片の作成

織のパラフィン漬けとでもいうべきもの，いわゆるパラフィンブロックをつくるのである。まず組織をアルコールに一定時間浸して内部の水分を除き，次にキシロールなどの有機溶媒に移してアルコールを除き，最後にとけたパラフィンに浸してパラフィンをしみこませる。この操作を**包埋**（embedding）という。パラフィンに包埋することで組織には適度の硬さが与えられ，はじめてミクロトームによる薄切りが可能になる（図1-7）。切片はスライドグラスにはりつけ，適当な染色を行うことにより組織標本が完成する。

⑤ 特殊な病理検査

　病気によっては，今述べたふつうの組織検査だけでは診断がむずかしい場合がある。このようなときは特殊な方法で組織や細胞を調べることが必要になるが，今日では実にさまざまな方法が考案され，豊富な情報をもたらしている。

ⓐ 組織化学

　組織や細胞に異常な物質がたまってくる病気がいろいろある。その場合はたまっている物質が何であるかをつきとめることによって病気の診断が確定する。1例としてヘモクロマトーシスをあげておこう。この病気については第2章で説明するが，血清中の鉄の濃度が異常に高く，そのため肝臓や膵臓に鉄がたまって，これらの臓器に障害をひき起こすものである。病気が進むにつれて肝臓は肝硬変の状態におちいってゆくが，この場合の肝硬変は肝臓の組織（肝細胞）に大量の鉄がたまっている点で，別の原因によるものとは違う。そこで，

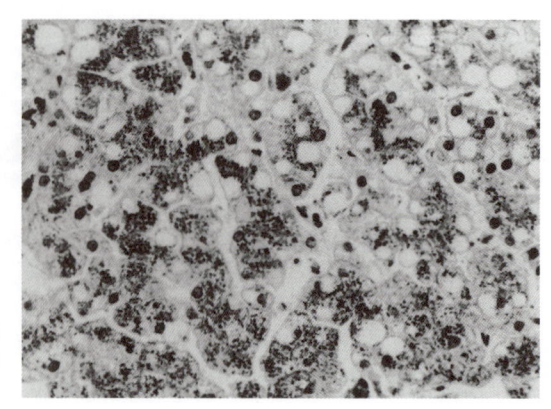

図1-8 組織化学による鉄の染色
（ヘモクロマトーシスの肝臓）
鉄を含んだ細かい顆粒が肝細胞の中に充満している。実際は顆粒は青色に染まっている。

生検でとった肝臓の組織に鉄が大量に存在するかどうかを調べるのである。これには無機化学で鉄の検出に使う方法を応用する。すなわち，切片に含まれる鉄を化学反応によってベルリンブルーといわれる化合物につくりかえ，そのあざやかな青色を顕微鏡で観察して鉄の存在を知るという方法である（図1-8）。これはほんの1例だが，そのほかきわめて多くの無機・有機物質を対象として，組織内の存在を証明する方法が研究されている。このような研究は組織化学（histochemistry）と総称され，その成果は病理学の検査に広く応用されている。

b 免疫組織化学

第7章で腫瘍について解説するが，腫瘍の中には細胞が特別の物質をつくって血液中に分泌するものがある。1例として膵臓のランゲルハンス島から発生した腫瘍をあげることができるが，このような腫瘍を島細胞腫という。もともとランゲルハンス島はインスリンやグルカゴンなどのホルモンを分泌する細胞からなるため，腫瘍になってもしばしば細胞には内分泌の働きがある。たとえばインスリンを分泌する腫瘍，すなわちインスリノーマ（insulinoma）では，細胞がふえるにつれてますます多くのインスリンを分泌し，やがてそのための症状が現われてくる。

この場合，腫瘍の細胞がインスリンをつくっていることを組織切片の上で証明する方法がある。それは，インスリンは一種のタンパクであるから，それに対する抗体と結びつくことを利用するのである。インスリンを動物に注射すれば，動物の血清中には，それに対する抗体がつくられてくる。そこでこの抗体を精製し，適当な方法で腫瘍の組織切片に作用させてやると，細胞内にインスリンが存在するときは，抗原抗体反応によって抗体はそれと結びつくであろう。そこで何かの仕方で抗体分子の存在が顕微鏡で見えるようにしておけば，それ

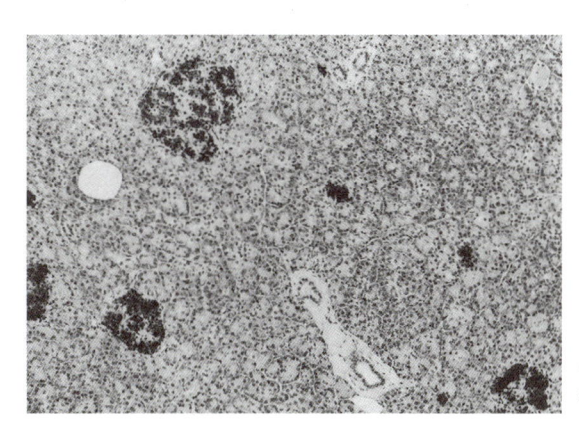

図1-9 免疫組織化学によるインスリンの染色（人の膵臓）
ランゲルハンス島でのインスリンの存在が示されている（実際は褐色）。

と結びつくインスリンの所在を確かめることができ，どの細胞がインスリンをつくっているかを明らかにすることができる。図1-9はこの仕方で正常な膵臓の組織を処理したものである。このような方法を使った研究は**免疫組織化学**（immunohistochemistry）と総称されているが，現在では非常に多くの種類の抗体がつくられており，病理組織検査にさかんに使われている。その応用も，ここに述べたような問題にとどまらず，病理学のきわめて広い範囲にわたっている。

c 電子顕微鏡による検査

ふつうの顕微鏡（光学顕微鏡）は，どんなにすぐれたものでも1ミクロン（1,000分の1ミリ）以下の細かい構造を正確にとらえることはできない。それより小さなものが問題となるときには電子顕微鏡を使わなければならないが，病気によってはそのような方法で調べることも必要になってくる。

たとえば，糸球体腎炎といわれる腎臓の病気がある。この病気にはいろいろな種類があることがわかってきたが，順調な経過でなおるもの，急速に悪化して腎臓の働きが失われるものまで，種類によって進み方に著しい違いがある。そのため患者がどの種類の糸球体腎炎かを決定することは治療の方針を立てる上で大変に重要で，この鑑別を正しく行うには，生検でとった腎臓の組織（糸球体）を電子顕微鏡で調べることがしばしば必要になる。これはほんの1例であり，そのほかにも腫瘍の性質の決定など，電子顕微鏡が必要とされる場合は少なくない。

d 分子病理学

50年ほど前にDNAの構造が明らかにされて以来，分子生物学の領域がめざましい進歩をとげてきたことをご存知であろう。この方面で工夫された新しい

技術，その技術を使って得られたさまざまの知識を病理学に応用する試みがいろいろ行われ，分子病理学と総称されている。

　そのような試みの1例をあげると，組織中にウイルスの感染があるか，あるとすればどの細胞のどこにウイルスが存在するかを調べるのに，ウイルスのゲノムを直接証明する方法が使われる。**インサイト・ハイブリダイゼーション** (In-situ hybridization) と呼ばれる方法である。簡単にいえば，ウイルスのゲノム分子（の一部）に対応した1本鎖のDNA分子をあらかじめ用意しておき，これを組織切片中に含まれるウイルスゲノムの分子と「ハイブリダイズ」させるのである。ハイブリダイズとは，核酸分子の塩基連鎖がアデニン (A) はチミン (T) と，シトシン (C) はグアニン (G) とがそれぞれつながり合って，2本の鎖が「ファスナーをかける」ようにDNA分子を組みあげる仕方を表す言葉である。そこで組織に外から加えるDNA分子（プローブ）に顕微鏡で見えるような何かの目印をつけておけば，それがどこでハイブリダイズしたかを確認することによって，ウイルスの存在を知ることができる。そのほかさまざまの技術が病理学の研究に応用され，少しずつ診断にも役立てられるようになっている。

本書の構成と学習の方針

　病理学は総論・各論の2つの部分に体系づけられ，大学医学部でもそのような体系に従って講義が行われている。この場合，総論とは人体に起こる病的な現象を炎症・腫瘍…といった形に分類し，それぞれの生物学的な性質を追究しようというものである。各論はこれに対して循環器・呼吸器…といった系統別・臓器別に病変の起こり方を調べ，臓器による構造や機能の違いが，病気の起こり方にどのような背景をなすかを明らかにしようとする。

　この本では以下の第2章から第8章までを総論，第9章以下を各論にあてた。総論は，看護教育のカリキュラムで病理学Iとされている部分にだいたい一致する。各論は病理学IIの内容にほぼ相当すると考えてよい。総論の部分では病理学を学ぶに最低限必要な基本概念を解説する。ここでは専門的な用語がたくさん出てくるから，十分にその意味を把握するようにつとめてほしい。各論では，実際に臓器に起こる具体的な病変の解説を中心におき，さらにそのような病変によってひき起こされる症状，診断の方法，治療といった面まで，理解できるような記述につとめている。

第2章

細胞とその変化

1 細胞・組織・臓器

　病理学の学習に先立ち，組織の構造について思い出してみよう。解剖組織学の復習になるが，ここがしっかりしていないと病理総論の理解は望めない。

　臓器（organ，器官ともいう）は，すべて2種類以上の組織から成り，それぞれ一定の機能をはたすようにつくられている。**組織**（tissue）とは同じような形に分化し，同じような機能をもつ細胞の集まりをいう[注]。たとえば胃は1個の臓器である。それは消化液（胃液）を分泌して食べものにまぜ，さかんに運動して食べものをこなし，それにより消化の機能をはたす。胃の内側には粘膜があり，ここは上皮組織におおわれている。その下には血管を含む結合組織，さらにその外側は平滑筋の組織に包まれており，平滑筋にはその運動を調節するための神経が分布する，といった具合である。すなわち，胃は上皮組織・結合組織・筋組織・神経組織という，これから述べる4種類の組織がすべて存在し，それらの組み合わせでできている。

　その4種類の組織について簡単に解説しよう。

注）これは解剖学的な意味での「組織」である。しかし本書では別の意味でもこの言葉を使う。「患者の病変から組織をとって調べる」などがそうで，この場合は漠然と臓器の一部分といった意味で用いている。

ⓐ 上皮組織 epithelial tissue

被覆上皮●　上皮細胞がすきまなく密着して布地のような層をつくったものを上皮という。まず上皮は身体の表面（体表）をおおう。消化管のように体表に開く管，あるいは胃のように管の一部が膨らんで袋のようになった臓器，これらはいずれも内腔をもつ臓器であり，中空臓器と総称されるが，ここでは上皮はその内側の表面をおおう。このように表面をおおう上皮を**被覆上皮**という。被覆上皮は細胞の性質から重層扁平上皮，円柱上皮，移行上皮などに分けられ，それぞれ身体の中で存在する場所が決まっている（図2-1）。心臓や血管も中空臓器であるが，体表に開かず，内面をおおっている細胞は内皮細胞といわれる。腹腔・胸膜腔・心囊などの内面をおおう細胞は中皮細胞という。内皮細胞や中皮

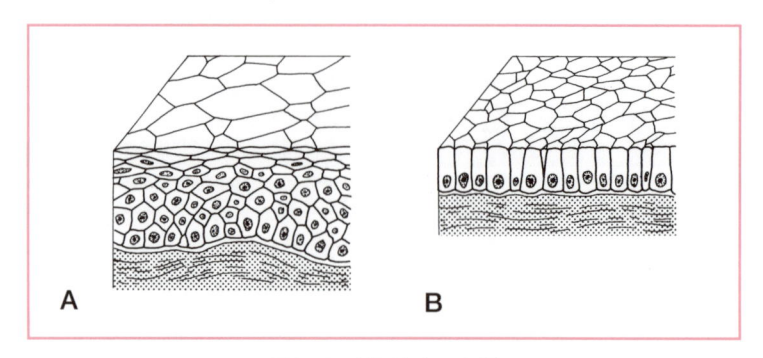

図2-1　被覆上皮の2種
A　重層扁平上皮：この形の上皮におおわれる場所は，皮膚（表皮）・口腔・咽頭・食道・肛門・声帯・腟・子宮腟部など。
B　円柱上皮：この形の上皮におおわれる場所は，胃・腸・胆管・子宮体部など。線毛をもつ円柱上皮は鼻腔・喉頭・気管・気管支・卵管などにある。

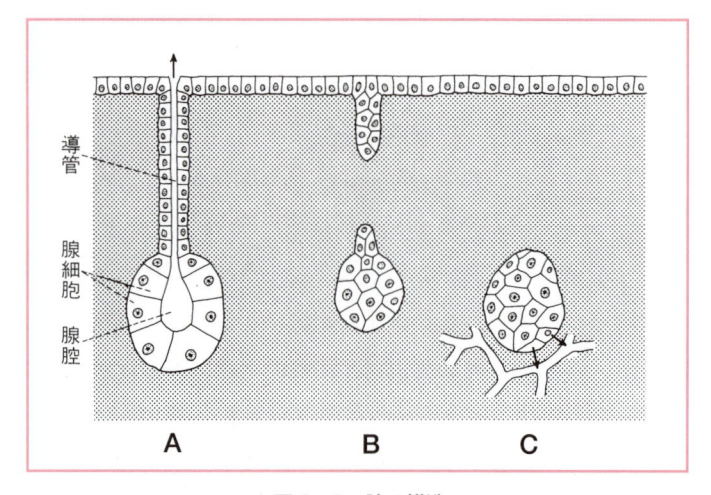

図2-2　腺の構造
A　外分泌腺。腺細胞は腺腔に向けて分泌を行い，分泌物は導管を通じて外部に排泄される。
C　内分泌腺。内分泌細胞は毛細血管内の血液に向けてホルモンを分泌する。発生上，内分泌腺はBのように被覆上皮とのつながりが断たれることによってつくられる。

細胞は解剖学では上皮の一種と教えられたと思うが，病理学ではこれらは上皮に含めない。それは，上皮から発生する悪性腫瘍が癌という共通の性質をもつのに，内皮・中皮細胞から発生したものは癌とは性質が違うためである。

● 外分泌腺・内分泌腺

表面をおおう上皮が被覆上皮であるが，上皮はしばしばそこから深部に向ってもぐりこみ，複雑に枝を分けて腺（gland）をつくる（図2-2）。腺は，分泌を行う腺細胞と，分泌物を表面に導く導管からなる。汗腺などは1個1個は小さな腺であり，それが全身の皮膚に無数に分布するが，肝臓や膵臓は，腺組織が発達して大きな1個の臓器を形づくるにいたったものである。腎臓の場合は，その働きは分泌ばかりではないが，尿細管の構造からは広い意味の腺とみなさ

れる。内分泌腺は発生の途中で導管が消滅し，体表との連絡を絶たれた腺であり，分泌は周囲の毛細血管を流れる血液に向けて行われる（図2-2）。

上皮組織の特性 ● いずれにしても上皮とは，もともとは表面をおおうための組織である。そのため細胞と細胞がすきまなく接着しあっていて，このことがもっとも重要な性質である。このような上皮組織の性質と，それが存在する場所を知っておくことは，たとえば癌という病気の性格と成り立ちを考える上で必要になるのである。

ⓑ 結合組織 connective tissue

線維性結合組織 ● 組織と組織の間，臓器と臓器の間にあってこれらを結びつけ，固定するのが結合組織である。その特徴は，**基質**(きしつ)といわれる物質が細胞の間に豊富に存在することである。細胞は基質によってへだてられ，ばらばらに離れている点が上皮とは違う（図2-3）。結合組織の代表的な形は線維性結合組織といわれるもので，皮膚の真皮層などがよい例である。ここでは細胞の間をタンパクと多糖体が結合したゼリー状の基質（プロテオグリカン）がうずめており，その中に膠原線維(こうげん)（コラーゲン）・弾力線維などの線維が存在する。線維性結合組織には線維（芽）細胞・組織球（マクロファージ）などいろいろな細胞が含まれている。それらは炎症などの場合にきわめて重要な役割をはたすのだが，それについてはのちに説明する。

骨・軟骨など ● 骨の組織も一種の結合組織である。ここでは（線維性結合組織と同じような）膠原線維を含む基質があり，ただしそのまわりに大量の燐酸(りん)カルシウムがたまっている点が違う。燐酸カルシウムのかわりにコンドロムコイド（一種の糖タ

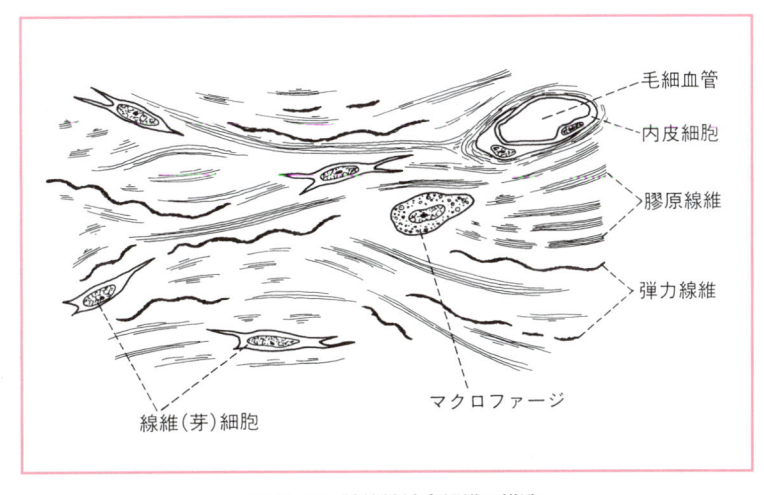

図2-3　線維性結合組織の構造

ンパク）がたまっているのが軟骨組織である。脂肪組織は線維性結合組織の一種だが，中に含まれる細胞がいっせいに脂肪をたくわえて大きくふくれ，脂肪細胞の形になったものである。なお，血液は血漿という液体を基質とする一種の結合組織とみることができる。

c 筋組織 muscular tissue

細長い筋細胞が束をつくっており，筋細胞の収縮によって運動機能を発揮する組織である。筋細胞の構造と働きの違いから，骨格筋・平滑筋・心筋の3種類が区別されている。骨格筋と心筋は横紋筋であるが，骨格筋は随意筋，心筋は不随意筋であり，平滑筋はいうまでもなく不随意筋である。

d 神経組織 nervous tissue

神経細胞と神経膠（グリア glia）からなる組織で，神経細胞は神経突起・樹状突起をもち，刺激によって興奮するとともに，興奮を伝達する働きをもつ。神経組織にはコラーゲンを含むふつうの結合組織は存在せず，神経膠細胞と神経膠線維からなる神経膠組織が結合組織の役目をはたしている。

❷ 細胞の傷害について

細胞が生存に適さない環境におかれたとき，または細胞に有害な因子が作用したとき，細胞はその機能を十分にはたすことができなくなり，あるいは機能を失い，時には細胞の死をまねく。これらの状態を**細胞傷害**（cell injury）と総称する。傷害を受けた細胞は一般に**変性**といわれる変化を現わしてくる。障害された細胞の死は**壊死**といわれる。細胞傷害の原因はさまざまであるが，おもなものは

　　　虚血
　　　中毒
　　　放射線
　　　病原微生物の感染と炎症

などである。

●心筋梗塞—虚血による傷害

虚血（ischemia）による細胞傷害の例として**心筋梗塞**をあげておこう（図2-4）。心筋に血液を送る動脈は冠状動脈であるが，その循環が何かの原因で障害され

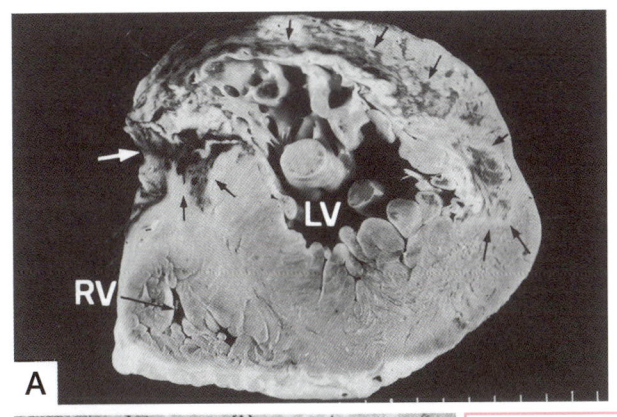

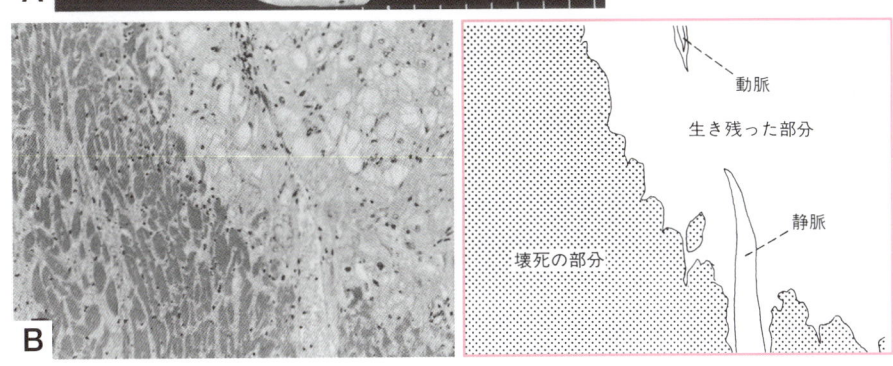

図2-4　心筋梗塞
症状が出てから5日目に死亡した例。
A　心臓の横断面。左心室（LV）の後壁で黒の矢印の範囲に壊死がみられる。白い矢印の部位では穿孔，すなわち心室壁に孔があいている。RVは右心室。
B　その部分の組織の状態。壊死におちいった多くの心筋細胞が左半分にみえる。右半分では心筋細胞はかろうじて生き残っているが，ひどい水腫変性の状態にある。

ると，心筋に必要な量の血液が供給されなくなり，心筋の虚血と呼ばれる事態が発生する。そのため心筋細胞が傷害を受け，細胞の多くは壊死におちいり，その広がりに応じて心臓の働きが障害される。この状態が心筋梗塞で，その臨床的な面については第9章で説明する。患者は短い経過で死亡することもあり，死をまぬかれてもしばしば心不全といわれる状態が残る。なぜ虚血によって傷害が発生するか，それは血液供給が絶たれることによって心筋への酸素供給が不足し，そのため細胞のエネルギー産生が障害されることから理解できるであろう。血液の流れが障害されるさまざまな場合については第4章と第9章で詳しく学ぶであろう。

●毒性物質による細胞傷害

　中毒，すなわち毒性物質が何かの原因で人体に入り，細胞傷害を起こす場合は非常に多い。ここでは以前から研究されている昇汞（塩化第二水銀$HgCl_2$）と四塩化炭素（CCl_4）をあげておく。昇汞は殺菌剤として病院で広く使われていた

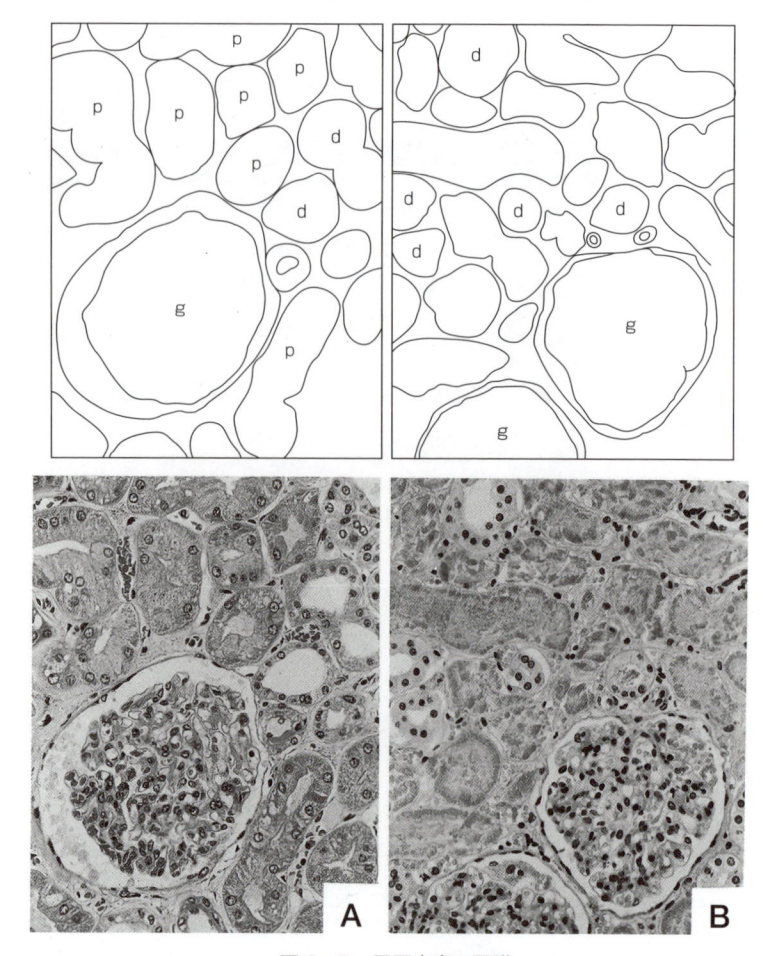

図 2-5 昇汞中毒の腎臓
A　正常な腎臓の組織。1個の糸球体（g）と多数の尿細管がみえる。pは近位尿細管，dは遠位尿細管で，それぞれ上皮細胞に囲まれている。
B　昇汞中毒。多くの尿細管では上皮細胞の核が消滅しており，壊死におちいっていることがわかる。遠位尿細管（d）だけが生き残っている。

薬品であるが，自殺の目的で摂取されることがあり，その場合は無尿を伴う重い腎臓障害が発生することが多かった。このとき，腎臓には尿細管の上皮細胞に広範囲の壊死が発生する（図 2-5）。一方，四塩化炭素は揮発性の強い液体で，しかも不燃性であり，このことを利用して以前は消火剤として使われた。ところがこの物質は肝臓（肝細胞）を傷害する性質をもち，そのため四塩化炭素のガスを吸いこんだ消防士に，しばしば後になって肝硬変など，重大な肝臓の障害が発生した。現在では動物実験で肝硬変をつくるもっとも確実な方法とされているほどである。

　これらの例にみられるように，中毒による細胞傷害は肝臓（肝細胞），または

腎臓（尿細管上皮）に発生することが多い。それは，人体に入りこんだ毒物は肝臓で代謝（解毒）されるか，腎臓で尿中に排泄されるか，そのどちらかによって処理されることが多く，このため解毒を行う肝細胞はみずからが毒物の標的となりやすく，腎臓では尿細管の上皮細胞が糸球体で濾過された毒物と接触し，あるいは毒物の再吸収を行うことにより傷害を受けるのである。

環境中の毒物 近年，人間の生存環境の毒物による汚染が進み，社会問題化していることは説明するまでもない。このような問題の対象は産業廃棄物・食品添加物・農薬など，さらには建材中の毒物（アスベスト），ゴミ処理に伴って発生する毒物（ダイオキシン）など，広範囲の化学物質にわたっており，それらの安全性がさかんに論議されている。とりわけ私たちの身近な問題としては医薬品があげられよう。

医薬品による障害 医療のための薬も，使い方によっては毒として作用するものがほとんどであり，事実，薬によって逆に障害が発生するといういわゆる医原性疾患（iatrogenic disease）がふえている。このことはふだん医薬品を扱っている医療従事者には重大な問題である。ともすれば薬物依存におちいりがちな患者に対して，不必要な薬の使用が無益なだけでなく，いかに危険であるかを理解させるよう心がけなければならない。

放射線による障害 放射線による障害も，医療従事者としては無関心ではすまされない問題である。いうまでもなく，X線・放射性同位元素などは診断・治療の目的で多用されるからであり，取り扱いの仕方によっては患者・医療従事者の双方に危険を生じるからである。この場合の細胞傷害の特徴としては核（遺伝子）への作用，なかんずく細胞分裂の障害を起こすことがあげられる。当然，細胞の分裂・増殖をたえず活発に行っている臓器で強い影響を受ける。そのような臓器の代表は骨髄および精巣であり，骨髄では造血機能の抑制を，精巣では精子形成の障害をひき起こす。同様に増殖のさかんな状態として胎児の組織があげられる。このため妊婦が妊娠の初期に大量の放射線を浴びることは胎児に組織障害を起こし，奇形発生の危険を伴うと考えられている。

また，放射線は悪性腫瘍の有力な治療手段として用いられるが，それは悪性腫瘍では細胞増殖が特にさかんであり，適当な量の放射線を用いるなら，腫瘍細胞に選択的に傷害を起こしうることを利用しているのである。しかし腫瘍以外の細胞，特に骨髄の造血組織などに不必要な傷害を起こす危険はつねに存在する。したがって放射線治療を行うにあたっては，頻繁に患者の血液を検査し，造血障害の発生を警戒しなければならない。

感染・炎症による障害　ウイルスや細菌など，病原微生物の感染による細胞傷害は非常に多い出来事であり，細胞が傷害されるしくみもひと通りでない。そしてこの時はさらに炎症を伴うことが多く，そのための傷害が加わってくる。炎症とは，感染した微生物を攻撃し，排除して身体を守る代表的な防衛反応である。ところがこの場合，攻撃するにあたっては必ずしも微生物だけを傷害するというわけにいかず，多かれ少なかれ自分自身の組織や細胞も一緒に傷害してしまう。具体的にどのような反応が起こるかについては第5章で述べる。

③ 変性・壊死・アポトーシス

傷害された細胞に現れるいろいろな変化を**変性**（degeneration）と呼んでいる。この場合，特に細胞の代謝が障害されて細胞内に異常な物質がたまることに注目する。いずれにしても変性という言葉は，傷害を受けながらもどうにか生きている，まだ回復可能な細胞の状態を意味する。細胞の死がひき起こされたときは個体全体の死と区別して**壊死**（necrosis）という表現を使う。この言葉は組織や臓器など，細胞の集まりにも用いている。たとえば心筋梗塞のとき，左心室の壁が壊死におちいるなどという。変性にはいくつかの種類があるが，ここでは代表として2つあげておく。

水腫変性　一つは**水腫変性**（hydropic degeneration）と呼ばれるものである。空胞変性ともいわれ，細胞質に水滴が充満して水ぶくれになった状態である。四塩化炭素中毒の際の肝細胞などにみられ，非常に重い傷害が起こったことを表している。ウイルス肝炎のときに見られる肝細胞の変化もその一種で，この場合は水ぶくれ状態の細胞は風船細胞（balloon cell）と呼ばれる（図2-6）。

水腫変性は，細胞が行う水分代謝が障害された状態である。細胞が代謝，たとえばブドウ糖分子の燃焼（酸化）を行えば，必ず水の分子が生成されるであろう。細胞はこれをたえず外へ汲み出さねばならず，そのことによってデリケートな滲透圧の差を細胞の内部と外の間に保ち続けなければならない。これは水をくみ出すポンプ機能といわれるが，このポンプを回し続けるにはエネルギーが要る。細胞が傷害を受け，必要なエネルギーをつくり出せない状態ではこのポンプが働かず，細胞の中に水がたまってしまう。水腫変性とはそのような状態と考えられている。

脂肪変性　もう一つは細胞質に脂肪がたまった状態で，**脂肪変性**（fatty degeneration）と

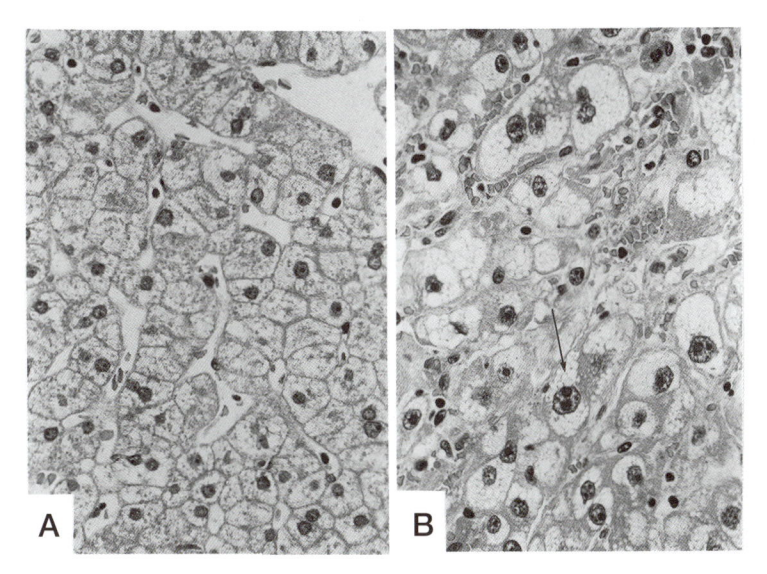

図2-6 肝細胞の水腫変性（ウイルス肝炎の例）
A　正常な肝臓の組織。肝細胞がひものような形で並んでいる。その間のすきまは毛細血管。
B　ウイルス肝炎で傷害を受けた肝細胞。細胞はふくれ，細胞質には小さな空胞（水滴）がぎっしりつまっている（矢印）。

呼ばれる。たまった脂肪は細胞内に顆粒の形で分散している。これも肝細胞でしばしば見られる変化で，2つの場合がある。第1はアルコールを習慣的に，かつ大量に飲む人に起こるもので，詳しくは第11章の肝臓の所で述べる。第2は酸素欠乏があるときに発生する脂肪変性である。たとえば心不全という状態があり，うっ血が続いた肝臓の肝細胞（●148頁，図9-10）に起こってくる。この場合は細胞への酸素供給が不足しており，細胞はエネルギー源であるところの脂肪を十分に代謝することができない。このため代謝しきれなかった脂肪が細胞質に顆粒の形でたまってくると考えられる。

以上のほかに変性の名で呼ばれる変化には糖原変性・硝子滴変性などがある。これらは細胞に異常な物質がたまるには違いないが，中には細胞傷害の結果であることを意味しないものもあり，この本では切り離して別に扱っている（●28〜31頁）。

壊　死●　死んだ直後の細胞は，見ただけでは生きている細胞となかなか区別できない。しかし，死んだ細胞が壊死といわれる状態になると，細胞の形にはっきりした特徴が現れ，このことにより顕微鏡的に細胞の死を判断できるようになる。正常な細胞の核では，色素に染まる染色質（クロマチン）といわれる構造が核の内部に細かい網のような形になってみえる（図2-7A）。ところが壊死におちい

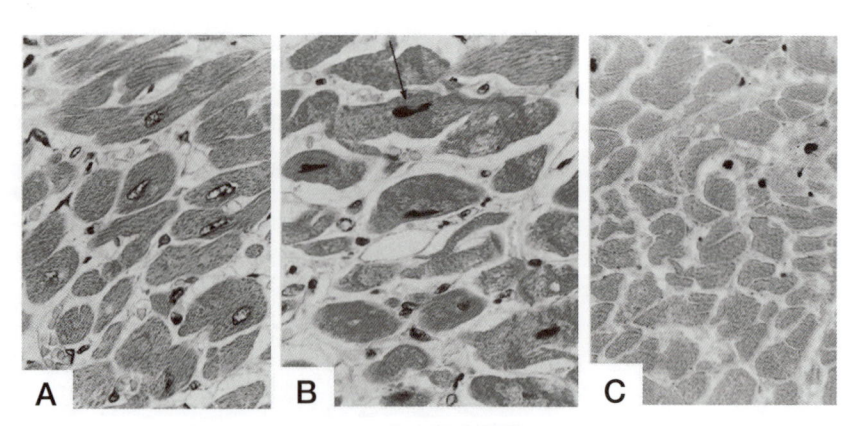

図2-7 細胞の壊死
心筋梗塞の際の心筋細胞の変化を示す。
A 正常な心筋細胞。核内部のクロマチンの状態に注意。
B 細胞の壊死に伴う核濃縮（矢印）。
C さらに日数がたった状態。核は消滅し，細胞の輪郭もくずれている。

った細胞では核はおしつぶされたように不規則な形になり，全体が濃く染まり，クロマチンの繊細な構造は見分けられなくなる（図2-7B）。この状態を**核濃縮**（pyknosis）という。もう少し時間がたつと核は完全に消滅する（図2-7C）。細胞質では，その内部に含まれる分解酵素の作用でミトコンドリア，小胞体などの細胞内小器官がこわされ，細胞の構造がくずれてゆく。酵素による融解は壊死におちいった細胞の周囲にもおよび，そこにしばしば炎症をひきおこす。

●凝固壊死・融解壊死・壊疽

これらの変化は細胞が死んだ直後から現れるものではなく，死んだ細胞が数時間から半日くらいの間，生きた身体の中におかれたとき，はじめて現れてくるものである。したがって，たとえば心筋梗塞の場合でも，冠状動脈の血流が突然，しかも完全にストップし，患者が急死したような場合には，剖検を行っても心筋細胞の壊死を確認することはできない。

壊死には

　凝固壊死

　融解壊死

の2種類を区別している。**凝固壊死**とは，細胞の死に伴って細胞質のタンパクが凝固し，塊をつくるタイプで，心筋梗塞の場合の心筋の壊死（図2-4，図2-7）などが典型的である。結核のさいにも病変には特徴的な凝固壊死が発生し，肉眼でみてチーズに似ていることから乾酪壊死と呼ばれる（後述）。

融解壊死は，壊死におちいった組織が時とともに崩れてゆくもので，中枢神経組織の壊死に特徴的である。たとえば脳梗塞，すなわち虚血によって脳の壊死が起こったとき，その部分は日がたつにつれて融解し，最後には水がたまっ

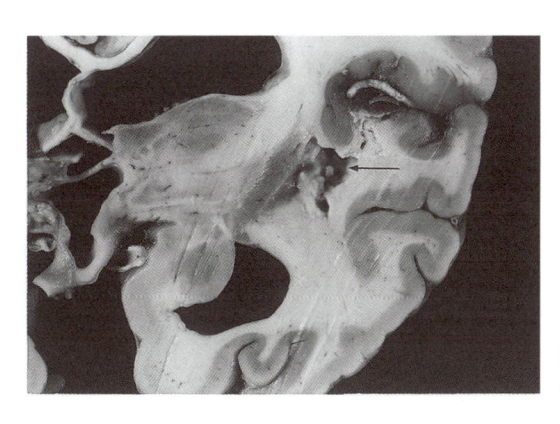

図2-8 脳軟化症
大脳の側頭葉に発生した壊死が，長い年月ののちに囊胞となったもの（矢印）。

た空洞（囊胞）になってゆく（図2-8）。**脳軟化症**といわれる状態である。融解壊死は，壊死をおこした組織に細菌や真菌の感染が加わったときにも発生する。それは感染によってそこに白血球の一種である好中球，あるいは組織球（マクロファージ）が集まり，それらが放出する酵素の作用によって融解が起こるのである。

壊死におちいった組織に腐敗が加わった状態は**壊疽**（gangrene）といわれる。四肢の先端などに発生した壊死が表面から乾燥し，次第に脱水・硬化した状態は**ミイラ化**（または乾性壊疽）という。

アポトーシス●　実は，細胞には壊死とは別に，もう一つの死に方が区別されている。それは**アポトーシス**（apoptosis）と呼ばれるものである。傷害を受けた細胞に起こる死が壊死であるのに対して，アポトーシスは最初から予定されていた細胞死であり，生体を保つのに必要とされる死に方である。たとえば胃や腸の粘膜の上皮細胞，皮膚の表皮細胞などはたえず分裂を続けていて，2～3日という短い周期で新しい細胞といれかわる。もし古くなった細胞が適当な割合で退場してくれなければ，組織は一定の形を保てなくなるであろう。このため組織を構成する細胞の数は厳密にコントロールされており，細胞が組織にとって不要になったときは，それ自身の生命を断つためのしくみがDNAに規定されている。

簡単にいえば，アポトーシスはそのようにして起こる細胞の死であって，死に方そのものにも特徴がある。すなわち壊死とは違って細胞内小器官が崩れたり，その中の融解酵素が細胞の外にしみ出すようなことはない。死んだ細胞は速やかにマクロファージ（後述）にとりこまれて処理される。壊死の場合は周囲の組織に多かれ少なかれ炎症を伴うのが普通だが，アポトーシスではそのようなことは原則として起こらない。

④ 萎　　縮

萎縮と低形成　臓器，または組織の体積が小さくなることを**萎縮**(atrophy)という。この言葉は，一度は正常の大きさまで成長した構造が，あとから小さくなる場合にだけ使う。最初から正常の大きさに達しない場合は**低形成**(hypoplasia)といって萎縮と区別する（発育不全ともいう）。萎縮の成り立ちは，臓器・組織を構成している細胞の数が減少したのか，数は減少せずに細胞の大きさが減少したのか，またはその両方が減少したのか，そのどれかと考えられるが，この点は実際問題として正確に決定することはむずかしい。

　　萎縮は，原因によって
　　　①変性萎縮　②廃用萎縮　③圧迫萎縮　④老人性萎縮
に分ける。

ⓐ 変性萎縮 degenerative atrophy

劇症肝炎　細胞傷害があり，そのため細胞の数が減少して臓器・組織が小さくなることをいう。1例として，ここでは劇症肝炎をあげておこう（図2-9）。これは肝臓に含まれる肝細胞の大多数が傷害を受け，壊死におちいってしまうという重い病気で，その結果，肝臓が小さくなるものである。原因はさまざまであるが，ウイルス肝炎によることが多く，ウイルス肝炎の重症型に相当している（◯219頁）。発病後10日くらいたつと壊死におちいった肝細胞は消滅し，それに伴って肝臓は急速に縮小する。胸・腹部の打診を行うと，肝臓の存在範囲はいわゆる肝濁音を呈することでだいたいわかるものだが，萎縮が進むにつれて濁音の領域はせまくなる。腹部の触診でも，肝臓は息を吸いこんだとき右側の肋骨弓の下（季肋下部）にふれるのが正常だが，萎縮とともにふれなくなる。これらは肝炎として重症型であることを示す，悪いしるしである。剖検では，正常な肝臓は重量が1,300gほどであるのに，劇症肝炎では600g程度まで減少している。臓器を構成している細胞の数の減少から十分に理解できる萎縮である。

ⓑ 廃用萎縮 disuse atrophy

麻痺に伴う四肢の萎縮　廃用萎縮とは臓器の機能を十分にはたせない状態が続くとき，あるいは臓器を使わないでいるときなどに起こる萎縮で，無為萎縮ともいう。たとえば脳や脊髄に障害がある患者で，寝たきりの生活を余儀なくされている場合，下肢の

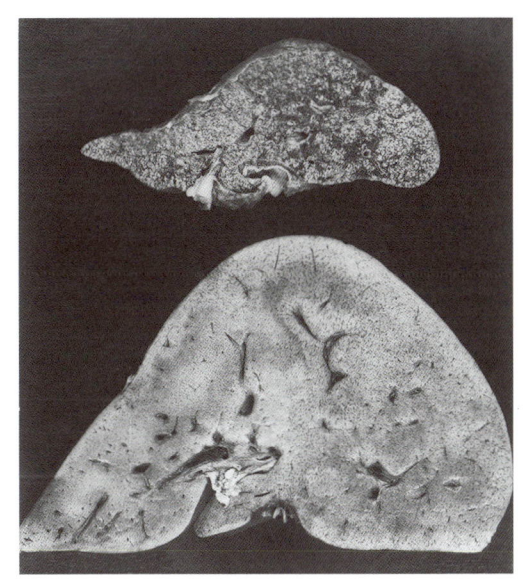

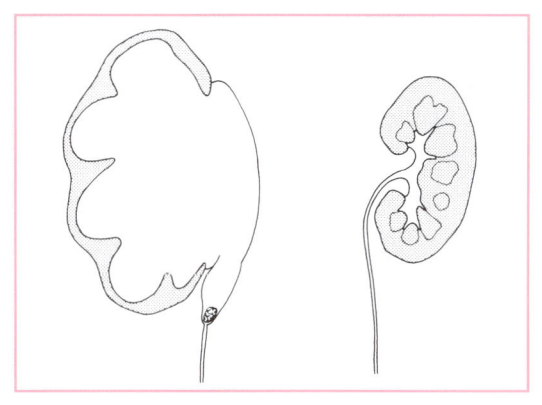

図2-10　尿路結石による水腎症

図2-9　劇症肝炎（上）
肝臓は重量わずかに580gであった。
下は正常の肝臓。重量1,300g。

筋肉が目にみえて萎縮し，脚が細くなってゆくのを経験するであろう。そのような障害がない人でも，インフルエンザなどで1週間も床についた後では，階段の昇り降りにさえ脱力感を感じるのがふつうである。このように，臓器の大きさはその臓器が行う仕事量との間にバランスを保っているもので，正常な大きさと働きを維持するには，仕事や加重など，適度な負荷が加わっていることが必要なのである。

C 圧迫萎縮 pressure atrophy

水腎症　　機械的な圧迫がある期間作用することによって発生する萎縮。1例として，尿のうっ滞に伴う腎臓の萎縮をあげておく（図2-10）。たとえば尿路結石，すなわち一般にいう腎臓結石があり，それが尿管にひっかかって通過障害を起こしたとき，上流には尿がうっ滞し，腎盂は著しく拡張してくる。この状態を水腎症という（●泌尿器の章を参照）。腎臓の実質組織は広がった腎盂に圧迫され，この状態が続いているとネフロンの組織（糸球体および尿細管）が萎縮し，消滅してしまう。この状態は萎縮腎といわれる変化の一つのタイプであるが，そうなってからでは結石などの原因をとり除いても腎臓の機能は回復しない。

褥瘡　　圧迫によって発生する病変でもう一つ重要なものに褥瘡（decubitus）がある。これは，長いあいだ床についている患者に発生する治りにくい皮膚の潰瘍で，単純な萎縮とは異なるが，臨床的には重要な問題なので，ここで説明しておこう。褥瘡が発生しやすい場所は，特に骨が隆起しており，そのため寝た状態では皮膚が圧迫されやすい部位，すなわち仙骨部・肩甲骨部・後頭部・足のかかと

などである。褥瘡は激しい痛みによって患者を衰弱させるだけでなく，しばしば細菌感染を伴う。そうなると菌が血流に入り，全身感染（敗血症）をひき起こす危険がある。褥瘡の発生には自律神経の障害など，さまざまな因子が関係するらしいが，もっとも重要なのは局所の圧迫によって組織の血流が障害されることである。このため，寝たきりの人を扱うときは，できるだけ頻繁に体位を変え，圧迫される部位にマッサージを行って，組織の血流をよくしてやることが，褥瘡を予防する上で大切である。もちろん，感染を防ぐために局所を清潔に保つよう注意しなければならない。

ⓓ 老人性萎縮 senile atrophy

老人の内臓は一般に小さく，特に脳・心臓・肝臓などでその傾向が強く，このことを老人性萎縮という。が，小さくなっても内臓自身のはたらきに異常は起こらないのが普通で，このため生理的萎縮と呼ばれることもある。この場合の萎縮の成り立ちは単純でない。神経細胞などを別とすれば，臓器を構成する細胞の多くはさまざまの周期で分裂しては新しい細胞に置きかえられ，そのような細胞の更新がたえずくり返されていると考えられる。おそらく細胞の分裂・再生能力が高齢になると衰えてくるのであろう。そのほか，たとえば高齢者では動脈硬化が強くなるために，血液循環が不十分になることも関係しているらしい。

⑤ 代謝異常と物質沈着

注）沈着（deposit）とは，物質がたまってくることの表現。「蓄積」もほぼ同じ意味。

全身的な代謝の異常があり，その結果さまざまな部位の細胞に病的な物質の沈着注が起こる病気がある。しばしば細胞傷害を伴うが，この場合は細胞にそのような物質がたまった結果，傷害が発生するのである。前に述べた水腫変性および脂肪変性では，細胞に水や脂肪がたまるのは細胞が傷害を受けた結果であったが，ここで扱う病変はそれとは意味が違う。変性という言葉はこのような物質沈着の意味でも使われるのである（◯23頁）。代謝異常による物質沈着は細胞の外に起こることもある。ここでは代表的な代謝異常を並べておく。

ⓐ 糖原病 glycogen storage disease

グリコーゲン（糖原）の分解に関係する酵素の働きに先天的な障害があり，

このため大量のグリコーゲンが細胞内にたまってくる。肝細胞，横紋筋細胞，心筋細胞，腎臓の尿細管の上皮細胞などに蓄積が起こる。このときの細胞の変化を糖原変性という。二次的に細胞傷害が発生し，肝臓では肝硬変を起こしてくる。

ⓑ 類脂質蓄積症 lipoidosis

注）結合組織中の組織球や肝臓のクッパー細胞など，マクロファージとして病原体や異物を貪食し，防衛反応に参加する特別の細胞群。

類脂質（lipoid）の分解が障害され，単核性食細胞系[注]の細胞に沈着してくる病気。沈着する類脂質の種類から，ゴーシェ病（Gaucher's disease），ニーマン・ピック病（Niemann-Pick disease）などを区別する。

ⓒ 色素の沈着

●**黄疸**（jaundice）：胆汁に含まれる褐色の色素，すなわちビリルビン（胆色素）の産生または排泄に何かの障害があり，ビリルビンが血液中に増加して組織・細胞に沈着した状態が黄疸である。原因や成り立ちはさまざまで，これについては肝臓の項（○212頁）で詳しく述べる。

●**ヘモジデリンの沈着**：手や足を打撲して皮膚に内出血を起こしたとき，そこは直後は赤紫色に見えるが，まもなく黄褐色に変わり，その後はだんだんに退色してゆく。これは組織の内部で赤血球が破壊され，ヘモグロビンがヘモジデリンという褐色の色素に作りかえられた結果である。ヘモジデリンは鉄を含むタンパクで，それが組織に沈着しているときは，そこに出血があったことの証拠になる。

●**ヘモクロマトーシス**（hemochromatosis）：先天的な代謝異常があり，大量のヘモジデリンが組織に沈着していろいろな障害を起こす病気である（○126頁）。腸管からの鉄が過剰に吸収されるもので，患者の血清に含まれる鉄の濃度が高い。特に肝臓（肝細胞）と膵臓（内分泌・外分泌細胞）はヘモジデリンの沈着によって傷害を受け，その結果，肝硬変と糖尿病をひきおこす。

●**メラニン色素の沈着**：メラニン（melanin）は皮膚に褐色の色調を与える色素である。体表を被う重層扁平上皮（表皮）の内部に散在する細胞（メラノサイト）によって作られる。メラニンは表皮基底層の上皮細胞に送られ，そこにたくわえられ，その量によって皮膚の色がきまる。メラノサイトは発生学的に，脳や神経と共通の起源をもつ細胞である。日焼けによってメラニンが皮膚に沈着することは誰でも経験するが，全身的な代謝の障害により皮膚にメラニンが沈着する病気がある。**アジソン病**（Addison's disease）で，何かの原因で副腎皮

質が広く破壊されることが背景にある（◯243頁）。

ⓓ アミロイド沈着症

アミロイド（amyloid）といわれる物質がさまざまの臓器に沈着して傷害をひき起こす疾患で，**アミロイドーシス**（amyloidosis）ともいわれる。アミロイドとは，γ-グロブリンに近縁の一種の糖タンパクである。アミロイドは原則として細胞の内部にたまるのではなく，細胞と細胞の間，特に血管の周囲とか，細胞を取りまく薄い結合組織などにたまってくる。

そのような沈着が起こる臓器は広い範囲にわたるが，特にしばしば見られるのは肝臓・腎臓・脾臓・心筋・舌（の筋肉）・胃腸壁・血管壁などである。たとえば肝臓の場合は，肝細胞と毛細血管の間にアミロイドが沈着する。たまったアミロイドに圧迫されて肝細胞は萎縮・消滅し，その結果，肝臓の機能が障害される（図2-11）。腎臓では細い動脈の壁から糸球体の毛細血管のまわりに沈着し，糸球体を荒廃させる。心筋では特に心房の壁に沈着して心筋細胞を萎縮させ，しばしば刺激伝導系を傷害することによって不整脈を起こす，といった具合で，進行すればそれぞれの臓器の働きを強く妨げる。

アミロイド沈着症には，明らかな原因なしに発生するもの（原発性アミロイド症），結核などの慢性疾患で患者が衰弱した場合に発生するもの（続発性アミロイド症），多発性骨髄腫に伴うアミロイド症，この3つの病型が区別されるが，それぞれ沈着の部位などに特徴がある（◯多発性骨髄腫については造血器の章293頁を参照）。

ⓔ 尿酸の沈着と痛風

痛風（gout）は尿酸の血清中の濃度が高く，あちこちの軟骨に尿酸が沈着する病気で，特に手足の指の関節軟骨に沈着することにより関節が腫れあがり，非常な痛みを伴う（図2-12）。血中尿酸値が男性で7mg/dL以上，女性では6mg/dL以上ある場合を高尿酸血症としている。尿酸はDNAに含まれる塩基（プリン体）の分解産物であり，したがって細胞（核）を多量に含むような食べもの，つまり肉や魚を大量にとるような食生活が原因として重視される。しかし，痛風になる人には生まれつきの素因も関係があるらしい。血中尿酸の高い状態が続くと，しばしば尿酸は腎臓に沈着して，痛風腎といわれる障害をひき起こす。

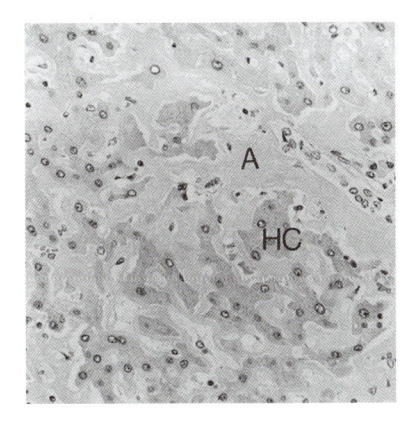

図2-11 肝臓のアミロイドーシス
肝細胞の間にアミロイド物質がべったりと沈着し（A），そのため肝細胞は萎縮して細くなっている（HC）。

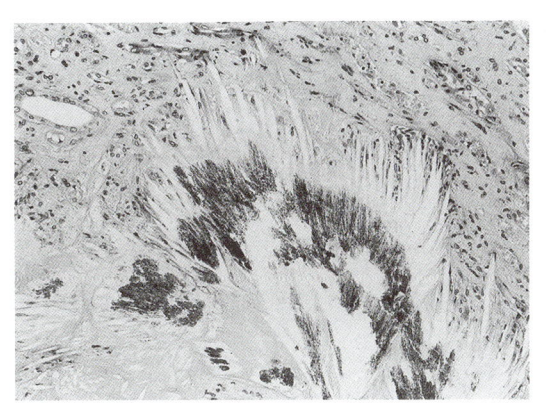

図2-12 痛風の腎臓
針のような形の尿酸の結晶が組織に沈着している。痛風ではこのようにして腎臓障害が起こることがあり，時に命とりになる。

f 硝子滴変性 hyaline-droplet degeneration

　腎臓の糸球体に障害があって大量のタンパクが尿中に排泄されるとき，しばしば尿細管の上皮細胞がタンパクをとりこみ，それが細胞内に顆粒状に沈着することがある。これを硝子滴という。「変性」とは表現されていても，この状態は細胞にとって傷害を意味するものではない。

第3章

修復と再生

● はじめに

　トカゲなどでは尾を切ったあともある程度再生が可能であるが，ヒトではそのようなことは起こらず，指の先を切断しただけでももと通りにはならない。しかし，ヒトにおいても組織というレベルでは，種々の再生現象が見いだされる。ときには再生のようにみえて原状回復という意味がはっきりしない細胞の増殖（注）をみることがある。その場合は病的増殖と表現される。再生・病的増殖およびそれらと関係した変化を**進行性変化**（progressive changes）と総称しており，この章でそのあらましを述べる。

注）細胞が分裂によってふえることを，細胞の**増殖**（proliferation）といっている。

❶ 創傷の治癒と肉芽組織

肉芽組織 ●　厳密な意味の再生ではないが，一種の補修現象として重要な創傷治癒のしくみを考えてみよう。私たちの多くは切り傷ができたときなど，やがて傷口から肉が盛り上がって傷をふさぎ，傷あと（瘢痕）を残すことを経験している。傷口から盛り上がってくる組織は**肉芽組織**（granulation tissue）あるいはたんに肉芽と呼ばれ，創傷治癒の主役を演じるものである。外科手術で胃や腸をつなぎあわせたときなど，1週間くらいで組織の接着が完了するが，それも同じような治癒のしくみが働くからである（図3-1）。

修復の主役は ●　肉芽組織は外傷，あるいは炎症によって組織が破壊され，欠損が生じた時に，
結合組織　　　　そこを埋めるように増殖してくるものである。その内容はおもに結合組織で，**線維芽細胞**（注）がさかんに増殖しながら細胞のまわりに膠原線維（コラーゲン）をつくっている（図3-2A）。同時にそこにはマクロファージ（組織球）や白血球が出現し，壊死におちいった細胞の残がいや細菌などを貪食し，始末している。肉芽組織の内部には毛細血管が豊富につくられ，豊かな血液供給を受けることが線維芽細胞の増殖を助けている。Granulation tissueとは直訳すれば「顆粒をつくる組織」の意味であり，表面からみて，毛細血管の集まりが点々と観察さ

注）**線維芽細胞**（fibroblast）とは，線維細胞が活動状態にあるときの形をいう。

```
    表皮                    肉芽組織
```

A　表皮の下（真皮）まで組織が欠損した創傷。

B　創面から肉芽組織ができ，増殖してくる。

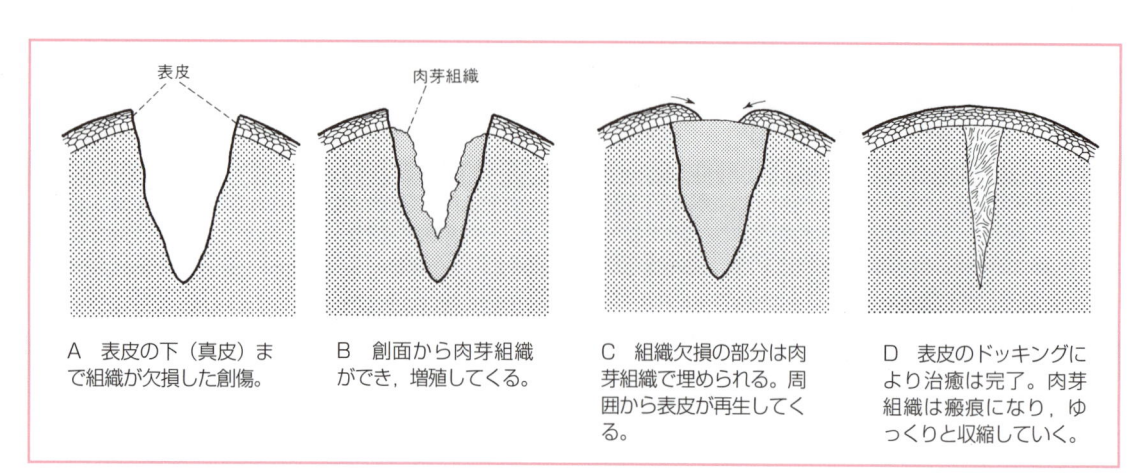

C　組織欠損の部分は肉芽組織で埋められる。周囲から表皮が再生してくる。

D　表皮のドッキングにより治癒は完了。肉芽組織は瘢痕になり，ゆっくりと収縮していく。

図3-1　創傷治癒の順序

れることに由来した言葉である。肉芽組織の血色がよく，ひきしまった状態にあるときは，血液の供給が十分で，活発に細胞増殖が進んでいることを表している。この形のものは「**良い肉芽**」といわれ，すみやかな傷の治癒が期待できる状態である。増殖した線維芽細胞は膠原線維を豊富につくり出し，この線維によって傷口がつなぎあわされ，あるいは組織の欠損部が埋められるのである。

　反対に，血色に乏しく，浮腫（水ぶくれ）状にぶよぶよした感じの肉芽組織は「**悪い肉芽**」といわれる。このような肉芽組織が出現するときは，傷の治癒はなかなか進まない。肉芽組織の血液循環は不十分で，線維芽細胞の増殖も思わしくない状態である。全身的な何かの病気があり，抵抗力が下がったような人，あるいは栄養状態が悪く衰弱した人では，縫いあわせた傷が接着せずに開いてしまうことを経験するが，それはつくられる肉芽組織がよくない状態にあるためである。また，たとえ健康な人でも，傷口に細菌感染が加わったりすると悪い肉芽ができ，治癒が遅れることがある。**ひょう疽**(注)のときなどによく経験されることで，かえって鋭匙を使って悪い肉芽をかき取ってしまうことが有効である。

注）**ひょう疽**(panaritium)とは，細菌感染による手指の爪のまわりの炎症。

● **瘢痕**

　肉芽組織は日がたつにつれて膠原線維が増してゆき，最後には硬い線維の塊になる。この段階ではすでに線維芽細胞は増殖をやめ，時とともに細胞は少なくなって，膠原線維の塊になるが，この状態を**瘢痕**（scar：Narbe）という（図3-2B）。ふつう，肉芽組織が瘢痕になってゆくときは体積の減少（ひきつり）を伴うが，このことを瘢痕収縮と呼んでいる。毛細血管は消滅してゆき，でき上がった瘢痕は血色に乏しくて白く，そして一種の光沢をおびている。皮膚の傷であれば，瘢痕の表面はまわりから再生した表皮でおおわれる。

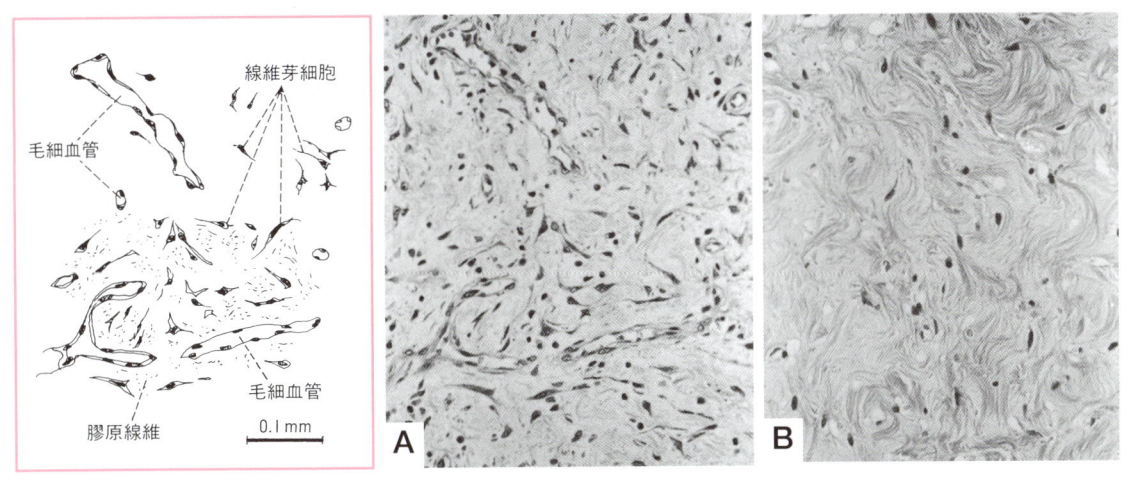

図3-2 肉芽組織と瘢痕
A まだ増殖を続けている肉芽組織。特徴ある細長い突起をもった線維芽細胞がたくさん見える。膠原線維もまばらではあるがつくられている。毛細血管も多い。
B 傷がなおったあとの瘢痕。密な膠原線維の束からなり，細胞や毛細血管は少なくなっている。

創傷の一次的・二次的治癒　肉芽組織のできる量，瘢痕の大きさなどは，傷の性質によって違う。鋭利な刃物でつくられたなめらかな創面，しかも細菌感染を伴わないときは，わずかの量の肉芽組織で傷はなおり，瘢痕もめだたない。これに反して，打撲などの「鈍な外力」による複雑な傷，著しい組織欠損を伴う傷，感染の加わった傷などでは肉芽組織の量も多く，大きな瘢痕を残してくる。前者を創傷の**一次的治癒**といい，外科手術のあと，胃・腸がつなぎ合わされた部位（吻合部）の状態がこれに相当する。年月がたつと吻合部が見分けられなくなるほど瘢痕が小さくてすむことが多い。後者，すなわち大量の肉芽と瘢痕の形成を伴う場合を創傷の**二次的治癒**という。このように区別してはいるが，一次的・二次的治癒の違いは程度の差にすぎず，本質的な違いを意味するのではない。

❷ 異物の処理

異物とは　本来その場所にあってはならないものが存在するとき，**異物**（foreign body）という。たとえば，魚の骨が喉頭にひっかかっているならそれは異物である。喉頭には本来食べものが入ってはならないからである。

器質化による処理　喉頭の異物などは咳ばらいで喀出するか，耳鼻科医が喉頭鏡で観察しながらピンセットで取り除けばそれですむ。しかし，異物が組織の内部に入りこんでいる時はそうはいかない。この場合は，組織にそなわった働きによって処理さ

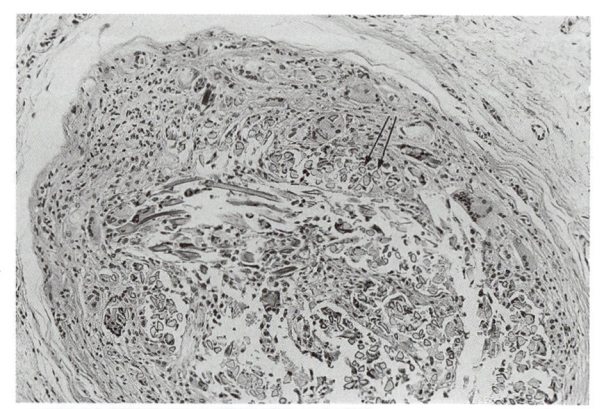

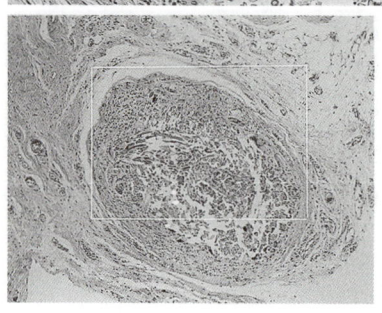

図3-3 異物肉芽腫
縫合糸を異物として発生したもので，大きさは1mm×0.7mm（下）。下図のわく内を拡大して上図に示す。絹糸の線維が多数みられ（矢印），まわりにマクロファージが集まって糸をとりこんでいる。異物巨細胞もみられる。

れる。すなわち異物のまわりに一種の肉芽組織がつくられ，これが異物をとりこみ，片づけて行くのである。そして創傷治癒と同じように，肉芽組織は最後には瘢痕を残す。この過程を異物の**器質化**（きしつか）(organization) という。この言葉は，自分自身の組織であるところの瘢痕によって異物を置きかえることを意味している。異物があったところを自己の器官 (organ) にしてしまうわけである。

● マクロファージ

異物は肉芽組織の中に含まれる細胞に**貪食**（どんしょく）され，その細胞によって始末される。**貪食** (phagocytosis) とは，細胞が異物・病原体などをとり込み，消化する働きで，おもに**マクロファージ** (macrophage) によって行われる。この細胞は組織球とも呼ばれ，単核性食細胞系（●29頁注）に属するもので，身体中いたる所に存在する。マクロファージは細胞質の中にライソゾームと呼ばれる小さな袋を多数含んでいる。この袋は加水分解酵素を豊富に含み，貪食した異物を可能なかぎり消化してしまう。

● 異物肉芽腫

異物処理にあたっては，マクロファージが集団をつくって異物をとりこみ，まわりには線維芽細胞が増殖して，肉芽組織の塊をつくる。その全体を**異物肉芽腫**（にくげしゅ）(foreign body granuloma) という（図3-3）。創傷治癒の時に比べて，この場合の肉芽組織はマクロファージを多く含み，その活動が表に出ている点に特徴がある。**肉芽腫** (granuloma) とは肉芽組織が塊，あるいは**結節**（けっせつ）[注]をつくったものをいう。「腫」という字はついているが，腫瘍を意味するのではない。

[注]**結節** (nodule) とはひもの結び目のこと。病理学では球状にまるみをもつ病変の形容によく使う。「結核結節」，「肝硬変の結節」など。

よくみられるのは手術のあと，縫合糸を異物として発生する肉芽腫である。縫合糸としてはふつう絹糸が用いられるが，組織にとってこれは一種の異物である。たとえば乳癌の手術のあと，手術創にそって皮下組織に小さな硬結（硬いしこり）をふれ，癌の再発を心配してその部位を生検で調べてみると異物肉芽腫であることがわかり，安心するといったケースがしばしばある。図3-3 はその1例で，縫合糸の線維の1本1本がマクロファージにとり込まれているのが見える。長さ何ミリもある細長い線維を1個の細胞がのみこむわけにはいかないので，しばしば多くのマクロファージが合体し，たくさんの核をもつ大きな細胞をつくっている。このような多核の細胞を**巨細胞**（giant cell）という。図3-3 にみられる巨細胞は異物肉芽腫に出現するもので，異物巨細胞といわれている。

さまざまの異物処理 ● ここに述べた異物処理のしくみは，縫合糸以外のさまざまな異物にも同じ仕方で働く。たとえばある種の注射のあと（特に油蝋製剤），寄生虫やその卵が組織の内部に存在するとき，あるいは外傷によって金属の細かいかけらが組織に入った時など，これらは同じような処理の仕方，すなわちマクロファージによるとりこみと器質化を受ける。しかし，器質化が行われる対象は必ずしも外からの異物だけではない。自分の身体の中でつくられたものでも，同じ扱いを受ける場合がいろいろ存在するのである。たとえば細胞傷害が起こったあと，壊死におちいった細胞の残がいなどはある程度は異物と同じような扱いを受ける。炎症の際には後に述べるようにしばしば組織の内部に膿（うみ）やフィブリンがたまってくる。このようなものを「滲出物」と呼ぶが（➡66頁），これも器質化の対象になる。一般に炎症を起こした組織には肉芽組織がつくられ，炎症がなおった後にしばしば瘢痕を残すのは，このような理由による。もう一つ，重要な場合として血栓をあげておかなければならない。血栓については次の章で説明するが，要するに生体の心臓・血管の内腔で血液が凝固し，塊をつくったものである。血栓は必ずしも異物とはいえないが，器質化を受けるものであり，その点で処理のされ方には異物と共通した面がある。

③ 再生と化生

臓器レベルの再生 ● 厳密な意味での**再生**（regeneration）とは，失われた臓器，あるいはその一部が，もとと同じ形に復元されることをさすが，そのような復元に向けて細胞が増殖する過程をも再生といっている。しかし人体では，失われた臓器の復元と

いう意味での再生は，ごく限られた場合にしか起こらない。

その代表的な例として肝臓の部分切除をあげておこう。日本では肉親をドナーとする生体部分肝移植が多くの症例で行われている。これは治癒の期待できない重い肝臓の病気をもつ人に，ドナーから肝臓の半分ほどを切り取り，移植するものである。移植が行われてきたレシピエントの多くは，先天性胆道閉塞症（●132, 214頁）という病気をもつ子どもである。ドナーの側では手術後まもなく，残された肝臓で肝細胞が活発に分裂・増殖を始める。そして1～2週間で肝臓はもとの大きさを回復する。すなわち肝臓という臓器の再生が達成されるのである。肝臓に腫瘍がある場合にも同じような部分切除が行われるが，これも肝臓に強力な再生能力がそなわっているために可能な手術であり，たとえ臓器の半分を切り取っても元の体積に戻ることができるのである。

● 組織・細胞レベルの再生

もう少し小規模の再生は，たとえば中毒による腎傷害で経験される。昇汞の中毒が尿細管の上皮細胞に壊死をひき起こすことを述べた（●19頁）。上皮細胞が壊されるため，尿は尿細管からまわりに漏れ出して，毛細血管を流れる血液に吸収されてしまう。このようにして腎臓による尿の排泄が障害され，患者は老廃物の排泄ができなくなり，腎不全という危険な状態におちいってしまう。しかし，尿細管の上皮細胞には強い再生能力がそなわっている。したがって人工腎臓による透析を行い，腎不全の発生をふせいでおけば，20日くらいで尿細管の構造は復元され，腎臓の機能も回復する。

胃や腸の粘膜にも，かなり強い再生の能力がある。そのことを示すのは胃潰瘍の場合であろう。潰瘍（ulcer）とは，粘膜や皮膚の一部に欠損を生じ，それらにおおわれていた組織が表面に露出するような病変をいう。胃潰瘍はかなり大きなものでも自然になおる。まわりから上皮が再生して潰瘍の部分をおおい，もと通りの粘膜を復元するからである。

● 細胞の再生能力は分化に反比例

細胞にどれほどの再生能力があるか。この点は細胞の種類によって著しく違う。大ざっぱにいうなら，分化の低い細胞ほど再生能力が強く，その逆もまた成立する。細胞の分化（differentiation）とは，細胞が特別な働きをいとなむべく，特別な構造をそなえることをいう。細胞の世界には人間社会に似て分業が存在しており，より分化した細胞といわれるものは役割の特殊化・専門化が進んだ細胞であって，そのような細胞の役割は他の細胞では埋めあわせがきかない。その意味で，身体中でもっとも分化の高い細胞は横紋筋・心筋の細胞と神経細胞であるといえるのである。解剖・生理学で学んだように，横紋筋や心筋の細胞は細胞質の内部に筋原線維の束をもち，そこでは2種類の細線維（アクチン

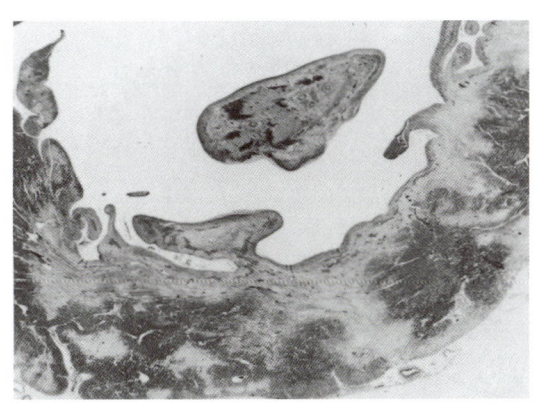

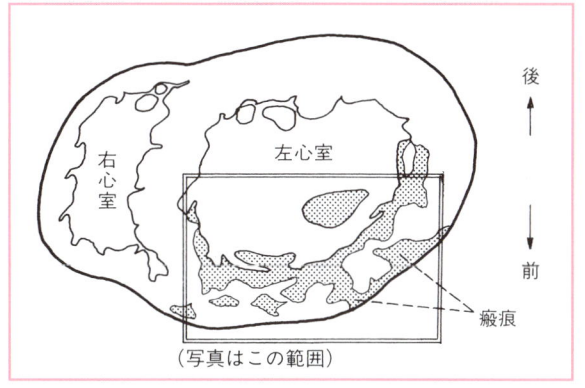

図3-4 心筋梗塞の瘢痕
左心室の前壁にできた広い瘢痕で，心臓を水平面で切断して示した。

フィラメントおよびミオシンフィラメント）がくり返し規則正しく並んでいるが，これは収縮という働きのために特殊化した構造である。同じような意味で，神経細胞もまた興奮伝達という機能のために特殊化した細胞とみなされる。そしてこれらの細胞では再生能力はゼロまたはゼロに近く，一度失われれば回復はほとんど不可能なのである。したがって，たとえば心筋梗塞で壊死におちいった心筋細胞は，再生によって復元されたりはしない。壊死の部分は肉芽組織によって置きかえられ（器質化），一生消えることのない瘢痕，すなわち梗塞瘢痕を残すのである（図3-4）。同じことは神経細胞にもあてはまる。たとえば日本脳炎の際，脳にはいろいろな分布で神経細胞の壊死が発生する。幸いに患者が生命をとりとめても，失われた神経細胞は失われたままであり，かわって脳の結合組織であるところの神経膠組織が増殖してそこを埋め，一種の瘢痕を残す。脳の病気では麻痺などの障害が完全には回復せず，後遺症を残すことが多いが，それはこのような理由によるのである。

　逆に，身体中でもっとも分化の低い細胞としては骨髄の造血組織の細胞をあげることができる。骨髄という臓器は日々失われてゆく血球を補うのが役目であり，たえず再生を続ける臓器とみなすことができるが，そこでさかんに分裂・増殖を行うのは造血組織の中でも分化の低い，「幼若な」細胞である。いちばん幼若な細胞は骨髄の幹細胞（stem cell）といわれ，この細胞からの分裂によって，赤血球・多核白血球・単球（マクロファージ）・血小板など，さまざまな血液細胞が生まれてくる。ということは，幹細胞がそれだけ分化の低い細胞であることを意味している。そしてそのような細胞にもっとも強い増殖の能力がそなわっているのである。

結合組織を構成する細胞，すなわち線維芽細胞や，骨であれば骨芽細胞などは，常時再生を行っているわけではないが，潜在的な再生能力，つまり必要なときに再生を行う能力はやはり第一級にランクされる。この場合も，細胞としては分化が低いグループに属していることに関係がある。肝細胞や，腎臓の尿細管の上皮細胞などは，ある程度の分化を示してはいるが，再生能力も相当に強い。上皮組織に属する細胞はだいたい同じようなレベルにある。平滑筋細胞には横紋筋細胞とちがってある程度の再生能力がある。

化生について

　ついでに化生（かせい）(metaplasia)と呼ばれる現象について述べておく。化生とは，いったんある形に分化した組織が，状況に応じて他の組織に変わることをいう。他の組織といっても，上皮組織の細胞（たとえば重層扁平上皮）が結合組織の細胞（たとえば線維芽細胞）に変わるようなことは起こらない。あくまで上皮なら上皮の範囲内での変化である。

気道上皮の扁平上皮化生

　一つ例をあげよう。それは気管支の粘膜に起こる現象で**扁平上皮化生**(squamous metaplasia)と呼ばれるものである。正常な呼吸器の上皮は，鼻腔から喉頭・気管・気管支まで，薄い円柱上皮におおわれ，上皮細胞の表面には線毛が見られる。線毛上皮といわれる形である。この線毛は，空気といっしょに吸い込まれた塵埃（じんあい）などの異物を咽頭の方向に向けて払い出す機能をもっており，たえず鞭を打つような仕方で運動を続けている。これは正確には空気を動かしているのではなく，異物が付着した粘膜表面の粘液の層を動かし，咽頭に向けて送り出しているのであって，このしくみは粘液線毛輸送機能といわれる。ところが，長期間の喫煙などによって粘膜が慢性的に刺激を受けていると，上皮はだんだんに厚くなり，重層扁平上皮の形に変わってくる。これが扁平上皮化生で，薄い円柱上皮の層が刺激を受け続けた時，上皮を厚い形に変えることによって丈夫さを確保しようとする一種の適応と考えられる。ただし呼吸器の粘膜は，扁平上皮化生を起こしても，表面だけは線毛上皮におおわれている。線毛による異物排除は，肺の組織を異物の侵入から守る上で不可欠の機能なのである。

胃粘膜の腸上皮化生

　もう一つ重要な化生に，胃粘膜の腸上皮化生といわれるものがある。慢性胃炎という病気に特徴的な変化で，これについては消化器の章で説明する（→195頁）。

❹ 肥大と過形成

広義の肥大・狭義の肥大 ●　臓器や組織は，より多く働くことを要求される状況におかれると，みずからの大きさを増し，機能を高めることでそのような要求にこたえようとする。この現象を（広い意味の）**肥大**（hypertrophy）といい，萎縮とは逆の状態に相当する。肥大の起こり方には次の2通りが区別されている。第1は細胞の数の増加を伴わず，もっぱら一つ一つの細胞が大きさを増すことで臓器・組織の体積増加が起こってくる場合である。これを**狭い意味の肥大**といっている。第2は，もっぱら細胞の数の増加，すなわち細胞の増殖によるもので，この場合は**過形成**（hyperplasia）という表現も使われる。しかし，現実の問題としては細胞の数と体積のどちらが増しているかを決定することはむずかしく，両方が同時に起こっていると考えられることも少なくない。

筋肉肥大＝狭義の肥大 ●　狭い意味の肥大は筋肉，とりわけ骨格筋において見いだされる。筋肉が過重な仕事のくり返しによって太くなることは，スポーツや肉体労働を通じて多くの人が経験するところであろう。横紋筋細胞は成長期以後は分裂によってふえる能力をそなえていない。したがって成人では，1本1本の筋細胞が太さを増すことによってのみ，筋肉の肥大が起こるのである。

心肥大 ●　心臓の肥大もこれに近い。たとえば高血圧が存在するとき，左心室は高い血圧にさからって血液を拍出しなければならず，心筋に要求される仕事はきわめて大きなものになる。この状態が続くと心筋細胞は著しく太くなり，心筋層は全体として厚くなってくる（図3-5）。この現象を**心肥大**（cardiac hypertrophy）といい，これにより心室は拍出力を増し，高血圧という負担の増加に適応する

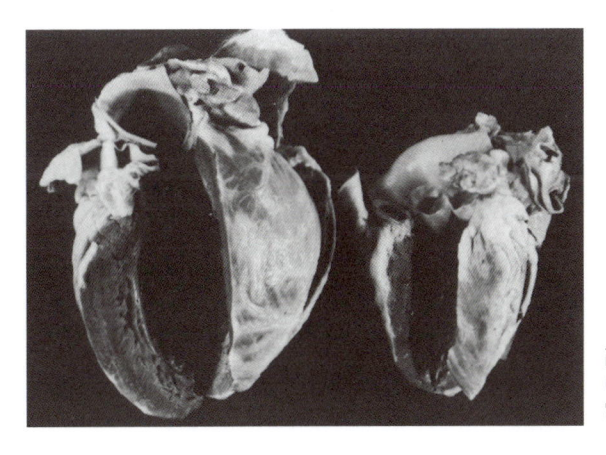

図3-5　心肥大（左）
高血圧によるもので，心臓の重量は500gをこえている。右は正常の心臓で，重量は約250g。

のである。ただし心肥大の場合は骨格筋とは違って筋細胞の数の増加をある程度は伴う。心肥大の程度は胸部の打診で大ざっぱに定められるが，正確には胸部X線写真で計測を行うことにより決定される。剖検では心臓の重量をめやすにしている。正常な成人の心臓は250g前後，これに対して肥大した心臓はしばしば500gをこえ，極端な場合は1,000gに達する。心肥大は高血圧以外にも種々の場合に発生するが，詳細は循環器の章で述べることにしよう。

甲状腺の過形成●　過形成の例として，ここでは**バセドウ病**（Basedow's disease）における甲状腺の変化をあげておこう。この疾患は甲状腺の内分泌機能が病的に高まった状態で，甲状腺のホルモン（サイロキシン）が過剰に分泌されて血液中に増加し，その結果，患者は基礎代謝が異常に高くなる。患者は体重が減少し，心悸亢進（どうき）を訴える。甲状腺の機能が問題になるとき，基礎代謝を測るのはその

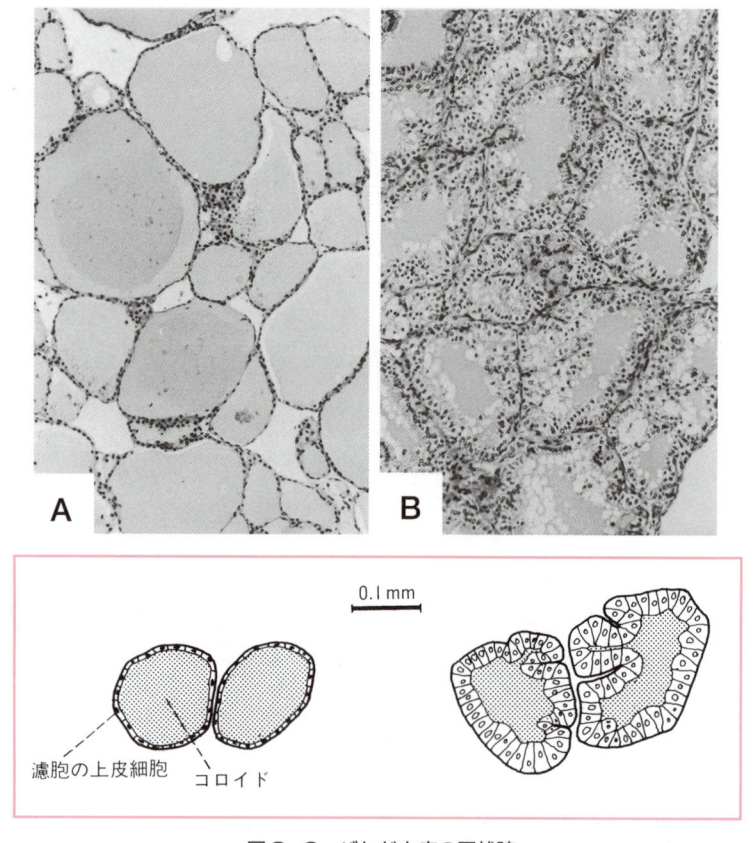

図3-6　バセドウ病の甲状腺
A　正常な甲状腺の組織。まるい濾胞が集まっており，これらは上皮細胞で包まれ，中にコロイドといわれる物質をいれている。コロイドにはサイロキシンがたくわえられている。
B　バセドウ病。上皮細胞の増殖によって濾胞はまるみを失い，凹凸のある形になっている。上皮細胞の丈も著しく高い。

ためである。眼球突出による特有な顔つきと，甲状腺腫，すなわち甲状腺の腫大が患者の外見上の特徴である（◯237頁，図12-3）。甲状腺の内分泌機能は，下垂体から分泌される甲状腺刺激ホルモン（TSH）によって促進される。甲状腺でホルモンを分泌する細胞は濾胞（小胞）の上皮細胞だが，この細胞には血液中のTSH分子と結合し，その刺激を細胞内部に伝達する受容体（レセプター）の分子が細胞表面に存在する。バセドウ病患者の血液中には，この受容体分子に対する抗体が存在しており，この抗体が受容体分子と結びつくことが刺激となって細胞がホルモンを産生し続けると考えられている。患者自身の分子に対して免疫反応が起こるわけで，これは免疫の章でふれる自己免疫疾患の一種である。濾胞の上皮細胞は抗体による刺激のため増殖を続け，甲状腺腫を起こす（図3-6）。この病気については内分泌の章でもう一度説明する。

病的増殖　　過形成には，バセドウ病の甲状腺のように原因・結果の関係が明らかなものばかりとは限らない。どのような理由によって細胞が増殖しているのか理解できないような過形成もしばしばみられ，このようなものでは腫瘍との違いがはっきりしなくなってくる。事実，過形成という状態が長く続いていると，しばしば腫瘍が発生することが経験上，明らかにされている。たとえば肝硬変という病気について後に説明するが，この病気があると高い割合で肝癌（肝細胞癌）が発生してくる。肝硬変は何かの原因で肝細胞に傷害が起こり，残った細胞が再生を起こし，このようにして再生と傷害がくり返される状態であるが，この状態が続くときは，腫瘍が発生しやすいと考えられる。ただし，どの時点で腫瘍が発生したかはなかなかわからない。いずれにせよ「再生」「過形成」「腫瘍」などの言葉は，この本ではその中核的な意味について説明しているのであって，実際はその境界は必ずしもはっきりと決めることはできないのである。

第4章

循環障害

① 血管の構造について

毛細血管　　循環の障害について述べるに先立ち，血管の基本構造を簡単に説明しておこう。最も単純なのは毛細血管である。ここではコラーゲンの薄い膜——基底膜という——が管を作っており，その内側に内皮細胞という薄い細胞がはりつき，外から基底膜に支えられた形になっている（図4-1）。内皮細胞の表面は鏡のようになめらかで，この細胞は毛細血管だけでなく，動脈・静脈，そして心房や心室の内面に連続してそれらの内面を被う。ただし心臓では内皮とは言わず心内膜という。

　毛細血管およびそれに続く細静脈では，血液に含まれる水や電解質，グルコースのような小さな分子は比較的容易に血管内から血管の外に移動する。それは隣りあった内皮細胞の接合部に存在するわずかなすきまを通り，あるいは分子が内皮細胞の膜に包まれた形で細胞内を通過するなど，いくつかの経路が考えられている。白血球はアメーバ様の運動を行って変形しながら内皮細胞の間のすきまから出入りする。いずれにしても正常な状態では赤血球，あるいは血清タンパクのように大きな分子は内皮細胞の外には出られない。すなわち毛細

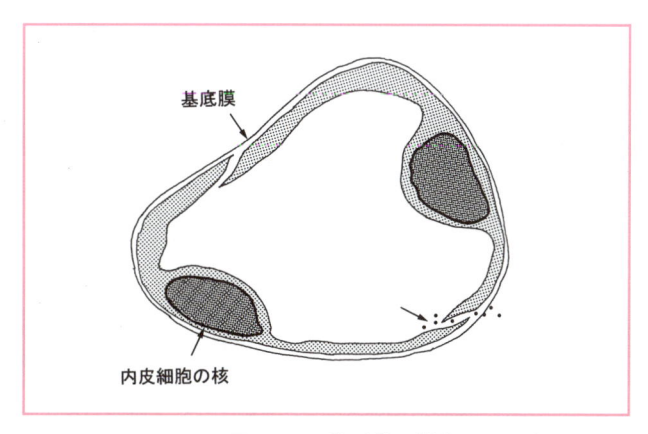

図4-1　毛細血管の構造
2枚の内皮細胞からなる毛細血管を示す。内皮細胞の間にせまいすき間があり（矢印），小さな分子はそこを通って血管から周囲に出入りする。

第4章 ● 循環障害

血管や細静脈の壁は，内部を流れる血液と外部の間をしきる「半透膜」として働く。

動脈・静脈 ●　動脈には発達した平滑筋の層がそなわっていて，この層を中膜という（◎ 137頁，図9-3 参照）。平滑筋細胞は輪のように動脈をとりまいており，それが収縮すれば動脈の内腔はせばまり，弛緩すれば拡張する。このようにして血液の流れが調節される。内皮細胞と中膜の間には内膜とよばれる薄い結合組織の層がある。正常な動脈では，その存在は確認が困難なほど僅かな結合組織だが，実は動脈硬化という病変はこの内膜の組織が増殖した状態なのである。

静脈の構造は基本的に動脈と変わりはない。ただし静脈では内部の血圧がずっと低いため，全体に壁が薄くできている。

❷ 虚血と梗塞

動脈が何かの原因でつまり，その動脈から血液を受けている（つまり支配を受けている）臓器・組織が，必要な血液の供給を受けられなくなった状態を**虚血**（ischemia）という[注]。虚血の状態にある領域では，当然のことながら細胞傷害が発生する。特に，領域全体が壊死におちいったときは**梗塞**（infarction）と表現する。心筋梗塞についてたびたび触れてきたが，これは冠状動脈のどこかがつまっており，その結果，心筋に虚血が起こり，梗塞が発生したことを意味している（◎図2-4参照）。別の例として，脾臓と腎臓の梗塞を図4-2に示す。

注）阻血という言葉も使われる。局所性の貧血といわれることもあるが，貧血という言葉は血液学では別の意味で用いられるのでまぎらわしい。

動脈の狭窄と閉塞 ●　虚血は動脈の内腔が狭くなる，あるいは内腔が閉ざされることによって発生する。内腔が狭くなった状態は内腔の**狭窄**（stenosis），閉ざされた状態は**閉塞**

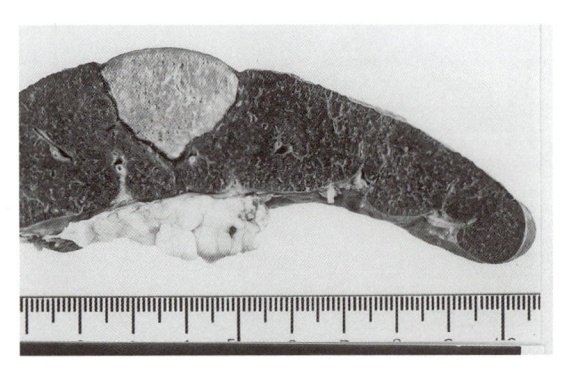

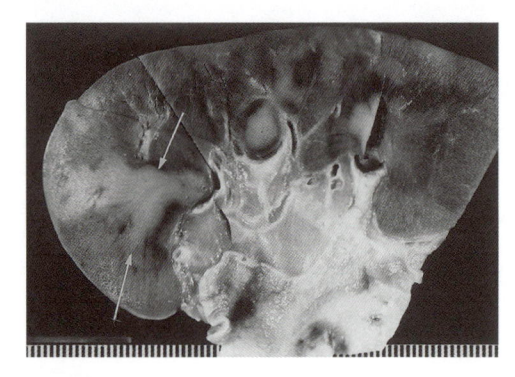

図4-2　梗塞の2例
左は脾臓，右は腎臓に発生したもの。それぞれ，その部位をやしなう動脈の支配領域に一致した広がりを示している。

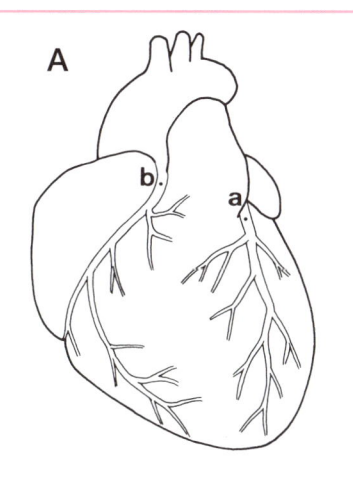

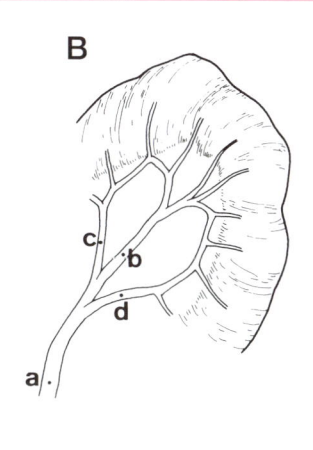

図4-3 終動脈とそうでない動脈
A 冠状動脈：a，bのどちらも枝の間に吻合がなく，どの枝も終動脈である。
B 腸間膜の動脈：あちこちに吻合があり，そのためb，c，dなどは1か所の閉塞だけでは腸の壊死が起こらない。したがってこれらは終動脈とはいえない。aは終動脈。

(obstruction) と表現される。狭窄を不完全な閉塞といい表すこともある。本書では「閉塞」という言葉を広く解釈し，狭窄をも含めた意味で使うことにする。

終動脈と非終動脈
虚血や梗塞が発生するかしないかは閉塞の程度によることはもちろんであるが，動脈の枝分かれの仕方にも関係がある。たとえば腸間膜の動脈では枝と枝を結びつける多くの吻合が存在する（図4-3B）。したがって，部位によっては閉塞が腸の梗塞をひき起こすとは限らない。これに対して冠状動脈などでは吻合はほとんど存在せず，1か所の閉塞はただちにそれに対応する領域に虚血をひき起こす（図4-3A）。冠状動脈のすべての枝がそうであるように，そこでの閉塞が末梢に虚血をもたらすような動脈の枝を**終動脈**（end artery）という。虚血にせよ梗塞にせよ，正しくは終動脈の閉塞の結果起こる事件である。

側副血行路
図の腸間膜の例ではb，c，dの枝はそれぞれがお互いのバイパスとして機能するわけだが，同じような構造は動脈・静脈とも身体のあちこちに存在する。このような血液のバイパスを**側副血行路**と呼んでいる。重要な例として，肝硬変のさいの門脈の側副血行路を消化器の章でとりあげ，解説する（⇒224頁）。

閉塞の基本型
次に動脈に閉塞が起こるしくみを考えてみよう。動脈とは限らず静脈であっても，いやおよそ管状の構造であれば胆管・尿管・胃腸管など何であっても，閉塞の起こり方には決まって何通りかがあり，同じ方法で整理できる（図4-4）。これは便利であるから記憶しておくとよい。すなわち，

　　先天的な管の異常（図4-4B）
　　内腔の異物（図4-4C），

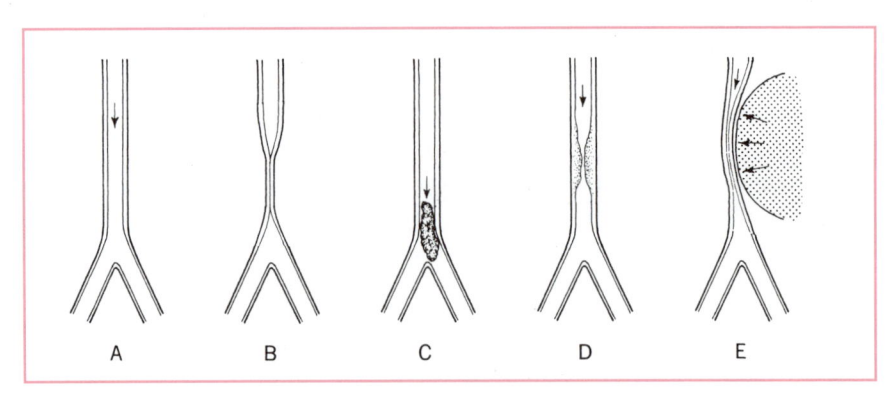

図4-4 管状の構造での閉塞の成り立ち
A 閉塞のない管の状態　　B 先天的な閉塞　　C 異物による閉塞
D 壁の病変による閉塞　　E 外からの圧迫による閉塞

壁の病変（図4-4D）

外からの圧迫（図4-4E）

の4通りに分けるのである。このうち，動脈の先天的な異常としては肺動脈の形成異常（奇形）による狭窄があげられる。しかしこの場合は，肺動脈の狭窄をもちながら肺の発育が進むわけであり，その間に肺の循環は何かの形で代償されるので，特別な因子が作用しない限り肺の梗塞は発生しない。

内腔の異物としては次節で述べる血栓が代表的なものである。そのほかにも何種類かの異物があり，塞栓の項で記述する。

動脈の壁に病変があることによって起こる閉塞は，実際上きわめて重要なもので，その代表は動脈硬化症である。動脈硬化症については循環器の章で説明する（◯135頁）。

血管の外部に何かの病変，たとえば腫瘍などがあって，それが血管を圧迫し，閉塞することは静脈ではしばしば経験されることである。しかし動脈の場合には内部の血圧が高いため，そのようなことはまず起こらないといってよい。

● 動脈収縮による閉塞

なお，動脈では以上のほかに，もう一つ特殊な閉塞がある。解剖・生理学で学んだように，動脈の壁には内腔を輪のように取りまく強力な平滑筋の層（中膜）が存在していて，その収縮によって動脈は内腔の広さを自由に調節することができる。実際多くの臓器では，そのような**動脈収縮**によって血液の流れがつねに調節されている。ところが，のちに述べるショックといわれる状態では，動脈収縮が強く起こり，その結果しばしば末梢の虚血や梗塞が発生するのである。このようなことは一見自殺行為のようにみえ，不合理な現象と感じられるかもしれないが，そうではない。たしかに一部の臓器には動脈収縮のため手荒

い傷害が発生するが，血液はその分だけ脳や心筋など，生命の維持に一層重要な器官にまわされるのであって，生体全体としては目的にかなった現象なのである。

機能的障害
・器質的障害

　動脈収縮それ自体は生きている間の現象であり，死後の剖検では直接に確かめることはできない。しかし，ある臓器に疑いようのない梗塞が生じている場合，しかもその部分を支配する動脈に血栓や動脈硬化症などの閉塞を見いだせない場合には，動脈収縮が起こったことを仮定して間接的に虚血・梗塞の成り立ちを説明することになる。このように，剖検や生検によって形のある病変としては確かめられない障害を**機能的**(functional)**な障害**という。動脈収縮は動脈の形態の変化としてはとらえられない，したがって機能的な循環の障害である。これに対して血栓や動脈硬化症のように，明らかな形態の変化によって説明できる障害を**器質的**(organic)**な障害**といって区別する。「機能的」・「器質的」という言葉は循環障害や閉塞現象にとどまらず，病理学ではさまざまの場合に用いられている。

❸ 血　栓

　私たちの身体には止血の働きがそなわっており，怪我をしたときなど，傷が大きくなければそこからの出血は自然にとまってしまう。これはいうまでもなく血液凝固が起こり，血管の切り口が凝血によりふさがれるためである。とこ

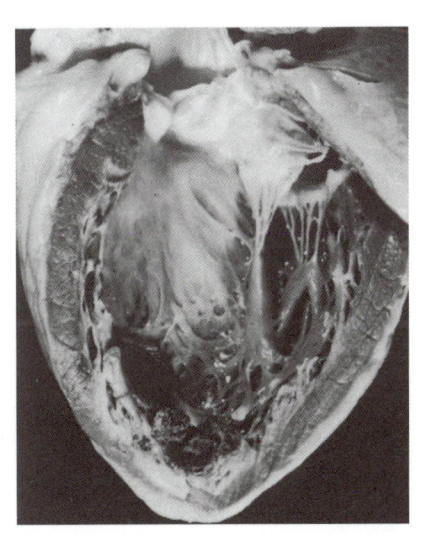

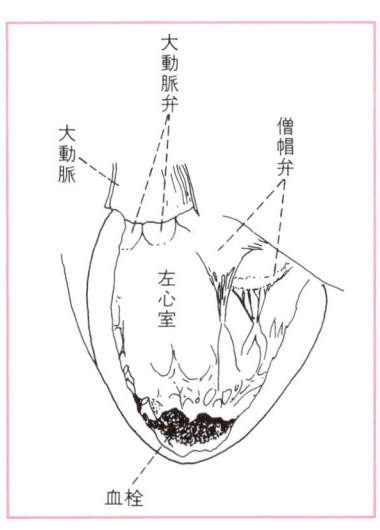

図4-5　左心室に生じた血栓
心尖部に心筋梗塞があり，その部分に付着したもの。左心室は拡張性肥大（◗141頁）の状態にある。

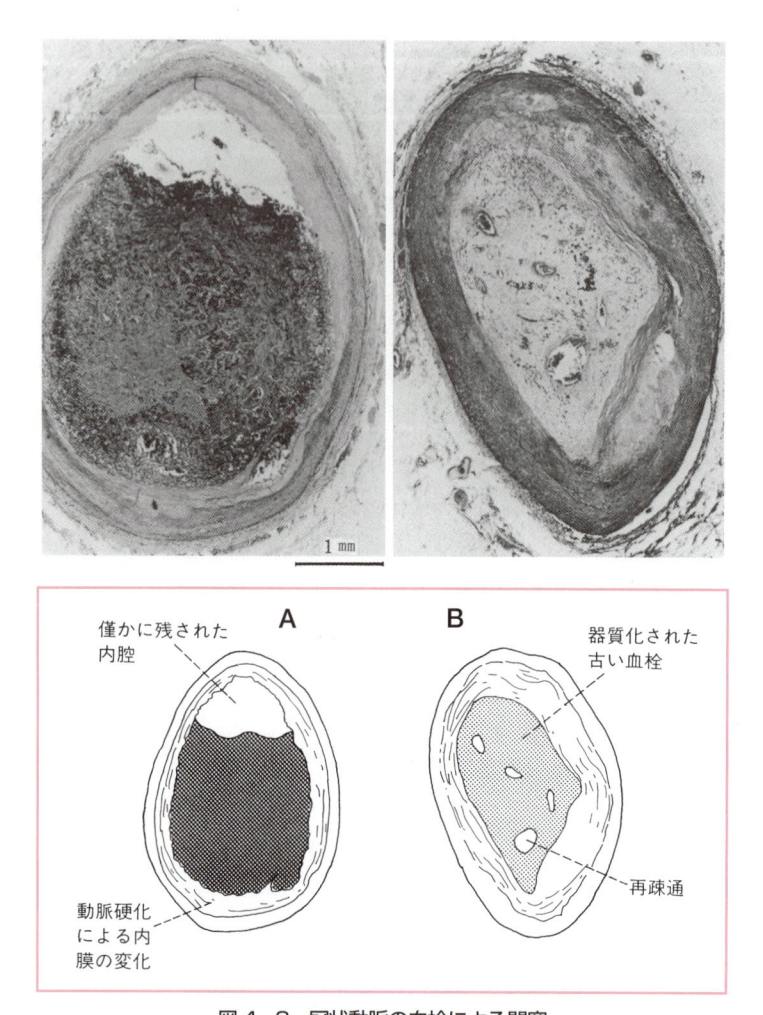

図4-6 冠状動脈の血栓による閉塞
A 発生後まだ数日の新しい血栓。背景に動脈硬化症がある。心筋梗塞を起こした症例。
B できてから数年をへた古い血栓。器質化が進み，完全に結合組織で置きかえられている。内部にみえる数本の血管は再疎通によるもの。

ろが，止血という本来の目的とは関係なく，血液凝固が生きた身体の血管・心臓内で起こってしまうことがある。このような場合，血管や心臓の内部に生じた凝血を**血栓**(けっせん)(thrombus)という。血栓が存在する状態は**血栓症**(thrombosis)と呼ぶ。血栓は流れている血液中にできるものではない。原則としてそれは血管や心臓の内面に密着し，はりついた形でつくられる（図4-5，図4-6A）。

血液凝固のしくみ●　外傷で止血がおこるしくみは複雑だが，かいつまんで要点を記しておこう。

①傷害された血管はただちに反応性に収縮する。このことは出血の量を減らすのに多少とも効果がある。

②血管が傷害を受けた場所では内皮細胞が失われ，基底膜が露出して，血液

が基底膜に接触する。すると基底膜のコラーゲン分子と接触することによって血小板が互いに凝集し，活性化を起こす．活性化した血小板は分泌顆粒（血小板因子）を放出し，さらに多くの血小板が凝集する．このようにして止血栓が作られる（一次的止血）．

　③他方，傷害された部位の内皮細胞から別の活性物質（組織因子）が放出される．これは血小板因子とともに次々と連鎖反応状に凝固関連の酵素系を活性化させ，最後に酵素トロンビンの活性化を起こす．これを凝固カスケードと呼び，その進行にはカルシウムイオンが関与する．トロンビンは血漿タンパクであるフィブリノゲンを分解，さらに重合させて不溶性のフィブリンに変える．トロンビンはさらに血小板を動員して分泌顆粒を放出させる（二次的止血）．

　④重合したフィブリンと凝集した血小板が強固な止血栓を作り，さらなる出血の進行を阻止する．この時点では組織のプラスミン活性因子が働き，余計な凝固の進行をくいとめる．

血栓の発生　　血栓ができる道筋は，自然止血の際に凝血ができるのと同じである．まず血管・心臓の内面に血小板がはりつき，これに次々と血小板が付着し，互いに融合して塊をつくるのが最初のステップとなる．正常な血管や心臓の内面は，内皮細胞という薄い細胞がすきまなくおおっていて，なめらかな表面をつくっているが，この状態ではふつうは血栓ができたりはしない．血小板が付着し融合するという現象は，内皮細胞が何かの原因ではがされ，下のコラーゲンが露出して血液にふれることによってスタートする．そして血液中のフィブリノゲンが不溶性のフィブリンとなって凝固する（図4-7）．以上の過程は何度もくり返され，フィブリンの表面にはさらに血小板がはりつき，その上にまたフィブリンが凝固するといった具合で，それとともに少しずつ血栓が成長してゆく．

血栓の構造と種類　　このようにしてできた血栓を顕微鏡で観察すると，血小板の塊が縦横に骨組みをつくり，その間を凝固したフィブリンが埋めているのが見られる（図4-7）．その他の血液の成分，すなわち赤血球や白血球なども種々の割合でフィブリンにまじっている．太い静脈の血栓では，最初につくられた部分が血管の内面にはりついており，二次的な凝固によって後からつけ加わった部分は血流の下流側に（心臓方向に）静脈内に伸び出している．最初の部分を血栓の頭部，逆の部分を尾部と呼ぶ．頭部は一般に白っぽくみえ，この形を**白色血栓**（white thrombus），尾部は赤色を呈していて**赤色血栓**（red thrombus）といわれている．この違いは血栓に含まれる血小板・フィブリン・赤血球などの比率の差によるもので，血栓がつくられる速さや，その部位の血液の流速などに関係する．

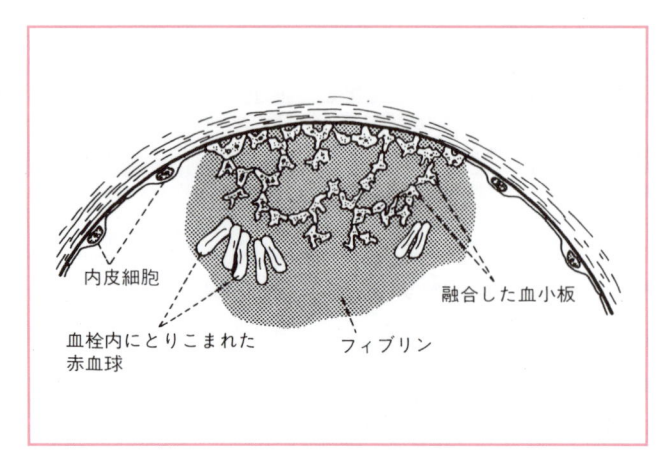

図4-7　大まかな血栓の構造

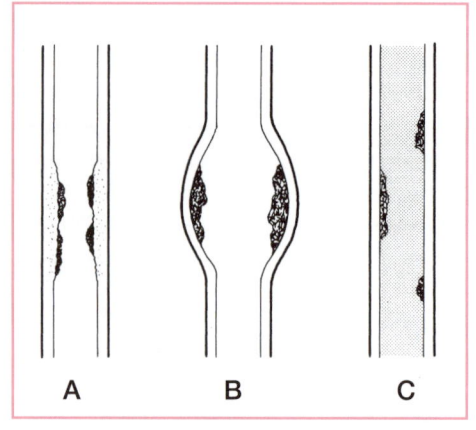

図4-8　血栓を形成しやすい条件
A　血管壁の病変
B　血管の拡張に伴う血流のよどみ
C　血液の凝固性の異常

血栓がつくられる条件　　血管内にできた血栓はその血管をさまざまの程度に閉塞する。動脈であれば、程度によってはその枝に支配された領域に虚血や梗塞をひき起こす。時には血栓がもとの部位から切り離され、血液に運ばれて身体の別の部位に流れつき、そこで閉塞を起こすこともある（塞栓）。このように血栓はさまざまの障害を起こす大変に危険な存在であるが、しかしいつどこでも発生するというのではなく、何か異常な条件があってはじめてつくられるものである。そのような条件としては、

　a）血管・心臓の内面に病変が存在すること
　b）血流の異常、すなわち流れが遅く、よどんだ状態にあること、あるいは渦（乱流）を生じること
　c）血液自体の凝固性が高まること

の3つがあげられている（図4-8）。このうちもっとも重要なのはa）である。正常な血管・心臓の内面は内皮細胞という薄い細胞でおおわれ、切れめのないなめらかな表面をつくっている。しかしここに何かの病変が発生して内皮細胞が障害され、基底膜のコラーゲン分子が露出すると、そこには簡単に血栓が形成されるのである。そのような病変の代表的なものは動脈硬化症である（◯136頁）。実際、動脈硬化症が存在すると、そこにはしばしば血栓ができてくる。

　b）の血流のよどみによる血栓は、静脈に発生することが多い。たとえば静脈の一部が「こぶ」状に膨らんだ状態、いわゆる静脈瘤（varix）では、その部位で血流の速度が著しく低下するため、内部に血栓ができていることが多い。直

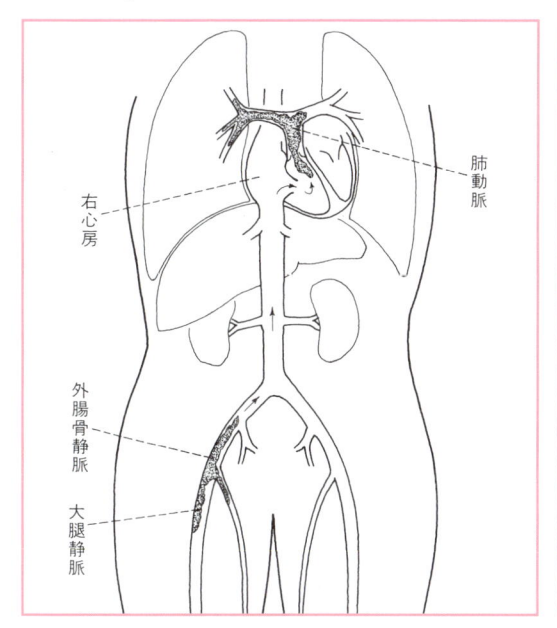

図4-9 肺塞栓症の成り立ち
外腸骨静脈から大腿静脈にかけて血栓ができ, それがはがれ, 血流に運ばれて肺動脈に達し, そこを閉塞する。

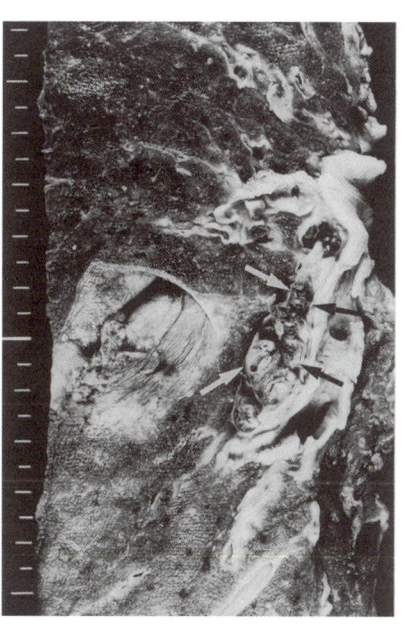

図4-10 肺塞栓症
股静脈にできた血栓がはがれて肺動脈につまったもの (矢印)。

腸・肛門部で粘膜下に発生する痔核 (hemorrhoid), 肝硬変などの際に生じる食道静脈瘤などがその例としてあげられる。手術後など, しばらくのあいだ動かずに休んでいた患者で, 下肢の静脈に血栓ができることがあるが, これなども体動を制限された状態では静脈の血流によどみを生じるためと説明されている。このような患者が急に起き出したとき, 血栓が静脈の内面からはがれ, 血流に運ばれて肺動脈に達し, 閉塞を起こすことによって急死することがある (**肺塞栓症**, 図4-9, 図4-10)。どういうわけか日本では少ないが, 欧米では非常に多い事件である。手術を受けた患者に術後の早い時期から歩行をすすめるのは, 筋力のおとろえを防ぐだけでなく, それによって四肢の血行をよくし, 静脈血栓の発生を防ぐ上でも意味がある。寝たきりの患者では褥瘡をふせぐために, できるだけ頻繁に体位を変えることが必要であると述べたが (◯27頁), このことも同じ意味で重要である。最近問題になっている「エコノミークラス症候群」は長時間, 飛行機のせまい座席にじっと動かずにすわっていて, 目的地に着き, 動き出したとたんに肺塞栓症を起こすというものである。長いあいだ座位を保つ時は, 横になった状態でいるよりも下肢の静脈に血液がうっ滞しやすく, 血栓が発生しやすいと理解される。

c) の場合としては赤血球増多症, 播種性血管内凝固症候群 (DIC) (◯造血器

の章を参照），その他多くの例があげられる。

血栓の処理 ● 　大腿動脈など，下肢を支配する動脈に血栓が急激に発生し，足が虚血におちいることがある。このような時は，できるだけ速やかに手術を行い，動脈に切開を加えて血栓をとり除く。血栓を溶かす薬も用いられる。また，私たちの身体にはある程度は血栓（フィブリン）を溶かすような働きがそなわっている。**線溶**（せんよう）（fibrinolysis；線維素溶解の略）といわれる現象である。

　血栓は，最初つくられた場所にいつまでも同じ状態でとどまるものではなく，時間がたつとまわりの組織から血栓の処理が始まってくる。すなわち前章で述べたように，血管・心臓の壁から肉芽組織が血栓の内部に進入して血栓全体を置きかえる，いわゆる「器質化」が行われるのである。血管の内腔を閉塞していた血栓ならば，器質化のあとには内腔を埋める線維の塊（瘢痕）が残される（図4-6B）。ただし，たいていこの肉芽組織には多くの毛細血管がつくられ，少しずつ拡張して閉塞部位をトンネルのように連絡する。この現象を血栓の**再疎通**（さいそつう）（recanalization）という。再疎通によって多少の血液は流れるようになる。

④ 塞栓症

　あるていど以上に大きな異物が血液中に存在し，血流によって運ばれてゆくときは，それが通過できないような末梢の血管に到達したところで閉塞をひき起こす。このことを**塞栓症**（そくせんしょう）（embolism）といい，閉塞を起こしている異物を**塞栓**（embolus）という。一般に血管は樹木の枝のような仕方で分岐を行い，枝分かれのたびに少しずつ細くなってゆくものである。したがって異物がつまるのは枝分かれの部位であることが多く，ちょうどそこにまたがった形で閉塞を起こす（図4-4C，図4-10，図4-11）。

塞栓症の分類 ● 　塞栓症は，それを起こす異物の性質によって，

　　　　血栓（血栓性塞栓症）
　　　　脂肪（脂肪塞栓症）
　　　　空気（空気塞栓症）
　　　　腫瘍組織（腫瘍塞栓症）
　　　　その他

に分ける。

　この中でもっとも多いのは**血栓性塞栓症**（thrombotic embolism），すなわち心

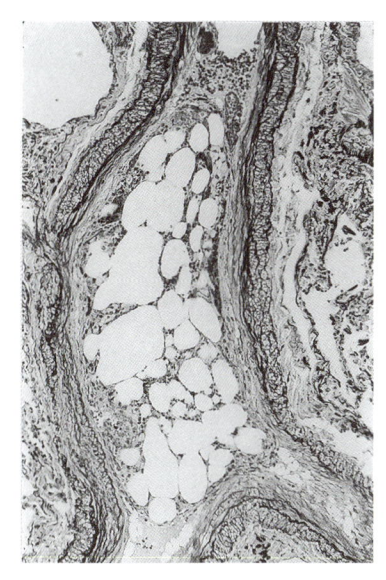

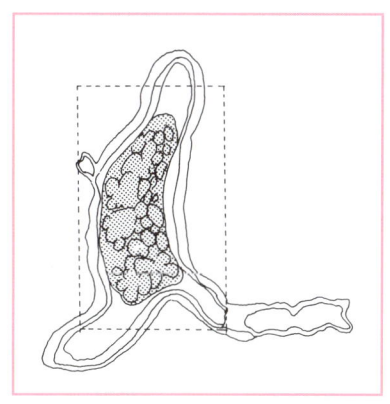

図4-11 脂肪塞栓症
心臓マッサージに伴って発生したもので,肺動脈の枝をふさいでいる。

臓・血管内でつくられた血栓がはがれ,血液中を流れてゆくものである。特に心内膜炎という心臓の病気があるときにしばしば発生する。この病気については後述するが,要するに心臓の内面をおおう心内膜に炎症があり,そこに血栓がつくられるもので,たいていは左心室,特に僧帽弁あるいは大動脈弁に発生する(◯150頁,図9-12参照)。弁膜は心室の拍動に伴って激しい動きをくり返すため,そこに付着した血栓からしばしば小さな破片が血中に遊離する。破片は左心室から大動脈を通り,末梢の細い動脈を閉塞して,あちこちの臓器に梗塞を起こすのである。梗塞はすべての臓器に平等に発生するわけではなく,動脈に吻合が多い少ないにも関係することを前に述べたが,経験的に脳や腎臓がもっとも梗塞を起こしやすい。特に危険なのは脳梗塞である。心内膜炎の患者がとつぜん意識を失い,あるいは麻痺を起こす,すなわち脳卒中の症状が発生したときは,まず脳の動脈の塞栓症を考えなければならない。

　下肢の静脈に血栓ができ,**肺塞栓症**(pulmonary embolism)を起こすことを述べたが(◯53頁),これも血栓性塞栓症の別の例である。この場合は血栓は下大静脈から右心房,右心室を通り,肺動脈が枝分かれしてゆくどこかの部位にひっかかる(図4-9,図4-10)。大きな塊ならば肺動脈が左右に分かれるところを閉塞するが,このような場合は右心室からの血液の流出が突然妨げられ,急死をひき起こす。

　脂肪塞栓症(fat embolism)は,大きな外傷があったときなど,破壊された脂肪組織から脂肪が血液中に吸収されて起こるものである。大量の脂肪が血液

流れこんだときは十分に溶解せず，たくさんの小さな脂肪滴となって血中に遊離する。これが**多発性**(注)の塞栓をひき起こす（図4-11）。患者の死亡直前に心臓マッサージが行われた場合ですら，胸壁の皮下の脂肪組織から脂肪が流れ出し，肺動脈に脂肪塞栓症を起こす。剖検でしばしば見られる変化である。

空気塞栓症（air embolism）の危険として問題になるのは胸部・頚部の手術のときである。上大静脈およびそこに開く太い静脈では，息を吸いこむ際に血圧が陰圧，すなわち大気圧よりも低くなる。このため静脈を流れる血液にまわりから空気が吸いこまれやすく，気泡が右心房・右心室をへて肺動脈枝を閉塞するといった事件が起こる。したがって胸・頚部の手術はこのことを念頭におき，必要な注意を払いながら進めるのである。潜水夫が高圧の海底から急に浮上することによって起こる**潜函病**（caisson disease）も多発性の塞栓症を伴う危険な状態である。海底の高い圧によって血液中に溶解していた空気，特に窒素が，急激な減圧のために気泡をつくるのである。また，看護という仕事に特に関係が深いのは**静脈内注射や点滴に伴う空気塞栓症**の危険であろう。誤って気泡が注入されたとき，量が多い場合は肺に塞栓症が起こりうるわけであるから，注射に際して注意が必要なことはいうまでもない。

腫瘍塞栓症（tumor embolism）は悪性腫瘍の組織が血管内に入りこみ，他の部位の血管にひっかかるもので，悪性腫瘍が全身に広がる仕方の一つである。

注）**多発性**（multiple）とは病変が1か所でなくあちこちに発生することを表す言葉。1か所の場合は**孤立性**（solitary）と表現する。

⑤ 充血・うっ血・出血

充血＝流入血液の増加

組織の毛細血管がいっせいに広がって血液を満たし，肉眼でも赤味をおびてみえる状態を，広い意味の**充血**（hyperemia）と呼んでいる。すなわち組織の血液量の増加であるが，これに2つの場合を区別する。第1は，動脈が拡張して毛細血管に流れこむ血液の量が増す場合であり，次に述べるうっ血に対して，これを狭い意味の充血と呼ぶ（以下たんに充血という）。湯上がりの皮膚が赤くほてっている状態がそうであるが，明らかにこれは熱を放散して体温を下げようとする血管の反応であり，このように充血はある状況への対応の仕方として**一過性**(注)に現れるのがふつうである。激しい運動の際には骨格筋や心筋の動脈が開き，休んでいるときの10倍近くまで血流をふやす。これなども組織の酸素需要に応じた一過性の現象であり，充血の一つの場合といえるであろう。炎症の際にも一種の充血が起こるのだが，その成り立ちは単純でない（後述）。

注）**一過性**（transient）とは**持続性**（lasting）の反対語。短時間の経過で消滅する一時的な現象を表す。

うっ血＝流出血液の減少　　組織の血液量が増加する第2の場合は，静脈方向への血液の流出が妨げられて，受動的に血液が毛細管内にうっ滞する状態である．これを**うっ血**（congestion）という．たとえば静脈内注射を行うとき，駆血帯をかけて上腕を圧迫する．その結果，末梢側で静脈が太く怒張し，皮膚が暗赤色になるのを経験するが，これなどが定型的なうっ血である．同じような現象はいろいろな疾患に伴って発生する．うっ血性心不全では，何かの原因で心臓のポンプ機能が障害され，十分な血液を拍出することができず，その分だけ血液が静脈側にうっ滞する．このため駆血帯をかけられた腕と同じ現象が全身に起こることになる．現実にどのような結果を生じるかは循環器の章において述べる．

出血の定義　　病理学では，**出血**（hemorrhage）とは赤血球が血管の外に出ることと定義されている．太い血管が切断されたようなとき，いわゆる破綻性出血では，それが出血であることに疑問の余地はないが，毛細血管においては，もともと血液の成分がたえず血管の内外に出入りしているため，そのような定義が必要になるのである．毛細血管の壁は薄い1枚の内皮細胞の層からなり，水や電解質などの低分子の血液成分は内皮細胞を越えて自由に出入りする．毛細血管にはその程度の「透過性」が存在するわけである．ところが炎症などの場合はこの透過性が高まり，フィブリノーゲンのような高分子のタンパクまでが血管の外に漏れ出すようになる．さらに透過性が高まると赤血球という大きな粒子さえも漏れ出すという事態が起こり，本来は布目のような血管の壁がざるのようになってしまうのである．このようにして起こる毛細血管からの出血を**漏出性出血**という．

出血性素因と紫斑病　　ときには出血を起こしやすい全身的な傾向を生じ，漏出性出血が多くの臓器・組織に発生することがある．**出血性素因**（hemorrhagic diathesis）といわれる状態である．このような患者ではしばしば皮膚の真皮に点々と出血が起こり，表面から紫ないし褐色の小さな斑点として見え，**紫斑病**（purpura）といわれる状態になる．出血性素因の起こり方はひと通りでなく，これを伴う疾患にも多くの種類がある（第15章）．ここでは代表的な場合をあげておく．

　　①血液中の血小板の減少：白血病など
　　②血液中の凝固因子の欠乏：血友病など
　　③毛細血管の透過性の亢進：ビタミンCの欠乏など

なお，出血に伴うさまざまの現象に次のような表現が使われる．

出血のさまざまの形　　●**吐血**（hematemesis）：消化管に出血があり，血液を含む内容を嘔吐すること．ヘモグロビンは胃液中の塩酸にふれると褐色の塩酸ヘマチンとなるため，

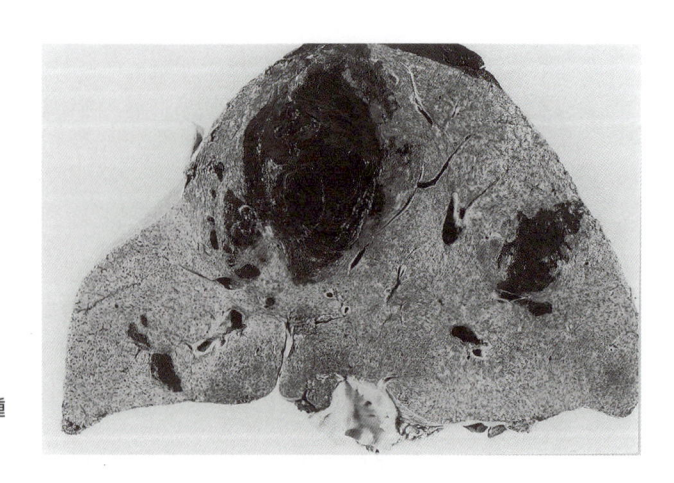

図4-12 肝臓の内部に生じた血腫
穿刺により発生したもの。

胃からの出血では黒褐色の，すすを水に混ぜたような吐物が特徴的である。これを**コーヒー残渣様の吐物**と形容している。

● **下血**（melena）：血液を含む糞便を排泄すること。血液が胃を通過すればやはり塩酸ヘマチンを生じるため，糞便はコールタールのような黒色を呈する。これを**タール便**（tarry stool）という。出血が大腸など下部消化管に起こった場合は糞便に赤い血液が混じり，**血便**（bloody stool）となる。

● **喀血**（hemoptysis）：肺や気道に出血があり，血液を喀出すること。

● **血尿**（hematuria）：尿の通り道のどこかで出血があり，血液のまじった尿を排泄すること。

● **血腫**（hematoma）：組織の内部に起こった出血が身体の外への出口をもたず，組織内に血液がたまっている状態をいう（図4-12）。足の指を打撲したときなどに生じる「血まめ」がその例である。腹腔など，体腔内に出血した場合も外部への排泄路をもたないが，この場合は血腫とはいわず，**腹腔内出血**（hemoperitoneum），**胸腔内出血**（または**血胸**：hemothorax），**心嚢内出血**（hemopericardium）などといい表す。

⑥ 浮　腫

浮腫と腔水症　　組織に余分なリンパがたまっている状態を**浮腫**（edema）という。いわゆる「むくみ」は皮下組織に発生した浮腫で，指で圧迫するとへこみを生じることから浮腫の存在を知ることができる。しかし，浮腫は皮膚以外のどのような臓器にも発生する。腹腔などの体腔にリンパがたまった状態は**腔水症**と総称される。

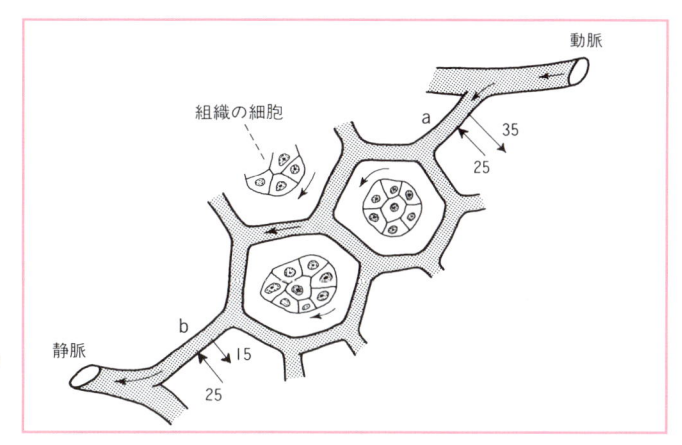

図4-13 毛細血管の循環とリンパの
　　　　生成・吸収の関係
　　　　（詳しくは本文を参照）

腹腔にたまっているときは**腹水**（ascites）があるという。胸膜腔では**胸水**（hydrothorax），心嚢腔では**心嚢水症**（hydropericardium）という言葉を使う。浮腫の成り立ちを理解するには，生理学で学んだ血液とリンパの関係を思い出す必要がある。

浮腫発生のしくみ●　組織の中の細胞はどのようなものでも，生存に必要な代謝の材料を血液から受け，代謝の結果発生した老廃物も血液によって運び出される。だが，白血球や血管の内皮細胞などわずかの例外を除けば，細胞は血液と直接に接触するわけではない。細胞は毛細血管の外に存在している。そして細胞と毛細血管の間には**リンパ**（lymph）と呼ばれる液体が充満していて，細胞はリンパにひたされた状態で生活しているのである（図4-13）。したがって細胞と血液の間の物質交換は，原則としてリンパを媒介として行われる。リンパが存在し，流れるところ，すなわち毛細血管や細胞などの間にあるすきまを組織間隙，またはリンパ腔という。

　リンパは血液中の液体成分が毛細血管の外へ滲み出したものである。リンパは組織間隙をうるおしたのち，一部は別の部位で毛細血管に吸いこまれて血液に戻る。このように，リンパは一方では産生されながら同時に他方では吸収され，つねに組織の中を循環し続ける。リンパが産生されるのは毛細血管のなかでも血液の入口，すなわち動脈に近い側で，そこでは内部の血圧が35mmHgと割合に高く，この圧は血液の液体成分を毛細血管の外へおし出すように働くのである（図4-13a）。第1節で述べたように，毛細血管の壁は内皮細胞という薄い細胞でできており，水や電解質，低分子の物質はこの壁を自由に通過できるが，タンパクのような高分子の物質は通れない。つまり毛細血管の壁は「**半透膜**」の性質をもっているのである。そのため原則として高分子の血清タン

パクはリンパに混じって毛細血管の外に出ていくことはない。そしてこのことは，毛細血管壁という半透膜をへだてて内側と外側のあいだに浸透圧の差をつくり出す。言葉をかえれば，血液は血清タンパクを含む分だけリンパよりも「膠質浸透圧」が高いのである。正常な血液の膠質浸透圧は約25mmHg，リンパのそれはゼロに近く，この圧の差だけ血液はリンパから水を引きよせることになる。結局，血液の液体成分は

$$\text{毛細血管血圧} - \text{血液の膠質浸透圧} = 10\text{mmHg}$$

という差し引きの圧によっておし出され，リンパになるのである。浸透圧，特に膠質浸透圧については生理学の本を参照すること。

　リンパの血液への吸収は毛細血管の出口，すなわち静脈に近いところで行われる。ここでは毛細血管の血圧は15mmHg程度にさがっており，血液の膠質浸透圧を下まわる。上と同じ計算を行うと圧差は－10mmHgとなり，これだけの差でリンパは毛細血管内に引きよせられ，吸収されるのである（図4-13b）。

　リンパの一部は，毛細血管に吸収されずに全身のリンパ循環に入る。そのようなリンパは組織のリンパ管から次々とリンパ節を通過し，胸・腹部・下肢からのリンパ管は合流して最後は胸管となり，上大静脈の合流部付近で血液に流れこむ。

● 浮腫の分類

　浮腫はリンパの循環が障害された結果であるが，上に述べたことから，その起こり方は

　　　　静脈圧の亢進
　　　　血液の膠質浸透圧の低下
　　　　リンパ管の閉塞
　　　　毛細血管の透過性の亢進

の4種類に区別することができる。

● 心不全の際の浮腫

　静脈圧の亢進とは組織のうっ血状態にほかならない。毛細血管の静脈に近い部位で血圧が上がり，それが膠質浸透圧に近づけばリンパは吸収されにくくなり，膠質浸透圧を上まわれば吸収は不可能になるわけである。うっ血で浮腫がひき起こされる代表的な場合は心不全である（◯147頁）。この場合は下肢のような位置的に低い部位，すなわち重力の影響で毛細血管の血圧が余計に高くなりやすい部位に好んで浮腫が発生する。

● ネフローゼ症候群の浮腫

　血液の膠質浸透圧の低下は，低タンパク血症，とりわけ血清中のアルブミン濃度の低下によってひき起こされる。血液の膠質浸透圧をつくり出しているのは血清タンパク，おもにアルブミンだからである。正常の血清タンパクの量は

7g/dL前後であるが，5g/dL以下では浮腫が発生しやすい。血液の膠質浸透圧が低下すれば，血圧に変化はなくともリンパの産生がうながされ，吸収がおさえられることは上の説明から理解できるであろう。このような浮腫の代表的な場合はネフローゼ症候群（⊃258頁）である。腎臓の糸球体に何かの異常があり，血清タンパク，とりわけアルブミンが尿中に大量にもれ出てしまう状態である。血清タンパク量はしばしば4g/dLにまで低下している。浮腫は心不全の場合と違って全身に起こり，特に顔面において著しく，眼瞼がはれて独特の顔つきになる。

乳癌手術後の浮腫　**リンパ管の閉塞**によるものとしては，乳癌に対する手術が行われた後の上肢の浮腫があげられる。乳癌に対して癌を根こそぎにする手術，いわゆる根治手術を行うときは，癌の転移があるかもしれない腋窩(えきか)のリンパ節をとり除いてしまう。いわゆるリンパ節の廓清(かくせい)である。廓清を行ったあとでは上肢のリンパ管は腋窩でとだえてしまい，そのため腕や手に強い浮腫が発生して患者に非常な苦痛を与える。

炎症に伴う浮腫　**毛細血管の透過性が高まる**ために浮腫が起こる場合は何といっても炎症である。炎症を起こしている組織では，毛細血管がもつ半透膜の性質は大幅に失われ，血清タンパクのような高分子の成分がどんどん血管の外へもれ出てしまう。その結果，血液とリンパの浸透圧の差が小さくなり，浮腫が起こるのである。これを炎症性浮腫というが，他の場合とは違ってリンパがタンパクを高濃度に含んでいるのが特徴である。炎症については次の章で解説する。

第5章

炎　症

●はじめに

　炎症と名のつく病気はだれでも一度は経験しているであろう。そのようなとき，炎症を起こした組織には痛みがあり，腫れあがって，まことに不愉快な現象と感じられる。しかし，その不愉快なことが私たちの身体を守っているのである。炎症は病理学的には大変に複雑な現象で，これまでに説明した細胞傷害・再生・循環障害のすべてが炎症に関係している。それらが炎症でどのような役割をはたし，身体を守っているかを考えることが本章の課題である。

❶ 炎症の定義

炎症の4主徴●　　人の病気の中で，**炎症**（inflammation）は特別な性質のものとして昔から注目されてきた。すでにローマ時代，セルスス（Celsus）という人が炎症のおもな症状として，

　　　　発赤（Rubor）
　　　　腫脹（Tumor）
　　　　発熱（Calor）
　　　　疼痛（Dolor）

の4つをあげている。これらは**炎症の4主徴**といわれ，今日でも炎症の特徴として十分に通用する。まさしく炎症とは発赤，すなわちその部位が赤くなり，腫れあがり，熱と痛みを伴う，その通りの現象であることは，たとえば扁桃炎の際に何が起こるかを考えれば十分に理解できるであろう。最近は4主徴に機能障害を加えて5主徴とすることもある。

病理学における●　　このような変化がそろったとき，漠然と炎症と呼んできたわけである。この
炎症の定義　　　状態を病理学の側からもう少し厳密に定義しようとするとなかなかむずかしいが，ここでは面倒な問題にはあまり深入りしないことにして，**炎症とは障害性の刺激に対する組織の反応である**　と簡単に定義しておこうと思う。ここで

「障害性の刺激」とは，何かの意味で身体に有害なものであることを表している。そして「組織の反応」とは，そのような刺激によってもたらされる障害を，何かの仕方で除こうとする反応，すなわち防衛反応を意味しているのである。

炎症の原因　さて，人体にとって「障害性の刺激」とはどのようなものか。だれでも最初に頭に浮かぶのは細菌の感染であろう。しかし炎症の原因はほかにもいろいろ存在するのである。ここでは，

　　　病原微生物の感染
　　　物理的刺激
　　　化学的刺激
　　　アレルギー

の4種類に分類しておく。

　病原微生物の感染，いわゆる**感染症**（infection）の際に，感染を受けた組織に起こる変化はたしかに代表的な炎症の姿を表している。病原微生物としては細菌・ウイルス・真菌（かび）・原虫・寄生虫などがあり，種類によっては特徴的な変化をひき起こす。**物理的刺激**としては紫外線による皮膚炎が手近な例であろう。これは立派な炎症であり，日光皮膚炎ともいわれるものである。そのほかに組織を圧迫しあるいは摩擦することによる機械的な刺激，熱や放射線などが炎症をひき起こす。**化学的刺激**が炎症を起こす場合も多い。たとえば煙のたちこめる場所にいて眼が赤くなるのは，刺激性の物質が結膜炎を起こしたためである。またそのような場合に鼻やのどが痛くなるのは，同じ原因が粘膜を刺激した結果である。**アレルギー**とは人体に有害な免疫反応の総称で，次章で解説する。もともと免疫とは身体を守る防衛的な意味をもつ現象だが，ある場合には逆に有害な刺激となりうるのである。たとえば蕁麻疹（urticaria）はアレルギーによってひき起こされる皮膚の炎症である。蕁麻疹が生命をおびやかすことはまずないが，アレルギー性の炎症には糸球体腎炎やリウマチなど，重大なものが少なくない。

組織に起こる変化は3種類　これらさまざまな原因が炎症という組織の反応をひき起こすわけであるが，もっとも重要なのはやはり細菌感染による場合なので，本章ではこれを代表として炎症を説明する。炎症の際の反応は大変にこみいっていて，これは多くの病理学者が長いあいだ研究してきた問題である。そして今日，未解決の部分も多いが，炎症とは，

　　　細胞の傷害
　　　組織の循環障害と滲出

　　　　　　　肉芽組織の増殖

の3種の現象が組み合わされたものであることが明らかになっている。

炎症の命名法　　炎症は，それが起こっている臓器の名をつけて呼ぶのがふつうである。英語では，ラテン語で表した臓器名に―itisの語尾をつけて，「腹膜炎　peritonitis（腹膜＝peritoneum）」「虫垂炎　appendicitis（虫垂＝appendix）」などという。ただし例外もある（肺炎＝pneumonia）。

❷ 循環障害と滲出

細胞傷害と炎症の出発　　障害性の刺激，たとえば細菌感染の際に，最初に起こるのは組織における細胞の傷害である。一般論としては，分化の進んだ細胞ほど傷害を受けやすいといえるであろう。傷害を受け，壊死におちいった細胞からは，さまざまの分子がまわりに放出されるが，これがこれから始まる炎症をスタートさせる。そのような分子は組織に張りめぐらされた警報装置にキャッチされ，その結果ただちにその部位にはつぎのような循環の変化がひき起こされる。

循環障害と充血　　すなわち，まず最初にその組織を養っている末梢の動脈枝（細動脈）が強く収縮する（図5-1B）。このことによって組織はしばらくの間，虚血の状態となる。が，数分から10数分もすると収縮していた細動脈は開き，今度は血液の出口側，すなわち細静脈に収縮が発生する（図5-1C）。こうなると静脈への血液の流出が妨げられ，毛細血管は広がって強い充血（厳密にはうっ血）の状態になる。血液は拡張した毛細血管をゆっくりした速度で流れ，時には完全に停止する。刺激が作用した組織に最初に現れるのはこのような循環の変化であり，これが炎症の第1段階である。炎症の4主徴の一つである組織の発赤は，この充血の結果として説明される。

滲出と組織の腫脹　　このような循環の変化はつぎのような意味で重要である。第4章の最初に説明したが，毛細血管の壁は内皮細胞という膜のように薄い細胞でできている。隣りあう内皮細胞の間にはごく狭いすきまがあり，正常な状態では水や電解質（イオン）など，分子の小さな物質はこのすきまを通りぬけ，血管の中から外，外から中へと出入りするが，血液中の大きな粒子，たとえばグロブリンやフィブリノーゲンのように分子の大きなタンパク，あるいは赤血球などはここを通過することができず，血管の外へは出られないしくみになっている（図5-1D）。すなわちこの壁は半透膜，つまり目の細かいフィルターの性質を有しているわ

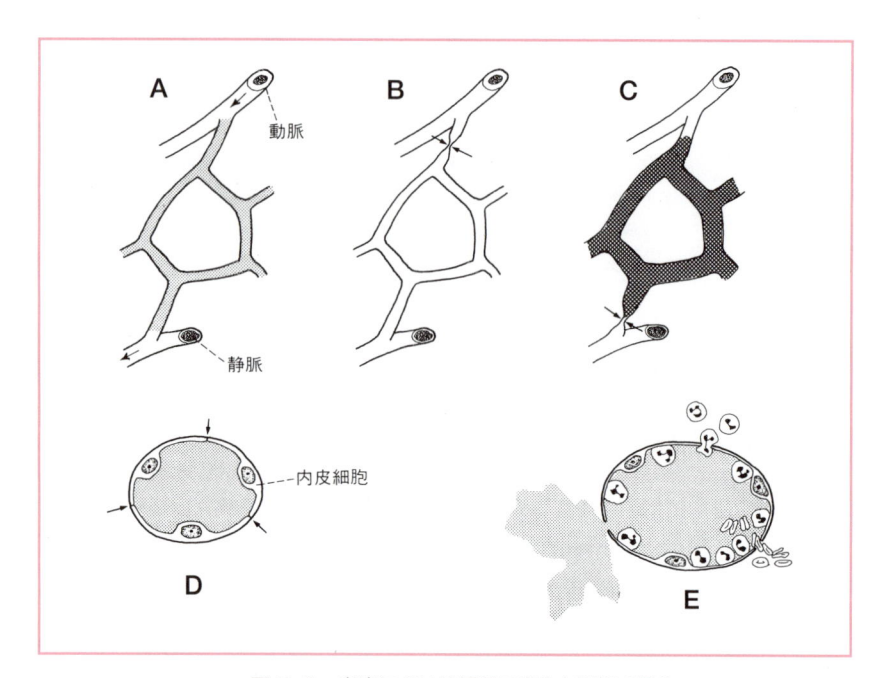

図5-1　炎症における循環の変化と滲出の発生
A　正常な毛細血管の循環を示す。
B　毛細血管の入口（細動脈）での収縮（矢印）。
C　毛細血管の出口（細静脈）での収縮（矢印）。毛細血管には充血が発生する。
D　正常な状態（A）での毛細血管の断面。内皮細胞の間のすきま（矢印）はごく狭い。
E　充血状態（C）での毛細血管の断面。内皮細胞の間のすきまが開き，そこを通してフィブリノーゲン・白血球・赤血球などがもれ出してゆく。

けである。ところが炎症でうっ血の状態になると，毛細血管の静脈に近い部位から細静脈にかけては血液を満たしていっぱいにおし広げられる。このことによって内皮細胞の間のすきまが拡大する（図5-1E）。その結果，タンパクや赤血球など，もともとは血管の外に出られないはずの血液の成分が外へもれ出すようになる。目の細かいフィルターの性質は失われ，血管の壁は「ざる」のような状態になってしまう。このことを**血管壁の透過性の亢進**という。透過性の亢進によって血液の成分が血管の外へもれ出す現象は，**滲出**（exudation）と呼ばれる。滲出によってもれ出たものを**滲出物**（exudate）という。炎症の際の組織の腫脹は，おもにこの滲出の結果として説明される。もれ出したタンパクはリンパに混じりこむので，その場所ではリンパのタンパク濃度が高まる。このため滲透圧の関係で周囲から水がひきよせられ，そこに浮腫（炎症性浮腫）が発生する。このことが組織をいっそう腫脹させる。

●白血球の遊出●　一方，拡張した毛細血管では血液は異常にゆっくりした速度で流れている。この状態では，血液中の白血球は血管の内面にくっつきやすい（図5-1E）。白

表5-1 白血球の種類

```
               ┌ 好 中 球
    多核白血球 ┤ 好 酸 球
               └ 好 塩 基 球
    単　　球 → マクロファージ
               ┌ T 細 胞
    リンパ球   ┤ B 細 胞 ──→ 形質細胞
               └ そ の 他
```

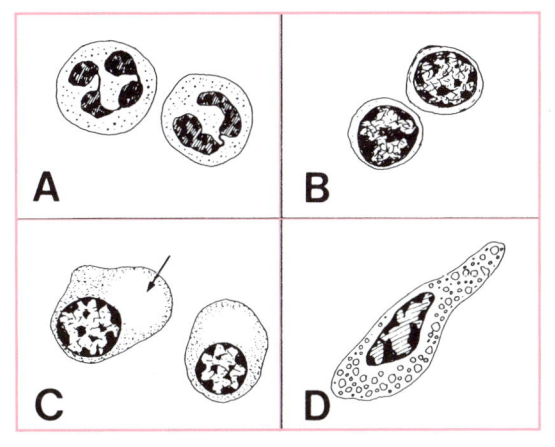

図5-2 炎症に関係する細胞
A　多核白血球（好中球）
B　リンパ球
C　形質細胞。細胞質の中に免疫グロブリンをたくわえている（矢印）。
D　肥満細胞。ヒスタミンを含む顆粒が細胞質に充満している。

血球という細胞にはアメーバのような運動を行う性質があり，毛細血管ではふだんでもしばしば内皮細胞のわずかなすきまから出入りする。炎症で充血した毛細血管では内面に多数の白血球がへばりつき，上に述べたようなすきまの拡大も手伝って，次々と血管の外へ泳ぎ出てゆく（図5-3A）。このような白血球の運動を「遊出」という。

滲出のしくみ●　滲出に伴う一連の現象，すなわち細動脈や細静脈における収縮や拡張，毛細血管から細静脈にかけての透過性の亢進などは，それぞれ刺激を受けた組織でそのような作用をもつ分子がつくられ，それが内皮細胞や血管壁の平滑筋細胞に働くことによって起こるものである。そのような分子には多くの種類があり，**化学伝達物質**（chemical mediator）と総称されている。たとえばヒスタミンという物質がある。これは肥満細胞（図5-2D）といわれる細胞によってつくられ，炎症の際には組織の充血状態をひき起こすのに重要な役割を演じる。そのほかセロトニン，プロスタグランジン，キニン，補体の分解産物，酸化窒素（NO），ある種のサイトカイン（後述）など，きわめて多くの物質が滲出の発生に関係しているが，そのおのおのがどの細胞によって作られ，どの細胞に対してどう作用するかについて研究が進められている。白血球の血管内面への接着には接着因子と呼ばれる分子が，またその組織への遊走にも種々の分子が関係している。好中球やマクロファージを刺激して貪食の機能を高める分子や，末梢神経を刺激して痛みをひきおこす分子もある。

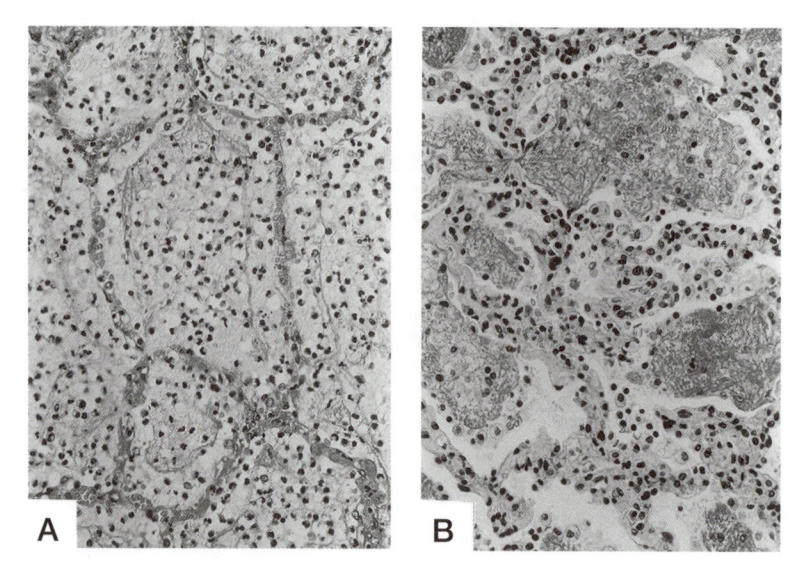

図5-3 肺炎の際の滲出
A 多核白血球（好中球）の肺胞への滲出。フィブリンも糸のような形でみられるが，量は多くない。
B フィブリンが滲出し，やわらかい網となって肺胞を埋めている。ここでは白血球は多くない。

防衛反応としての滲出の意味

　刺激が加わった組織では，このようにして血漿タンパク・白血球・赤血球などが血管の外に滲出してゆくわけであるが，このことが身体にどのような意味をもつかを考えてみよう。第1に，白血球が組織に集まることは，感染した病原体とのたたかいという点で明らかに目的にかなった現象である。白血球には表5-1のような種類があることをすでに学んだと思うが，感染症の場合に最初に活動するのは多核白血球，特に好中球である。この細胞は強い貪食作用をそなえていて，病原体をさかんに貪食し，消化する（図5-2A）。好中球が感染を受けた組織に集まることが，身体の防衛の上でいかに大きな意味をもつかは明らかであろう。

　第2に血漿タンパク，特にフィブリノーゲンの滲出には別の重要な意味がある。フィブリノーゲンは血漿タンパクの中ではもっとも大きな分子をもつものであるが，一定の条件で分子が分解と重合を起こし，フィブリン（線維素）といわれる塊をつくる。患者から検査のために採血を行い，試験管に入れて冷蔵庫内に放置しておくと，寒天のような形でフィブリンが凝固するのを見るであろう。これと同じように，炎症の際に血管の外へ滲出したフィブリノーゲンは組織内で凝固し，フィブリンの細かい網をつくる（図5-3B）。これによって病原体は周囲への拡大をくいとめられ，好中球が料理しやすいように網に包まれた状態におかれるのである。

以上から，炎症の際には組織の循環に一定の変化が起こること，その結果，血液の成分が組織に滲出すること，そしてこの現象が身体の防衛に重要な役割をはたしていることが理解されたと思う。これらの現象からは，あたかも血管や白血球などに身体を守ろうとする意志がそなわっているかのごとき感じを受けるかもしれない。が，当然のことながら細胞にそのような意志など存在するはずはない。刺激が作用したとき，人の組織は一定の仕方で反応する性質をそなえており，そのことが結果において身体を守るというに過ぎないのである。

●防衛反応としての炎症と免疫

　細菌感染のような場合には，短時間のうちに急性炎症が起こってくる。異常事態にただちに対処できるという意味で，それは身体にそなわった最重要の防衛機構である。だが良いことばかりではない。急性炎症では防衛をになう主役は好中球であるが，これは相手をえらばずに破壊しまくる。好中球が浸潤するような炎症では，原因菌は消滅するであろうが，同時に宿主の組織も多かれ少なかれ好中球によって傷害される。すなわち，急性炎症における反応は敵だけでなく自分自身をも傷つける「非特異的」な反応なのである。

　それに対して同じ防衛機構でありながら，免疫反応の場合は「特異的」な反応である。ある細菌によって感染が起こったときは，その細菌だけを標的として傷害し，付近にある組織には手をつけない。そのような点で，防衛反応としては炎症よりも免疫反応の方がはるかにすぐれているとも言えるであろう。だが，感染が起こったあと，免疫反応が発動可能になるまでには，準備に時間がかかる。炎症のようにただちに出動，というわけにはいかないのである。

３　増殖と肉芽組織

●炎症の後始末
＝浄化と修復

　滲出という現象が感染に対する防衛の意味をもつことを述べたが，炎症はこれだけで終るのではない。火事はいちおう消しとめたものの，焼けあとは滅茶滅茶になっているようなもので，次には後始末が必要になる。そこには壊死におちいった細胞の残がい，さらにフィブリンや赤血球などの滲出物がごろごろしている。それらは組織にとっては異物であり，異物として処理されなければならない。また炎症のあと，組織は多かれ少なかれ破壊され，欠損を生じているのがふつうである。壊された部分は何かの形で修復されなければならない。炎症の後始末とはこの２つの過程，すなわち組織の浄化と修復ということであり，それが行われてはじめて炎症はなおるのである。

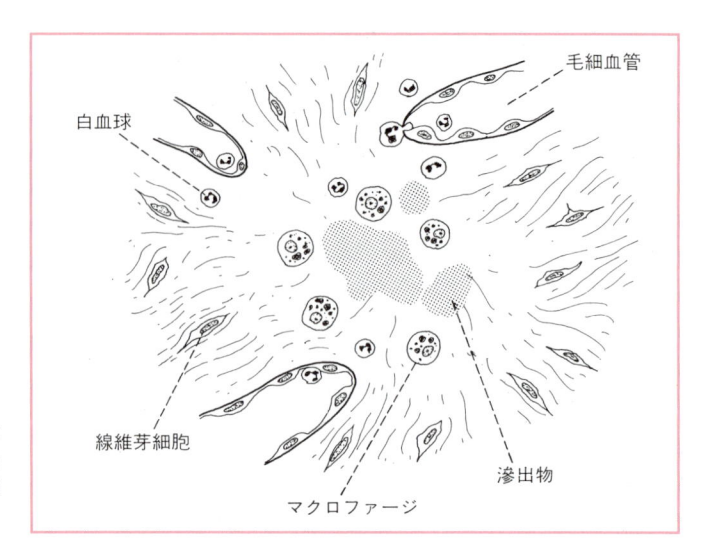

図5-4 炎症性肉芽組織
マクロファージによる滲出物の処理など，炎症の後始末が行われていることを別にすれば，創傷治癒の際の肉芽組織と変わらない。

後始末の主役は肉芽組織

　第3章の説明を思い出してほしい。けがをして組織に欠損が発生したとき，そこを埋めるのは肉芽組織といわれるものであった。組織に異物が入りこんだとき，それを処理するのも肉芽組織の働きであった。炎症の場合も同じで，肉芽組織がつくられ，それが組織の修復と浄化を行うのである。

　前にも述べたように，肉芽組織とは結合組織の成分からなり，

　　　マクロファージ（組織球）
　　　線維芽細胞（せんいが）
　　　毛細血管

などが一緒に増殖してゆくものである。マクロファージはもともとは白血球の一種（単球）であり，それが毛細血管から外へ遊出したものだが，強い貪食の働きをそなえ，細胞の残がいや滲出物を貪食しては消化し，あるいは運び去る。組織の浄化において主役を演じる細胞である。線維芽細胞はコラーゲンをつくる働きをもち，増殖してさかんに線維をつくり，それによって組織の欠損部を埋めてゆく（図5-4）。最後には，炎症によって壊された組織は線維の塊，すなわち瘢痕によって置きかえられる。多くの人が経験していると思うが，皮膚からの感染で皮下組織に炎症を起こしたようなとき，最初はそこに発赤や痛みを生じるが，やがてこれらの症状は消え，あとに硬いしこりが残される。これが瘢痕であり，炎症は瘢痕を残すという形でなおるのである。このように肉芽組織がつくられて炎症の後始末を行う過程を，組織の**増殖**（proliferation）と呼んでいる。

炎症の急性期と慢性期

　実際の炎症では滲出と増殖という2種類の過程はあるていど同時進行的に進み，そのため組織の変化は非常に複雑にみえる。しかし，大まかにいえば，刺

激が作用した直後にまず起こるのは滲出であり，滲出がさかんな時期は炎症としては**急性**（acute）の時期にあたると考えてよい．増殖は一歩おくれてスタートする過程であって，増殖がさかんな時期は**慢性**（chronic）の時期に相当している．

④ さまざまな炎症

炎症は原因により，あるいは部位により，いろいろ違った形をとってくる．ふつうはどのような滲出物がつくられるかによって炎症を分類する．さらに，特殊性炎症として別扱いされる一群がある．

ⓐ 漿液性炎症

フィブリノーゲン以外の血清タンパクが滲出し，組織に炎症性浮腫を起こした状態．鼻かぜの際の鼻炎，あるいは花粉症などによるアレルギー性鼻炎が代表的な例である．粘膜は浮腫のために腫れ，鼻閉（鼻づまり）が起こってくる．

ⓑ カタル性炎症

カタル（catarrh）とは粘膜の炎症で，強い粘液の分泌を伴う状態をあらわす．気管支炎で，咳のたびに粘液を含む喀痰があとからあとから出てくるような場合（気管支カタル）が典型的である．しかし粘液とは粘膜にそなわった腺から分泌されるものであり，滲出によってつくられるものではない．粘液がよけいに分泌されてもそれは炎症の本質とはあまり関係のない現象である．カタルという言葉もそのような症状に対する習慣的な表現であり，最近はあまり使われなくなっている．

ⓒ 線維素性炎症

滲出物が大量のフィブリン（線維素）を含むような炎症．1例として心囊炎をあげておこう．心囊炎はいろいろな原因で起こるが，線維素性心囊炎の形をとることが多く，とりわけリウマチ，あるいは尿毒症に伴う心囊炎（◯250頁）がそうである．心臓の表面および心囊の内面には凝固したフィブリンが付着してざらざらした面をつくる（図5-5）．絨毛心といわれる状態で，心臓の拍動のたびにこすれ合う音を聴診器できくことができる．

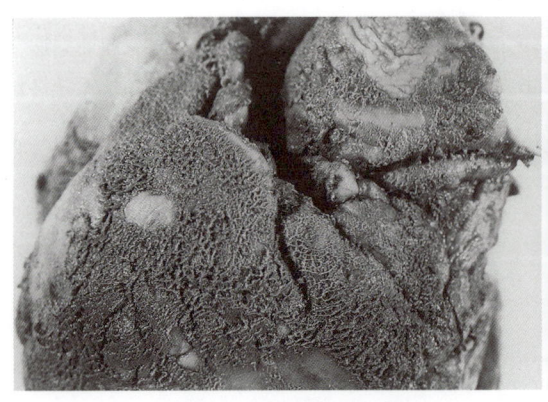

図5-5 線維素性心嚢炎
心臓の表面にフィブリン（線維素）が付着して、ビロード状にみえる。この状態は絨毛心といわれている。

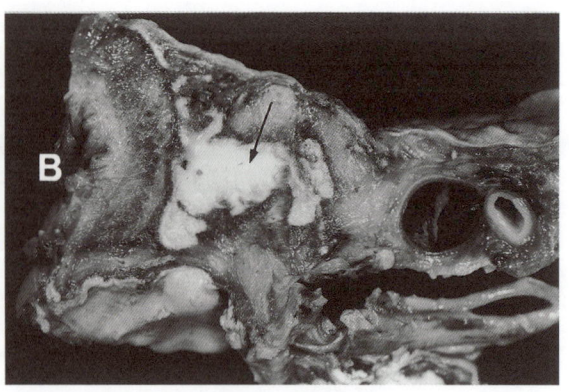

図5-6 膿瘍
膀胱（B）の外側にできた膿瘍で黄白色の膿がたまっている（矢印）。原因は、子宮の手術のあとの感染。

d 化膿性炎症

滲出物が大量の好中球を含むような炎症。そのような滲出物が膿（うみ，pus：Eiter）である。膿はふつう黄白色，液状の滲出物で，変性・壊死におちいった好中球を無数に含んでいる（図5-6）。化膿症炎症が起こることを化膿という。原因としては細菌感染がほとんどで，ブドウ球菌・レンサ球菌・肺炎レンサ球菌などの感染によることが多い。

化膿の予防　患者に手術を行うとき，あるいは手術とまでいかなくとも切開や穿刺のような操作を加えるとき，また注射を行う時などは，細菌感染の予防に特に細心の注意が必要なことはいうまでもない。メスその他の器具は十分に滅菌されたものを使うのは当然だし，手術に手を下す医師・看護師は前もって十分に手を洗い，滅菌した着衣で身を包まなければならない。このような処置が不十分なときは，てきめんに細菌感染が起こり，手術創や穿刺を行った部位に化膿をひき起こす。外科の外来で切りきずを手当てするような場合も，創を可能な限り清浄にし，抗生剤などを使用するが，それによって化膿の発生はあるていど防ぐことができる。

化膿のさまざまな形　化膿性炎症には次のような型がある。

●**蜂巣織炎**（フレグモーネ）phlegmon：滲出した無数の好中球が組織中に一様に散らばっている形（図5-7A）。薄められた膿が組織の中にしみこんだような状態であり，このようなときは組織に切開を加えても膿は出てこない。急性虫垂炎がよい例で，この場合，虫垂は腫れあがって指くらいの太さになっている。虫垂の壁の組織に好中球のびまん性（◯101頁注）の滲出が広がっているためで

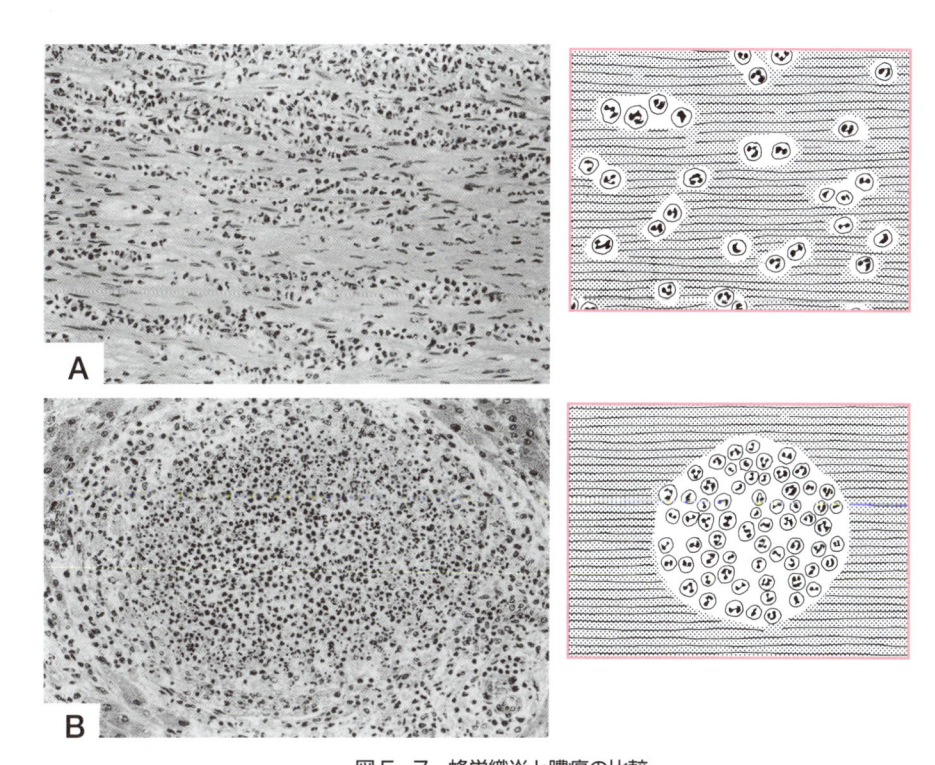

図5-7 蜂巣織炎と膿瘍の比較
A 虫垂炎の際の虫垂壁の蜂巣織炎。平滑筋細胞の間に多核白血球の浸潤が広がっている。
B 肝臓に生じた小さな膿瘍（直径 0.5mm）。

ある。

●**膿瘍** abscess：炎症を起こした組織に壊死が発生し，そこは壊されて空洞となり，その中に膿が充満している状態を膿瘍という（図5-6, 図5-7B, 図11-17）。外科の外来につとめていれば，皮下組織の膿瘍はじつに頻繁に経験され，その部位に切開を加えれば驚くほど多量の膿が流れ出すのを見るであろう。切開し，排膿するのは，それによって肉芽組織の盛り上がりをうながし，治癒を早めるためである。場合によっては膿瘍はひとりでに外へ破れる。特に，身体の深い部位に発生した膿瘍から，細い孔を通してたえず膿が流れ出るような場合があり，その孔を**瘻孔**（fistula）という。膿瘍は皮下ばかりでなく，身体中のどのような臓器にも発生する。肝臓・腎臓・肺・脳などの膿瘍は，臨床的にも重要である。

●**蓄膿** empyema：膿瘍と違って組織が壊されたあとではなく，もともと身体に存在する空間に膿がたまっている状態をいう。その一例は慢性副鼻腔炎で，このときは上顎洞などの副鼻腔に膿が充満してくるが，これを俗に蓄膿症といっている。胸膜に細菌感染が起これば胸膜腔の蓄膿が発生する。これは膿胸といわれる。

e 全身感染と敗血症

　　身体のどこかに細菌感染による炎症があり，そこから菌が血流に入りこみ，血液の中でも増殖を続けることがある。この場合は身体中に感染が広がり，あちこちに膿瘍をつくってくる。このように感染が血行を媒介として全身に広がった状態を，**敗血症**（septicemia または sepsis）という。たとえば咽頭に溶連菌（溶血性レンサ球菌）による炎症があり，そこから菌が血流に入って心臓の内面に炎症をひき起こすことがある。感染性心内膜炎（→149頁）といわれる。この状態では心内膜，つまり血流に面した場所に溶連菌による炎症が続いているため，そこで増殖する菌がたえず血液中に流れ出し，感染が全身に拡大する。患者には発熱など，重い感染症の症状が続く。敗血症の診断を確定するには血液を培養し，菌の存在をたしかめることが必要である。

●感染と炎症のマーカー
　　敗血症とまではいかなくても，身体のどこかに感染があり，炎症を起こしているときは，ある種の症状が現われてくる。いうまでもなく，代表的な症状は発熱である。また，いくつかの検査によって，外からは分からない感染や炎症の存在を知ることができ，炎症が増悪しているか，消退しているかを知る目安として使われる。そのような炎症のマーカー（目印）として以前からよく使われているのは赤血球沈降速度（血沈）の亢進であり，特に肺結核のさいの炎症の活動状態の目印とされた。現在はCRP（C-reactive protein）試験がひろく使われている。炎症の急性期に肝臓で作られるタンパクの一種（急性期タンパク）で，その血中の増加が炎症の目印とされる。

f 特異性炎症

　　ある種の炎症では滲出の過程がはっきりせず，（マクロファージの）増殖，つまり肉芽組織の形成だけが活発に行われる。このような肉芽組織は特徴的な塊をつくる。その1個1個を**肉芽腫**（granuloma）と呼ぶが，その形を顕微鏡で観察するだけである程度，炎症の原因や性質を知ることができる。このような炎症は**特異性炎症**（specific inflammation）と総称され，

　　　　結核
　　　　梅毒
　　　　ハンセン病
　　　　サルコイドーシス
　　　　野兎病

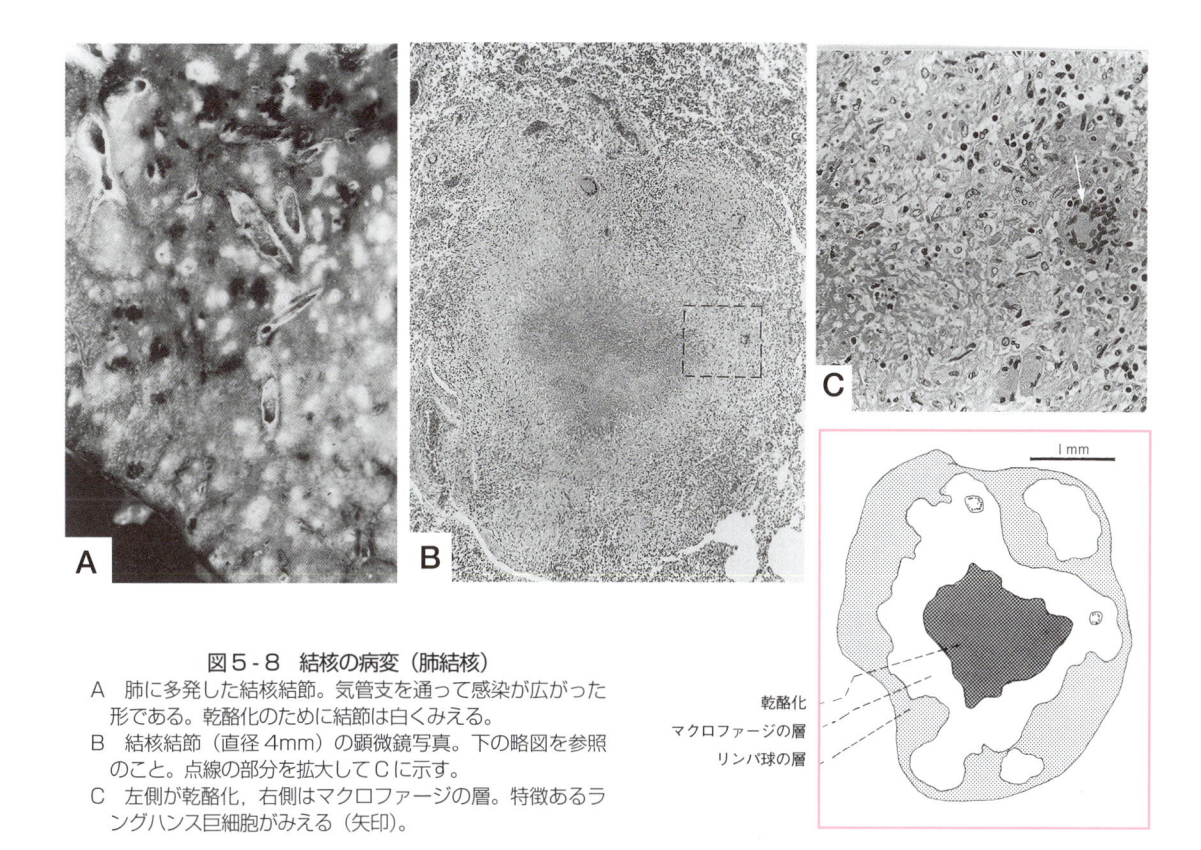

図5-8 結核の病変（肺結核）
A 肺に多発した結核結節。気管支を通って感染が広がった形である。乾酪化のために結節は白くみえる。
B 結核結節（直径4mm）の顕微鏡写真。下の略図を参照のこと。点線の部分を拡大してCに示す。
C 左側が乾酪化，右側はマクロファージの層。特徴あるラングハンス巨細胞がみえる（矢印）。

腸チフス

真菌感染症

などが含まれる。

結核病変の特徴 ● まず，特異性炎症の代表である**結核**（tuberculosis；TBまたはTbcと略す）について説明しよう。結核の際には**結核結節**（tubercle）といわれる塊状の肉芽組織（肉芽腫）がつくられ，これが結核という病気の特徴である（図5-8）。「結核（核を結ぶ）」という言葉自体が，結節状の病変がつくられることを意味している。結核結節は小さなものは粟粒（直径0.5mmくらい），大きなものは指の頭ぐらいの大きさで，マクロファージの集合からなるが，このマクロファージの形に特徴があり，類上皮細胞と呼ばれている。類上皮細胞の層は，リンパ球の層に外側から包まれている。結節の中心は壊死（凝固壊死）におちいっていて，この壊死の部分は肉眼でみるとちょうどチーズのように白く，もろい塊となっているため，**乾酪化**（caseation）と表現される（図5-8A，B）。乾酪とはチーズのことである。このような壊死をマクロファージがとり囲んだ形に特徴があり，この病変を顕微鏡で見ただけで結核という診断がつけられる。マクロファージ

の一部は**ラングハンス (Langhans) 巨細胞**といわれる多核の細胞をつくる。結核結節で結核菌に対して行われている防衛反応については免疫の章で述べる。病変はさまざまな器官に発生するが、とりわけ肺・リンパ節・腸・腎臓・髄膜・骨・性器などに多い。このうち肺の結核については呼吸器の章で詳しく解説する。

梅毒とゴム腫

梅毒(syphilis) は性病の一つで、梅毒トレポネーマの感染によって起こる。病気としての経過は通常3期に分けられ、第2期 (感染後3カ月以降) に入るとさまざまな皮膚病変が現れる。この時期には血清中に抗体ができて血清梅毒反応 (STS) が陽性になる。梅毒ではさまざまな病変が発生するが、特徴的なのは**ゴム腫**(gumma) と呼ばれる弾力のある肉芽腫で、以前は第3期 (感染後3年以上) の患者に頻繁に見られたものである。今日ではこういった病変はまったく姿を消したが、その理由はよくわからない。ゴム腫をはじめとする病変は皮膚だけでなく内臓、特に心臓・血管系・骨・脳などに発生して、ひどい障害をひき起こした。たとえば胸部大動脈に梅毒性の病変を生じ、動脈壁の構造が破壊された結果、大動脈瘤 (→158頁) が発生し、動脈瘤は時とともに大きくなり、ついに胸骨を破って大出血をひき起こすという事件が少なくなかったという。

ハンセン病

ハンセン病(Hansen's disease) は以前は「らい」(癩 lepra) と呼ばれた。全世界での患者数はまだ1,000万人をこえるといわれる。らい菌の感染により、**らい腫**(leproma) と呼ばれる肉芽腫をつくるが、患者の免疫機能の違いによって病変の形も臨床症状もさまざまである。病変の発生部位はおもに皮膚と末梢神経で、神経が侵されることにより知覚が障害され、そのため外傷や二次感染などを起こすことが臨床的に問題になる。しかし、ハンセン病そのものが生命の危険をもたらすことはほとんどなく、すでにだいぶ以前から化学療法によって治すことが可能になっていた。しかし日本では患者に対する強制的な隔離が最近まで続けられ、社会問題になったことは記憶に新しい。

サルコイドーシス

これについては造血器の章 (→297頁) で解説する。

第6章

免疫とアレルギー

❶ 免疫とは

　私たちが住む世界には種々の病原体がうようよしており，感染の機会はいくらでもある。病原体が始終私たちの身体に入りこむことは，いろいろな方法で証明される。しかし，だからといってそのつど，病気になるわけではない。インフルエンザにかかった人が大勢いるのに，なぜか自分はかからないという経験をもつ人も多いであろう。また，同じ人でもそのときどきで身体の調子には波があり，不調なときはたちまち虫歯が悪くなるといった現象もめずらしくない。このように，感染に対する抵抗力には個人差があり，同じ人でも時により，年齢によって抵抗力は変わる。身体に抵抗力を与えているものは何か，その実体は大変にこみいっているが，今のところもっとも深く研究され，そのしくみが解明されているのは免疫といわれる面である。

●免疫とは非自己因子への攻撃

　さまざまの感染症，たとえば腸チフスやはしかなどに対して予防接種が行われるが，そのことの意味は今日ではだれでも知っている。あらかじめ毒力を弱めた病原体を接種することにより，身体はそれに対する抵抗力，すなわち免疫を獲得するのである。**免疫**(immunity)とは，もう少し詳しくいえば，自分のものではない「非自己」の細胞，あるいは自分の身体にはない異種のタンパクが身体に入りこんだとき，これが「非自己」であることを見分け，これに攻撃を加え，排除しようとする身体の働きを総称する。したがって攻撃の対象は病原体だけではない。たとえば臓器移植を行った場合，移植されたのは自分とは別の人の臓器であるから，それを「非自己」と認識し，それに対する攻撃が始まってくる。これは「拒絶反応」といわれ，移植に伴う厄介な問題の一つであるが，そこで起こることはまさしく免疫の働きであり，ただしその際は移植された臓器を標的としているのである。このように，免疫とは本来は身体を守るための働きであるが，それは必ずしも好都合な結果だけを生むとは限らない。多くの人を悩ますアレルギーも，身体にそなわった免疫の働きに関係する現象で

ある。

　免疫のしくみに関してはきわめて多くの研究が行われ、今日では幅広い学問になっているが、ここでは臨床上重要な問題にしぼって、概説することにしよう。

❷ 液性免疫と抗体

　身体の中で、免疫にいちばん大切な役割をはたしているのは白血球の一種であるところのリンパ球、それとマクロファージである。これらの細胞、いわゆる免疫担当細胞が身体を守るしくみは大変に複雑であるが、大きくいってそのしくみは、

　　　　液性免疫
　　　　細胞性免疫

に分けられる。

抗原・抗体の反応　　液性免疫とは、さまざまな**抗原**(antigen)に対して、それぞれに特異的な**抗**
と特異性　　**体**(antibody)がつくられ、抗原が身体に侵入したときは抗体がそれと結合し、いわゆる抗原抗体反応を起こすことによって抗原の有害な働きを失わせるというものである。このような反応はつねに「特異的」な現象として起こるが、それは抗原とそれに反応する抗体、それぞれが特定の分子構造をもち、これら分子の結合という形で反応が起こるためである。1例として不適合輸血、たとえば血液型A型の人にまちがってB型の血液を輸血した場合を考えてみよう。輸血された血液には赤血球の膜にB型の抗原が、またA型の人の血清には抗B抗体が存在しており、両者の反応によって赤血球の凝集や溶血を生じ、このことが重い症状をひき起こす。この場合、抗原として働くのは赤血球の膜に存在する特定の分子であり、それに対する抗体にも特定の分子構造があって、両者がマッチしてはじめて免疫反応が発生する。つまり免疫反応が特異的であるということは、それが特定の分子の間の反応であるためである。鍵と鍵穴の関係といってもよいであろう。この点は後述の細胞性免疫においてもまったく変わらない。

B細胞とT細胞　　免疫担当細胞であるリンパ球には、B細胞・T細胞といわれる2系統がある（図6-1）。B細胞はそれがつくられる過程で骨髄(Bone marrow)の、T細胞は胸腺(Thymus)の影響を受けると考えられ、そのためこの名称がある。実際の

2 液性免疫と抗体

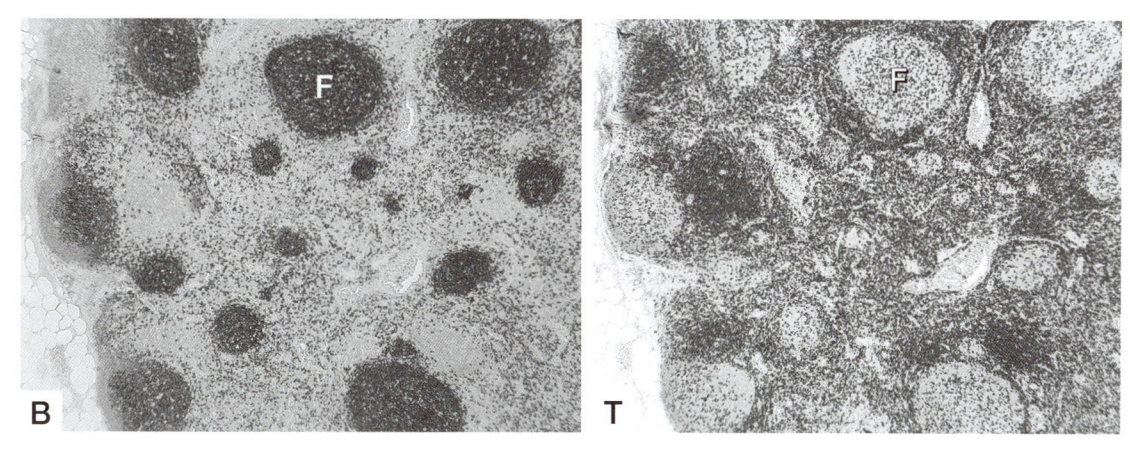

図6-1 B細胞(左)とT細胞(右)
リンパ節の組織に免疫組織化学の方法を使って2種類のリンパ球を染め分けたもの。リンパ濾胞といわれる場所(F)ではB細胞が集まっており、T細胞はその周囲に存在する。

リンパ球がどちらの系統に属するかはいろいろな方法で決定できる。免疫組織化学(→12頁)の方法などもよく使われ、それぞれの細胞に対するモノクローナル抗体を使ってB細胞とT細胞を染め分けることはどこでも行われている。たとえばリンパ節(リンパ腺)では、これら2種類の細胞が存在するだいたいの場所が決まっている(図6-1)。

● **Bリンパ球と形質細胞**

リンパ球のうち抗体をつくるのはB細胞の系統で、直接にはその分化型とされる形質細胞である(→67頁、図5-2B, C)。ある1種類の抗原分子に対する抗体分子は、ある1系統のB細胞(形質細胞)によってのみつくられる。したがってB細胞には、それがつくり出す抗体分子の種類によって多くの系統があるわけで、それぞれの系統をクローンという。一人のヒトの血液中に何種類の抗体が存在するかはわからないが、抗体の分子構造からみて、数百万種類までの異なった抗原に対して、それぞれに特異的な抗体を用意することが可能と考えられている。このようにして血中に分泌された抗体は、いずれも免疫グロブリン(immunoglobulin:Ig)と呼ばれる血清タンパクの成分となり、γ-グロブリンの分画に含まれる。たとえば、麻疹(はしか)ワクチンは感染力を失わせた弱い麻疹ウイルスを含むが、これを接種された幼児の身体ではB細胞のあるものが形質細胞に変り、麻疹ウイルスへの抗体をつくって血液中に分泌する。そして血清のγ-グロブリン中に抗体が十分の量に達したとき、麻疹への免疫が成立するのである。

● **免疫グロブリンの分子構造**

免疫グロブリンにはIgA, IgD, IgE, IgG, IgMの5種類の分画がある。このうち量がもっとも多く、感染への抵抗力を与える上で重要なのはIgGである。

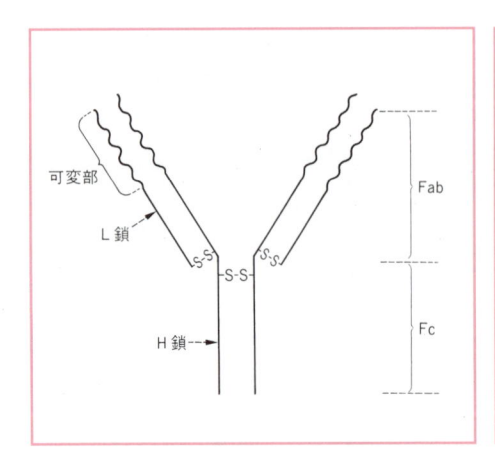

図6-2　IgGの分子構造
抗原と反応する構造は可変部にある。

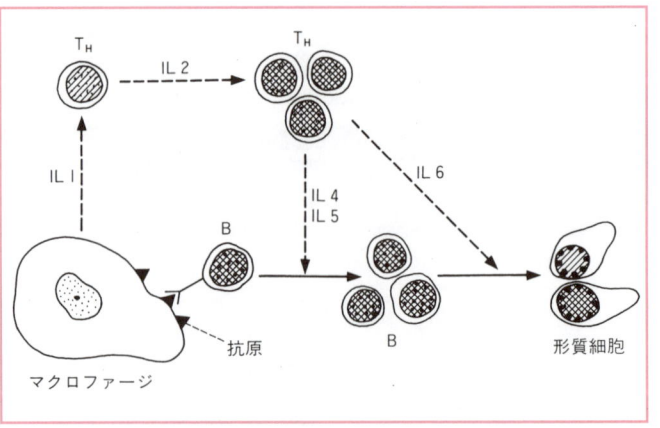

図6-3　ある抗原に対して抗体がつくられるまでの過程
抗原はマクロファージの表面に「提示」され，それを認識したB細胞が形質細胞に分化し，そこではじめて抗体がつくられる。しかしこの過程が進むには，増殖し活性化したヘルパーT細胞からのインターロイキン（IL）の作用が不可欠である。

一方，IgAは腸管や気道の粘膜中の形質細胞によってつくられ，粘膜の表面に分泌される。そして食べものや吸いこんだ空気とともに身体に入ってくる病原体に対して，第一線の防衛にあたる。IgEはのちに述べるように，気管支喘息や花粉症，蕁麻疹などのアレルギーに関係する。図6-2にIgGを例として免疫グロブリンの分子構造を示した。2本の長い鎖状の部分（H鎖 heavy chain）がつながりあってY字型の構造をつくり，分かれた枝のそれぞれに2本の短い部分（L鎖 light chain）が連結されている。この分子で，抗原と反応する部分はFabと呼ばれるところ（可変部）にある。Yの根本の部分はFcといわれ，抗体はこの末端でリンパ球その他の細胞に結合する。そのことがスイッチとして働き，たとえば炎症の時に，細胞相互の間に種々の連鎖的な反応がひき起こされる。血清に含まれるおのおのの免疫グロブリンの量は，免疫電気泳動によって調べられる。

●新生児の免疫　免疫グロブリンをつくる働きは新生児ではきわめて弱く，生後数カ月の間に少しずつ発達して行く。この間は母親から与えられた免疫グロブリンで食いつなぐことになる。IgGは胎児期に胎盤を経由して母親から供給されており，新生児は生後しばらくの間，これに依存して感染への抵抗力を保つわけである。また母乳，特に初乳には各種の免疫グロブリンが含まれており（特にIgA），これも新生児における感染の防御に重要な役割をはたす。

●抗体産生のしくみ　さて抗体をつくるのはB細胞であると述べたが，抗原が作用してから抗体がつくられるまでの道すじは単純でない。一つの場合を図6-3に示したが，ここ

では生体に入りこんだ抗原分子は，まず組織のマクロファージにとらえられる。そしてその表面に，まわりのリンパ球によって抗原の分子構造が認識されやすいような仕方で配列される（このことを抗原の提示という）。これと同時にマクロファージはIL1（インターロイキン1）といわれる活性因子を放出して，周囲にあるT細胞の一種（ヘルパーT細胞T_H）を刺激し，これに別の活性因子IL2を分泌させる。IL2はさらにヘルパーT細胞を刺激し増殖させる。このようにして活性化されたヘルパーT細胞はIL4，IL5，IL6を産生し放出する。一方B細胞の方は，すでにマクロファージから提示された抗原により刺激を受けているが，IL4，IL5の働きにより増殖を始める。そしてIL6の作用によって形質細胞への分化を行い，ここではじめて抗体の産生が始まる。すなわちこの場合は，抗体の産生はB細胞だけで行うのではなく，マクロファージやヘルパーT細胞との共同作業で行われるのである。このように，免疫反応は何種類もの細胞が複雑に相互作用を行いながら進むのがふつうで，この反応に関係する細胞は，それぞれがインターロイキンのような活性因子を産生・放出し，これによって他の細胞の機能をコントロールしている。これらの活性因子は，ごくわずかの量で有効に働くタンパクであり，**サイトカイン**（cytokine）と総称される。リンパ球から放出されるサイトカインは**リンホカイン**（lymphokine）と呼ばれる。

❸ 細胞性免疫

　細胞性免疫とは，「非自己」の細胞や病原体に対して細胞，すなわちリンパ球やマクロファージが直接攻撃をしかけるものである。このような役目を受けもつリンパ球はおもにT細胞である。ただしT細胞を含めてリンパ球には表6-1のような種類（サブセット）があり，それぞれが一定の役割を分担している。

表6-1　種々のリンパ球とその働き

B細胞：分化型である形質細胞が抗体を産生する
ヘルパーT細胞（T_H）：抗原により活性化した状態で，B細胞による抗体産生を助ける
細胞傷害性T細胞（T_C）：多くの活性因子を分泌して標的とする細胞を破壊する
遅延型過敏症型T細胞（T_D）：マクロファージを活性化し，病原体などを貪食させ処理させる
サプレッサーT細胞（T_S）：B細胞やT細胞の働きを抑制する
ナチュラル・キラー細胞（NK）：マクロファージと協同して，ウイルスや癌細胞を破壊する

ここでは，これらの細胞が関係する代表的な細胞性免疫の場合を紹介しておこう。

ⓐ 臓器移植と拒絶反応

●生体部分移植と脳死体移植

身体に欠くことのできない臓器に不治の障害が起こったとき，**臓器移植**（organ transplantation）が試みられる。移植の対象となるさまざまの臓器のうち，日本でもっとも多くの患者に行われてきたのは肝臓移植であるが，それは肝臓の場合は人工臓器（腎臓の場合は人工腎臓，心臓・肺では人工心肺）が使えないことにも関係がある。肝臓移植を受ける側（レシピエント）としては，胆道閉塞症という病気のために肝臓の機能を失った小児が多かった（◯胆道閉塞症については，132頁，214頁を参照）。

肝臓移植には2つの場合がある。第1は肉親を臓器供給者（ドナー）とし，肝臓の約半分をゆずり受ける「生体部分肝移植」，第2は脳死体（一般には他人）から肝臓をとり出して移植する「脳死体肝移植」である。生体部分肝移植はわが国では15年ほど前から行われてきたが，それは脳死体からの移植が社会的に承認されるまでの次善の策としてであった。

最近ようやく法律の整備が行われて脳死者からの臓器摘出が可能になり，それとともに心臓や肺の移植も普及し始めた。「脳死」については後で説明する（◯318頁）。

●拒絶反応のしくみ

臓器移植における大きな問題は，植えつけられた臓器に対して**拒絶反応**（rejection）が発生することである。レシピエントからみればドナーの臓器・組織は「非自己」であるため，それに対して免疫反応が働くわけである。拒絶反応のメカニズムは複雑だが，細胞傷害性T細胞（T_C）がドナーの細胞を「非自己」であると認識し，それに接着してリンホカインを作用させ，破壊することが重要である。ドナーの組織は，ヒトから取られたという意味では「同種」でも，自分以外の人の組織である以上，たとえ親子であっても多かれ少なかれ自己とは違う。したがってリンパ球がこれを非自己であると認識し，攻撃することは，免疫の正しい働きとみるべきであろう。自分自身の組織を攻撃したら大変なので，自己に対しては免疫反応が働かないしくみが存在している。これを自己に対する免疫寛容（トレランス）が成立しているという。この自己と非自己の違いは，細胞の表面にある特定の分子構造，いわゆる主要組織適合抗原（MHC抗原）を手がかりとして見分けている。人のMHC抗原はHLAと呼ばれるが，これにはいくつかの抗原の組み合わせによりたくさんの型があり，すべて遺伝的

に決定される。そして腎臓や骨髄の移植では，ドナーとレシピエントでHLAの型が近いほど拒絶反応が起こりにくい。骨髄移植のために骨髄バンクが設立され，できるだけ多くの人にバンクへの登録を呼びかけているが，それは，ドナー側にできるだけ豊富なHLAの型を揃えておき，レシピエントの型に近いドナーから骨髄を提供してもらうことを期待しているのである。肝移植などでは，HLAの型にそれほど厳密な一致は要求されない。

●GVH反応　臓器移植におけるもう一つの問題はGVH反応（graft-versus-host reaction）といわれる現象である。これは拒絶反応と逆の免疫反応と思えばよい。つまり拒絶反応ではレシピエントの免疫系が移植された臓器を攻撃するのに対して，GVH反応では移植されたドナーの組織に含まれていたリンパ球が，レシピエントの組織に攻撃をしかけるのである。骨髄移植を行った後にしばしば発生し，腸・肝臓・肺・皮膚などに障害をひき起こす。

ⓑ ウイルス感染細胞・癌細胞への攻撃

●防衛反応としての炎症と免疫　病原体の感染を受けたとき，それに対する防衛反応には免疫のほかに，前に述べた炎症が重要である。ただし炎症の起こり方は病原体の種類によって著しく違っているわけではない。結核など特殊性炎症といわれるものを別にすれば，原因菌は違っても病変は似たりよったりで，その意味では「非特異的」な防衛反応である。免疫反応はそうではなく，結核菌なら結核菌，レンサ球菌ならレンサ球菌のみを標的とする「特異的」な防衛反応ということができる。ただし防衛反応としては炎症にも利点がある。つまり炎症はそれが必要な場合にはいつでもひき起こされ，ただちに滲出が発生して組織の防衛にあたる。が，反応に特異性がなく，たとえば病原体に対して好中球が攻撃を行うときは，病原体だけでなく，多かれ少なかれ自分自身の組織まで破壊してしまうのがふつうである。それに対して免疫は病原体だけを標的にする特異的な防衛反応である。しかし，感染が起こったときにただちに出動できるような反応では必ずしもない。

●ウイルス肝炎と免疫監視　ウイルスに対して身体を守る免疫反応としては，どちらかといえば細胞性免疫が占めるウェイトが大きい。1例としてウイルス肝炎の場合を考えてみよう。この病気は後で説明するように（●216頁），肝細胞の中で増殖したウイルスが細胞の表面に現れると，それを標的として免疫反応が起こるというものである。そのような肝細胞のまわりには細胞傷害性T細胞（Tc）が集まり，拒絶反応の時と同じように肝細胞に接着してリンホカインを放出し，肝細胞をウイルスもろ

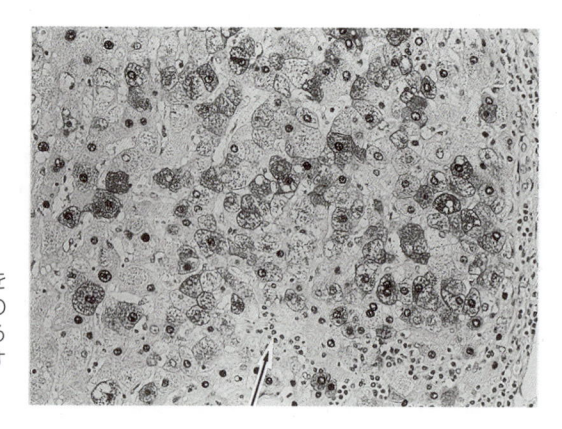

図6-4 ウイルス肝炎（B型肝炎）
B型肝炎ウイルスの抗原（HBcAg）を免疫組織化学で証明している。肝細胞の核・細胞質・細胞膜など黒っぽく見える所に抗原が存在する。矢印はそれに対するリンパ球の反応。

とも破壊する（図6-4，図11-19）。肝炎ウイルスは肝細胞の内部でいくら増殖しても，それだけでは肝細胞の傷害をひき起こさない。肝細胞が傷害をこうむるのはウイルスではなく，自分自身のリンパ球に攻撃された結果なのである。そしてこの場合は拒絶反応とは違って，T細胞は肝細胞表面のウイルス抗原とともに，その肝細胞が自己のものであることをMHC抗原から読みとった上で攻撃を加えている。このことは奇妙に感じられるかもしれないが，要するに自分自身の細胞であっても，その存在が個体の生存に不利となるものは排除し，できるだけ健全な細胞だけで身体が構成されるように，免疫系が全身を見張っていると考えればよい。免疫学ではこの働きを**免疫監視機構**と呼ぶ。なお免疫監視機構には，細胞傷害性T細胞のほかに，ナチュラル・キラー細胞（natural killer：NK細胞）と呼ばれるリンパ球も参加している。この細胞はインターフェロンによって刺激され，増殖が促進される。

● 腫瘍免疫　　以上のメカニズムは癌細胞にもある程度働くものと期待される。次章で説明するが，癌とは身体の細胞のあるものが癌細胞になり，周囲の組織を壊しながら無限に増殖する状態である。癌細胞はもとをたどれば自己に由来する細胞であるが，性質において正常な自分自身の細胞とは何かが違うと考えられる。その結果，これが免疫監視機構の網にかかり，ウイルスに感染した細胞と同じようにT細胞やNK細胞による攻撃が加えられる可能性がある。実際われわれの身体では，子供のころからたえずあちこちで癌細胞が発生していると考えられる。しかし，それが免疫監視機構をかいくぐって増殖を始め，癌という病気を成立させるのはそう多いことではないらしい。癌が中高年に多いのも，一つには加齢とともに免疫の働きが衰え，癌細胞を破壊する力が弱まるためという考えがある。このような考えはさまざまな面から支持され，たとえば免疫の働きが低下した患者，あるいは実験的に胸腺をとり除いた動物（T細胞がつくられ

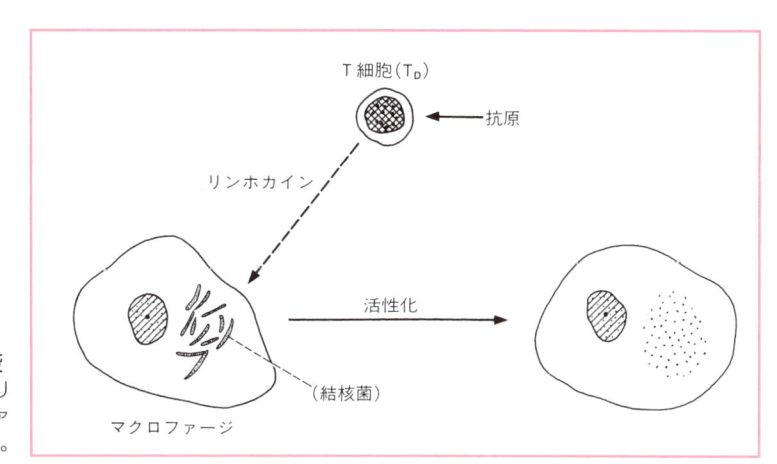

図6-5 結核菌に対する細胞性免疫
菌の抗原によって刺激されたT細胞はリンホカインを分泌し、これがマクロファージに働いて結核菌を貪食・破壊させる。

ない)などでは、著しく癌の発生率が高いという事実があげられる。

癌の免疫療法　免疫の力をかりて癌を治療する試みは臨床ではいろいろ行われている。患者から癌細胞をとり出して培養し、それに対する抗体(モノクローナル抗体)をつくり、この抗体に制癌剤を結びつけて患者に注射し、癌細胞を狙撃することが試みられる(ミサイル療法)。また、癌患者の血液からNK細胞を分離し、ある種のサイトカインとともに培養することにより増殖させ、活性化した上で患者に戻すという治療法も試みられる(免疫の受身移入)。一方、ヒトの癌では、厳密な意味で癌に特異的な抗原というものが確定されていないこともあり、むしろ患者の免疫の機能を全体として高めるのが有効という考えもある。そのような面で効力をもつ薬にはインターフェロン(一種のサイトカイン)やOK-432(溶連菌からつくられた製剤)などがあり、臨床でさかんに使われている。

ⓒ 結核への免疫

結核結節で何が行われているか　炎症の章で、結核とは特殊な肉芽腫、いわゆる結核結節をつくる病気であることを述べた(◯75頁)。これは、じつは細胞性免疫の形で免疫反応が行われている病変である。結核結節の構造を思い出していただきたい。類上皮細胞と呼ばれる細胞が集まっているが、これは活性化されたマクロファージであり、結核菌を貪食し、細胞内の強力な酵素の働きで菌を処理しているのである。その周囲はリンパ球の層に取りまかれている。このリンパ球はまた別なT細胞のサブセット(T_D)で、結核菌のもつ抗原分子を認識してはいるが、この場合はこのリンパ球自身が菌を処理するのではない。そうではなく、それはリンホカインを放出してマクロファージを刺激し、活性化しているのである。この活性因子の作用によって、付近にあったマクロファージが増殖し、類上皮細胞の形

で結核菌を処理するという段取りになっている（図6-5）。したがってこの場合，抗原を認識して特異的な免疫反応を行うのはT細胞であり，マクロファージはただその命令を実行している「殺し屋」にすぎない。

④ 免疫不全症候群

先天性免疫不全症候群　　生まれつき免疫の働きが障害されている場合があり，先天性免疫不全症候群といわれる。T細胞・B細胞のどちらかの機能，あるいは両方が障害されている複合型など，種々の病型が区分されているが，特に複合型では抗体産生，細胞性免疫のどちらも障害されるため，当然のことながら出生後，感染に対する抵抗力が極端に低く，そのままでは成長を続けることは望めない。ADA欠損症といわれるものがそれである。この病気では遺伝子のどの部分に異常があるかがわかっており，そのうちのある病型に対しては遺伝子を操作する医療の試みが始まっている。いわゆる遺伝子治療であり，すでに米国で成功例が報告されている（⇒126頁）。

後天性免疫不全症候群　　一方，遺伝子異常によるものではなく，はっきりした原因があって発生する免疫不全状態があり，後天性免疫不全症候群という。その一つの場合は前に述べた臓器移植に伴うものである。移植されたドナーの臓器は，いかにHLA抗原のマッチングを行っても，レシピエントとの完全な一致はふつうは困難であり，程度の差はあれ移植を受けた人は拒絶反応の発生を防ぐために，免疫の働きを抑制し続けることが必要になる。それには免疫抑制剤といわれる薬を使うのである。副腎皮質ホルモン（ステロイド）などさまざまな薬があり，それを使うことで移植された臓器は拒絶反応をまぬかれ，レシピエントの臓器として機能するようになる。しかし免疫の機能を低下させることは，拒絶反応をおさえるだけでなく，レシピエントにとって有害な病原体への抵抗力も弱めることを意味している。このため感染への抵抗力が非常に弱くなり，しばしば病原体の一斉蜂起といった現象がひき起こされる。健康な人に対しては病原性をもたない微生物，たとえば真菌（かび）のたぐいが，そのような状態では体内に繁殖し，組織を破壊し始める。真菌は血管の中で増殖してはあちこちに塞栓を起こし，組織の梗塞をひき起こす（図6-6）。ふだんはおとなしくしている真菌が，宿主（レシピエント）の抵抗力が失われたとみるやただちに攻勢に出るわけで，この現象は「日和見感染」などと呼ばれている。このように，臓器移植を行う

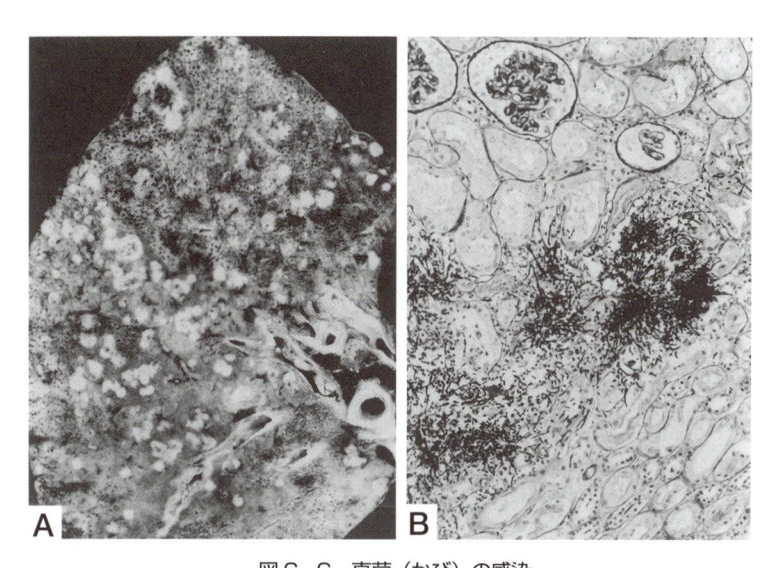

図6-6 真菌（かび）の感染
A アスペルギルスの感染による肺炎。壊死を伴う病変が多発している。
B カンジダが感染した腎臓の組織。菌糸が増殖し、尿細管を破壊している。

にはレシピエントの免疫という機能がじゃまであり、さればといって免疫をおさえれば感染への抵抗力が失われ、免疫不全におちいってしまう。この点がいつも移植につきまとうジレンマであったが、最近はすぐれた免疫抑制剤（サイクロスポリンA）が開発され、この困難も克服されつつある。

MRSAと院内感染

注) Methicillin-Resistant Staphylococcus Aureus の略。

ついでに、最近問題になっているMRSAの院内感染に触れておこう。MRSA[注]といわれるのは黄色ブドウ球菌で、メチシリン（一種の合成ペニシリン）に耐性ができてしまったものだが、これに対してはほとんどの抗生物質が効力をもたず、そのため肺炎などを起こすと臨床的に対処がむずかしい。ただし、MRSA自体は健康な人からも検出される細菌であって、個体が十分な抵抗力を保っている限り病原性をもたない。それが高齢者や癌患者など、免疫の働きが衰えた人では肺炎などを起こしてくるのである。その意味では、これも一種の日和見感染とみるべきものであろう。当然、最近のように入院患者の多くが高齢者という状況では、MRSAによる感染症の患者が病院内に多くみられることになる。院内感染という言葉は、病院の中にはMRSAという恐ろしい菌がうようよいるような印象を与えるが、これは健康な人に対しては病原性をもたない菌であることを理解していただきたい。もちろん抵抗力が下がった人には、感染を防ぐ手段を十分に講じなければならない。

HIV感染とエイズ

このところ、特に問題になっている免疫不全はエイズである。**エイズ（AIDS）**という言葉はAcquired Immuno-Deficiency Syndromeの略で、後天性免疫不全症

候群そのものを意味している。これは 1981 年以来，世界の多くの国ですさまじい勢いで増加している致死的な病気で，エイズウイルス（HIV）による感染症である。輸血や性行為など，体液の直接の移入によって感染するもので，看護にあたっては，エイズ患者に使用した注射針などの扱いに特に注意が必要である。ウイルスはヘルパー T 細胞（T_H）を標的とし，この細胞を次々と破壊する。その結果，患者が重い免疫不全状態におちいることは，上述のヘルパー T 細胞の機能を考えれば明らかであろう。いったん発病すれば数年以内に死をまぬかれないといわれてきたが，最近は治療法がいちじるしく進歩して，患者の余命も延長している。

進行したエイズに特徴的な病変は，

カリニ肺炎（Carini pneumonia）

カポジ肉腫（Kaposi's sarcoma）

である。カリニ肺炎は，原虫の一種であるカリニ肺囊虫（pneumocystis carinii）の寄生による一種の間質性肺炎（●169 頁）であり，カポジ肉腫とは全身の皮膚にまだら状に多発してくる悪性の血管腫である。

❺ アレルギー

免疫とはいま述べたように外から身体に侵入したものを攻撃し，排除しようとする働きである。明らかにそれは身体が必要とする働きであり，身体を守るという意味がはっきりしている。しかし，時には身体に不必要な，それどころかかえって有害な免疫現象が起こることがある。このような現象を**アレルギー**（allergy）と呼んでいる。まさに「過ぎたるは及ばざるがごとし」で，患者は抗原に対して過敏な状態にあり，そのため余計な免疫現象が起こるのである。その意味でアレルギーは**過敏症**（hypersensitivity）とも表現される。アレルギーは成り立ちの面から I・II・III・IV 型に分けられる。

● 蕁麻疹　　**I 型（即時型）アレルギー**といわれるものの例として蕁麻疹をあげることができる。さまざまな病気で，血管の状態を見るために血管造影，すなわち血管内に造影剤を注入しての X 線検査が行われるが（●145 頁），その際，患者に蕁麻疹の発生をみることがめずらしくない。これはヨードを含む造影剤に対するアレルギーである。蕁麻疹は皮膚の組織（真皮）に発生する一過性の炎症で，前に述べた肥満細胞の表面で造影剤の抗原分子に対する抗原抗体反応が起こり，

その結果ヒスタミンなどの活性因子が分泌される。これにより血管収縮, そして皮膚への滲出を起こしたものと説明される。肥満細胞は皮膚, 気管支の粘膜, 消化管の粘膜などに豊富に分布しており, 表面には一種の免疫グロブリン (IgE) の分子がくっついている。外からの抗原分子がこのグロブリン分子と結合すると, このことがスイッチとして働き, 肥満細胞はたくわえていた活性因子を放出する。この場合の免疫現象, そしてその結果ひき起こされる蕁麻疹が, 身体に何かの利益をもたらすとはとても考えられない。

薬剤アレルギー ● 造影剤による蕁麻疹などは一種の**薬剤アレルギー**であり, 医療従事者としては無関心でいられない問題である。非常に多くの薬がアレルギーの原因となり, 薬によって発生する障害としては蕁麻疹以外にもいろいろなものがある。さまざまな発疹 (薬疹), 肝炎 (中毒性肝炎), 肺の障害 (肺線維症), 腎臓の障害 (糸球体腎炎や尿細管障害) などがあげられるが, もっとも重大なのは**アナフィラキシー** (anaphylaxis) といわれる現象である。以前, 問題となったペニシリン・ショックがその1例で, ペニシリンへの過敏状態ができている患者では注射直後にショック (●160頁) が発生し, しばしば死を招くことがあった。ペニシリンなど, アレルギーの原因となりやすい薬を使う場合, 患者に皮膚反応 (パッチテストなどの過敏症テスト) を行うのは, アナフィラキシーを含めてⅠ型アレルギーの危険を予知するのがおもな目的である。

花粉症 ● Ⅰ型アレルギーの別の重要な例として花粉症があげられる。**花粉症**はスギなどの花粉による鼻・のど・結膜などの粘膜のアレルギーで, 蕁麻疹と同じしくみによって粘膜の浮腫や炎症を起こす。アレルギー性鼻炎といわれる病気の多くがこれであり, 季節としては空気中に花粉が飛びかう春に悪くなる。

気管支喘息 ● **気管支喘息**(asthma bronchiale) においても, 少なくとも一部の患者では食べもの・ごみ・花粉など, さまざまな抗原への過敏状態が存在する。気管支喘息とは肺内の気管支が発作性に収縮し, その結果, 呼吸困難をひき起こす病気で, 発作の際は息を吸うことではなく, はき出すことが困難になる「呼気性」呼吸困難が特徴である。抗原への過敏状態が存在する患者では, 吸入された抗原が気管支の粘膜に達して肥満細胞の表面にあるIgE分子に結びつき, ヒスタミンが分泌され, これによって気管支の壁にある平滑筋がいっせいに収縮すると考えられる。しかし, 気管支喘息にはこのようなⅠ型アレルギーとしての性質がはっきりした「アトピー型」のほかに, はっきりしない「非アトピー型」がある。アトピー型は小児の喘息に多いが, 非アトピー型は中年以降に発病した症例に多く, この場合は症状においてアトピー型に共通した面があるが, アレルギー

よりも慢性の気管支の炎症が表面に出ている。このように気管支喘息という病気には，まだわからない点が多い。

新生児重症黄疸 ● II型（細胞傷害型）アレルギーとは，液性免疫が細胞を標的として起こり，その結果，細胞が破壊されるというものである。1例として，黄疸（●212頁）および貧血（●288頁）のところで説明する予定の**新生児重症黄疸**（または胎児性赤芽球症）という病気をあげておく。妊娠した母親と胎児の間に血液型の不適合が存在する場合に発生するもので，特に問題となるのはRh血液型における不適合である。すなわち母体がRh（－），胎児がRh（＋）の場合で，胎児の赤血球には表面にRh因子という抗原分子があり，この赤血球が胎盤を通して母体に移行すると，母体ではそれに対する抗体が血清中につくられる。この抗Rh抗体が胎盤を通って胎児の血液に移行すると，抗原が存在する胎児赤血球の表面で抗原抗体反応をひき起こし，その結果，赤血球が破壊されるというものである。この破壊にあたっては実際は補体といわれる分子が関係する。胎児の血液では赤血球がどんどん壊されることによって貧血が発生するし，またこの状態で分娩が起こると，母体と切り離された新生児には強い黄疸が発生してくる。のちに述べる溶血性黄疸の一種である（●213頁）。

糸球体腎炎 ● III型アレルギー（免疫複合体型）とは，抗原と抗体の結合物，すなわち免疫複合体（immune complex）が組織に付着し，そのことによって組織の傷害がひき起こされるものである。代表的な場合として糸球体腎炎といわれる腎臓の病気をあげることができる。詳しくはのちに述べるが（●255頁），腎臓に含まれる糸球体にいっせいに炎症が起こるもので，慢性化すれば糸球体は破壊されて回復不可能な状態におちいり，腎臓の機能が失われるというまことに重大な病気である。この場合，糸球体の炎症はそこに直接病原体が感染して起こるものではない。たとえば咽頭などに溶連菌の感染が起こったあとに，溶連菌がつくり出した毒素に対して血液中に抗体がつくられる。そして免疫反応によって生じた抗原・抗体の結合物が糸球体に付着し，それが障害性の刺激となって炎症を発生させるものである。この場合も，炎症の発生には補体が重要な役割をはたす。

湿　疹 ● IV型（遅延型）アレルギーは，細胞性免疫によって発生するアレルギーをさす。その例としては**湿疹**（eczema）の一種であるところの**接触皮膚炎**（contact dermatitis）をあげることができる（図6-7）。手術を行うとき，手を下す医師も看護師もゴム手袋を使うが，このゴムにまけて発疹ができる人がしばしばいる。同じような発疹は化粧品によって顔面に，あるいは洗剤によって手に生じたり

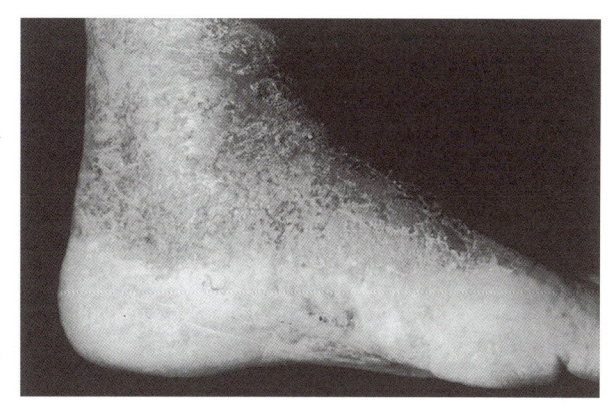

図6-7 接触皮膚炎
ゴムによるアレルギーで，ゴム長靴に触れた部位に湿疹が発生している。

するが，いずれも広い意味で湿疹といわれる変化を現わしてくる。抗原の分子は表皮（重層扁平上皮）の細胞に付着するが，それに対してT細胞やマクロファージが集まって反応し，いろいろな分子を放出することによって炎症をひき起こす。結核に対する免疫の有無を調べるのにツベルクリン反応が行われるが，陽性の場合は皮膚の発赤と硬結・盛り上がりが現われる。これも現象としては典型的なIV型アレルギーの変化とされている。

6 自己免疫病

免疫とは「非自己」の細胞や分子に対する防衛反応であるとくり返し述べたが，時として反応が自己に向かい，自分自身の組織や細胞を攻撃することがある。免疫という事柄の性質からは本来あってはならない現象であるが，さまざまな場合にそのような現象の存在が確かめられ，その成り立ちに関して多くの研究が行われている。このような異常な免疫反応によってひき起こされる障害を**自己免疫病**（autoimmune disease）と総称している。ここでは自己免疫病の代表的な場合として，SLEと呼ばれる病気を簡単に説明しておこう。

紅斑性ループス●
（SLE）

これは正しくは**全身性紅斑性ループス**（systemic lupus erythematosus；略してSLE）という名の病気で，青年期から中年の女性に多いものである。全身のいろいろな臓器にさまざまな病変をひき起こすが，おもなものとしては，

　　　顔面皮膚の紅斑
　　　糸球体腎炎
　　　心内膜炎
　　　血管炎

　　　　胸膜炎・心嚢炎

　　　　関節炎

などがあげられる。

　　顔の皮膚に，鼻背を中心として両側の頰にかけて特徴的な蝶のような形の紅斑が現れる。ループス(狼瘡)とはもともと結核による皮膚病変の名称であり，SLEでも結核と似たような部位に病変が発生するためにこの言葉が使われる。しかし患者にとって重大なのはそれよりも次の3種類の病変，すなわち糸球体腎炎(→255頁)・心内膜炎(→149頁)・血管炎(→159頁)であり，いずれも適当な治療が行われないと致命的な結果になりかねないものである。患者の血清には抗核抗体，すなわち自己の細胞の核に含まれる分子，特にDNAに対する抗体が証明され，このことが病気の本体に関係すると考えられている。おそらくアレルギーのしくみによって(Ⅰ～Ⅳ型)あちこちの組織を傷害するらしい。

膠原病とその種類 ●　　SLEという病気は，見方をかえれば全身の臓器の結合組織，すなわち膠原線維を含む組織にアレルギーによる炎症が発生する病気とみることができる。ほかにも同様の病気がいくつかあげられており，その意味でこれらをまとめ，**膠原病**(collagen disease)と呼ぶことが一般に行われている。その多くは自己免疫病と考えられており，いずれも副腎皮質製剤(ステロイド)を使って免疫反応をおさえることが治療の中心である。SLE以外のおもな膠原病をあげておく。

　　●**リウマチ熱**(rheumatic fever；RE)：子供や若い人に起こり，心臓，特に僧帽弁・大動脈弁にアレルギー性の心内膜炎(→149頁)が発生する。炎症はなおっても，あとに弁の変形を残すことが多く，心臓弁膜症の原因となる。まれに心筋炎を伴う(→156頁)。

　　●**慢性関節リウマチ**(rheumatoid arthritis；RA)：女性に多く，全身の関節炎をひき起こす(→326頁)。血清中にリウマチ因子(RA因子)が証明される。これは自己の免疫グロブリン(IgG)に対する一種の抗体である。

　　●**結節性多発性動脈炎**(polyarteritis nodosa；PN)：さまざまな臓器の細い動脈の壁に壊死を起こし，そこには血栓がつくられ，動脈の内腔を閉塞する。壊死におちいった動脈の壁にはフィブリンをはじめとする血清タンパクの沈着が起こり，フィブリノイド壊死(類フィブリン性壊死)の形をとることが特徴的である。動脈炎がどの程度重大な結果を生じるかは発生する場所によって決まる。病変の発生にはおもにⅢ型アレルギーが関係すると考えられている。動脈炎は他の膠原病でもしばしば発生するものであり，このように共通の病変の存在によって膠原病はいろいろな程度で互いに移行しあっている。

●**強皮症**(progressive systemic sclerosis；PSS)：女性に多く，真皮に膠原線維がふえて皮膚が硬くなっていく病気である。消化管の壁の炎症，血管炎，間質性肺炎（⊃169頁）などをしばしば伴う。

●**多発性筋炎**(polymyositis)：横紋筋に炎症と萎縮が発生する（⊃335頁）。しばしば四肢や顔面の皮膚に炎症を伴い，そのような場合は皮膚筋炎という。血管炎や間質性肺炎をしばしば伴う。この病気の患者には内臓の癌が高い頻度で発生するが，理由はわかっていない。

臓器特異性自己免疫病 ●　膠原病は多かれ少なかれ全身のさまざまの臓器に障害をひきおこす「系統的な」自己免疫病であるが，免疫反応がある臓器に限定された「非系統的な」自己免疫病もいろいろあげられている。代表的な例をあげておく。

●**原発性胆汁性肝硬変**（primary biliary cirrhosis；PBC）：肝臓内の末梢の胆管を標的として免疫反応が起こり，胆管の枝をつぎつぎと破壊してゆく病気である。患者の多くは中年の女性である。胆管のまわりに密なリンパ球の浸潤があり，胆管の上皮を攻撃しているのが見られる。患者の血清には抗ミトコンドリア抗体などの自己抗体が証明される。進行とともに肝臓内の胆管は消滅して行き，最後は一種の肝硬変になる。

●**慢性甲状腺炎**（橋本病；⊃239頁）
●**バセドウ病における甲状腺腫**（⊃42, 237頁）
●**潰瘍性大腸炎**（⊃205頁）
●**特発性血小板減少性紫斑病**（⊃295頁）
●**1型糖尿病**（⊃245頁）
●**重症筋無力症**（⊃187頁）

その他，自己免疫が関係していると考えられている疾患は少なくない。

第7章

腫　瘍

●はじめに

　日本における3大死因は長い間，脳卒中・悪性腫瘍・心疾患の順であったが，1981年に順位が入れかわり，悪性腫瘍が1位にあがった。しかし，年間の死亡数では脳卒中と心疾患をあわせればまだ悪性腫瘍より多い。にもかかわらず，私たちには悪性腫瘍の方がはるかに深刻な病気と感じられるのはなぜであろうか。それはたぶん，循環器の病気では回復の希望をもつことができ，たとえ不幸な経過をとるにせよ突然死という形がしばしばであるのに対して，悪性腫瘍では何カ月あるいは何年にわたって徐々に，しかも確実に肉体がむしばまれてゆくからであり，その間に患者だけではなく家族の生活も破壊されてゆくからであろう。そのような実例は実際の看護にあたっていやというほど経験するはずである。ここでは腫瘍とは何であるかを学ぶことにしたい。

❶　概　説

　表7-1は2003年の1年間に，日本で悪性腫瘍のために死亡した人の数を示す統計である。しかしこれは死亡例の統計であるから，実際に発生した悪性腫瘍全体の数はこれよりよほど多いことになるであろう。なぜなら，治療によってなおった悪性腫瘍はこの数字に含まれていないわけだし，また，死亡した人のうち剖検が行われたのはほんの一部であるから，最後まで発見できなかった腫瘍が相当数あると考えられるからである。特に，子宮癌や乳癌は治療によってなおる可能性が比較的高いものであり，発生した癌全体の数としては，もっと高い順位にランクされるはずである。ともかく，悪性腫瘍とはこれほどに多い病気なのである。

腫瘍の定義●　腫瘍(tumor)という言葉は，次のように定義される病変をさしている。

　「腫瘍とは，細胞が腫瘍細胞に変わり，自律性の過剰増殖を行う状態である」

表7-1 日本での悪性腫瘍による原発臓器別死亡数（2003年）

原発臓器	男	女	男女計
肺	41,634	15,086	56,720
胃	32,142	17,393	49,535
大腸（直腸を含む）	21,026	17,883	38,909
肝	23,376	10,713	34,089
膵臓	11,280	9,868	21,148
リンパ・造血組織	10,823	6,736	19,199
胆嚢・肝外胆管	7,270	8,627	15,897
食道	9,397	1,651	11,048
乳房	79	9,806	9,885
前立腺	8,418	0	8,418
子宮	0	5,302	5,302
その他	21,467	19,566	39,393
計	186,912	122,631	309,543

厚生労働省大臣官房統計情報部編「平成15年人口動態統計」による

●細胞のトランスフォーメーション

　この定義によれば，細胞が腫瘍細胞という，性質の違う細胞に変わることが腫瘍という病気の出発点ということになる。この細胞の変化は，一般には非可逆的，すなわちあと戻りできない変化と考えられ，細胞の**トランスフォーメーション**（transformation，形質転換と訳す）と表現される。ただしトランスフォーメーションとは，細胞の何がどう変化したことを意味するのか，この問題は現在なおすべてが明らかにされたとはいいがたく，このことが「腫瘍とは何か」にあいまいさを残す原因になっている。むろん，末期の癌で全身に転移が発生したような症例では，それは誰がみても明らかな癌である。しかし，きわめて早期の癌となると，いったいどこからを癌とみるべきか，この点は細胞をいくら調べても決定はむずかしい。

●自律性増殖と他律性増殖

　むしろ，腫瘍と腫瘍でない病変を区別する上で重要なのは「自律性の増殖」という性質である。「自律性」とはどのような増殖か，そのことを理解するには自律性でない増殖を考えてみるのがよい。細胞・組織の増殖は腫瘍だけでなく，ほかにもいろいろな場合に起こることを学んできた。たとえば切りきずの創面にできる肉芽組織をあげることができ，そこでは線維芽細胞がさかんに増殖を起こしてくる。しかし，この増殖は傷がふさがればそこで停止するもので，それ以上に細胞がふえ続けることはない。手術で肝臓の半分が切除されたあとの肝細胞の再生，高血圧の際の心筋細胞の増殖など，すべて同じである。必要なだけの細胞量・組織量になれば増殖は自然にストップする。増殖にははっきりした理由と目的がある。そして細胞は全体とのバランスを保ち，周囲からコントロールを受けながらふえてゆく。このような性質を表現するとき，「**他律性の増殖**」という言葉を使う。

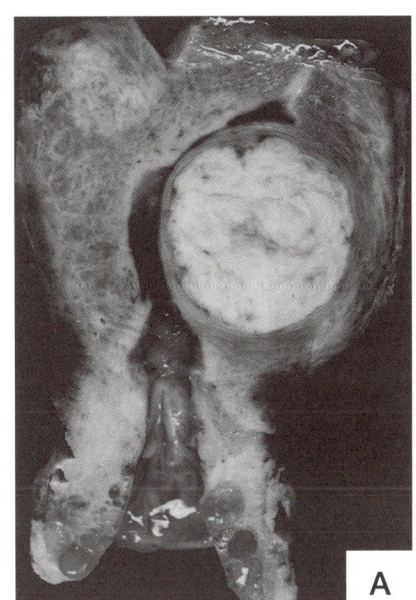

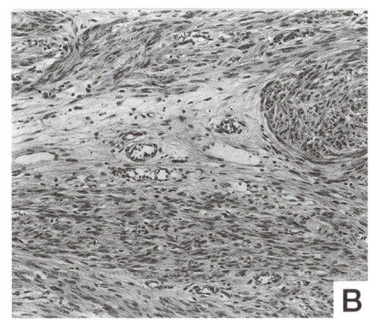

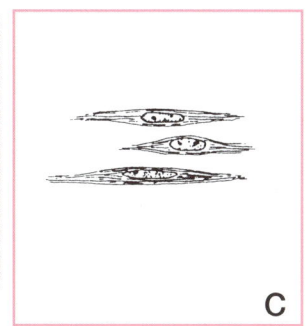

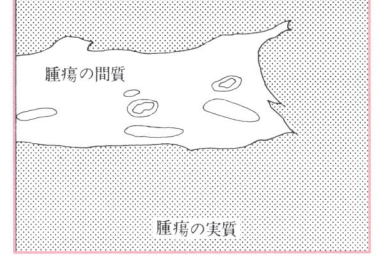

図7-1　子宮筋腫（平滑筋腫）
A　子宮体部の筋層に生じた直径約3cmの筋腫。境界がはっきりしていることに注意。
B　腫瘍の組織。細長い平滑筋細胞がふえ，腫瘍の実質をつくっている（下の略図をみよ）。間質には血管が走っている。
C　腫瘍細胞のスケッチ。よく分化した平滑筋細胞である。

腫瘍の場合はそうではない。細胞は周囲との関係などに頓着せず，勝手にふえ続ける。その増殖は無制限で，どこかで停止するということがない。ふえる理由はまったく不明であり，それが身体に必要であるとか，何か意味があるといったことは全然考えられない。増殖はまわりからの束縛を受けることなく，全体との関係などはまるで無視しながら進むのであり，こういった異常な性質を**自律性**（autonomous）の増殖と表すのである。

子宮筋腫—良性腫瘍の例

実例をみてみよう。図7-1は子宮の平滑筋層から発生した**子宮筋腫**という腫瘍である。40歳代の女性に多いもので，子宮壁に大小の結節状の塊をつくる。もっとも多い症状は子宮からの異常な出血で，全身の貧血さえ伴うことがある。子宮は骨盤腔をふさぎ，しばしば膀胱や直腸への圧迫症状を起こすほどに大きくなる。このように，筋腫の存在はさまざまの不都合を個体にひき起こす。

腫瘍の実質と間質

この腫瘍は，子宮の平滑筋細胞がトランスフォーメーションによって腫瘍細胞の性質をもつようになり，自律性にふえてゆくものである（図7-1B, C）。このことは「平滑筋細胞に由来した」腫瘍であると表現される。ただし，腫瘍になったからといって細胞は独力で増殖を続けられるものではない。それは腫瘍の組織にも血液循環が必要だからであり，血管や結合組織も一緒にふえることによ

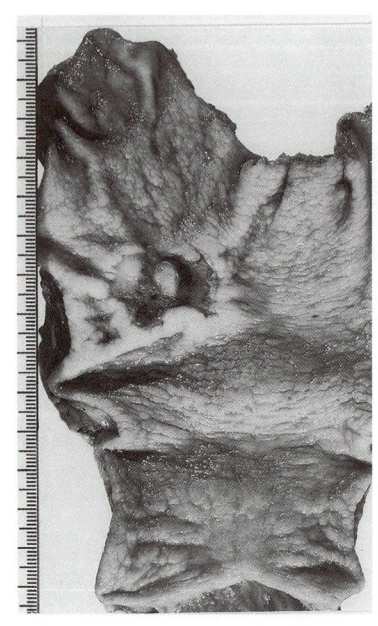

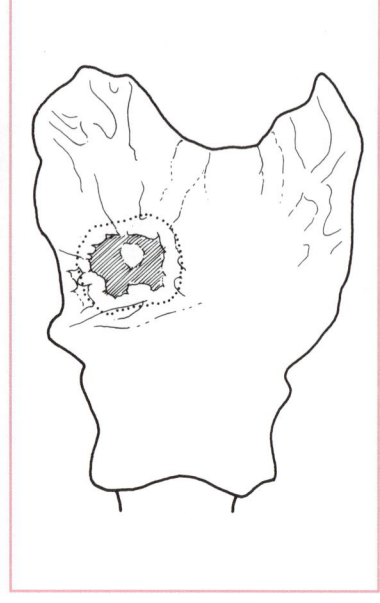

図7-2　胃癌の1例
前壁に発生したもので，クレイター（噴火口）をつくっている。右側の図で点線の範囲に癌が存在する。ボルマンⅡ型といわれる形。

り，はじめて自律性の増殖が可能になるからである。細胞が血液や腹水の中に浮遊しながらふえる場合はいざしらず，およそ組織としてのまとまりをつくる腫瘍であれば，必ずその中に血管・結合組織をもっている（図7-1B）。この場合，腫瘍の本体，すなわち子宮筋腫でいえば平滑筋細胞の部分を腫瘍の**実質**といい，血管・結合組織の部分を**間質**（stroma）といって区別する。間質はそれ自身は腫瘍ではないが，腫瘍が増殖を続けるのに欠くことのできない成分なのである。

● 胃癌―悪性腫瘍の例

次に**胃癌**の例をあげておこう（図7-2）。癌とは，あとで説明するように上皮組織に由来する悪性腫瘍をいう。胃の場合，上皮組織はいうまでもなく粘膜に存在している。すなわち粘膜の表面をおおう上皮，胃腺とその導管をつくる上皮などがあるわけだが，これらの上皮細胞のある部分が，何かの原因で腫瘍細胞，この場合は**癌細胞**の性質をもつようになり，増殖を始めた状態が胃癌である(注)。

この場合も腫瘍は胃の働きをいろいろと障害する。胃液の分泌が低下すること，胃の蠕動運動の障害，時には幽門狭窄といって幽門に近い部位（前庭部）が硬く，かつ狭くなり，十二指腸への食べものの通過が妨げられたりもする。しかし，胃癌という病気の重大性はこのような点にあるのではない。問題は，腫瘍細胞があたりかまわず周囲の組織を破壊しながら増殖する点にあるのであり，この点では子宮筋腫の比ではないのである。胃癌の細胞はたとえば血管を破壊して血液に入り，血流によって他の臓器に運ばれ，そこでまた増殖する。いわゆる**転移**であり，そのようにして結局は腫瘍が全身に広がってゆくのであ

注）このことを**癌化**というが，この言葉はトランスフォーメーションで発生した癌細胞が増殖して一定のまとまりをつくり，癌としてはっきりと認識できる病変になることを意味している。厳密にいえば，トランスフォーメーションで1個の癌細胞が生じたとしても，それを癌細胞であると認識することは，必ずしも可能ではない。

表7-2 良性腫瘍と悪性腫瘍の違い

		良性腫瘍	悪性腫瘍
生体の特徴	増殖の速度	遅い	速い
	増殖の形式	膨張性	浸潤性
	手術後の再発	少ない	多い
	転移	起こさない	起こす
	全身への影響（悪液質）	乏しい	著しい
形態の特徴	周囲との境界	明瞭	不明瞭
	壊死の傾向	乏しい	著しい
	腫瘍細胞		
	分化	高い（成熟）	低い（未熟）
	異型	弱い	強い
	核分裂	少ない	多い

る。子宮筋腫の場合にはこのような性質はなく，ふつうは筋腫の細胞が子宮をはなれて別の臓器に転移したりはしない。

　腫瘍はこういった性質の違いから大きく2種類に分けられる。子宮筋腫のようなものは**良性腫瘍**(benign tumor)，胃癌のようなものは**悪性腫瘍**(malignant tumor)と呼ばれ，それぞれ一括されるのである。腫瘍の良性・悪性の違いは患者の運命を大きく左右するだけでなく，治療の方針もそれによって大幅に変わってくる。したがって，その違いを十分に理解しておくことが必要である（表7-2）。

❷ 良性腫瘍と悪性腫瘍 （1）生態の違い

　悪性腫瘍とは，放置すれば必ず患者の生命を奪う腫瘍をさしている。**悪性**(malignant)という言葉は「進行性に悪化して死にいたる」意味であり，「悪性高血圧」など，腫瘍以外の病気にも用いられる。**良性**(benign)とは，原則としてその病気によって死を招くことはないという意味である。良性腫瘍と悪性腫瘍はさまざまな点で違っており，その相違点を表7-2にまとめておいた。まず全般的な性質の違いを説明しよう。

ⓐ 増殖の速度

増殖が速いほど悪性　　腫瘍細胞が分裂し，増殖するスピードはまちまちであり，一般に良性腫瘍では遅く，悪性腫瘍では速い。また，たとえば同じ胃癌でも，高齢者では増殖が

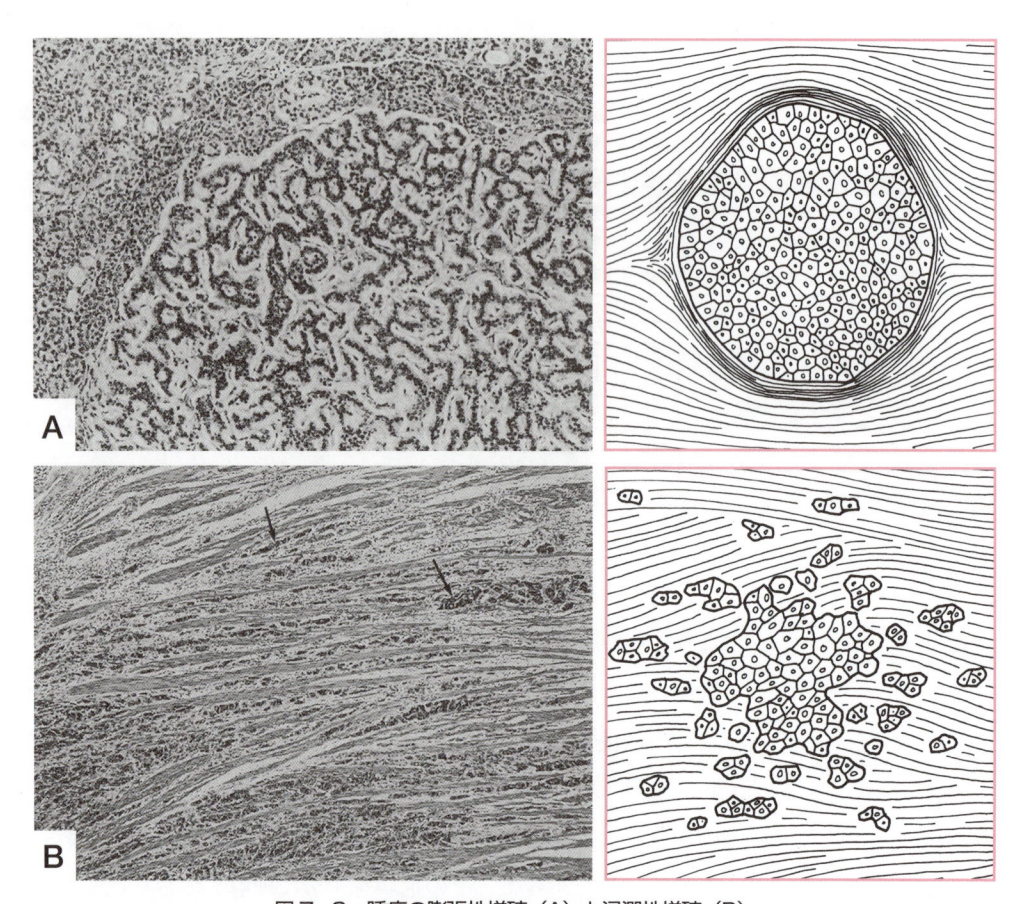

図7-3 腫瘍の膨張性増殖（A）と浸潤性増殖（B）
A 膵臓のランゲルハンス島から発生した良性腫瘍（島細胞腫，◎12頁，248頁）。まるい塊をつくり，膵臓の組織を圧迫しながら成長している。
B 胃癌。無数の癌細胞（矢印）が，細長い平滑筋細胞の間を「浸潤」しながら広がっている。

ゆっくりしていることが多く，逆に若い人の胃癌ではわずか数カ月で胃全体に広がるといった違いがある。細胞の増殖が速い腫瘍はそれだけ悪性の程度が高いとみなされる。

b 増殖の形式

腫瘍細胞が増殖を行う仕方は，良性腫瘍では膨張性，悪性腫瘍では浸潤性と表現されるが，このことが決定的な性質の違いに関係しているのである。

良性腫瘍の増殖
＝膨張性

良性腫瘍の特徴である**膨張性増殖**(expansive growth)とは，腫瘍が一個の塊としてまとまりを保ったまま大きくなってゆくような増殖の仕方である。細胞は互いに接着しあい，ばらばらに分離する傾向はなく，全体が一体性を保っている(図7-3A)。増殖に伴い周囲の組織を圧迫はするが，細胞がまわりの組織を壊

2 良性腫瘍と悪性腫瘍 (1) 生態の違い　101

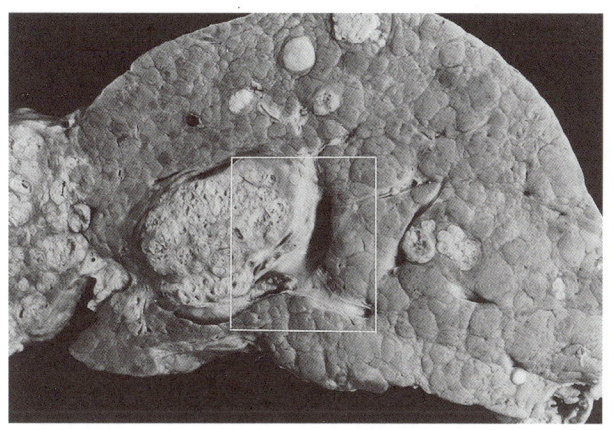

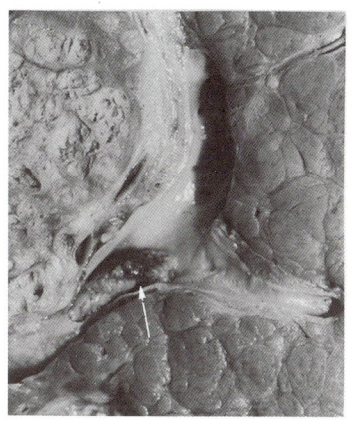

図7-4　肝癌（肝細胞癌）
癌の血管への侵入を示す
A　肝臓の中に多数の塊をつくる肝癌。癌のない所は肝硬変の状態にある。わくの部分を拡大してBに示す。
B　癌が門脈枝の内部に入りこみ，成長している（矢印）。

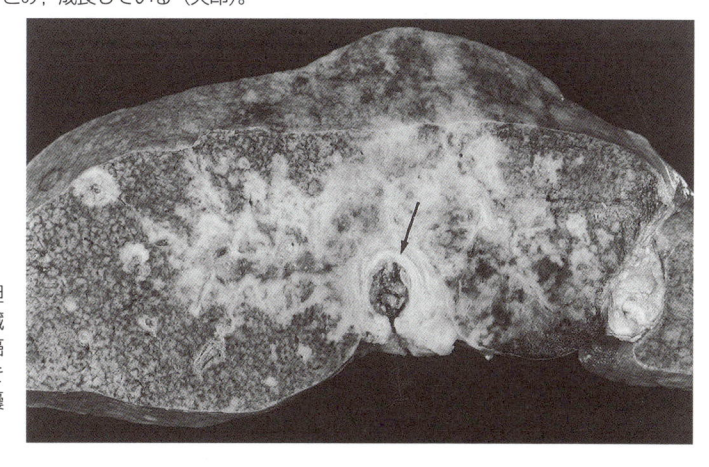

図7-5　胆嚢癌
胆嚢（矢印）から発生した癌が胆嚢の壁をつらぬき，連続性に肝臓の組織へ入りこんでいる。胆嚢癌は，多くは胆石のある胆嚢にできる。この症例も例外でなく，胆嚢の中に数個の石が入っている。

しながら入りこんだりはしない。上述の子宮筋腫（図7-1A）において，膨張性増殖の典型的な姿がみられるであろう。

●**悪性腫瘍の増殖**
　＝浸潤性

悪性腫瘍が行う**浸潤性増殖**(invasive growth)とは，図7-3Bに示すように，細胞に一体性を保つ傾向がとぼしく，細胞がばらばらに分離して，まわりの組織に少しずつしみ込むような形の増殖，いわゆる**浸潤**(invasion)による広がり方である。このため悪性腫瘍はびまん性[注]に広がった病変をつくる。浸潤という現象は，腫瘍細胞が周囲の組織を壊しながら増殖するという性質によるものであり，その意味で浸潤性増殖を破壊性増殖ともいう。周囲に血管やリンパ管があれば腫瘍細胞はそれらをも破壊し，管の中へ入りこむ（図7-4）。良性腫瘍ではこのようなことはなく，血管やリンパ管は外からおしつぶされるだけである。

注）**びまん性**（diffuse）とは，病変が広い範囲に一様に広がることを表す言葉。反対語は**限局性**（localized）で，病変が一定のせまい領域にとどまっていることを表す。**巣状**（focal）ともいう。

浸潤性増殖を行うことによって，悪性腫瘍は広がるにしたがい周囲の組織・臓器をつぎつぎに破壊してゆく。図7-5は胆嚢癌の1例であるが，癌が胆嚢の壁

をつらぬき，肝臓の組織に深く浸潤し，入りこんでいるのがみられる。このような広がり方を腫瘍の連続性進展という。

ⓒ 手術後の再発

● 悪性腫瘍は再発しやすい

外科的に腫瘍をとり除いたあと，**再発**(recurrence)を起こしやすいことが悪性腫瘍の特徴である。これは細胞が浸潤性増殖を行うため，細胞がどこまで広がっているか，肉眼では判別がむずかしく，腫瘍の境界を決定するのが困難なためである。細胞はまわりに「びまん性」に広がっており，そのうえ血管やリンパ管にも入りこんでいて，腫瘍を十分にとり除いたつもりでも，周囲に腫瘍細胞が残される確率が高いのである。このため，たとえば胃癌の手術の際に切除の範囲を決めるのに，そこまでは癌の浸潤が及んでいないことを確かめた上で切除線を決定することが望ましい。これは「断端」の組織をそのつど，術中迅速検査[注]によって病理組織学的に調べることにより行われる。ただしこのような仕方で手術を進めるには，その施設に病理医がいることが前提となる。

注）組織を固定しパラフィンに包埋するふつうの方法では，診断までに数日はかかるが，新鮮な（なまの）組織をすぐに凍らせて薄切する方法があり，10～15分でだいたいの診断はつけられる。

ⓓ 転　移

● 原発臓器と転移先

腫瘍が最初に発生した部位（臓器）を**原発部位**（原発臓器）という。何かの仕方で腫瘍が原発部位をはなれ，別の部位（臓器）に到達して，そこで新たに増殖を始めることを**転移**(metastasis)という。たとえば胃癌は胃に原発した癌であり，それが肝臓に転移した場合は「胃癌の肝転移」という（図7-6）。胃の腫瘍が比較的小さく，肝転移の方がはるかに大きいこともまれでないが，そのような場合も肝臓癌とはいわない。転移は悪性腫瘍のもっとも重要な特徴である。転移によって腫瘍が全身に広がること，この性質があるために悪性腫瘍は悪性なのだといって決していいすぎではない。

● 3通りの転移の成り立ち

転移には，腫瘍細胞が転移先に到達する経路によって，

　　　血行性転移

　　　リンパ行性転移

　　　播　種

の3種類を区別している。

● 血行性転移とその経路

血行性転移(hematogenous metastasis)は，腫瘍細胞が血管（毛細血管または細静脈）の壁をつらぬいて血液中に入り，血流に運ばれ，他の臓器に到達してそこに転移をつくるものである。解剖学でまなんだ臓器の循環を思い出していただきたい。胃腸・膵臓などでは，そこからの静脈は集まって1本の門脈になっ

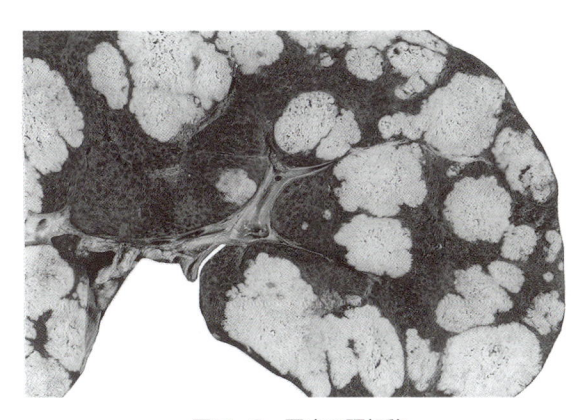

図7-6 胃癌の肝転移
癌は肝臓にたくさんの塊をつくって増殖している。この場合は癌細胞が門脈をへて肝臓に達し，血行性転移をつくったもの。

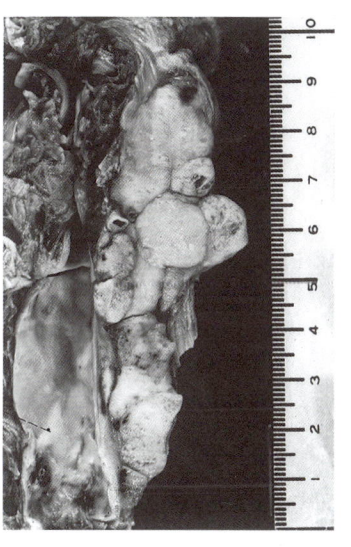

図7-7 癌のリンパ節への転移
膵臓癌の症例。後腹膜（大動脈の周囲）のリンパ節が転移によっていっせいに大きくなっている。

て肝臓に入り，その内部で門脈はふたたびこまかく枝分かれして毛細血管に移行する。したがって胃癌・大腸癌・膵癌などでは，静脈から流れ出した腫瘍細胞は肝臓の毛細血管にひっかかり，そこで増殖を始める。すなわち血行性転移はまず肝臓に発生することが多いのである（図7-6）。さらに肝臓の毛細血管を通過した癌細胞は肝静脈を通って下大静脈に入る。胃腸・膵臓以外の臓器で発生した腫瘍では，腫瘍細胞を含む血液は静脈から出て直接，上大静脈または下大静脈に入るので，最初に肝臓に転移をつくることはふつうは起こらない。大静脈に入った腫瘍細胞はさらに右心房・右心室，肺動脈をへて肺の毛細血管に達し，そこでひっかかった細胞が増殖を開始して転移をつくる。このような理由から，肝臓と肺には特に血行性転移が起こりやすいのである。

● リンパ行性転移とその経路　**リンパ行性転移**(lymphogenous metastasis)は，原発部位で腫瘍細胞がリンパ管に入り，リンパの流れによって運ばれ，それが通過してゆくリンパ節に次々と転移をつくってゆくものである（図7-7）。したがって腫瘍の原発部位からのリンパが最初に流れこむリンパ節（局所リンパ節）にまず転移が発生する。胃癌であれば大彎または小彎に沿う胃周囲のリンパ節，乳癌であれば腋窩のリンパ節がそれに相当する。胃癌や乳癌の手術の際に，これらのリンパ節を可能な限り取り除く，すなわち**リンパ節の廓清**が行われるのは，すでにそれらに転移が存在する可能性を考えてのことである。転移のあるリンパ節をとり残せば，そこから再発が起こるからである。胃癌をはじめとする腹部臓器の癌は，最後には胸

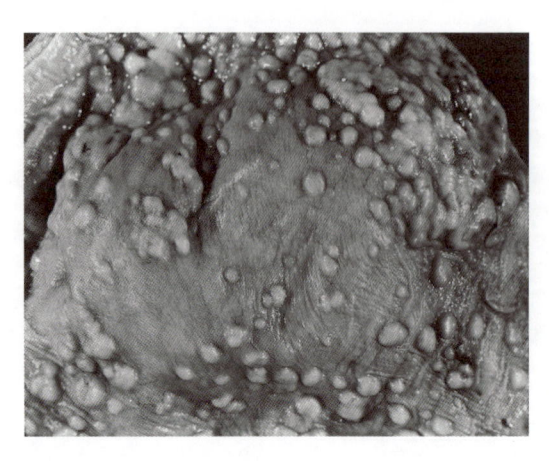

図7-8 癌の腹膜への播種
胃癌の例。横隔膜の腹腔側に, 直径2～3mmの転移が無数に発生している。

管を通って左の鎖骨上窩のリンパ節に転移を起こす。**ウィルヒョウ(Virchow)のリンパ節**(またはウィルヒョウの転移)といわれ, ここに転移があるときは, もはや手術だけでは癌をとりきれないと考えなければならない。今日では, どの臓器のどの部位に発生した腫瘍は, どのリンパ節からどのような順序で転移していくか, 詳しく調べられている。

● 転移発生に関係する因子

悪性腫瘍で血行性転移やリンパ行性転移を起こす程度は, 症例によってかなり違う。たとえば胃癌では, 癌そのものが大きくなっても転移をつくりにくい症例があるし, 逆にあまり進行しないうちから癌細胞がどんどんリンパ管や静脈に入って転移を起こす症例もあり, 実にさまざまである。そのような違いが何に関係しているのか, これは今日, 多くの研究者が関心を抱いている問題である。しかし転移の発生には非常に多くの因子が関係していて, この問題は簡単でない。たとえば組織の中に「浸潤」する傾向が強い癌, すなわち細胞がばらばらに離れやすく, 間質の中を動きやすいものは血管やリンパ管に到達しやすいと予想されるであろう。さらにそのような細胞の中でも, 毛細血管の壁(基底膜や内皮細胞)に付着しやすいものが血管の中にもぐり込むと考えられる。これは癌細胞の表面にどのような分子が存在するか(基底膜への受容体の分子, 接着分子, あるいはそれと結合する分子), 細胞に運動性を与える構造(細胞骨格)がどの程度発達しているか, などに関係する性質である。転移しやすさの程度は, そのほか多くの因子に左右されると考えられ, このような方面の研究がさかんに行われている。

● 癌性腹膜炎の成り立ち

播種(dissemination)とは, 腹腔・胸膜腔・心嚢腔などの体腔において, 漿膜の表面に達した腫瘍細胞が内臓の動きに伴って運ばれ, 漿膜表面に広がることをいう。たとえば胃癌の場合, 粘膜に発生した癌は胃壁の深部に向かって浸潤

し，最後には漿膜(腹膜)に達する。胃の表面の漿膜は，胃や腸が運動することによってつねに擦れあっており，このため癌細胞は少しずつ胃の表面から擦り取られ，ついには腹膜全体にばらまかれ，無数の転移をつくるようになる(図7-8)。これが播種と呼ばれる転移の仕方である。このようにして癌が広がった状態では，大量の腹水がたまってくることが多い。この状態を**癌性腹膜炎**(peritonitis carcinomatosa)という。癌が胸膜に播種を起こした状態は癌性胸膜炎，心囊腔の場合は癌性心囊炎と呼んでいる。どの場合も炎症を起こしているわけではないが，たまってくる腹水や胸水は穿刺して調べると高濃度のタンパクを含んでおり，その点で炎症の際にたまる滲出液に似ているのである。

e 全身への影響

悪性腫瘍は，それが体内に存在するだけで患者は衰弱し，全身状態が著しく悪くなるという性質がある。遅かれ早かれ患者は食欲を失い，体重が減少し，体力が衰えて，いわゆる**悪液質**(cachexia)の状態になる。悪液質の発生は，腫瘍が増殖するために患者の栄養を奪いとることにも関係があろうが，それだけでは説明しきれない。むしろ腫瘍細胞から何かの毒性物質が分泌され，全身の代謝を障害することが考えられている。

③ 良性腫瘍と悪性腫瘍（2）形態の違い

腫瘍の肉眼像は「腫瘤」

次に腫瘍の形について少し詳しく説明しよう。肉眼でみた場合，腫瘍は良性でも悪性でも腫瘤，すなわち塊状の「しこり」をつくるのがふつうである。前にあげた子宮筋腫の例で典型的な腫瘤のありさまをみることができる(図7-1A)。乳癌のように体表に近いものでは，腫瘤がある大きさになれば外からも触れるようになる。硬さは腫瘍によりまちまちである。一般に硬い腫瘍は間質，すなわち結合組織を多く含むものであり，良性・悪性とはあまり関係がない。

境界の性質

腫瘍の断面を観察した場合，第1に重要なことはまわりとの境界の性質である。良性腫瘍では一般に境界が明瞭であり，悪性腫瘍でははっきりしない。図7-9に乳腺の2種類の腫瘍の形を簡略化して示すが，左は**線維腺腫**といわれる良性腫瘍(●281頁)，右は乳癌で，境界の性質の違いを理解していただけると思う。このような違いは良性腫瘍が膨張性増殖によって周囲を圧迫し，細胞は一体性を保っていて分離しないのに対して，悪性腫瘍では細胞がこまかく分離し

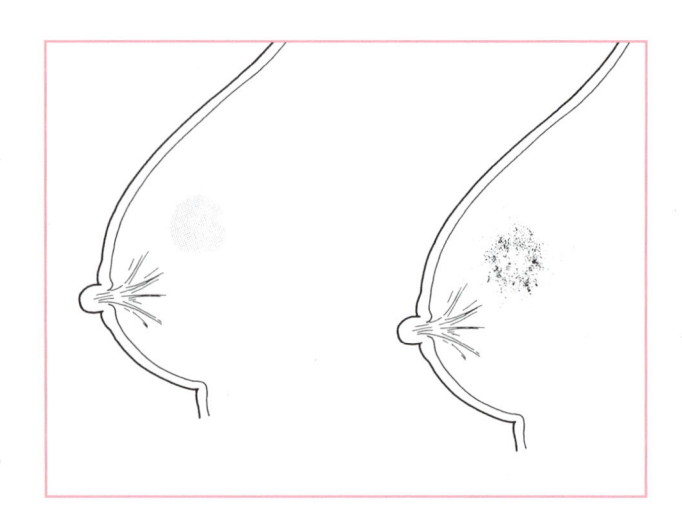

図7-9 腫瘍の境界の性質
左は乳腺の良性腫瘍である線維腺腫，右は乳癌を表す。

てまわりに浸潤するという性質から説明することができる。手術の際に良性腫瘍では周囲からはがしやすく，悪性腫瘍は強く癒着していてはがしにくいといわれるが，それもまったく同じ理由から説明が可能である。

腫瘍の色 　次に腫瘍の色であるが，まわりの組織に比べて多少とも白っぽく見えるのが共通点である（図7-1，図7-4〜7-7）。これは腫瘍細胞の増殖が速いため，血管の成長が追いつかず，その結果，腫瘍の組織は血液の供給が比較的乏しい，いわゆる貧血の状態にあるためと説明されている。特に悪性腫瘍では細胞増殖のスピードが速いから，一般論としては良性腫瘍よりもいっそう白っぽく見えるものと考えてよい。なお，腫瘍によっては細胞が色素を産生し，そのため特別の色調をおびるものがある。たとえば肝癌の代表的な形である**肝細胞癌**はしばしば胆汁を産生し，そのため褐色あるいは緑色に見える。**悪性黒色腫**（malignant melanoma）という腫瘍は，多くは皮膚に発生するが，メラニン色素をつくる細胞に由来するため色素を産生し，そのために暗褐色を呈する。

壊死の有無 　肉眼でみてのもう一つの特徴として，悪性腫瘍では壊死におちいりやすいことがあげられる。特に，大きな腫瘤をつくっているときは，中心部に壊死が発生しているのがふつうである。このことも悪性腫瘍では増殖が速やかであること，そのため腫瘍内部では血液供給が不足しがちであることから説明される。

細胞の形が診断を決める 　次に良性腫瘍と悪性腫瘍の組織学的な違いについて述べよう。のちに説明するが，腫瘍の診断は組織学的検査によって最終的に決定される。肉眼的な観察，あるいは内視鏡やX線写真などでいかに腫瘍らしく見えても，それだけでは腫瘍が疑われるにすぎない。そこから組織をとり，顕微鏡で細胞の形を観察することによって，その病変が腫瘍かどうか，腫瘍であるとすれば良性か悪性か，

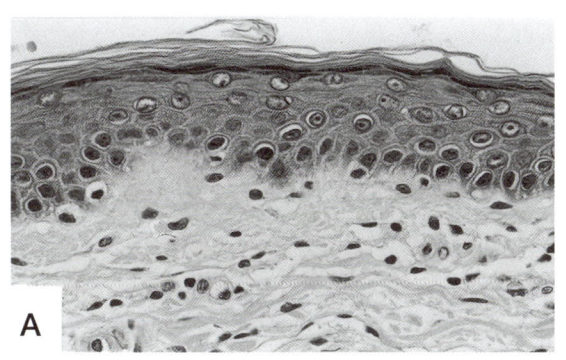

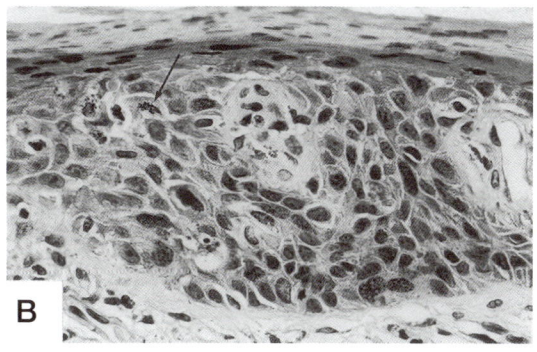

図7-10 重層扁平上皮とその癌化（皮膚癌の例）
細胞の異型性を示す。
A　正常な皮膚の重層扁平上皮。表面に薄い角化層がある。
B　皮膚の早期癌（上皮内癌）。重層扁平上皮に著しい異型がみられる。核は大きく，形は不揃いで，クロマチンの状態も異常。矢印は核分裂。

などが確定する。

悪性細胞の特徴は異型 ●　ひとことでいえば悪性腫瘍の特徴は，細胞が強い**異型**(atypism)を伴うという点にある。異型とは，細胞の形や配列の規則性が失われることと思えばよい。正常の組織であれば，どのようなものでも細胞には一定の形があり，それがある規則性をもって並び，組織を形づくるのが原則である。このことを，皮膚をおおう重層扁平上皮を例にとって観察してみよう（図7-10A）。正常な皮膚では，上皮細胞は重なりあい，何層かの厚い細胞層をつくるが，いちばん深い層では立方体に近い細胞が一列に並んでおり，表面に近づくにつれて細胞は扁平になって行く。細胞は最後はアポトーシスによって死滅し，角化層となって表面をおおう。同じ深さのものを比較すれば，細胞の形も核の形も互いに似ており，つまり細胞の形が揃っていて，全体の層構成にもある種の規則性が感じられるであろう（●16頁，図2-1を参照）。すなわち正常の皮膚では細胞に異型という性質は現れていないのである。

皮膚癌の例 ●　一方，右の図7-10Bは皮膚癌の例で，重層扁平上皮に癌が発生した状態を示している。ここでも上皮細胞は重なりあって層をつくってはいるが，細胞の形や配列が著しく不規則になっているのが目につく。たとえば核に大小不同性，すなわち大きさの不揃いが明瞭である。核の形はまちまちで，いわゆる多形性を強く現わしている。配列の仕方にも乱れが感じられる。このように構造の規則性が失われた状態を**異型の**(atypical)**上皮**と表現するのである。そしてこの異型という性質が，悪性腫瘍を顕微鏡的に診断する上でいちばん重要な手がかりになる。この皮膚癌の症例は早期癌といわれる段階にあり，癌細胞は上皮層の中にとどまっていて，真皮や皮下組織など，深部への浸潤を始めていない。ま

だ浸潤という悪性腫瘍の重要なふるまいを現わしていないが，この場合は異型という性質だけで癌であることを十分判断できるのである。良性腫瘍ではこのような強い異型はみられず，たとえみられても程度は軽い。

● 異型度は分化度と逆比例

悪性腫瘍の細胞が強い異型を示す理由は，おもに細胞の分化が妨げられているためと説明される。分化という言葉については第3章（●38頁）で説明したように，細胞が特定の機能をいとなむべく，特定の形（構造）をそなえることをいう。腫瘍，特に悪性腫瘍の細胞は，正常の分化を行えないため，奇形的な姿になってしまうというわけである。一般論としては，腫瘍が悪性であるほど，その腫瘍をつくっている細胞は分化が低く，およそ正常の細胞とかけはなれた形を呈するということができる。逆もまた真である。同じく癌でも，細胞の分化がより高いもの（**成熟している**ともいう），より低いもの（**未熟である**ともいう）など，症例によってさまざまであり，分化が低くなるほど異型が強い。そして大ざっぱな言い方をするなら，より異型が強く，分化が低い腫瘍ほど，悪性の程度も強いとみることができる。

● 細胞分裂—増殖の目印

悪性腫瘍のもう一つの特徴は，**核分裂**(mitosis)が数多く見いだされることである（図7-10B）。このことは，悪性腫瘍で細胞増殖のスピードが大きいことに関係がある。このため，顕微鏡で腫瘍の組織を観察するとき，高倍率で核分裂の数をかぞえ，細胞全体の数に対するパーセンテージを計算する。この値は**分裂指数**(mitotic index)と呼ばれ，腫瘍の悪性度をはかる一つのめやすになる。もちろん良性腫瘍でも増殖は行っており，核分裂が見られないわけではないが，増殖がはるかにゆっくりしているため，たとえ見られても数は少ないのである。

④ 腫瘍の分類

● 分類の重要性

ヒトの腫瘍はさまざまな臓器に発生し，種類もきわめて多い。よくこれで自分に腫瘍ができないものと感心するくらいである。このような多種類の腫瘍に対して病理学の方では分類を行い，それによって腫瘍の整理を試みている。腫瘍は種類によってそれぞれ特徴があり，増殖の仕方や治療の有効性などが違うので，組織の形から正しく分類を行うことは臨床的にも大切である。

● 腫瘍の命名法

一般に腫瘍は，どのような細胞に由来したかによって分類され，さらにそれが発生した臓器の名をつけて呼んでいる。たとえば前述の「子宮筋腫」は一種の略称で，厳密には「平滑筋に由来した」という意味で**平滑筋腫**(leiomyoma)であ

表7-3 腫瘍の分類

	上 皮 性	非 上 皮 性
良性腫瘍	腺腫 乳頭腫 囊腫 上皮腫	線維腫 脂肪腫 血管腫 平滑筋腫 軟骨腫 など，ほかにさまざま
悪性腫瘍	癌(carcinoma) 　扁平上皮癌 　腺癌 　移行上皮癌 　未分化癌 　など	肉腫(sarcoma) 　線維肉腫 　脂肪肉腫 　血管肉腫 　平滑筋肉腫 　横紋筋肉腫 　軟骨肉腫 　骨肉腫 　など

り，「子宮の平滑筋腫」が正しい。腫瘍の名称は，それが由来した細胞・組織名に「…腫」(…oma) という語を付けたものが多いが，厳密なきまりはない。癌の場合は，ふつうは「…癌」である。「…癌腫」という言葉も間違いではないが，あまり使われない。

上皮性・非上皮性腫瘍 ● まず分類の大わくとして，上皮性細胞に由来した**上皮性**(epithelial)の腫瘍と，上皮以外の細胞に由来した**非上皮性**(non-epithelial)の腫瘍に分ける。このように分ける理由は，腫瘍全体の中では上皮性腫瘍が数の上で多く，重要であることによる。次に上皮性・非上皮性腫瘍のおのおのを良性と悪性に分ける。これによって，おもな腫瘍は4つの大きなわくに配属されるわけであるが，この分類方式は腫瘍を学ぶ上で大切であり，記憶しておくことが必要である(表7-3)。ただし例外がある。それは脳・神経の腫瘍と造血器の腫瘍で，これらは非上皮性には違いないがこの4分法には含めず，別扱いにしている。これらは他の非上皮性腫瘍とは性質が違い，特殊なグループをつくるからである。

癌と肉腫 ● さて表7-3の分類をざっと眺めてみよう。まずここでしっかり記憶してほしいことは，悪性腫瘍のうち，上皮性のものを**癌**(carcinoma；独Krebs)と総称することである。それに対して非上皮性の悪性腫瘍は**肉腫**(sarcoma)と総称される。癌という言葉は世間では悪性腫瘍の代名詞と受けとられ(その意味ではcancer)，「骨からでた癌」「血液の癌」といった使われ方もするが，それは病理学的には正しくない。

癌の種類 ● 癌は，組織学的な性質から

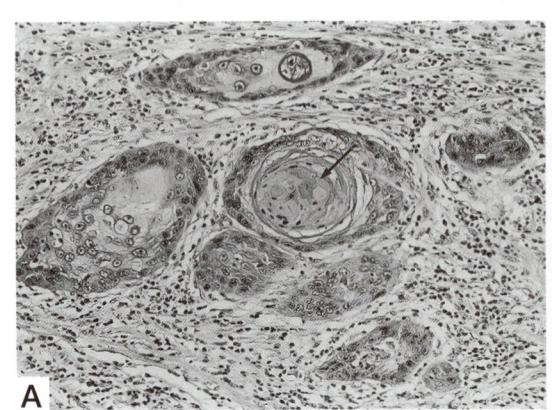

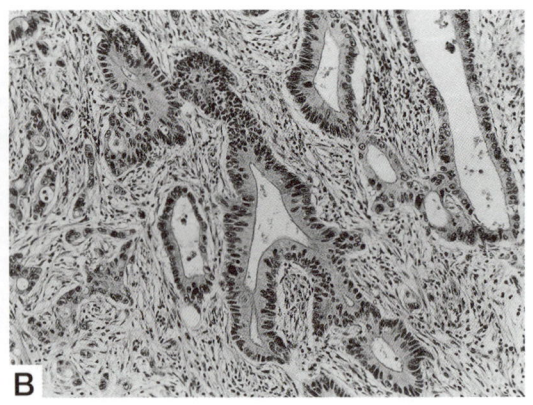

図7-11 扁平上皮癌と腺癌
A 扁平上皮癌（食道癌の例）。癌細胞がいくつかの塊をつくり，浸潤している。一部の塊では中心に角化があり（矢印），それを取りまいて細胞が増殖している。
B 腺癌（胃癌の例）。異型性の強い癌細胞が腺に似た管のような構造をつくっている。

　　　　扁平上皮癌
　　　　腺　癌
　　　　移行上皮癌
　　　　未分化癌

の4種に大別される。

扁平上皮癌● 　上皮にはいくつかの種類があることを述べた（●15頁）。どの臓器にどの形の上皮が存在するかによって，そこから発生する癌の形が違ってくる。まず**扁平上皮癌**(squamous cell carcinoma：SCCと略す)であるが，これはもともと重層扁平上皮が存在する場所に発生する。図2-1Aに示すように，この上皮は細胞が重なって厚い層をつくる。そのため丈夫であり，圧迫や摩擦が加わりやすい場所に存在する。扁平上皮癌においても癌細胞は層をつくり，角化を示すなど，重層扁平上皮の性質を残している（図7-11A）。この形の癌が発生するのはまず皮膚であり，消化管では口腔・舌・咽頭・食道・肛門，呼吸器では副鼻腔・喉頭・気管支（太い部分），子宮の頸部などが代表的な部位である。副鼻腔や気管支の粘膜は，もともとは重層扁平上皮が存在する場所でなく，線毛をもつ円柱上皮でおおわれている。しかしここでは，癌の発生に先立って上皮がいったん重層扁平上皮に変わり，そこに癌が発生する。細胞の分化に異常が起こるわけで，このような現象を細胞の**化生**ということを第3章で述べた（●40頁）。

腺　癌● 　上皮細胞が腺をつくる場所，すなわち腺上皮から発生する癌が**腺癌**(adenocarcinoma)である。本来，腺においては分泌物が腺腔に分泌され，さらに導管を通って身体の外部に排出されるしくみになっている（図2-2A）。腺や導

管の上皮細胞は集まって管をつくるので，断面では輪のように細胞がつらなって内腔を囲む（◯16頁，図2-2参照）。この性質は癌になっても受けつがれ，癌細胞は多少なりとも輪状に並び，管をつくる傾向を示すのである（図7-11B）。腺をつくっていない場所でも，円柱上皮におおわれた粘膜であれば，そこから発生する癌は一般に腺癌である。腺癌ができる代表的な場所としては，消化器では胃・腸・膵臓・胆管・胆嚢など，気管支の細い部分，腎臓，子宮の体部，乳腺，卵巣，前立腺，内分泌腺（たとえば甲状腺）などがあげられる。この中には，症例の数からいって上位を占める癌が数多く含まれており，したがって腺癌は症例の数からいえば，癌のなかで圧倒的に多いものである。

移行上皮癌 ● 尿路，すなわち腎盂・尿管・膀胱・尿道に発生する癌は**移行上皮癌**（transitional cell carcinoma：TCC と略す）である。正常な尿路の粘膜は，たとえば尿がたまっていない，からの膀胱では表面積が小さいが，尿がたまり，広がった状態では表面積が大きくなり，粘膜の上皮も強く引き伸ばされる。このため膀胱の上皮は，収縮した状態では細胞が重なり合って重層したような形をとり，拡張したときは細胞が互いにスライドして1枚の細胞層に変わるようにできている。異なった形に移行できることから移行上皮といわれる。そこに発生する癌も形が移行上皮に似ており，移行上皮癌と呼ばれる。

未分化癌 ● **未分化癌**（undifferentiated carcinoma）は，重層扁平上皮や腺上皮などへの分化の傾向を示さない癌を総称する。ただ一様に癌細胞が集合しているだけの形で，髄様癌・単純癌など種々の名で呼ばれる。どの臓器でも発生しうるものである。

肉腫とその種類 ● **肉腫**とは非上皮性の組織に由来する悪性腫瘍の総称で，ただし神経組織・造血組織から発生したものは除外する。頻度は癌よりもはるかに低いが，癌の発生が中高年に集中するのに対して肉腫は若い人にも比較的多い。また，癌においては血行性転移・リンパ行性転移ともに頻繁に発生するが，肉腫においては転移はほとんどが血行性である点が特徴である。

肉腫も腫瘍細胞の由来にしたがって分類されるが，ここではおもなものだけをあげておく。

●**線維肉腫**（fibrosarcoma）：線維芽細胞に由来する肉腫で，膠原線維を細胞のまわりにつくる。この細胞はもともと結合組織のおもなメンバーであるから，身体のどこに発生してもよい腫瘍である。

●**脂肪肉腫**（liposarcoma）：脂肪組織の細胞（脂肪細胞）に由来する。腫瘍になっても細胞には脂肪をたくわえる働きがある。脂肪組織が存在する場所ならどこにでもできる。

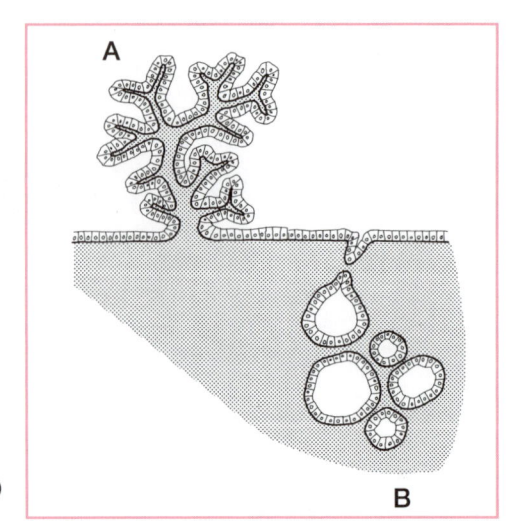

図7-12 乳頭腫（A）と嚢腫（B）

●平滑筋肉腫(leiomyosarcoma)：平滑筋細胞由来で平滑筋が存在する所ならどこからでも発生する。子宮筋腫が悪性化により肉腫になることは少ない。
●横紋筋肉腫(rhabdomyosarcoma)：横紋筋細胞の性質をもつ肉腫で，四肢の筋肉などからも発生するが，なぜか横紋筋をもたないはずの鼻腔や性器などにも生じる。小児の腫瘍の中で比較的多いものである。
●軟骨肉腫(chondrosarcoma)：軟骨の性質をもつが，多くは骨から発生するもので，一般に発育が遅い。
●骨肉腫(osteosarcoma)：これについては後述する（◯332頁）。
●血管肉腫(angiosarcoma)：血管の内皮細胞の性質をもつ細胞からなる。日本ではトロトラスト（thorotrast）による肝臓の血管肉腫が知られている。トロトラストは第二次大戦中，前線で負傷した兵士に血管造影のための造影剤として使用された放射性重金属トリウムの化合物で，α線を照射し続ける。その血管内注射を受けた兵士たちに，10年以上たってから血管肉腫を含む多くの悪性腫瘍が発生した。米国では塩化ビニル工場の労働者に多発し，塩化ビニルモノマーの発癌性が指摘されるきっかけとなった。

良性腫瘍の種類 ● 良性腫瘍には癌や肉腫に相当する総称的な名称はない（表7-3）。おもな**上皮性良性腫瘍**は次の3種類である。
●腺腫(adenoma)：腺癌の組織の形から悪性の特徴をなくしたものと思えばよい。中高年では大腸の腺腫をもっている人が非常に多い（◯消化器の章を参照）。唾液腺・甲状腺などにもしばしば腺腫が発生する。
●乳頭腫(papilloma)：ホウキタケという茸があるが，それに似た複雑な枝分

かれ構造を「乳頭状」と形容する（図7-12A）。乳頭腫は乳頭状の形をとる上皮性の腫瘍で，たとえば乳腺の乳管内にときどき見られる。

● **囊腫**(cystoma)：腺の組織において分泌物の排泄が妨げられたときは腺や導管は拡張し，分泌物を満たした袋のような構造，いわゆる**囊胞**(cyst)をつくる。囊胞が多数集まったような形の上皮性腫瘍を囊腫という（図7-12B）。卵巣に多いものである。

非上皮性の良性腫瘍にはきわめて多くの種類がある。代表的なものだけを表7-3に示した。

● **線維腫**(fibroma)：皮膚の真皮層，その他あちこちの結合組織に生じるもので，線維芽細胞が増殖し，膠原線維を産生しながら結節状の腫瘤をつくるものである。

● **脂肪腫**(lipoma)：脂肪細胞が増殖して腫瘤をつくったもので，多くは皮下組織に発生する。「こぶとりじいさん」の「こぶ」は，形からみて脂肪腫と考えるべきであろう。

● **血管腫**(hemangioma)：血管の内皮細胞が増殖したもので，血管の集団という形をとる。皮膚に発生したものは「赤あざ」となって外からもみえる。

● **軟骨腫**(chondroma)：軟骨細胞の増殖による腫瘍である。軟骨の基質（コンドロムコイド）をつくるもので，骨から発生し，その内部（骨髄腔）に，または骨から外に向かって成長する。

● **平滑筋腫**(leiomyoma)：平滑筋細胞の増殖からなるもの。子宮に発生するものが代表的である。ほかに血管壁など，平滑筋が存在する場所ならどこからでも発生する。

⑤ 腫瘍の原因

腫瘍は，トランスフォーメーションによって正常な細胞が腫瘍細胞という異常な細胞に変わることから始まる。いったい，それはどのようにして起こるのであろうか。それは細胞の何が，どう変わることを意味するのであろうか。こういった問題，すなわち腫瘍の発生のしくみをめぐっては長い間，多くの研究が行われてきたが，特に近年は医学者だけでなく，自然科学の総力をあげて研究が進められている。

経験上，腫瘍を誘発する因子，いわゆる**発癌性因子**としては多くのものが知ら

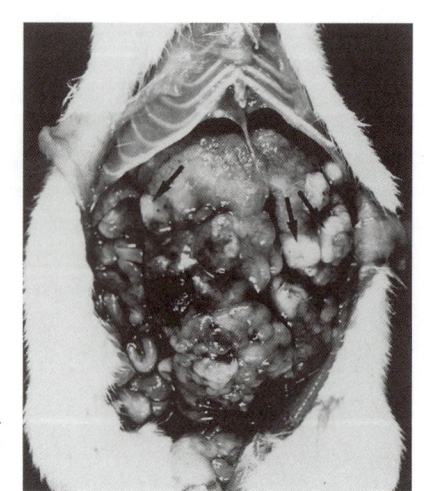

図7-13 癌原性物質による実験的肝癌
強力な発癌性をもつ物質 DAB（dimethyl-aminoazobenzene）をラットに与えて発生させたもの（矢印）。

れている。ふつう「癌の原因」という場合は，このような因子をさしている。重要な発癌性因子として，

　　　発癌性物質
　　　放射線
　　　ウイルス

をあげることができる。

化学発癌●　　**発癌性物質**(carcinogenic substance)による癌発生の研究の発端となったのは，有名なタール癌の実験である。昔からイギリスでは煙突掃除夫に陰嚢の皮膚癌が多く発生することが知られていた。燃料として使われていたのは石炭であり，したがって石炭に含まれる何かの成分，特にコールタールの中に癌の原因となる物質が含まれていることが予想された。が，そのことをはじめて実証したのは日本の病理学者，山極・市川(1915)による実験である。彼らはウサギの耳にコールタールをくり返しぬることによって，ついに皮膚癌（扁平上皮癌）を発生させることに成功した。コールタール中の発癌性物質の正体は，のちに芳香族炭化水素（ベンツピレンなど）であることが明らかにされた。現在では発癌性が確かめられた物質はおびただしい数にのぼり，動物実験によって何がどのような腫瘍をつくるかが詳しくわかっている。1例として，発癌性物質を動物に与えて実験的につくられた肝癌を図7-13に示しておく。

喫煙と発癌●　　私たちの身近にある発癌性因子で重要なものは，いうまでもなくタバコである。タバコの煙にはベンツピレンその他の発癌性物質が大量に含まれている。喫煙と癌発生の間に密接な関係が存在することは，今日では多くの研究によって疑いようのない事実として証明されている。たとえば肺癌の発生率は，喫煙

指数(喫煙年数×1日の平均本数)が増すとともに急速に高くなって行く。喫煙は肺癌だけでなく，食道癌・副鼻腔の癌・喉頭癌などの発生にも関係する。自動車の排気ガスも，タバコの煙と同様に発癌性物質を多く含んでいる。統計的に，都会では肺癌の発生率が農村より明らかに高いが，これは汚れた空気を呼吸していることに関係するのであろう。

放射線発癌　**放射線**は悪性腫瘍の治療に広く用いられている。悪性腫瘍では細胞が非常なスピードで分裂・増殖をくり返すが，このような細胞はX線・γ(ガンマ)線などの放射線に敏感で，傷害を受けやすいことを述べた(⊃21頁)。だが，使い方によっては放射線はかえって腫瘍をつくり出す結果になる。そのような場合として私たちの念頭に浮かぶのは，広島・長崎での原爆被爆者に，後になって白血病など造血器の悪性腫瘍が多発したという日本でのできごとであろう。昔から知られている例は「レントゲン皮膚癌」である。X線が診療に使われ始めたころ，防護が不完全であったために，医療関係者にしばしば発生した職業癌である。

ウイルスによる発癌 　動物実験では，さまざまのウイルスによる腫瘍発生が確かめられている。マウスに白血病をひき起こすウイルス，同じくマウスで乳汁を通して仔に感染し，乳癌をひき起こすウイルスなどが有名である。ヒトでは成人T細胞性白血病をひき起こすウイルス(HTLV-I)，一種の悪性リンパ腫(バーキット・リンパ腫)の発生に関係すると考えられるウイルス(EBウイルス)，子宮癌(頚癌)との関係が取りざたされているウイルス(パピローマウイルス)などがある。

癌発生のしくみ 　さて，これらの因子はどのようにして細胞のトランスフォーメーションをひき起こすのであろうか。この問題については，最近20年ほどの間に非常に多くの事柄が明らかになったが，これは分子生物学の進歩によるところが大きい。簡単にいうなら，細胞の癌化とはDNA，すなわち遺伝子の構造に傷が生じ，あるいは遺伝子がつくり変えられることによって発生するのである。DNAには**癌遺伝子**(oncogene)と呼ばれる一連の遺伝子が存在する。これは正常の人の細胞に本来そなわっている遺伝子なのだが，そこに何かの異常，たとえば突然変異が発生することが，トランスフォーメーションのきっかけとなる。正常な人に癌遺伝子が存在するというのは奇妙に聞こえるかもしれないが，もともとそれは有害な遺伝子ではなく，正常な人では細胞の増殖をコントロールする重要な働きをもつ遺伝子なのである。

　たとえば創傷がなおっていく時には，線維芽細胞をはじめとする細胞が増殖して傷口をふさぐことを述べた(⊃33頁)。これは，傷の部位でマクロファージその他の細胞から**増殖因子**(ぞうしょくいんし)(growth factor)と呼ばれる一種のサイトカイン(⊃81

頁)がつくられ,これが線維芽細胞に働いて増殖をひき起こすのである。増殖因子にはさまざまのものがあり,それが働きかける相手の細胞も,増殖因子それぞれによって違う。線維芽細胞の表面にはそれを受けとめる受容体(レセプター)の分子があり,増殖因子はレセプター分子に結合することによってはじめて細胞の増殖が始まるという関係にある。そして癌遺伝子といわれるものは,いずれも増殖因子やそれに対するレセプターの働きに関係するものであり,言葉をかえれば細胞の増殖を調節する働きをもつことがわかってきた。単純化した言い方をするなら,癌細胞とはこの調節装置に異常が発生し,その結果,細胞増殖のコントロールがきかなくなった細胞と考えられる。無制限の「自律性」増殖を行うことが癌の定義であったことを思い出そう。癌細胞では増殖因子をとめどなくつくるように変化していたり,あるいはレセプターの働きに狂いを生じているなど,種々の異常が発生していることが実際に証明されている。

一方,DNAには**癌抑制遺伝子**(がんよくせい)(anti-oncogene)といわれるものも存在する。これは癌遺伝子とは逆で,それが正常に働かないときに癌が発生するものと思えばよい。今のところ癌遺伝子は約100種類,癌抑制遺伝子にも種々のものが知られている。そこに発生する分子構造の異常もさまざまである。

● **癌発生は多段階——大腸癌の例**

実際には,ある遺伝子の決まった部位に決まった変化が起これば必ず癌ができるといった単純なものではない。そうではなく,癌の発生とは癌遺伝子・癌抑制遺伝子を含めて,何段階かの変化がつみ重ねられてゆく過程であり,そのステップをふむごとに細胞は一歩ずつ癌細胞に近づいて行くと考えてよい。たとえば消化器の章で大腸癌について述べるが(○206頁),大腸癌はふつう何も病変のない正常な粘膜にいきなり発生するというものではない。たいていは最初,腺腫といわれる粘膜の隆起,つまり一種のポリープ(注)ができる。腺腫というのは粘膜の腺上皮が増殖することにより発生する病変で,最初は異型も軽く,とても癌といえるようなものではないが,何年かたつうちに異型がだんだん強くなり,最後にはまぎれもない癌がそこに発生する。DNAを調べてみると,できて間もない腺腫の段階で,すでにある種の変化が見いだされる。そして,さらに別な場所の遺伝子変化が何度か加わり,そのたびに一歩ずつ腺腫は異型が強くなり,癌に近づいてゆく。すなわち大腸腺腫とは,すでに癌に向けて一歩をふみ出した病変とみられるのである。癌の「芽」といってもよいであろう。

注)ポリープ(polyp)とは,粘膜の一部が盛り上がった状態をいう。茸のような柄をもった形や扁平な隆起など,さまざまの形をとり,大きさもいろいろである。いずれにせよポリープとは肉眼的な形を表す言葉であって,過形成による場合,腫瘍による場合,炎症による場合など原因はさまざまである。

● **人の癌発生を左右する因子**

今のところヒトの腫瘍では,癌原性因子との関係を推定できるのは煙突掃除夫や原爆被爆者など,少数の場合に限られる。大多数の腫瘍の症例では,あまりにも多くの癌原性因子が複雑にからみあっており,とても一筋縄(ひとすじなわ)で原因を解

析しきれるものでない。まず，私たちの生活環境にはあまりにも多種類の，発癌性をもつかもしれない物質が存在しており，私たちは日常それらと接触しながら生活している。ウイルスにしても人体には常時，多種類のものが寄生しており，それらにも発癌性をもつものがないとはいえない。病気の診断のため，ときどきX線検査を受けることも，多少の関係はあるかもしれない。私たちを取りまくのは発癌因子だらけの世界といっても言いすぎでなく，腫瘍にならないのが不思議なくらいである。事実，私たちの身体では，これらの因子の作用によって細胞のDNAの傷害がくり返し発生していると考えられる。

癌発生からの防御機構　だが実際問題としては，癌という病気はそう簡単に起こるものではない。人はせいぜい一生に一度，癌にかかるかどうかという程度である。それは，われわれの身体には簡単に癌が発生しないような防御のしくみが二重三重にそなわっているからである。まず第一に，細胞にはDNAに傷害が発生しても，それを短時間で修復し，もと通りになおすしくみがそなわっているので，細胞のトランスフォーメーションはそう簡単には起こらないことがあげられる。このことに関連してよく知られているのは色素性乾皮症という稀な皮膚の疾患で，この場合は日光の紫外線にさらされることによって皮膚の悪性腫瘍が多発する。それは色素性乾皮症では，紫外線によって発生したDNAの傷害を修復する機能が遺伝的に障害されているためと説明される。

簡単に癌が発生しない理由の第二は，胃腸や皮膚の上皮細胞は数日という短い周期でアポトーシスにより死滅し，細胞分裂により新たに作られた細胞に置きかえられて行くことである。細胞はこのように一定のスピードで「流れて」ゆくため，もし細胞にトランスフォーメーションが起こっても，組織に定着する前にたいていは「流産」してしまう。

さらに，たとえ癌細胞が出現しても，個体には免疫の働きがあり，腫瘍細胞という，本来個体に存在してはならない細胞が出現したときはそれを異物と認識し，破壊するようなしくみがそなわっている。そのため，発生した腫瘍細胞の大多数は腫瘍をつくるにはいたらず，消滅してしまうのであろう（腫瘍免疫）。この考えによれば，癌が中高年層に多いのは，加齢とともに免疫の力が弱まり，新たに生じた腫瘍細胞を破壊する機能が低下するためと説明される。免疫の力にはかなりの個体差があると考えられるので，腫瘍の発生にもある程度は生まれつきの素因を考慮すべきであるのかもしれない。

癌の疫学　ヒトの腫瘍のように原因因子の複雑なからみ合いが考えられるときは，むしろ疫学的な調査が貴重な情報をもたらすことが多い。日本では，たとえば胃癌

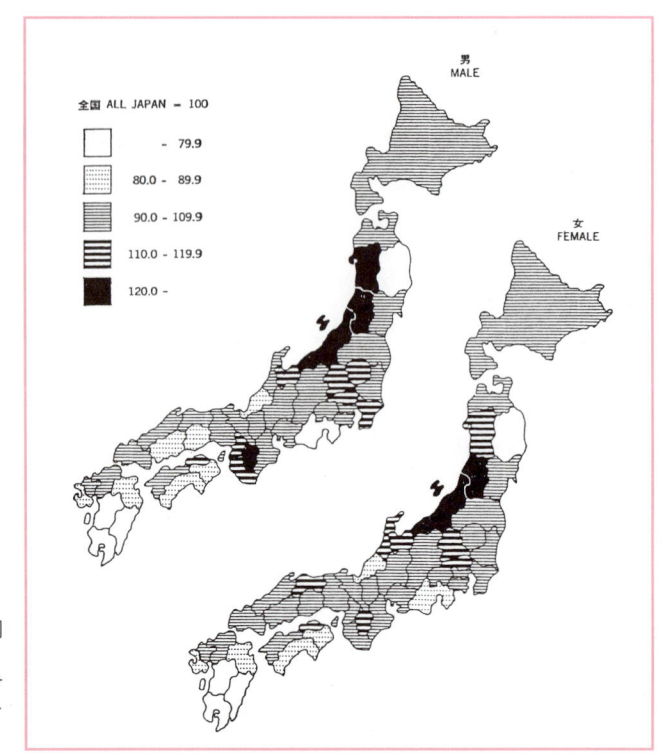

図7-14　日本における胃の悪性腫瘍の訂正死亡率
きわだって死亡率の高い地域が奥羽から北陸にかけて分布している。
瀬木三男・栗原　登・松山恒明・伊藤希子：原因別県別死亡率（1953～1967年）による。

の発生が北陸・東北の日本海側，特に米作地域に高率である傾向がよく知られている（図7-14）。世界的規模の調査では，たとえば大腸癌の発生と食肉の消費量が比例することなども有名である。このような情報をもとに，癌多発地域の生活環境や食生活を調べ，癌発生の背景をさぐる試みが行われている。

❻ 病理発生，早期発見そして診断

癌発生のステップ　次に腫瘍の病理発生に簡単に触れておこう。ヒトの悪性腫瘍，特に癌の場合，発生したとたんにいきなり浸潤を行い，あるいは転移を起こすというものでは必ずしもない。一般には，前癌性病変→上皮内癌→浸潤癌というステップをふんで進行することが考えられている。

前節で，癌ができるまでには細胞の遺伝子異常が何段階かつみ重ねられ，最後に癌が発生することを述べたが，おそらくこのようなステップも，それぞれそのどこかに相当しているのであろう。

前癌性病変　それ自体は癌ではないが，癌が高い頻度で発生するような病変を**前癌性病変**（precancer）という。1例をあげるなら，肝癌（肝細胞癌）の90％までは，あらか

じめ肝硬変の状態にある肝臓に発生する。したがって肝硬変は一種の前癌性病変とみなされることになる。同じような意味で，胃癌に対する前癌性病変としては慢性胃炎およびある種のポリープがあげられている。癌でない病変に癌が発生することを**悪性化**という。上に述べた大腸腺腫も，まだはっきりした癌とはいえないという意味では，一種の前癌性病変とみることも可能だろうが，それ自体はすでに癌発生の途上にある病変と考えられるので，前癌性病変という言葉が適当かどうかには問題がある。

上皮内癌と浸潤癌　**上皮内癌**(carcinoma in situ：略してCIS)とは，癌が発生してもその場所にとどまっている状態をいう。粘膜など，もともと上皮が存在していた場所に，上皮を置きかえる形で癌細胞が増殖しており，しかも周囲への浸潤性増殖をまだ始めていない段階である。図7-10の皮膚癌がその1例で，もともとの表皮層が異型の強い細胞，すなわち癌細胞に占拠されており，しかしこの例では癌細胞はまだ表皮の下，すなわち真皮への浸潤を始めていない。それを行うようになれば**浸潤癌**(invasive carcinoma)であり，そうなってはじめて組織の破壊や転移など，真に悪性の態度をとるようになる。

早期癌と進行癌　**早期癌**(early carcinoma)とは，上皮内癌を含めて，その段階でとり除けば一生のあいだ再発せず，完全な治癒を期待できるものを表わす。その反対は**進行癌**(advanced carcinoma)である。癌を早期発見することの重要性が叫ばれているが，それは早期癌の時期に発見し，治療することが大切だからである。そして早期の癌を確実に診断するのに，病理学はきわめて重要な役割をはたしているのである。

癌の診断は病理学の役目　腫瘍の性質を明らかにし，診断を確定することは病理学の役目である。ある腫瘍について，それが良性か悪性か，どのような細胞に由来したものか，などは肉眼でもある程度は推定できるが，それはあくまで推定にすぎない。確実な診断は，腫瘍の組織を病理学的に調べる以外に方法がないのである。時には免疫組織化学の助けをかりることも必要になる。このような検査としては生検・手術材料の検査，ならびに細胞診があり，これらを行う手順については第1章で説明したのでここではくり返さない。ただ，細胞診の原理と応用について簡単にふれておこう。

細胞診の実際　細胞診は，癌の存在が疑われる部位からはがれおちた細胞をスライドグラスに塗抹し，固定したのち染色して顕微鏡で観察する検査である。細胞を集めるのに，粘膜を綿棒やブラシなどで擦過することが行われる。おもな細胞診の対象は，

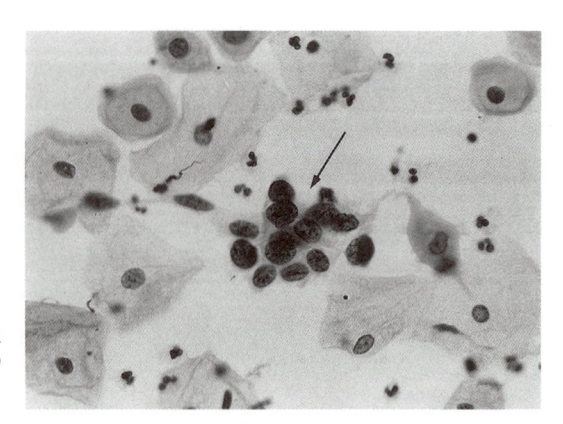

図7-15 細胞診で見いだされた癌細胞（扁平上皮癌）
子宮癌（頸癌）の症例。正常な重層扁平上皮の細胞が散らばっている中に，異型性の強い癌細胞の集団がみられる（矢印）。

　　粘膜からの擦過物（子宮頸部・気管支など）
　　喀痰
　　尿
　　腹水・胸水など
　　臓器を穿刺し，吸引した材料

などであり，その他，広い範囲の検体が扱われている。尿や腹水・胸水では検体を遠心機にかけ，沈渣を塗抹して標本にする。

●細胞診で注目する細胞の変化

　細胞診にかんしては今日ではぼう大な経験のつみ重ねがあり，どの部位のどのような病変ではどのような形の細胞が見られるか，詳しくわかっている。そのため細胞診に対する信頼性はきわめて高い。細胞診の原理は，要するに悪性腫瘍の細胞には強い異型が存在することを利用するのであり，このことを物差しとして細胞の悪性度を定めるところにある。

　癌細胞の一般的な特徴としては，

　　核が大きい
　　細胞質に対して核の体積の比率（N/C比）が大きい
　　核小体が大きい
　　核の染色質(注)があらく，ごつごつしている
　　核膜が厚い

注）**染色質**（chromatin）とは，染色によって核の内部に染め出される細かい顆粒状，あるいは網状の構造（◯23頁参照）。

などが重視される。図7-15はそのような1例を示している。

●癌の画像診断

　一方，すでに進行癌の状態にある人に対しても，最善の治療を行うためには，現在その人の癌がどこにどのように広がっているかを正確に把握することが必要になる。最近20年ほどの間にこの方面の検査法は非常な進歩をとげたが，それは画像診断と総称される新しい技術の発達によるところが大きい。超音波

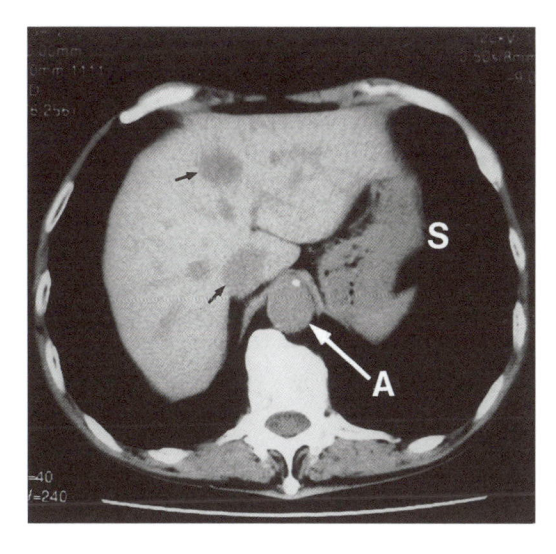

表7-4 子宮癌（頸癌）における進行度分類

0期	癌は子宮頸管の上皮層に限局している（上皮内癌）
I期	癌は浸潤を始めているが，子宮頸管に限局している
II期	癌は頸管の外に広がっているが，骨盤壁や腟の下部には達していない
III期	癌が腟の下1/3をこえて浸潤し，周囲に向かっては骨盤壁に達している
IV期	癌は骨盤をこえて広がり，あるいは膀胱・直腸の粘膜まで浸潤している

図7-16 CT画像にあらわれた腫瘍
大腸癌の患者で肝臓にまるい陰影がみえ（矢印），癌の転移が発生していることがわかる。Sは胃，Aは大動脈。

（エコー）によって身体の内部を画像化する方法は，今日どこでも行われている。ただ，エコーは手軽な検査法ではあるが，病変の細かい所をはっきりと描かせることはむずかしい。その点はもっと大がかりな装置，すなわちX線CTやMRI（磁気共鳴）による断層画像法を使えば，身体の内部をはるかに精細な断面像として観察することができる。特に今日広く使われているのはX線CT，すなわちComputed Tomography（コンピュータ断層撮影法）である（図7-16）。X線による断層撮影そのものは新しい技術ではなく，肺結核の患者で空洞の存在を知る目的で戦前から使われていたが，CTでは身体の一定範囲の内部構造を，任意の方向，任意の断面像としてコンピュータが再現する。そのため身体の表面からは知ることができない深いところの腫瘍，そしてその広がりについて多くの情報が得られるのである。これによって癌の進行の程度を以前よりもずっと正確に定めることができるようになった。

進行癌と制癌療法 ●　さて，特に進行癌の場合には，ただやみくもに手術を行い，根こそぎ癌を取ることがつねに最善の治療とは限らない。ある程度進んだ症例では手術で癌を取りきることは最初から期待できないし，無理に取ろうとすればかえって患者の命を縮めてしまう。これは手術不能の（inoperableの）癌といわれる状態である。手術不能の患者に対しては，今日では手術以外の治療法がいろいろあみ出されており，**制癌療法**と総称される。抗癌剤による化学療法，放射線療法，患者の免疫の働きを強化する治療など，そしてそれらのさまざまな組み合わせが患者の状態に応じて選択される。使われた治療法がどの程度に有効であったか，その効果は腫瘍がどれだけ縮小したかによって判定されるが，この面でも画像

診断は重要な役割をはたしている。

癌の進行度 ● 癌の広がりの程度は，**進行度**(stage)によって表現される（病期ともいう）。たとえば，ある制癌療法の効果を評価するには，進行度がほぼ同一の患者から希望者をつのり，多くの患者の間で比較を行う必要があるが，このこと一つを考えても，画像診断によって進行度を正確に定めることがいかに重要か理解できるであろう。そのような理由から，進行度をはかる基準については，臓器ごとに国際的な約束が取り決められている。ここでは1例として，子宮癌（頚癌）における取り扱いを表7-4に紹介しておく。

第8章

先天異常

●はじめに

　以前は先天異常の病理といえば，奇形とその発生を扱うことが主眼であった。奇形（malformation）とは，臓器に構造の異常があり，それがはっきりと肉眼で見分けられるような場合をいう。奇形は重要な医療の対象であり，本章でもその成り立ちと種類を勉強するが，近年の分子生物学の進展は，先天異常の範囲を著しく広いものにした。それは，さまざまの病気が発生する背景に遺伝的な要因が存在することがわかってきたからである。癌などは，癌原性因子の作用という，どこから見ても後天的な原因による病気と思われがちだが，このようなものでさえ，それを発生させやすい素因については，遺伝的に決定されている部分が小さくないと考えられるようになった。重大な遺伝性の病気に対しては，DNAの操作によって対処する試み，いわゆる遺伝子治療も始められている。

① 病気の内因と外因

病因論●　ヒトはさまざまの病気になるが，その原因は何なのか。これは医学が成立する以前から，人類にとって切実な問題であった。しかし，20世紀に入ってからの医学・生物学の急速な進歩とともに，ヒトに病気を起こすメカニズムがさまざまの面で明らかにされてきた。そのような研究がめざす最終の目標は**病因論**（etiology）の確立である。さらに新しい知識が加わることによって，ますます病因論の体系化が進んで行くであろう。

病気の外因と内因●　以前から病気の原因，すなわち病因には，

　　　　外因（環境要因）
　　　　内因（遺伝的要因）

の2種類があると考えられてきた。外因とは，ヒトを取りまく環境中に存在する病気の原因で，環境因子ともいわれる。そのような因子として，感染症の原因になるさまざまの病原微生物，あるいは公害病の原因となる毒性物質をあげ

ることができるであろう。結核患者のいない環境，したがって結核菌との接触が起こり得ない環境では，結核という病気は発生しない。同じように公害，たとえば大気汚染が存在せず，誰もタバコを吸わない環境では，慢性気管支炎のような疾病は発生しないであろう。一方，病気の内因とは病気の遺伝的要因ともいわれ，それぞれの人の遺伝形質によって定められた「病気へのかかりやすさ」である。次節で述べる一連の遺伝病がこれに相当するのはもちろんだが，遺伝的要因はもっとさまざまの面で病気の発生に関係する。

外因・内因の相互作用　実際には病気が特定の外因，あるいは内因だけで起こる場合というのは，病気全体からみればむしろ少ないというべきであろう。多くの場合，病気の発生には外因と内因が複雑にからみあい，互いに作用しあいつつ病気をひき起こすと考えられる。

　結核という病気を考えてみよう。戦前，あるいは戦後まもない時期には，10代から20代の多くの青年が結核にかかり，（旧制）中学・高校などではそのために休学する学生がたいていクラスに1人は出るほどだった。当時は大部分の人はBCG接種を受けなくとも，青年期までにツベルクリン反応が自然にプラスになったが，これは喀痰中に菌を排出する結核患者とどこかで接触し，菌を吸いこむ機会があったことを意味している。つまり当時は感染の機会がそれほど多かったわけだが，にもかかわらず，実際に結核を発病するのは50人に1人といった割合であり，大部分の人は感染はしても結核への免疫を獲得し，発病せずにすんだのである。

　なぜ発病が一部の人に限られたのか。そのような人では，ふだんの栄養が不十分だったかもしれず，そのような環境の違いも関係がないとはいえないであろう。しかし，そういった環境要因をいろいろ考慮しても，その人自身の感染に対する抵抗力の強さが，もっとも重要な因子として関係することを，いろいろな事実が物語っている。すなわち，結核という病気の発病には，結核菌の感染という外因だけでなく，「結核になりやすい体質」，つまり内因が大きく関係していると考えられるのである。

癌発生における内因の関与　癌の発生についても同じことがいえる。ヒトの癌は多くの場合，癌原性物質が作用することによって発生すると考えられていて，それはその通りである。癌原性物質としては，たとえばタバコに含まれるベンツピレンのような芳香族炭化水素をあげることができ，したがってタバコは肺癌の外因というわけだが，それなら一定量のタバコを一定期間吸えば誰でも肺癌になるかというと，問題はそう簡単ではない。身体に入ってくる癌原性物質のような毒物は，口から入

るものは胃腸で吸収されて門脈をへて肝臓に達し、そこで代謝され、解毒される。大気から吸いこまれる毒物に対しては、気管支の末梢の細い部分に存在する細胞（クララ細胞）が代謝を行う。

ただし癌原性物質は代謝を受けることによって発癌性が失われるかというと、必ずしもそうではない。かえって代謝によって癌原性を獲得するということが起こりうるのである。このような代謝に関係している酵素系にシトクロムP450があるが、その分子構造や働きは人によってさまざまで、その違いは遺伝的に決定されている。そのため、P450分子の違いによって、タバコを吸い続ければ肺癌になりやすい人、吸い続けても癌になりにくい人、といった体質の違いが生じると考えられる。つまり喫煙による肺癌は、直接には癌原性物質という外因の作用により発生するわけだが、そのような物質が作用することによって実際に癌が発生するかしないか、この点には喫煙する人の遺伝的要因（内因）が関係するのである。

❷ 遺伝子の異常と疾患

ヒトの遺伝子と染色体

DNA分子の構造を学ばれたと思う。ヒトでは塩基・糖・リン酸が結合したヌクレオチドが多数、2重ラセンの形でつながりあい、恐ろしく長い分子をつくっている。ヌクレオチドは4種類の塩基（A, C, G, T）のどれかを含み、ラセン状の鎖の内部ではこれらの塩基がさまざまな順序で並んでいる。そこでの塩基の配列は一見でたらめのように見えるが、じつはその並び方が遺伝情報を書きあらわす文字となっていて、全体で30億という塩基の連鎖には、種々の働きをもつ遺伝子が、それぞれ定まった位置に並んでいる。ヒトのDNAではどのような働きの遺伝子がどこに存在し、そこでは塩基がどのように配列しているか、その全貌を解明する試み（ヒトゲノム・プロジェクト）が、現在ちゃくちゃくと進められている。これは遺伝子の地図をつくる仕事といってよいであろう。

DNAは、核分裂を起こしつつある細胞では染色体として顕微鏡で観察することができる。人には23対（46本）の染色体が存在することを知っておられると思うが、そのうち1対は性染色体といわれるもので、女性ではXX、男性ではXYという組み合わせからなる。残りの22対は常染色体といわれ、1本1本の形はすべて決定されている（図8-1）。DNAの地図作りが進むにつれて、どの遺伝子がどの染色体のどの部位に位置しているか、少しずつわかってきた。そして

それとともに，どの遺伝子のどのような異常（遺伝形質の異常）が，どのような先天性の病気（表現形質の異常）をひき起こすか，その関係が明らかになりつつある。現在この関係がわかっている先天性の病気について，おもなものを並べておこう。

遺伝子・染色体の異常による疾患

- **家族性大腸ポリポージス**（familial polyposis of colon）：20歳前の若い頃から大腸に何万個という無数の腺腫が発生してくる遺伝性の病気。放置しておくと必ずといってよいほど癌が発生する。第5染色体にある遺伝子の異常による。
- **ヘモクロマトーシス**（hemochromatosis）：第2章で述べた遺伝性の鉄代謝の障害（◯29頁）。第6染色体にある遺伝子の異常。
- **網膜芽細胞腫**（retinoblastoma）：1〜2歳の幼児の網膜に発生する悪性腫瘍。第13染色体にある遺伝子の異常によるが，これは癌抑制遺伝子（◯116頁）として有名。
- **アルツハイマー病**（Alzheimer's disease）：あまり年をとらないうちに発症する痴呆（ボケ）の病型（◯312頁）。第14染色体にある遺伝子に異常がある。
- **嚢胞腎**：（◯132頁）第16染色体にある遺伝子の異常。
- **原発性アミロイドーシス**：（◯30頁）第18染色体にある遺伝子の異常。
- **家族性高コレステロール血症**（familial hypercholesterolemia）：遺伝的に血中のコレステロールが高く，総コレステロールで1,000mg/dLをこえることが少なくない（正常は200mg/dL程度）。若いうちから動脈硬化が進み，心筋梗塞などを起こしてくる。原因は第19染色体にある遺伝子の異常。
- **重症複合型免疫不全症のある種の病型**（ADA欠損症）：第20染色体にある遺伝子の異常。以下を参照。
- **筋萎縮性側索硬化症**（amyotrophic lateral sclerosis）の一部の病型：第1，第2運動ニューロンが変性してゆく難病（◯313頁）。第21染色体にある遺伝子の異常。
- **ダウン症候群**：次節で述べる。
- **血友病**（hemophilia）：先天的に血液凝固因子の生成に障害がある（◯294頁）。伴性劣性遺伝で，X染色体にある遺伝子の異常による。

遺伝子治療

遺伝子の異常による先天的な障害は，ほかにも多くのものがある。従来は，こういった病気はせいぜい対症的に治療する以外に方法がなかった。ところが近年の遺伝子工学的な技術の進歩によって，遺伝子そのものに手をつける治療が可能になりつつある。いわゆる遺伝子治療である。すでに米国では重症複合型免疫不全症（ADA欠損症）に対する遺伝子治療の成功例が報告された。この

病気はアデノシンデアミナーゼ（ADA）といわれる酵素が先天的に欠損しているもので，そのことによってT，Bリンパ球の働きが強く妨げられる。これはADAの生合成を支配する遺伝子に異常がある結果である。そこで患者の骨髄から幹細胞（●39頁）を取り出し，DNAの異常な部分を正常なものに置きかえたのち，患者の骨髄に戻して増殖させるということが行われた。この治療の成功をきっかけとして，それ以外のさまざまな先天異常に対しても，遺伝子治療の試みが行われ始めている。

●遺伝子治療と生命倫理

　もちろん，DNA分子の一部に細かい操作を加えるわけだから，このような治療は技術的にも大変に困難なものと想像される。が，それとは別な面においても，遺伝子治療はむずかしい問題を提起することになるであろう。それは，人の遺伝子を操作することを倫理的にどう考えるかについてである。人は誰でも健康で美しく，頭脳の働きもすぐれ，人に愛される性格であることを望むし，自分の子供もそうあってほしいと願うであろう。しかし現実には，必ずしも望ましくないものを含めて，さまざまの遺伝形質を親から受けついでいる。それは私たちの宿命である。

　理想的な人になりたいという願望は，それを満たすことはある程度は技術的に可能になるとしても，無制限というわけにはいかないであろう。たぶん近い将来，これは生命倫理学の大きな課題になると思う。

❸ 奇形の成り立ち

　奇形が発生する率は予想外に高い。統計的に，平均して100回の分娩に1回の割合で奇形をもつ児がうまれてくると推定されている。もっとも，重い奇形をもった児は生きてうまれても成長はむずかしく，そのため成人での奇形はこの数字よりは少ない。一方，奇形をもつ児は胎内でも育ちにくく，多くのものは妊娠の早い時期に流産すると考えられている。そのすべてにかんして統計をとることは今のところ不可能だが，仮にすべての妊娠に対して奇形が発生する割合が得られたとすると，それは1％よりはだいぶ大きな数字になることは間違いない。

　奇形はこれほど多数発生し，種類も多いにもかかわらず，原因や成り立ちはたいていの症例でわからない。しかし人体例の研究，あるいは動物実験などから，奇形発生に関係するさまざまな因子が指摘されており，私たちが見る実際

の症例もそのような因子のどれかによって，時には2つ以上の因子の組み合わせによって生じると推測されている。そのような因子は，

　　　染色体・遺伝子の異常
　　　胎児への環境からの障害

の2種類に大きく分けられる。

ⓐ 染色体の異常

ダウン症候群　常染色体の代表的な異常として**トリソミー**（trisomy）をあげておこう。これは常染色体のどれかが1対（2本）ではなく，3本存在するというもので，いろいろな種類があるが，有名なのは**ダウン症候群**（Down's syndrome）といわれる異常である。この場合は常染色体第21番目のトリソミーであることがわかっている（図8-1）。つり上がった小さな目，手足の指の奇形，心室中隔欠損（◯153頁）など複数の異常をあわせもち，精神発達の障害を伴う。顔つきが特徴的で，欧米では蒙古症（mongolism）とも呼ばれていた。

　ダウン症候群にかんしては，妊婦の年齢とともに発生率が上昇することが注目されている。20歳前後の女性では約2,000回の出産に1回であるのに，40～44歳では100回に1回，そして45歳以上では実に45回に1回というから，そのような意味でも高年の出産はリスクであり，すすめられない。卵母細胞が減数分裂によって卵子をつくる際に，おそらく高年の女性では染色体の分離に障害が起こりやすいのであろう。その結果，染色体の一部が半減せずに対のまま残

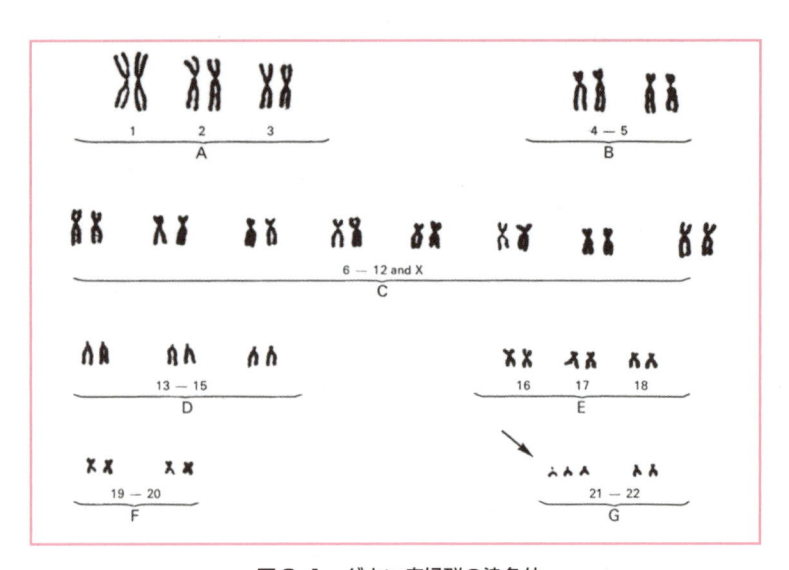

図8-1　ダウン症候群の染色体
第21番目の常染色体（矢印）が3本存在する。性染色体を含めず，常染色体のみ示している。
（J. A. Davis and J. Dobbing：Scientific Foundations of Paediatrics, William Heinemann, 1974による）

った卵子ができてしまい，受精によってトリソミーが成立すると考えられている。

ターナー症候群 　性染色体の異常としてはターナー症候群とクラインフェルター症候群をあげておこう。正常な女性は性染色体としてXXの組み合わせをもつのに，Xが1個しか存在しないXO型がまれに発生する。この場合，**ターナー症候群**（Turner's syndrome）といわれる異常を現わしてくる（図8-2）。外性器は女性型であるが卵巣を欠いており，子宮の発育はきわめて悪く，女性としての第2次性徴も現われない。頸から肩にかけて筋肉が張り出し，翼状頸（よくじょうけい）といわれる独特の体型を呈する。心臓・血管の奇形を伴うことも多く，しばしば精神発達に障害がある。

クラインフェルター症候群 　**クラインフェルター症候群**（Klinefelter's syndrome）は男性としての性不全である。正常な男性がXY型の性染色体をもつのに，この場合はXXY型で，Xが1本余計なだけ男性としての特質が失われることになる。精巣は小さく，精細管は細くなっていて，その内部で精子形成は行われない。乳房は肥大して女性化乳房（●280頁）といわれる状態になる。

ⓑ 胎児への環境からの障害

　妊娠の出発点では正常であった胎児に，のちに発育のある時点で何かの原因が作用し，奇形をひき起こす場合がいろいろ知られている。このような原因の多くは，臓器の芽（原基）を傷害することによって奇形をひき起こすと考えられ，**催奇形因子**（さいきけい）と総称される。

　　放射線
　　ウイルス
　　薬剤（または毒物）
　　酸素欠乏

などがおもなものである。

障害因子が作用するタイミング 　これらの因子が胎児に働いて奇形を起こすには一定の時期がある。それは奇形が発生するのは，臓器の原基がまさにつくられつつあるその時に，障害因子が作用した結果だからである。いったん原基ができてしまえば，それ以後は因子が働いても奇形は起こらない。危険な時期は発生学の面からほぼ確定されており，臓器によって多少の差はあるが，人では受精後20～60日の間に集中している。奇形児を生まないためには妊娠初期に注意が必要といわれるのはこの理由によるのである。

放射線と奇形発生 　放射線は動物実験では明らかに催奇形性に作用する。ヒトで問題になるのは

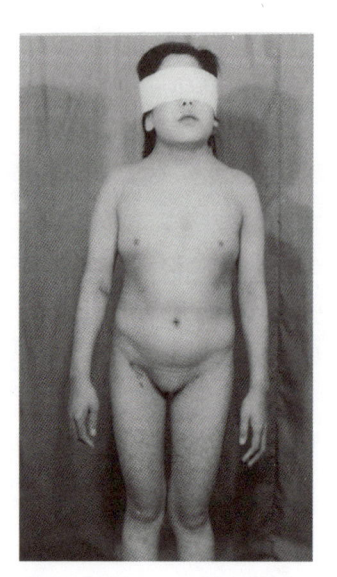

図8-2 ターナー症候群の体型
24歳，翼状頸があり，外性器は女性型だが，第2次性徴は現われていない。

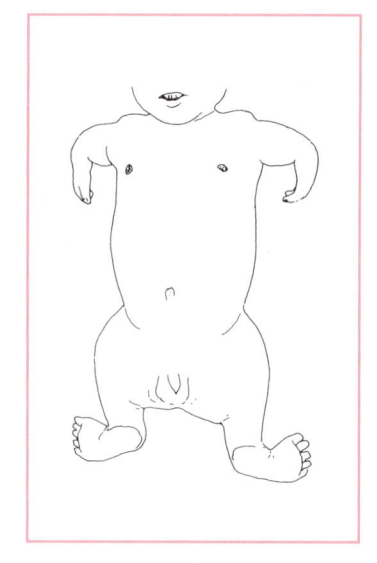

図8-3 アザラシ肢症

レントゲン検査と悪性腫瘍の放射線治療である。しかし線量と奇形発生率の関係はよくわかっていない。少なくとも妊娠の初期には，よほどのことがない限り，レントゲン撮影などは控えた方が安全であろう。

ウイルス● ウイルスとして有名なのは**風疹**(rubella)で，妊娠初期に妊婦が感染すると非常な高率で奇形が発生する。心臓・血管の奇形，脳の奇形，眼の奇形など種類も多い。

薬物・毒物● 薬剤で催奇形性が証明された場合としては**サリドマイド**(thalidomide)が有名である。鎮静剤として用いられた薬で，これを服用した妊婦からさまざまの奇形児，特に**無肢症**(amelia)・**アザラシ肢症**(phocomelia)（図8-3）が数多く生まれた。それ以外の薬がどの程度催奇形的に作用するかはヒトではわからない。いずれにせよ妊娠の初期はできるだけ薬は使わないにこしたことはない。催奇形性をもつ毒物としてはダイオキシンが有名で，イタリアの農薬プラントでの爆発事故や，ベトナム戦争における米軍の「枯葉作戦」などで環境のダイオキシン汚染が起こり，奇形発生をもたらしたことがよく知られている。

酸素欠乏● 酸素欠乏が胎児の組織に起こったあと，奇形が発生することは動物実験では確かめられている。ヒトでも妊婦が何かの原因でショックを起こし（⊃160頁），胎児への酸素供給が妨げられるような場合は，奇形の原因となる可能性がある。

奇形を予防するために● 奇形児は日本だけで毎年何万人という数が生まれてくる。その中で染色体異常や催奇形因子との関係が確かめられるのはほんの一部にすぎない。しかし，

大部分を占めるそれ以外の症例でも，薬・毒物・ウイルスなどが原因になっている可能性は大いにある。近年，産業廃棄物で汚染された日本の海では奇形魚がよく見られるようになった。私たちの身のまわりには食品添加物や農薬など，安全性のはっきりしない物質が氾濫しており，いやおうなしに身体に入ってくる。こういったものは厳しすぎるくらいの基準でとり扱うことが，生まれてくる者の健康のためにも必要であろう。

❹ 奇形の種類

ここではヒトに発生する奇形のおもなものをあげておく。
- 結合体（duplicitas）：一卵性の双生児（ふたご）で，身体の一部が癒合しているもの（図 8-4）。いろいろな種類があり，癒合部位と，どの臓器を共有するかにより分類されている。
- 無脳症（anencephaly）：頭蓋骨がつくられず，脳もきわめて不完全にしか形成されないもの（図 8-5）。下垂体も欠損している。正常な発生においては，胎生初期に脳・脊髄の原基として神経管がつくられるが，これが閉じて管をつくることが障害された結果と考えられている。
- 兎唇（hare lip）：顔はいくつかの原基が左右から伸び出し，中央で癒合して

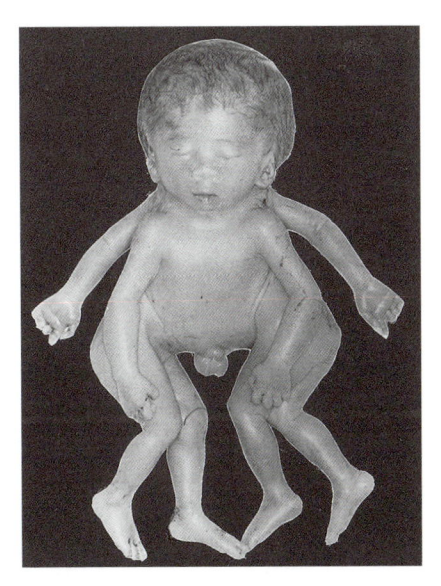

図 8-4 結合体（頭胸結合体）
この形のものは脳や心臓に重い奇形があり，とても生きていけるものではない。

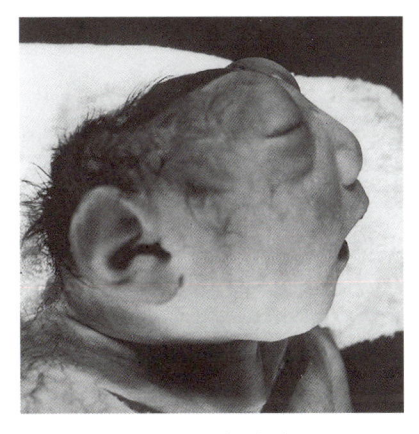

図 8-5 無脳症

完成する。この癒合が不完全であるとさまざまの顔面奇形（顔裂）がひき起こされる。上口唇が癒合せず、人中にさけめを残した兎唇（みつくち）が多いが、時に口蓋にもさけめが存在し、口腔と鼻腔がつながっていることがある。その状態は口蓋裂（palatoschisis）といわれる。

●頸嚢胞（cervical cyst）：胎生期には魚の鰓に相当する構造が頸部にでき、咽頭そのほかの原基となる。鰓溝といわれるすき間で、これが側頸部の嚢胞、すなわち頸嚢胞として残ることがある。のちにこの部位から癌が発生することがある。

●食道気管瘻（esophagotracheal fistula）：気管分岐部の高さで食道と気管が通じているもの。のみこんだものが気管支に入り、吸いこまれてしばしば肺炎をひき起こす。

●心臓・大血管奇形：心臓は発生の最初は1本の血管であり、それがうねうねと屈曲し、接した所には孔があいて通じ、さらに内腔にしきりを生じるなど、複雑な過程をへてつくられてゆくものである。このため、きわめて多種類の奇形が発生し、奇形全体の中でも多いものである。代表的な形を循環器の章で説明する（●152頁）。

●横隔膜ヘルニア（diaphragmatic hernia）：横隔膜の一部に欠損があるもの。胸腔と腹腔のしきりが不完全なため、腹部の内臓が胸腔内に脱出する。

●先天性胆道閉塞症（congenital biliary atresia）：生まれた時から総胆管や左右の肝管が閉じており、胆汁を十二指腸に排泄できない（●214頁）。胆管の原基に障害があるのではなく、いったんつくられた胆管が後から炎症によって壊されるものらしい。

●メッケル憩室（Meckel's diverticulum）注）：回腸にできた行きどまりのポケットで、成人の場合は回腸末端から1メートルほど上部にある（図8-6）。憩室の部位には炎症を起こすことがあり、虫垂炎とまぎらわしい症状を呈してくる。

●鎖肛（atresia ani）：直腸や肛門で内腔が閉じているもの。いろいろな病型があり、どの形の鎖肛にはどのような手術が必要かによって分類されている。

●馬蹄腎（horseshoe kidney）：左右の腎臓が下端のところで癒合しあい、彎曲した1個の臓器をつくるもの（図8-7）。後側を走る下大静脈を圧迫したり、尿管が折れ曲がって尿うっ滞を起こしたりする。

●多発性嚢胞腎（polycystic kidney）：両側の腎臓全体に大小の嚢胞ができてくる遺伝性の病気で、そのため腎臓は大きくなっている（図8-8）。ネフロン（尿細管）の成り立ちの障害によるもので、遅かれ早かれ腎不全の症状が現れる。

注）憩室（diverticulum）とは胃腸管など、管状の臓器でわきの方向に枝分かれがあり、それが盲端に終っているような異常。虫垂のような出っぱりと思えばよい。

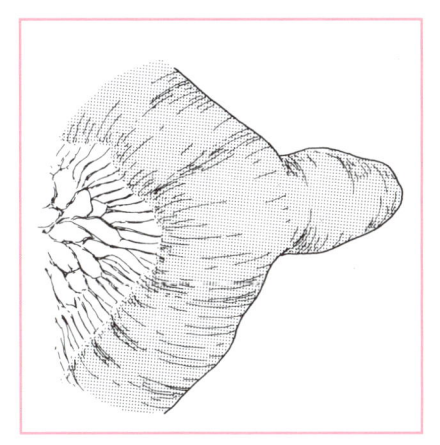

図8-6　回腸のメッケル憩室

図8-7　馬蹄腎

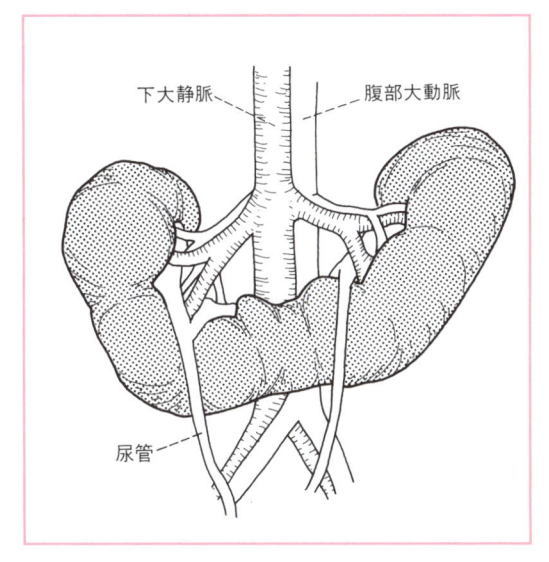

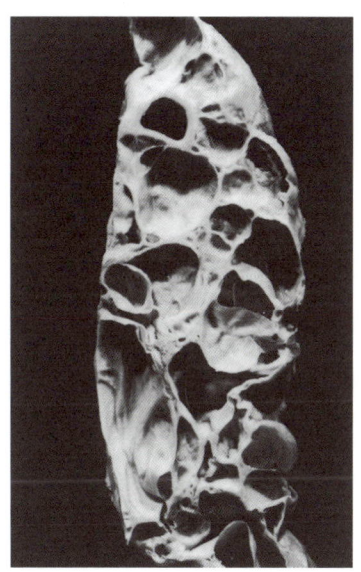

下大静脈／腹部大動脈／尿管

図8-8　多発性嚢胞腎
腎臓は正常の5倍から10倍の大きさになっており，腹部の触診で両側に確かめられる。

●**半陰陽**(hermaphroditism)：真の半陰陽とは卵巣と精巣をあわせもつものをいうが，そのような例はきわめてまれである。たいていは**仮性半陰陽**(pseudohermaphroditism)と呼ばれるもので，卵巣か精巣のどちらかを持ち，しかし外性器の形はそれとは別の性を示すものである。このような場合は性染色体の型を調べて性の決定を行う。

●**副臓器**(accessory organ)：たとえば脾臓は成人では50〜100グラムくらいの臓器であるが，すぐ近くにもう一つ，1グラムくらいの小さな脾臓が存在することがあり，**副脾**(accessory spleen)という。同じようなことは膵臓でもみられ，**副膵**(accessory pancreas)といわれる。副膵は胃や十二指腸の壁に入っていることが多く，腫瘍とまちがえられやすい。

●**多指症**(polydactylia)：手足の指の数が多いもの。
●**合指症**(syndactylia)：隣りあった2本の指が癒合しているもの。

第9章

循環器の病理

● はじめに

　ここから病理学の各論に入る。本章で学ぶのは心臓・血管系の病理であるが，日本の統計では心臓病・脳卒中がそれぞれ死因の第2位・第3位を占めており，そのような意味からも循環器の病理学は各論の重要な位置にある。なお，この章を理解するには総論第4章「循環障害」で述べた事柄が頭に入っていることが必要である。梗塞・血栓・塞栓…といった言葉はまぎらわしいが，すべて理解ずみとして記述を進めるから，必要があればその意味を再確認してほしい。

❶ 動脈硬化症

　人は年齢が進むにつれて血管系，特に動脈にいろいろな変化が起こるようになる。そのような変化はおおざっぱに

　　　粥状硬化症

　　　細動脈硬化症

の2種類に分けられる。**動脈硬化症**（arteriosclerosis）という言葉はその両方をさすこともあるが（広義），狭い意味では**粥状硬化症**（atherosclerosis）をさすものであり，ここでもその意味で使うことにする。細動脈硬化症も重要な病変であるが，一般には高血圧の際に細い動脈に発生するもので性質は違う。これについては腎臓および脳の章で解説する。

プラックの形 ●

注）**好発部位**とは病変が好んで発生する場所。

　動脈硬化症（粥状硬化症）はもっぱら動脈系の太い部分に発生する。したがって好発部位⁽注⁾はまず大動脈であり，ついで頸動脈・腸骨動脈・大腿動脈など，さらに脳の動脈および冠状動脈の太い部分があげられる。大動脈の病変を図9-1に示す。これは大動脈を切り開いた状態で内面が見えているが，そこにいぼのような扁平な隆起が多数みられるであろう。このように，動脈硬化症は原則として巣状（◐101頁注）に隆起した病変をつくるものであって，動脈の壁全体に一様に広がるものではない。病変は直径1mm～1cmくらいの大きさで，その

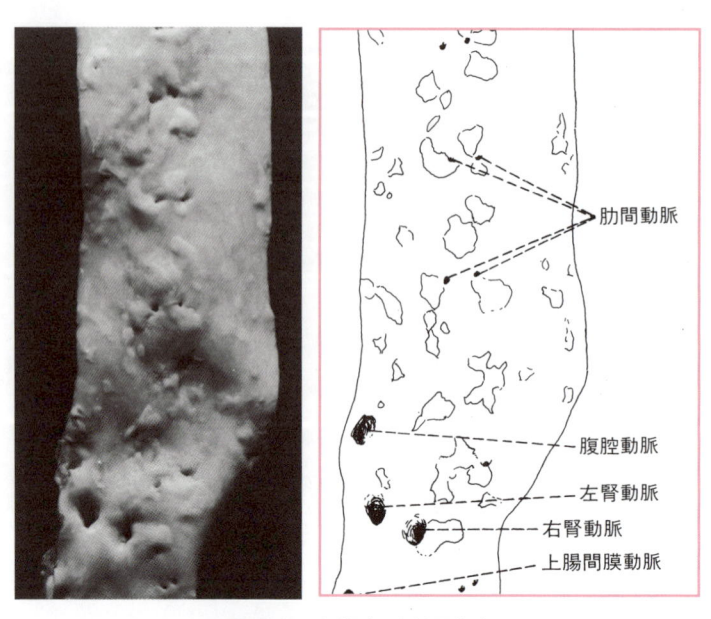

図9-1 大動脈の粥状硬化症
40歳男性。大動脈を後側から開いた状態で、内面に多数のプラーク（硬化斑）がみえる。この年齢では特に強すぎる変化とはいえない。

一つ一つを**プラック**（plaque 硬化斑）という。大動脈のように太い動脈では、病変はいくら大きくなっても、それによって内腔が狭められる心配はないが、冠状動脈のようにある程度細い部分では、プラックが1個発生すれば動脈の全周にまたがり、それだけで強い閉塞をひき起こすことになる（図9-2）。

プラックの構造 ● 正常の動脈の壁がどのような構造であったかを思い出してみよう（図9-3A）。内面を内皮細胞でおおわれている点は毛細血管と同じだが、その外側には3つの層がある。内側は内膜という薄い結合組織の層、中央が中膜という厚い平滑筋の層、そしてその外側を包む結合組織の層は外膜と呼ばれている。内膜と中膜のあいだには強力な弾力線維の膜が存在する。さてこのような層構造のうち、動脈硬化症の際に変化が起こるのはもっぱら内膜であり、プラックは内膜が厚くなることによってできるのである。プラックの内部にはコレステロールを含む粥のようなどろどろしたものがたまっており、周囲には膠原線維がふえ、全体として硬い隆起をつくっている（図9-3B）。「粥状」硬化とはこの状態の表現である。プラックが古くなればしばしばカルシウムの沈着（石灰化）が加わるが、そうなるとX線写真に写って見えるようになり、体表近くでは硬くふれてくる。

血栓付着と閉塞 ● 動脈硬化症によってもたらされる危険はいうまでもなく動脈の閉塞である。プラックの存在はただでさえ動脈の内腔を狭くしているが、その部位では内面

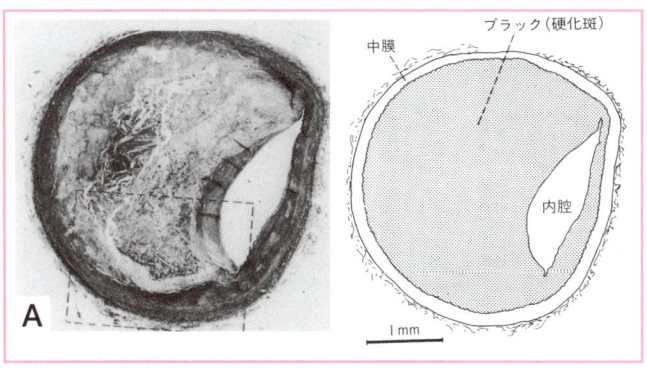

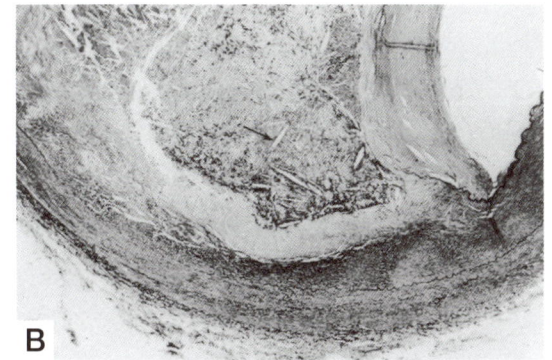

図9-2 冠状動脈硬化（心筋梗塞を起こした例）
A　プラックが動脈の内腔をふさぎ，内腔は断面積でわずか10％ほど残されているにすぎない。
B　その一部の拡大（Aのわく内）。プラックの中に針のようなコレステロールの結晶がみえる（矢印）。

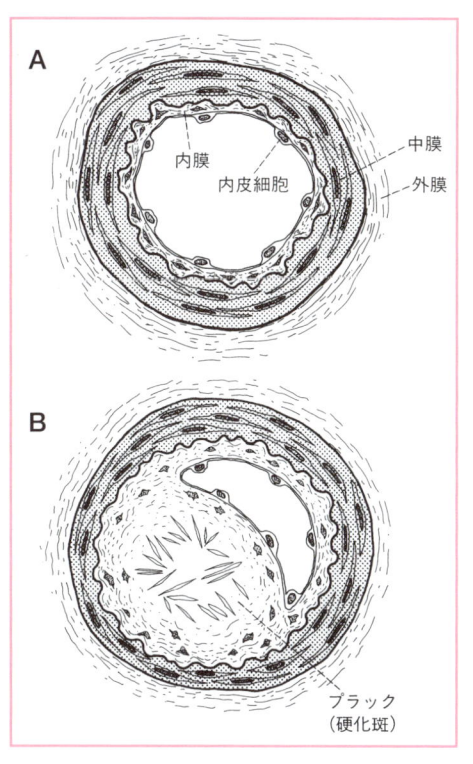

図9-3 動脈の構造からみた粥状硬化症
A　正常な動脈の横断面。
B　粥状硬化症。プラックは内膜の層が厚くなることによって生じる。

に血栓がつきやすい。プラックの表面はごつごつしていて内皮細胞に欠損を生じやすく，渦の発生など血流の乱れが起こることもあって，血栓のできやすい状態である（○52頁）。血栓が発生すると一気に閉塞がひき起こされる。悪いことに，動脈硬化症の好発部位には冠状動脈や脳の動脈という，その閉塞によってただちに生命の危険を生じるような動脈が含まれている。閉塞の結果ひき起こされるのは，その動脈によって養われていた組織の虚血，およびそれによる傷害，すなわち梗塞である。冠状動脈の閉塞は心筋梗塞，脳の動脈は脳梗塞をひき起こすが，これらはいずれも致命率の高い，危険な事件である。脳梗塞は融解壊死の形をとるため壊死におちいった部位はやがて崩壊し，脳軟化症といわれる状態になる（○図2-8, 図16-4参照）。

●動脈硬化症の増悪因子

　動脈硬化症には「症」という字がついているが，成人で大動脈や冠状動脈にこの変化をもたない人はないといってよい。ある程度の個人差はあるが，要するに，加齢とともに病変が進行して大きくなるだけのことである。プラックの芽は生まれたばかりの乳児にも見いだされる。その意味では，動脈硬化症は病

気というよりはむしろ生理的な加齢現象とみるべきものであろう。したがって問題はそれが起こるか起こらないかではなく，障害をひき起こすほどに強く起こるかどうかなのである。経験上，動脈硬化症を促進する因子としていくつかのものが知られている。特に，

  高血圧
  高脂血症（特に高コレステロール血症）
  糖尿病

が重要であり，これらが存在するときは，同じ年齢の標準的な人に比べて病変の程度が強いのがふつうである。また，男性では女性よりも一般に強く起こるといわれている。このことは，女性の平均寿命が男性よりも著しく長いという性差を説明する一つの要因であろう。

プラックの発生過程　プラックがなぜ，どのようにしてできるか。この問題にかんしては，100年以上も前からたくさんの研究が行われている。強い動脈硬化症をもつ人は一般に血清中のコレステロール値が高いこと，プラックがコレステロールを含むことなどからは，コレステロールが動脈の壁に滲みこんでプラックをつくるように受けとられやすいが，そのような単純なものではない。

 最近では，内皮細胞の傷害がまず発生し，それがきっかけとなって動脈壁に慢性炎症が進行することが粥状硬化の本体であると考えられるようになった。動脈の内面をおおう内皮細胞にはたえず高い圧が作用しており，そのためもあって，ときどき細胞に「ほころび」が発生するらしい。そこには血小板が付着して，血栓ができるときと同じように活性物質を放出する。さらにリンパ球やマクロファージが浸潤し，これに中膜から内膜に移動してきたと考えられる平滑筋細胞が加わり，これらの細胞が複雑な相互作用をおよぼしながら炎症をおしすすめる。さらに血中の低比重（悪玉）コレステロールが病変に滲みこみ，炎症の進行に一定の役割をはたすと考えられている。

❷ 高血圧と心臓

高血圧の定義　血圧が病的に高い状態を**高血圧**（hypertension）という[注]。血圧の正常値は年齢によっても異なるが，WHOの基準により，成人では安静時の正常血圧は140/90 mmHg未満，高血圧は160/95mmHg以上とされ，その中間は境界域高血圧として扱われている。

注）高血圧は肺循環や門脈系でも発生するが，ここで扱うのは大循環の高血圧である。

高血圧の原因　高血圧は一般に中年以降で発症し，この年齢層の人には非常に多いものである。原因の面から，

　　　本態性高血圧
　　　腎性高血圧
　　　内分泌性高血圧

などが区別されている。このうち腎性高血圧は腎臓疾患，たとえば糸球体腎炎の際に結果として発生する高血圧で，のちに腎臓の章で解説する。内分泌性高血圧は内分泌系の疾患，たとえば副腎髄質の腫瘍（褐色細胞腫）に伴うものなどをいう。褐色細胞腫では腫瘍細胞がアドレナリン・ノルアドレナリンなど血圧を高めるホルモンを分泌し，そのため高血圧が発生するのである。腎性・内分泌性のどちらにおいても，何か別な疾患があり，高血圧はその結果発生しているのであって，その意味で**二次性高血圧**とも呼ばれる。これに対して，そのような原因の明らかでないものを**本態性高血圧**（essential hypertension）という。高血圧患者の9割以上がこれであり，その発生には遺伝的な素因が関係するといわれている。

血圧上昇のしくみ　本態性高血圧の原因は不明であるが，それを起こす身体のしくみはわかっている。この場合は全身の動脈系，特に末梢の細い動脈において壁の平滑筋（中膜）の緊張が高まり，動脈があるていど収縮した状態を保っていると考えられる。全身の動脈が収縮し，多少は狭くなっているのであるから，そこを通して一定量の血液をおし流そうとすれば，心臓は余計に力を出す必要があり，血圧も高くなると予想されるであろう。そして事実，高血圧の人での心拍出量，すなわち左心室から1分間に押し出される血液の量は，心不全を起こしていない限り正常と変わりはなく，心臓は確かにそれだけの仕事を行っている。当然，血圧は高くなるわけである。このようにして高血圧が発生する状況は，動脈収縮によって末梢の「循環抵抗」が大きくなる，あるいは末梢の「血管床」が狭くなる，などとも表現される。問題は動脈の収縮がなぜ起こるかであるが，この点は本態性高血圧では明らかでない。

高血圧による臓器障害　高血圧が続くと種々の臓器に障害が発生する。その中で，特に生命への危険という点で問題になるのは，

　　　脳出血
　　　心不全
　　　腎不全

の3つである。このうち脳出血については神経系，腎不全については腎臓の章

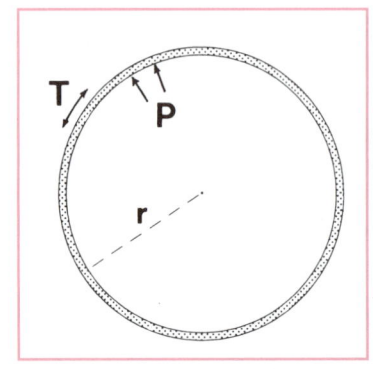

図9-4 心不全の発生を説明するモデル
球面に働く張力（T）と内圧（P）を示す。
rは半径。

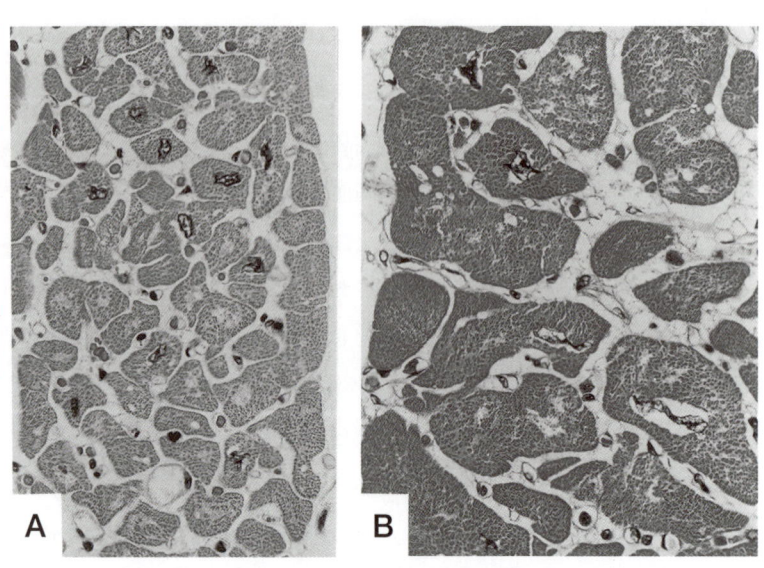

図9-5 心肥大の際の心筋細胞の肥大（等しい倍率で比較）
A　肥大を起こしていない心臓。心筋細胞の横断面が現われている。
B　心臓の重量700gという高度の心肥大。心筋細胞は著しく太くなっている。

で説明するので，ここでは心不全がどのようにして発生するかを考えることにする。

高血圧による心不全　心不全（cardiac failure）については第4節で説明するが，要するに心臓のポンプ機能に障害があり，十分な量の血液を拍出できなくなった状態である。高血圧の際には，左心室は高い大動脈の血圧にさからって血液を押し出さねばならず，そのため場合によっては力まけし，左心室の不全が発生することは予想できるであろう。だが，心臓はただ一方的にまいってしまうのではない。心臓はまず，高血圧に対して一種の適応を行うのであり，適応がうまくいかなくなったとき，はじめて心不全が起こるという関係にある。この心臓の適応ということは，高血圧に限らず，心臓の病気一般にあてはまる重要なことであるから，よく理解しておかなければならない。

心不全発生のモデル　いま左心室の働きを考えるのにテニスボールのようなゴムの球を使ってみよう（図9-4）。むろん現実の左心室は，はるかに複雑な形をしているが，血液拍出の力学を考えるには結構これで役に立つのである。さて，この球は半径がr，中の空気の圧力がPであるとき，ゴムの球面にTの張力が働いて釣り合いを保っているとしよう。この状態では，

$$T = Pr \quad （ラプラス\ Laplace\ の式）$$

という関係が成立する。球面にかかる張力は内部の圧力に比例し，半径にも比例するのである。そこでこの関係を左心室に置きかえるならPは内部の血圧，r

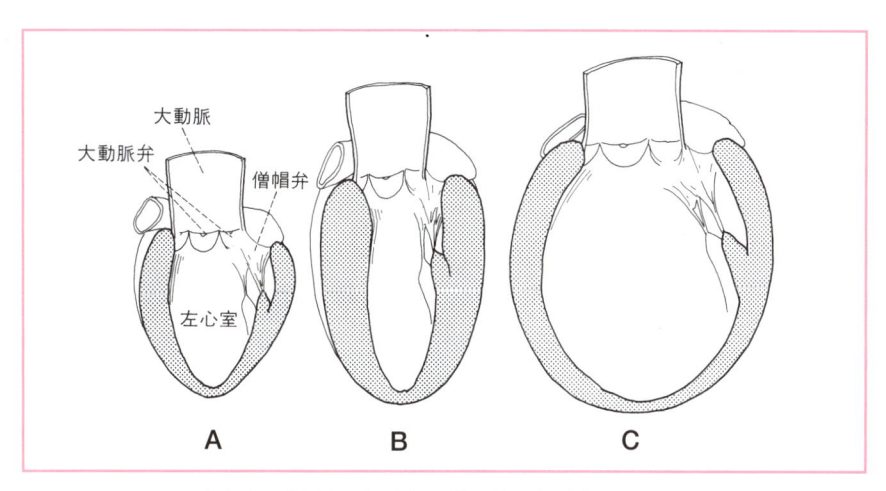

図9-6 左心室の求心性肥大（B）と拡張性肥大（C）。Aは正常の左心室。

は左心室の半径，張力Tが左心室の壁に作用する力を表すことになる。左心室壁の心筋細胞の仕事とは，この張力Tにさからって収縮することであり，したがってこの張力を左心室にかかる力学的な負担とみなすことができる。

ラプラスの式は，高血圧で血圧Pが高まればそれに比例して心筋の負担（T）が増すことを示している。この場合，左心室は壁の心筋の量を増すことによってその力を強め，負担をのりこえようとする。心筋細胞は太くなり（図9-5），細胞の数もふえ，左心室壁は厚みを増してくる。このように心臓が心筋量の増加によって大きくなった状態を**心肥大**（cardiac hypertrophy）という。正常の心臓の重さは250g程度であるが，この状態では400〜500gに達している（◯41頁，図3-5）。

左心室拡張と心不全の関係

ここで大切なことは，ラプラスの式に心室の半径（r）が関係していることである。左心室が広がらず，半径が変わらなければ2倍の血圧により張力は2倍となり，したがって心筋量も2倍になれば負担に十分対抗することができる。しかし，左心室の力が弱まって心室が拡がり，いわゆる**拡張**（dilatation）を伴うようになると，半径が大きくなることがそれだけ負担を高めてしまう。血圧が2倍，半径が2倍になれば壁の張力は4倍となり，この負担は心肥大によってはもはやカバーすることはできない。ここにいたって心筋は力まけし，はじめて心不全が発生するようになる。一般に，心室の拡張を伴わない肥大，すなわち**求心性肥大**（concentric hypertrophy，図9-6B）では心臓は能率よく機能し，逆に拡張を伴う肥大，すなわち**拡張性肥大**（dilatation hypertrophy，図9-6C）では心不全が発生しやすいといわれるが，それはこのように説明できるのである。

左心室の拡張は，胸部のX線写真で心臓の陰影が左右に広がることから判断

される。すなわちX線写真上で計測を行い，胸郭の横幅に対する心臓の幅の比（Cardio-Thoracic Ratio，CTRと略する）を計算し，CTRが50%をこえたとき，心拡大があると判定する。心臓に病気のある人は定期的にX線検査を受けることが必要だが，それはこのような方法で心室拡張の有無を調べ，心不全の危険を予知するためである。

　ラプラスの式を使った説明で，たとえば拡張が起こり心筋への負担が4倍になったとしても，それだけ心筋の量が増加すれば心不全にならずにすむではないかと感じられるかもしれない。が，理屈はそうでも現実にはそれは不可能である。なぜなら高血圧の人では一般に冠状動脈硬化が進んでいて，心筋への血液供給に限界があるからである。心筋がその限界をこえてまでは肥大できないことは明らかであろう。

❸ 虚血性心疾患——狭心症と心筋梗塞

　冠状動脈の循環に障害があり，心筋が虚血状態となることによって発生する心臓病を**虚血性心疾患**（ischemic heart disease）と総称する。心臓病の中でもっとも頻度が高く，重大なものである。血流障害の原因は何といっても冠状動脈硬化症であり，これだけを覚えておけばよい。

● 狭心症の症状と必要な検査

　冠状動脈硬化症はなんの症状もなく進行し，中高年になってはじめて症状が現れる。それは**狭心症**（angina pectoris）といわれる発作性に起こる前胸部の痛みで，患者は胸を締めつけられるような苦痛を訴える（心臓部が狭くなる感じ）。痛みはしばしば左腕に向かって走る（痛みの放散）。時間的には数分間続いたあと消えてしまうのがふつうである。発作は急激な運動を行ったとき，たとえば乗物に時間がないために走るといったきっかけで起こることが多い。そのほか精神的に興奮すること，食べすぎのあと，寒冷なども誘因になる。前胸部痛という症状は，心筋への血液供給が不足し，心筋細胞が酸素不足の状態にあることを示すもので，発作の最中に心電図をとってみると，心筋細胞の傷害を表す特徴的な所見（STの下降または上昇）がキャッチされる。

　このような人はふだんは無症状で心電図にも変化がみられないことが多く，したがって診断のために何か運動をさせる，すなわち運動負荷を与えて心電図の変化を誘発する方法がとられる。運動の際には心筋は安静時の何倍もの仕事を要求される。心筋への血液供給はその分だけ増加しなければならないが，冠

状動脈硬化の強い人では正常な人とは違い，冠状動脈が十分に拡張して心筋への血液供給を必要なだけ増してやることができない。そのために心筋細胞が酸素不足におちいり，狭心症が発生するのである。患者に携帯用の心電計を装着して，24時間続けて心電図を記録し，解析する方法（Holter 心電図）も使われる。

不安定狭心症 狭心症の発作の際には心筋細胞に壊死が発生することもあると考えられるが，たとえ発生しても規模は小さく，それだけでは生命をおびやかす危険はない。しかし，このような発作が起こることは冠状動脈硬化が進んだことの証拠であり，場合によっては心筋梗塞の発生もありうるという危険信号なのである。狭心症の発作は運動に伴うとは限らず，夜間に起こる場合もある。急に発作が頻繁に起こるようになり，発作の時間も長びくようになったとき，あるいは安静時にも起こるようなときは，**不安定狭心症**といわれる。この場合は冠状動脈のプラークに新たに血栓が付着するなどして閉塞が進み，心筋梗塞の発生がせまっていることを示している。このような場合は状況に応じて開胸手術（A-C バイパス），あるいは心カテーテルを使って冠状動脈の閉塞部分を広げる治療（PTCA，後述）が考慮される。

冠状動脈閉塞と心筋梗塞の発生 **心筋梗塞**（myocardial infarction）は，冠状動脈の太い部分に閉塞が起こり，その結果発生する広範囲の心筋の壊死をいう（●19頁，図2-4）。狭心症と同じく，冠状動脈硬化症があって起こるものであるが，たいていはそこに血栓が付着し，内腔を急に閉塞した場合に発生する（●50頁，図4-6）。冠状動脈には3本の太い枝，

　　　　左冠状動脈　前下行枝
　　　　左冠状動脈　回旋枝
　　　　右冠状動脈

があり，閉塞がどの部位に起こるかによって梗塞が発生する範囲は決まっている（図9-7）。たとえば左冠状動脈のうち前下行枝の閉塞では，壊死は左心室の前壁および心室中隔の前側の部分に広がり，前壁梗塞と呼ばれる形になる。心筋梗塞の際には心電図に特徴的な変化があらわれ，壊死の範囲や広がりを読みとることができる（図9-8）。一般に右心室の壁には心筋梗塞は起こりにくく，たとえ起こっても重大なものとはならない。

心筋梗塞の症状と経過 心筋梗塞が発生すると患者は前胸部に激しい痛みを訴え，重いショックの状態（●160頁）におちこむ。心筋の広い部分が壊死におちいるため，左心室の収縮力はそれだけ弱くなっており，余計な負担はたちどころに心不全をひき起こ

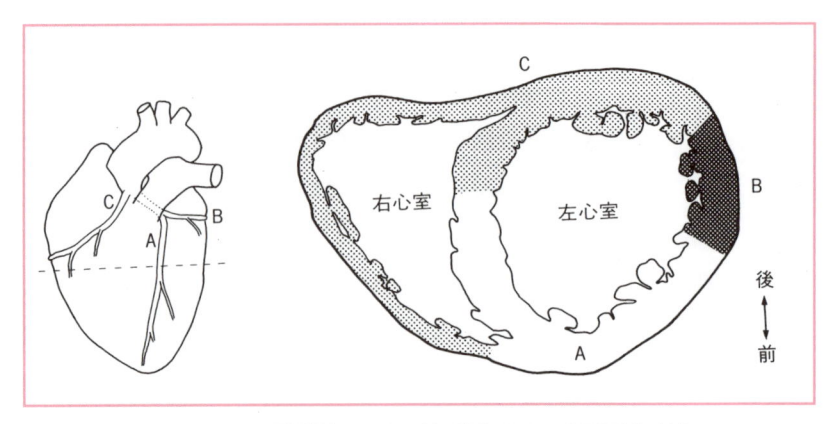

図9-7　冠状動脈の3本の枝（左）とその支配領域（右）
　A　左冠状動脈　前下行枝　　B　左冠状動脈　回旋枝　　C　右冠状動脈
　右の図では心臓の水平断面でおのおのの枝が支配する領域を示す。

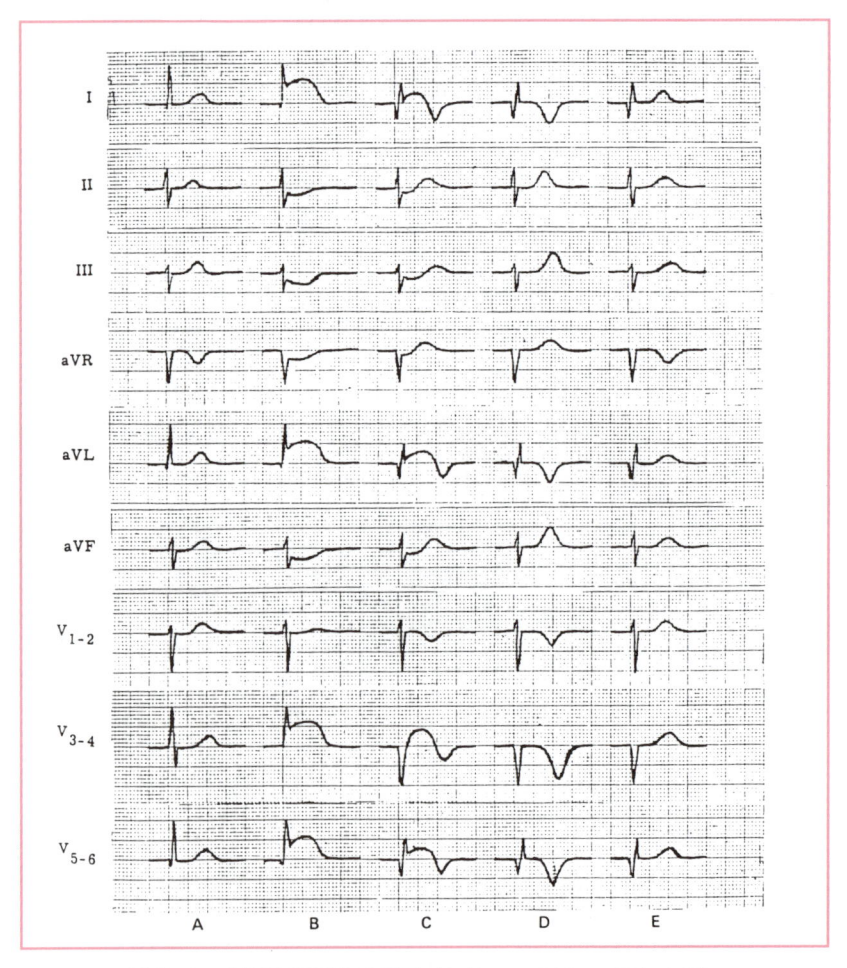

図9-8　心筋梗塞の際の心電図（Goldman, M.J., 1979による）
　前壁梗塞における変化を時間を追って示す。
　A：正常心電図。B：梗塞が発生して数時間のもの。C：数日後。D：数週後。E：数カ月後。

す。したがって心筋梗塞の急性期には絶対安静が必要である。患者の経過はさまざまで，短時間で死亡することもまれではなく，たとえ急性期をのりこえても心不全の状態を残すことが少なくない。急性期に壊死の部分が心室収縮に伴って破裂することもある。こうなると心囊への大量出血のため心臓は身動きがとれなくなり，患者はたちまち心不全におちいって死亡する。この状態を**心タンポナーデ**（cardiac tamponade）という。

心筋梗塞からの回復とリハビリテーション

心筋が壊死におちいった部分は日とともに吸収され，器質化を受けて，やがて硬い膠原線維の塊，いわゆる梗塞瘢痕（はんこん）によって置きかえられる（◯39頁，図3-4）。幸いにして急性期をのりこえ，心不全を残さずに回復した人の場合も，心筋には大きな瘢痕が残されているのであり，この部分はもはや心筋細胞の再生でもと通りになることは期待できない。左心室の収縮力はそれだけ弱くなっているので心臓に余計な負担をかけることは禁忌とされてきた。しかし最近では，患者の状態に応じて適度の運動を行うことがすすめられる。それによって冠状動脈を拡張させ，心筋の血流を増やして側副血行路の発達をうながすのが狙いである。

ストレスとの関係

冠状動脈硬化は特に精神的なストレスの多い人に強く起こるといわれる。激務にある人，心労の多い人などであり，「マネージャー病」などといわれたりもするが，なぜそのような人に起こりやすいのか理由は明らかでない。なお，動脈硬化症一般がそうであるように，冠状動脈硬化症も高血圧や糖尿病があると悪化しやすく，したがって虚血性心疾患もこれらの病気に合併することが多い。

冠状動脈硬化の診断と治療

冠状動脈硬化がどの程度進んでいるかは心カテーテル（左心カテーテル）を使ったX線検査，すなわち**血管造影**（angiography）によって判定される。この検査では，大腿動脈から長いカテーテルを心臓の方向にさしこみ，大動脈をさかのぼって先端を冠状動脈に挿入し，造影剤を注入してX線写真を撮影するのである[注]。これによって3本の冠状動脈のおのおのが，どこでどの程度閉塞しているかを観察することができる。その結果によってはA-Cバイパスと呼ばれる開胸手術が行われる。患者自身の静脈（ふつうは下肢の静脈），橈骨動脈あるいは内胸動脈などの一部を取ってきて，冠状動脈の閉塞部をまたぐ形で移植し，大動脈からの血流を末梢に導く手術である。最近ではPTCA[注]と呼ばれる内科的な治療法がさかんに行われるようになった。この場合は，先端近くにバルーンがついていて，そこへ空気を送り，膨らませることができる特殊な心カテーテルを使う。これによって血栓ややわらかいプラックを崩し，冠状動脈の閉塞部分を広げるわけである。

注）血管造影は，肝癌や膵癌など，内視鏡で直接に観察できない臓器に発生した腫瘍の診断にもさかんに使われている。

注）Percutaneous Transluminal Coronary Angioplasty（経皮的冠動脈再開療法）の略。

④ 心不全について

心不全とは　心臓の働きとは，いうまでもなく必要な量の血液を拍出することである。成人での心拍出量，すなわち1分間に左心室から大動脈に送り出される血液量は，心カテーテルを行って間接的に計算されるが，安静時の正常値として5ないし6リットルという数値が出されている。これに対して，心臓が十分な血液を拍出できない状態を**心不全**(cardiac failure)という。心臓の病気はどのようなものであろうと心不全を起こすがゆえに問題なのであり，逆に心臓に変化があっても心不全を起こさなければあまり問題にならない。心臓の病気にはいろいろな種類があるが，結果として起こる心不全は病気の種類には関係なく，共通の症状を現わしてくる。

呼吸困難の発生　心不全は心室が十分な血液を前の方へ押し出せない状態であるが（前方不全），同時にそのことは血液が後の方，すなわち静脈側にとどこおることを意味するわけで（後方不全），むしろこの後方不全が多くの症状をひき起こすのである。

　高血圧による左心室不全を例にとって考えてみよう。高血圧が続くと，左心室は負担の増加にたえきれず，大動脈に向けて十分量の血液を送り出せなくなることを述べた。血液はその分だけ左心房から肺静脈，さらに肺の毛細血管へと後方にうっ滞し，その結果，これらの部位では徐々に血圧が上昇する。これが肺うっ血の状態である。肺うっ血が強まり，毛細血管の血圧がある高さに達すると，血液の液体成分が外におし出され，肺胞内に滲み出すという事件が発生する（図9-9）。これは肺に起こった浮腫であり，**肺水腫**(pulmonary edema)と呼ばれるが，それが発生するしくみは毛細血管の内圧亢進であり，「浮腫」で説明したことがそのままあてはまる（◉60頁）。ほかの臓器では，浮腫が発生

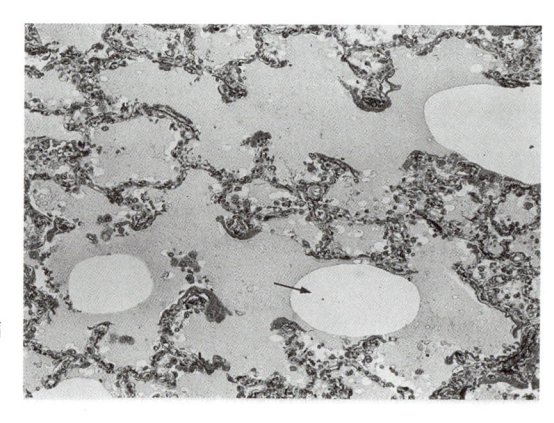

図9-9　肺水腫
薄いタンパクを含む液が肺胞の中に充満している。そのことは，空気が泡（矢印）の形で混じっていることからもわかる。

してもただ「むくみ」によって腫れるくらいのものだが，肺水腫では肺胞の中に急激に水分がたまるため，患者は呼吸が妨げられる。ひどい場合はそれによって死亡することもあり，きわめて危険な状態である。

心臓性喘息 ●
注）喘息（asthma）とは発作性の呼吸困難を意味するが，たんに喘息という場合は心臓性喘息ではなく，気管支喘息（●89頁）をさすことが多い。

心不全で肺にうっ血のある患者は呼吸困難，すなわち**心臓性喘息**(ぜんそく)（cardiac asthma）^{注)}といわれる症状を訴えることが多い。このような患者は，ベッドに横になると重力の関係で肺のうっ血が強くなり，呼吸困難が悪化する。上体を起こした姿勢をとると肺のうっ血が軽くなり，呼吸が楽になるので患者は始終この姿勢を保ち，睡眠の際にも横になることができない（起坐呼吸(きざ)）。

心臓病細胞 ●

肺うっ血が続いていると，肺には浮腫だけでなく小規模な出血があちこちに発生する。出血は肺胞の中に起こり，そこで赤血球はマクロファージに貪食される。マクロファージは赤血球に含まれていたヘモグロビンを分解し，ヘモジデリンといわれる褐色の色素につくり変えて細胞質に貯える。心不全の状態にある患者はしばしば褐色の喀痰をはき出すが，それはこのようなマクロファージが混じっているためで，喀痰を顕微鏡で観察すればこの細胞が多数確認される。これを**心臓病細胞**（heart failure cell）とよんでいる。剖検を行うと肺は無数の心臓病細胞を含むため肉眼で褐色をおびてみえ，肺胞の壁には線維がふえるため全体が硬くふれる。

浮腫の発生と ●
静脈圧の上昇

左心室の不全による血液のうっ滞は，肺の毛細血管からさらに後方，すなわち右心室・右心房，そして全身の静脈系に及んでゆく。静脈血圧の上昇によってまず皮下組織の浮腫がひき起こされる（●60頁）。これがいわゆる**心臓性浮腫**(ふしゅ)（cardiac edema）で，腎臓病の際に起こる腎性浮腫とは違って下肢などの低い部位に強く発生するが，そのような部位では重力の関係で静脈血圧が特に高くなることから理解できる現象である。このため末梢の静脈圧を測定して心不全の程度を定めることが行われる。クエン酸ナトリウム液を入れた注射器を三方活栓を通してガラス管につなぎ，あお向けの患者で肘静脈を穿刺して，垂直に立てたガラス管の水位から圧を読みとる。正常の圧は60～100mmH$_2$Oである。

肝臓の変化 ●

心不全が続いていると肝臓はうっ血のために大きくなり，右側の季肋部(きろくぶ)（肋骨弓の下(ろっこつきゅう)）に大きく触れるようになる。このような肝臓ではうっ血は肝小葉の中心部で特に強く，肝細胞の脂肪変性をしばしば伴い（●22頁），そのため断面には独特の網状の模様が現れる。この形は**にくづく肝**（nutmeg liver；「にくづく」の実の断面に似る）と表現される（図9-10）。

乏尿と心不全の治療 ●

腎臓のうっ血は乏尿(ぼうにょう)，すなわち尿量の減少をひき起こす。臨床的にうっ血腎

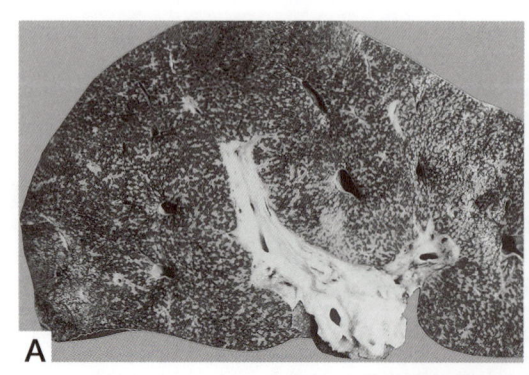

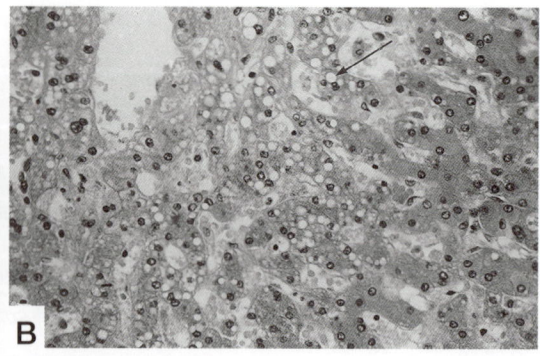

図9-10 慢性うっ血による肝臓の変化（にくづく肝）
A 肝臓の断面にみられる特徴ある網模様。
B 肝細胞には脂肪変性があり，細胞質に脂肪の小滴がたまっている（矢印）。

といわれる状態である。乏尿の結果，それだけ余分な水分やナトリウムが身体にたまる。このことが浮腫を悪化させるだけでなく，循環血液量（身体全体の血液量）が増加するためうっ血がいっそう強くなり，尿量がさらに低下するという悪循環の原因になる。心不全，特に高血圧によって左心室の収縮力が低下している場合，治療にはジギタリスのような心筋の力を強める薬物を用いるが，そのほかに利尿剤を与え，尿量をふやすことが必要とされるのは以上の理由による。無論このような患者では，つねに尿量を記録し，身体への水分の出入りを監視しなければならない。

⑤ 心臓弁膜症

弁の機能とその障害

解剖学で学んだように，心臓には4個所に弁がある。結合組織の薄い弁膜が組みあわされた構造で，血液を前方だけに進め，後方に戻ることを阻止するという方向づけの装置である。したがって弁がその役割を十分はたすには，つぎの2つの条件が満たされなければならない。

①血液が通過する際はよく開き，血流への抵抗を生じないこと（図9-11A）

②血液が通過しないときは完全に閉じ，血液の逆流が起こらないこと（図9-11B）

この2つの条件の1つあるいは両方が満たされず，そのために弁の機能が障害された状態を**心臓弁膜症**（valvular disorder）という。

狭窄と閉鎖不全

心臓弁膜症には，

狭　窄

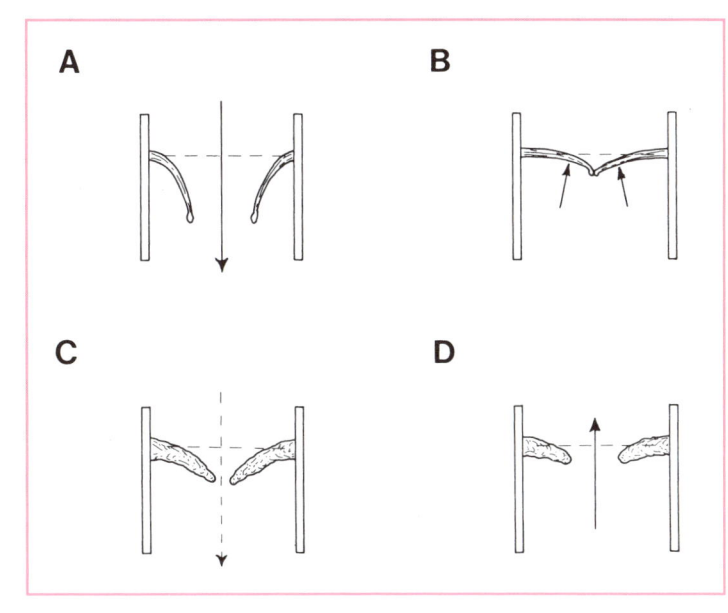

図9-11 弁膜の機能とその障害
A 正常の弁膜では，そこを血液が流れる際には抵抗がない。また，
B 弁膜が閉じているときは逆流が起こらない。
C 弁膜の狭窄。血流に大きな抵抗がある。
D 弁膜の閉鎖不全。完全に閉鎖せず，逆流が起こる。

閉鎖不全の2つの型が区別される。**狭窄**(stenosis)は上の条件①の障害で，弁膜がしなやかさを失って硬くなり，あるいは弁膜が癒着しあって開きが悪いなどのために，そこを血液が流れるのに抵抗を生じるものである（図9-11C）。**閉鎖不全**(insufficiency)とは条件②の障害で，弁が短縮その他の変形を起こしているため閉じるべきときに完全に閉じることができず，血液が逆流する状態である（図9-11D）。

● 心内膜炎後の弁膜症

弁膜症の原因として，まず重要なのは心内膜炎である。これは心房・心室の内面に発生した炎症で，弁膜症をおこすのは，

　　リウマチ性心内膜炎
　　感染性心内膜炎

のどちらかである。**リウマチ性心内膜炎**(rheumatic endocarditis)とは心内膜，すなわち心室・心房の内面に発生したアレルギー性の炎症であり（◯79頁），心臓に起こるリウマチの一つの病型であることだけを述べておこう。**感染性心内膜炎**(infective endocarditis)は病原微生物の感染によって起こる心内膜の炎症である。血液が流れているところに感染が起こるのであるから，**敗血症**(septicemia，◯74頁)，すなわち病原体が血液中にばらまかれて感染が広がる危険を伴っており，きわめて重大な病気である（図9-12A）。レンサ球菌，ブドウ球菌などの細菌の感染によることが多い。さて重要なことは，リウマチ性・感染性のどちらにせよ，炎症が発生するのはたいていは僧帽弁・大動脈弁にお

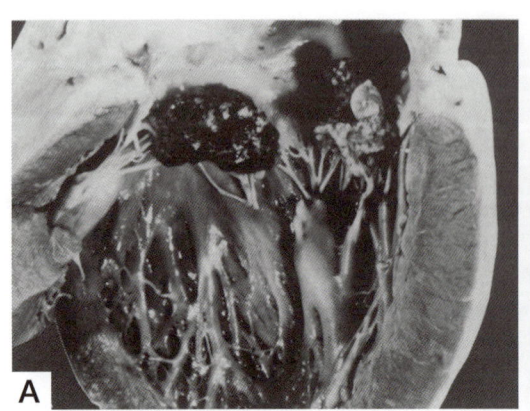

図9-12 心内膜炎の2例
A　感染性心内膜炎。僧帽弁に直径2cmもある感染性血栓が付着している。
B　大動脈弁の小さな疣贅。原因は明らかでない。

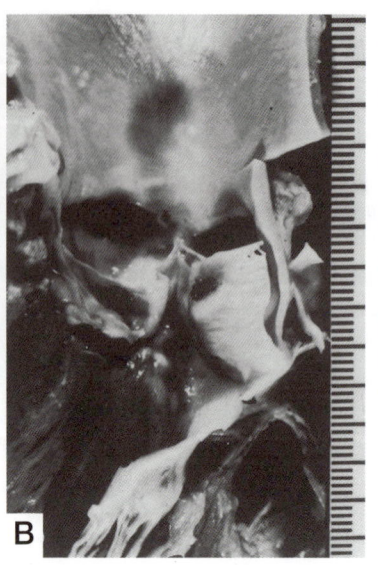

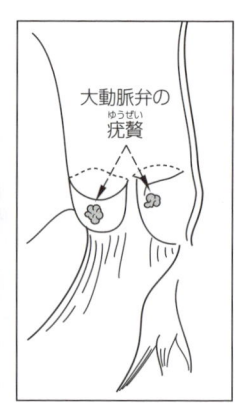

いてであり，それ以外の部位にはほとんど生じないということである。弁膜の部位に炎症が起こると，そこには必ず血栓が付着する。血栓は手指の「いぼ」に似た形をしており，いぼの専門語である疣贅(verruca)の名で呼ばれている（図9-12B）。弁膜は常時激しい動きをくり返すため，血栓はしばしばはがれ，あちこちの臓器に塞栓を起こすことは前に述べた通りである（◯54頁）。

一般に心臓・血管の内面に血栓が付着したときは，周囲から結合組織が伸び出して血栓をとりこみ，瘢痕によってこれを置きかえる，すなわち「器質化」を行うことを述べた（◯54頁）。心内膜炎の場合にも同じようにして血栓の器質化が起こり，弁膜の炎症がなおったあとに硬い瘢痕がつくられる。そのため弁膜は肥厚し，しなやかさを失って硬くなり，あるいは弁膜どうしが癒着するなどの変形を起こすのである（図9-13）。この状態が弁膜症であり，したがってそれは心内膜炎の後遺症というべき状態で，そのままでは機能の回復は望めない。今日では僧帽弁・大動脈弁の弁膜症には手術で弁をとり除き，代わりに人工弁をはめこむ治療法（弁置換）が日常的に行われている。

代表的な弁膜症の4型

いま述べたところによって，実際の心臓弁膜症には，

　　僧帽弁狭窄（mitral stenosis；略してMS）
　　僧帽弁閉鎖不全（mitral insufficiency；MI）
　　大動脈弁狭窄（aortic stenosis；AS）
　　大動脈弁閉鎖不全（aortic insufficiency；AI）

の4通りが存在することになる。このうちの2つ以上が同じ患者に共存するこ

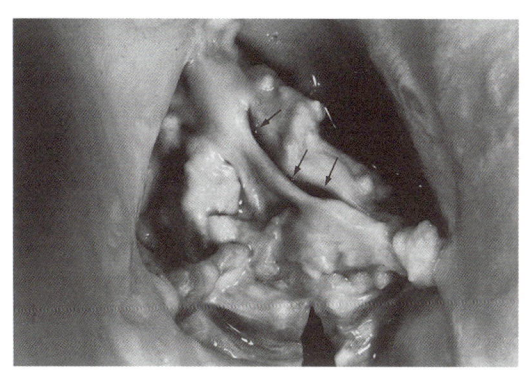

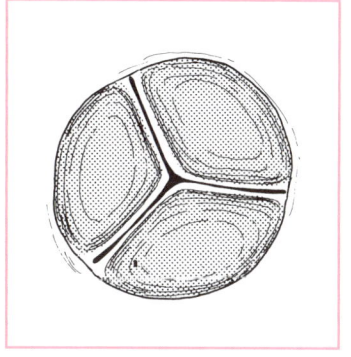

図9-13 大動脈弁狭窄
弁を大動脈の側からみる。3枚の弁膜は癒着しあい、石灰化（カルシウム沈着）も加わって硬くなり、矢印の部位にわずかなすきまが残されているにすぎない。正常の大動脈弁（右図）と比較。

とも珍しくない。僧帽弁狭窄では僧帽弁に抵抗があり、拡張期に左心房から左心室への血液の流入が障害される。そのため血液が後方にうっ滞して左心房が拡張し、肺うっ血などの心不全症状が現れる。しかし左心室には十分な血液が入らないので拡張は起こらない。僧帽弁閉鎖不全では左心室が収縮する際に血液の一部が左心房へ逆流する。このため、やはり血液が後方にうっ滞するが、左心室は大動脈への拍出量を保つために逆流した分だけ余計に血液を送り出そうとし、このことが負担となって左心室の拡張と肥大が発生する。このように4種類の心臓弁膜症は結局は心不全を招くのであるが、そこに行くまでの道筋は異なり、X線写真での心臓の形にもそれぞれ特徴がある。大動脈弁の弁膜症については省略するが、各自で考えてほしい。

● 心内膜炎以外による弁膜症

弁膜症には炎症以外の原因によるものもある。第一は弁膜に脂質を含む物質の沈着が起こり、そこに石灰化（カルシウム沈着）を起こすもので、弁膜は肥厚し、メスの刃がたたないほど硬くなる。この形の病変はたいていは高齢者の大動脈弁に生じ、弁の狭窄をひきおこす。変性性石灰化と言われている。

第二は僧帽弁閉鎖不全の原因として最近注目される**弁逸脱症候群**（floppy valve syndrome）である。僧帽弁は前後2枚の帆のような「尖弁」で、弁の下端から丈夫な腱索が伸びだして左心室の心筋（乳頭筋）につながり、これが弁を引張っている。腱索はコラーゲンからなる本来は丈夫な組織だが、何かの原因で断裂し、そうなると弁膜は心室の収縮・拡張に伴ってひるがえるような状態になる。このため僧帽弁で逆流が発生する。断裂の原因はよく分からないが、線維組織に何か質的な異常がある可能性がある。

● 弁膜症の診断

心臓弁膜症の患者では聴診により心音の異常が証明され、昔からこのことが

診断に利用されてきた。弁の狭窄では狭い弁口を血液が流れるとき，閉鎖不全では血液が逆流するときに発生する異常な振動が聞こえるもので，**心雑音**（cardiac murmur）という。音の性質，発生の時点（収縮期・拡張期），聞こえる場所などから，弁膜症の種類とそれが存在する部位を推定することができる。心雑音の詳しい解析には心音図を利用する。

一方，心臓の内部で血液がどのように流れているか，その様子を調べるのに今日では超音波検査，すなわち**心エコー図**（echocardiogram）が広く使われている。弁膜の状態や動きがどうか，血液がそこでどれほど逆流しているかなどは，この検査によってはっきりと知ることができる。心房・心室の変形，拡張の有無や壁の肥厚の程度などについても多くの情報がもたらされる。

●弁膜症の治療　　上にも述べたが，弁膜症とは心内膜炎の後遺症であって，そのままでは治癒は期待できない。今日では重い心不全が続くような患者には，心臓の状況に応じて変形した弁膜をとり除き，人工弁に置きかえる手術が広く行われる。手術は心臓を切り開く，いわゆる開心手術であるから，手術中は心臓の動きをとめ，その間は人工心肺を使って患者の生命を維持することになる。人工心肺を使う手術としては，前述のA-Cバイパス，後述の大動脈瘤の手術とともに，弁置換手術は数からいって代表的なものである。

⑥ 心臓・大血管の先天異常

●心臓・大血管奇形の基本型　　心臓および心臓に出入りする大血管の奇形は，種類が多く発生の頻度も高い。重症な奇形ではふつうは生きて行けず，生後まもなく死亡する。しかし心臓外科学の進歩とともに，多くの例では手術によって著しく寿命をのばすことが可能になった。奇形にはいくつかの基本型がある。その数は多くないが，実際の症例ではいくつかの型が組みあわされていることが多く，そのために種類がたくさんあるのである。ここでは代表的な基本型として，

　　　　心房中隔欠損
　　　　心室中隔欠損
　　　　肺動脈狭窄
　　　　動脈管開存
　　　　大血管転位

の5種類をあげておく。

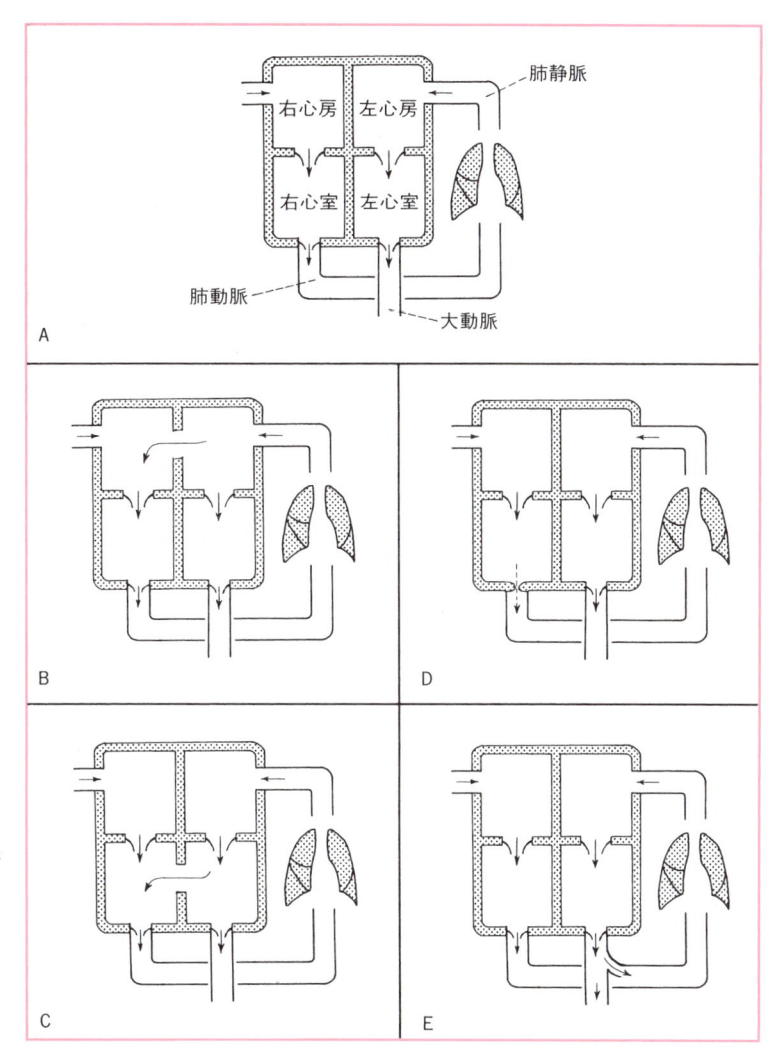

図9-14 心臓・大血管奇形の基本型
　A　正常の心臓
　B　心房中隔欠損（ASD）
　C　心室中隔欠損（VSD）
　D　肺動脈狭窄（PS）
　E　動脈管開存（PDA）

心房中隔欠損　●　**心房中隔欠損**（atrial septal defect；略してASD）：左心房と右心房の間のしきり（心房中隔）に孔があいているものである（図9-14B）。左心房の血圧は右心房より多少高いため，肺静脈から左心房に入った血液の一部が孔を通って右心房に戻り，右心室から再び肺動脈に送りこまれる。一定量の血液が無意味に肺を再循環しているわけで，それゆえ右心室の拍出量は左心室よりも大きい。孔を通って流れる血流を**短絡**（shunt）といい，この場合は左→右短絡があるという。心房中隔欠損は短絡が少なければ臨床上は問題にならないが，孔が大きく，短絡量が多い場合は右心室の負担が過重になり，心不全の危険が発生するので，手術が必要になる。

心室中隔欠損　●　**心室中隔欠損**（ventricular septal defect；略してVSD）：左右の心室の間のしきり（心室中隔）に孔があいている（図9-14C）。1cm以下の小さい孔のことも
と肺高血圧

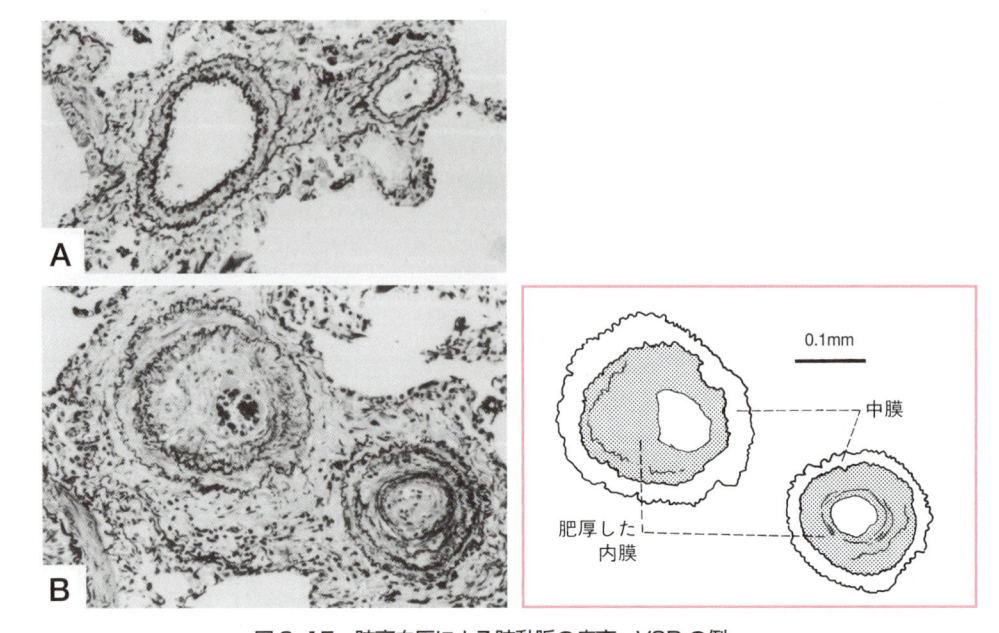

図9-15　肺高血圧による肺動脈の病変。VSDの例。
B　直径0.2mm前後の細い肺動脈。内膜が厚くなり，内腔には強い狭窄が起こっている。
A　ほぼ同じ太さの正常の細動脈。

あり，心室中隔の大部分が欠損していることもある。いずれにせよ心房中隔欠損よりはよほど重大な奇形である。正常な心臓では，左心室と右心室の血圧に著しい差が存在し，左心室の収縮期圧は130mmHg前後であるのに，右心室から肺動脈にかけては20mmHg程度にすぎず，肺循環はこのような低い血圧で血液がまわる系なのである。解剖学で，右心室は左心室に比べて壁の心筋がはるかに薄いことを学んだと思うが，それはこの血圧の差による心筋の仕事量の差を意味している。ところが心室中隔欠損があるときは，大量の左→右短絡が流れ，それとともに左心室の高い血圧が直接右心室に加わることになる。収縮期血圧は50mmHgを超えることが多いが，肺循環ではこの程度でも立派な高血圧であり，この状態を**肺高血圧**（pulmonary hypertension）といっている。このため，本態性高血圧で左心室肥大が起こるのと同じ理由で，この場合は右心室肥大が起こってくる。

アイゼンメンジャー症候群

　肺高血圧が続いている患者で，さらに重大なことは，肺動脈の末梢に一種の動脈硬化症（この場合は粥状硬化症ではなく細動脈硬化症）が発生することである。動脈の内膜に細胞や線維がふえて最後には内腔が閉塞してしまうもので，この病変は肺動脈の枝をつぎつぎに侵してゆく（図9-15）。このため，大きな心室中隔欠損をもつ患者では，だんだんに肺循環の抵抗が増して行き，そのことがさらに血圧を高める。最後には孔を通っての短絡も逆向きになり，右→左

注）**チアノーゼ**とは，酸素飽和度が異常に低い血液が組織に流れているため，患者の皮膚，特に唇の色が紫色を呈する状態をいう。血液ガスの検査によって動脈血の酸素飽和度の低下として把握することができる。

短絡の形をとるようになる。こうなると，右心室の静脈血が，一部は肺でガス交換を受けないまま左心室から大動脈に流れこみ，全身に送られることによって**チアノーゼ**（cyanosis）をひき起こす[注]。このように最初は左→右短絡であった心・大血管奇形の患者が，進行とともに右→左短絡に変わり，その結果チアノーゼが発生した状態を**アイゼンメンジャー症候群**（Eisenmenger's syndrome）という。こうなった状態では，手術によって心室中隔の孔をふさぐことはもはや禁忌とされる。肺の血管抵抗が大きくなっているため，孔をふさげば右心室の負担が急激に増加するからである。肺動脈の病変がそこまで進まないうちに，手術で孔を閉じることが必要なのである。

● 肺動脈狭窄

肺動脈狭窄（pulmonary stenosis；略してPS）：肺動脈弁，またはその直前の部位が著しく狭くなっているものである（図9-14D）。たいていは他の奇形を合併するが，単独で存在するときは強い右心室肥大をひき起こす。

● 動脈管開存

胎生期の血液循環が生後とどのように違うかを学んだと思う。その違いの一つに，胎児では肺動脈から大動脈へ血液を導く動脈管（Botallo管）という血管の存在がある。正常な乳児では動脈管は生後まもなく閉鎖するのだが，これが閉鎖しないことがあり，このような場合は大動脈から肺動脈に向けて大量の血液が短絡される（図9-14E）。**動脈管開存**（patent ductus arteriosus；略してPDA）と呼ばれ，心室中隔欠損と同じ理由で，強い肺高血圧をひき起こす。

● 大血管転位

たとえば肺動脈と大動脈が入れかわり，右心室から大動脈，左心室から肺動脈が出るというものがある。この状態では大循環と肺循環が切り離されているわけだから，それだけでは生存は不可能であるが，たいていは心室中隔欠損などを合併し，多少の短絡があるため，かろうじて生命を保つ。**大血管転位**（transposition of great vessels；略してTGV）と呼ばれる奇形で，手術でなおすにも非常な困難があったが，新しい手術法が工夫されて最近は治療の成績が向上しつつある。

● ファロー四徴

このような基本型が組み合わされた代表的な形として，**ファロー四徴**（tetralogy of Fallot）をあげておこう（図9-16）。心臓の奇形として比較的多いもので，前世紀のフランスの病理学者ファローが

　　　心室中隔欠損
　　　肺動脈狭窄
　　　右心室肥大，
　　　騎乗大動脈（大動脈の入口が心室中隔欠損部にまたがっている）

の4病変の組み合わせとして記述した。しかし，実質的には心室中隔欠損プラ

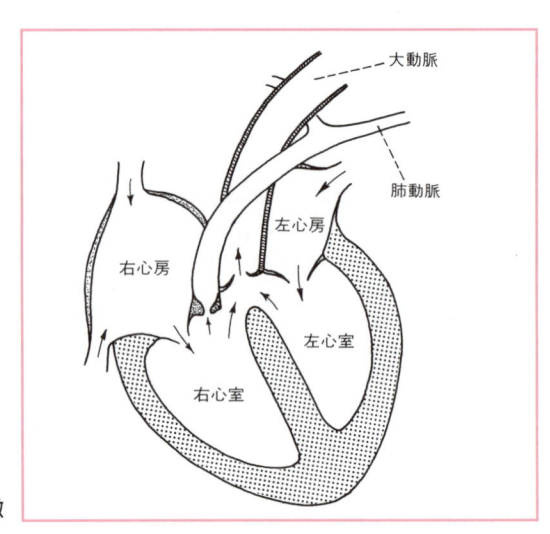

図9-16 ファロー四徴

ス肺動脈狭窄であり，最後の2つはその結果とみてよいものである。肺動脈狭窄を伴うため，ただの心室中隔欠損とは違って短絡は最初から右→左である。右心室の静脈血は肺動脈へ流れこむ部分が少なく，大動脈へ短絡される部分が大きいため，生まれながらに強いチアノーゼを現わしている。末梢の動脈血を調べると酸素飽和度が著しく低く，このため患者は少しの運動でも呼吸困難を起こし，うずくまってしまう。この状態が手術によって改善され，肺を流れる血流量が増加しない限り，患者は長生きを望むことはできない。

心臓・大血管奇形の診断　心臓・大血管奇形の診断には心臓カテーテルが不可欠の検査である。この場合は上述の冠状動脈の検査とは違って静脈，たとえば肘静脈から細長い管を入れる右心カテーテル法が使われる。カテーテルの尖端を右心房から右心室，肺動脈へと順にうごかしながら，各部位での血圧を測り，同時に血液のサンプルを採取してガス分析を行い，酸素飽和度を調べる。これらの結果を総合して，孔の有無や存在部位を判定し，短絡の方向と量，心拍出量などを計算するのである。

⑦ その他の重要な循環器疾患

ⓐ 心筋炎 myocarditis

心筋の広い範囲に炎症が起こり，心筋細胞の多くが傷害を受け，変性や壊死におちいることになれば，心室からの血液の拍出は妨げられ，結局は心不全に

おちいるであろう。心筋炎は多いものではないが昔から有名な病気である。原因別にみて次の3つが重要である。

●ジフテリー心筋炎（diphtheric myocarditis）：ジフテリー（diphtheria）は今日ではほとんどみられないが、戦前は子供の感染症として多いものであった。咽頭の激しい炎症を起こす病気で、その経過中、あるいはいったんなおったあとに、ジフテリー菌がつくった毒素による心筋の傷害が現れるものである。これによって心不全を起こし、死亡するという例が少なくなかった。

●リウマチ性心筋炎（rheumatic myocarditis）：膠原病の一種であるリウマチ熱（●92頁）はしばしば心内膜炎をひき起こすことを述べたが、まれに心筋炎を合併することがある。心筋にアショッフ結節（Aschoff body）と呼ばれる肉芽腫（●74頁）をつくることが特徴である。日がたつにつれて心筋内に瘢痕が広がり、結局は心不全におちいる。

●ウイルス性心筋炎（viral myocarditis）：今日みられる心筋炎は、たいていはウイルスの感染によるもので、特にコクサッキーウイルス（B群）が重要である。非常に密なリンパ球の浸潤が心筋に生じ、心筋細胞は変性・壊死におちいってゆく（図9-17）。

ⓑ 心筋症 cardiomyopathy

心筋に障害があるために心室が十分な力を出せず、心不全におちいる場合としては虚血性心疾患と心筋炎について説明したが、ほかにも原因不明の心筋細胞の変性によって心不全を起こす病気が知られている。このようなものを**特発性心筋症**あるいはたんに心筋症と呼んでいる。心筋症は、心臓に起こる病変の性質から

　　　　拡張型（うっ血型）心筋症
　　　　肥大型心筋症

の2型に分けられる。

拡張型・肥大型 ● 　**拡張型心筋症**は心筋細胞が変性におちいって少しずつ消滅し、心筋には細か心筋症　　　　い瘢痕がふえ、それにつれて心室が拡張してゆくものである。原因はわからない。心筋の変性は進行性で適当な治療法もないため、心臓移植の対象として第1に選択される病気になっている。**肥大型心筋症**は原因不明の心肥大ともいうべきもので、心室の壁の全体、あるいは一部が異常に厚くなり、たとえば左心室から大動脈への血液の流出が妨げられ、それによって心不全が発生する。

薬剤性心筋症 ● 　拡張型心筋症と同じような心筋の変性と線維化は、ある種の薬剤の副作用としても発生することが知られている。有名なのは抗癌剤のアドリアマイシンで、

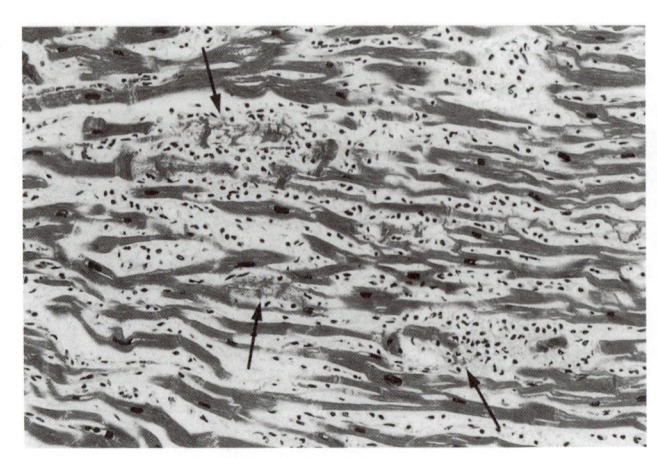

図9-17 ウイルス性心筋炎
心筋細胞の壊死があり（矢印），まわりにはリンパ球やマクロファージが浸潤。

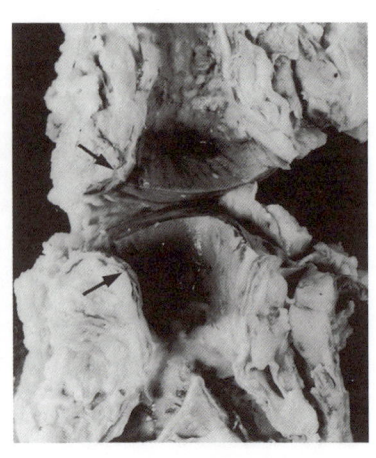

図9-18 大動脈の動脈瘤
腹部大動脈で左右の総腸骨動脈に分かれるすぐ上に膨大を生じている（矢印）。

このような薬を使うときは心筋障害の発生をつねに念頭におかなければならない。

C 動脈瘤 aneurysm

動脈が少しずつ瘤のような形で膨らんでゆく病気があり，**動脈瘤**(aneurysm)という（図9-18）。動脈瘤の好発部位は大動脈である。動脈瘤は細い動脈にできることもあるが，それについては脳出血のところで説明する（◯307頁）。静脈にも静脈瘤(varix)といわれる病変があるが，臨床的に重要なのは食道静脈瘤なので，そこで説明する（◯224頁）。太い動脈の動脈瘤に次の2種類を区別する。

真性動脈瘤 　動脈の壁の組織，特に中膜に何かの病変が発生し，壁の構造が弱くなると，そこでは十分に血圧を支えることができなくなり，動脈瘤が起こる。このようなものを**真性動脈瘤**(true aneurysm)という。拡張しきって壁が薄くなった動脈瘤は，わずかに血圧が上がっただけで破れ，大出血をひき起こす。その原因としては，

　　　梅　毒
　　　動脈硬化症（粥状硬化症）

があげられる。梅毒は戦前は日本でも多く，胸部の大動脈で中膜に炎症を起こし，動脈瘤をつくることがしばしばあったが，このようなことは最近はみられない。今日では動脈硬化症による動脈瘤が多く，患者は高齢者であり，場所としては腹部の大動脈に発生することが多い。

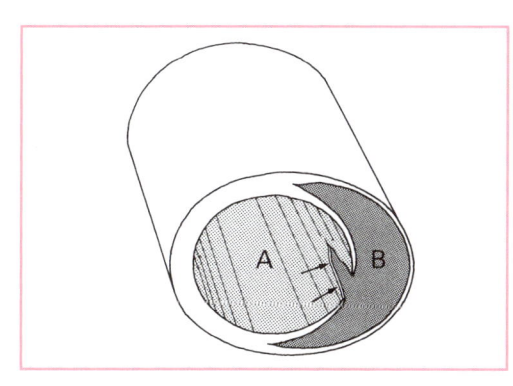

図9-19 解離性大動脈瘤
Aはもともとの大動脈の内腔をあらわす。その一部に亀裂が発生し（矢印），そこから壁の組織が2枚に切り裂かれて別な内腔（B）をつくっている。

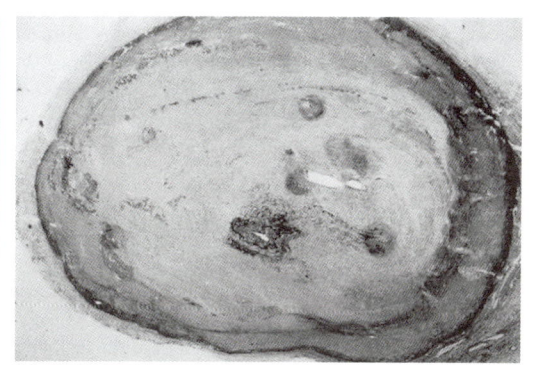

図9-20 川崎病の冠状動脈
正常の5倍ほどに膨大しており，内腔は血栓によって閉塞している。

解離性動脈瘤 ● 　大動脈にしばしば**解離性動脈瘤**（かいりせい）(dissecting aneurysm) といわれる病変が発生する。大動脈の壁には左心室が収縮するときは高い圧が加わり，拡張期には圧から解放され，そのため始終このような伸縮をくり返している。この大きな負荷をになっているのは，壁の組織がそなえる強力な中膜の平滑筋と弾力線維，および外膜の膠原線維である。ところが人によってはこの構造，とくに中膜に何かの弱点があるらしい。その結果，あるとき急に何かのきっかけで，ベニヤ板を引きはがすような形で壁が2枚に切りさかれることがある。**大動脈の解離**と呼ばれる現象である。ふつう壁がさけ始めるのは大動脈弁を出た直後の部位，あるいは上行大動脈であり，解離は発生すると急速に大動脈の末梢に向けて広がってゆく。解離を起こした大動脈では，もともとの内腔のほかに，解離によって新たに発生した内腔が平行することが多く，この状態を「二連銃型」の大動脈と形容する（図9-19）。解離性大動脈瘤はいくつかの病型に分けられるが，全体としては致命率の高い，重い病気である。解離を起こした直後に適切な手術が行われ，解離部分を人工血管で置きかえることができれば，生命をとりとめる。大動脈弁のすぐ上で解離が発生した場合は，しばしば心囊に破れ，出血により心タンポナーデ（➔145頁）を起こし，急死の原因となる。

ⓓ 血管炎 angitis

　血管の壁の組織が炎症によって破壊される状態を血管炎といい，特に動脈炎が重要である。昔から有名なのは結節性多発性動脈炎で，これは膠原病の一つであることを述べた（➔92頁）。日本で問題になっているのは川崎病の動脈炎である。川崎病は川崎富作博士によって最初に報告された乳幼児の病気で，発

熱・手足の浮腫と紅斑・リンパ節の腫れなどの症状がみられる。死亡率は1％以下で，多くの場合，冠状動脈の動脈炎が死因になっている。侵された部位には動脈瘤ができ，そこでは内腔に血栓が付着して閉塞を起こす（図9-20）。川崎病の原因は現在も明らかでない。

⑧ ショック

ショックの症状●　大手術が行われているときは必ず誰かが患者に付きそい，状態を監視しているのを見るであろう。何度も血圧を測り，脈拍を数える。それは手術中に血圧が下がってしまうような異常事態，すなわち**ショック**（shock）の発生を警戒しているのである。ショックにおちいった患者は血圧が（収縮期圧で）60mmHg以下にも下がってしまい，ぐったりとして冷汗をかいている。脈拍は速くて微弱であり，呼吸は浅くて数をまし，いかにも危険な状態にあることを感じさせる。乏尿，あるいは無尿を伴うのもショックの特徴である。手術後しばらくは蓄尿を行い，患者の尿量を測るのもそのためである。このようなショックは大手術に伴う以外に大出血や大きな外傷のあと，ひどい火傷のあと，重い感染症，心筋梗塞などさまざまな場合に発生し，しばしば患者を死に至らしめる。実際に看護の仕事に従事するようになれば，このような患者をみることがあるだろう。

ショックの際の●　ショックの症状は，末梢の循環が全身的に障害されることによって起こる。
循環異常　　すなわち，血管系の内腔全体の容積（血管床の容積）に対して，そこに含まれる血液の量（循環血液量）が相対的に少なすぎる状態，それがショックであると定義されている。血圧の降下などはそのような不均衡の直接の結果であり，大出血のあとに起こるショックなどはそのような意味ではもっとも理解しやすいものであろう。ショックは大量の出血がなくとも起こるが，その場合は全身の血管，特に末梢血管が拡張してしまい，循環血液量は正常でも内腔の容積が大きすぎる状態となり，そのために血圧降下など大出血と同じ結果を生じるのである。循環血液量の「相対的」な減少とはそのような関係を意味している。

ショックの分類●　ショックは，それが発生した原因によって臨床的に

　　　　　　　循環血液量減少性ショック（hypovolemic shock）

　　　　　　　神経原性ショック（neurogenic shock）

　　　　　　　心原性ショック（cardiogenic shock）

　　　　　　　敗血症性ショック（septic shock）

に分けられる。循環血液量減少性ショックは大出血，あるいは急性の脱水で循環血液が減少することによるものである。神経原性ショックは脊椎麻酔などで稀に発生し，ひろい範囲に血管運動神経の麻痺と血管拡張が起こることがショックをひきおこす。心原性ショックとは，たとえば重症の心筋梗塞に伴うショックをいう。敗血症性ショックは細菌の感染に伴うもので，細菌が産生するエンドトキシンが関係するショックである。このうち，循環血液量減少性および神経原性ショックは治療によく反応するのに対して，心原性および敗血症性ショックでは一般に治療が困難とされている。

ショックの治療 ●　ショックにおちいった患者に対しては，もちろん強力かつ集中的な治療が行われる。循環血液量を増してやるために輸液が行われ，血管の内部容積を小さくするため血管収縮剤を与え，呼吸を確保する。心臓・肺・脳といった生命維持に不可欠な臓器の状態を監視し続ける。他方では原因となった外傷や病気に対する治療が進められる。理屈からいえばこのような治療によって患者の症状は改善されてよさそうに感じられるが，実際は必ずしもそうはいかず，場合によっては循環血液量をいくらふやしてもさっぱり血圧が上がらないといった悲観すべき事態におちいってしまう。いわゆる「非可逆性ショック」であり，このようなことが起こるところにショックという問題のむずかしさがある。この場合，全身的に毛細血管の透過性が異常に高まっており，血液の液体成分が外部にもれ出してしまうため，輸液や輸血を行っても，ざるに水を入れるようなもので効果が現れないと考えられる。なぜそのような透過性異常が起こるかであるが，そこには多くの因子が関係しており，大変に複雑な悪循環の結果であることだけを述べておく。

ショックの際の臓器病変 ●　ところでこのような場合，患者の身体はただ一方的に障害をこうむっているわけではない。ショックという不利な状態を何とか改善し，のりこえようとする種々の適応現象がみられるのである。これもまた大変にこみいった過程で，全貌を解説することはとてもできないので，ここではショックに伴う動脈収縮という面だけを述べておこう。

　ショックの際は，たとえば腎臓，胃腸管，その他多くの臓器で動脈の広い範囲に収縮が起こり，これらの臓器を流れる血液量は著しく減少する。このことによって少しでも血圧を高めようとし，同時に循環血液量を節約して，そのような節約のきかない脳や心臓，いわゆる生命臓器にまわそうとするのである。そこでは腎臓や胃腸管とは違って，虚血がごく短い時間続いただけで取りかえしのつかない障害を受け，そのことが個体の死に直結する。他の臓器での動脈

収縮によって脳・心筋は障害をまぬかれ，当座のところは個体の生命は維持されることになる。が，動脈収縮を起こした臓器では後になって虚血による種々の障害が発生する。腎臓では尿細管上皮の壊死を起こし，**ショック腎**（shock kidney）といわれる状態におちこむ。ショックが無尿や乏尿を伴うのはそのためで，無尿が続けばやがて腎不全が発生し，これが患者の生命を奪う場合もある（●260頁）。胃腸管では，虚血により胃の粘膜が障害されて胃びらん[注]や胃潰瘍の発生をみることが多い。ショックにおちいった患者がしばしば「コーヒー残渣様」といわれる褐色の吐物をはき出すのはこのためであり，胃からの出血の分だけ循環血液量は減少し，ショックが一段と悪化する。そのほか肺では肺水腫や肺出血，膵臓では壊死性膵臓炎など，さまざまの臓器に虚血による病変がひき起こされる。このように多くの臓器に同時に傷害が発生した状態は**多臓器不全**（たぞうきふぜん）（multiorgan failure；略してMOF）ともいわれる。たいていは後に述べるDIC（●296頁）を伴っている。

注）**びらん**（erosion）とは粘膜（皮膚の場合は表皮）に欠損があり，しかしその下の組織までは欠損が及んでいない状態。この点が潰瘍との違いである。

第10章

呼吸器の病理

●はじめに

　戦前の日本ではつねに死因の上位を占めたのは肺結核であり，この病気を制圧することが医学のもっとも重要な課題であった。多くの臨床家，そして病理学者の手によってこの病気の研究が進められた。戦後10年ほどをへて，肺結核による死亡は著しく減少し，循環器疾患や悪性腫瘍が死因の上位を占めるようになった。

　しかし，このことは呼吸器疾患の比重が軽くなったことを意味してはいない。肺結核にかわって最近では別の呼吸器疾患が増加し始めた。第1は肺癌をはじめとする悪性腫瘍，それに気管支炎や肺気腫などであり，これらは大気の汚染に関係があると考えられる。第2は間質性肺炎といわれる新しい型の肺炎である。このようなわけで呼吸器，特に肺の病理学は現在ちょうど曲がり角にあり，新しく整理されるところである。

1　上気道のおもな病気

a　かぜとインフルエンザ

かぜ　　私たちがかかる病気でもっとも多いのは「**かぜ**」（common cold）ではないだろうか。上気道，すなわち鼻・咽頭・喉頭・気管・気管支に粘膜の炎症が起こり，粘液性の鼻汁が出，咽頭痛があり，さらに気管支炎を伴えば咳や痰が出るなど，症状は誰にもおなじみであろう。「かぜ」はウイルスの感染による上気道の粘膜の炎症である。しかし「かぜ」を起こすウイルスにはさまざまのものがある。そして混合感染の形でいろいろな細菌の感染を伴ってくるのがふつうであり，むしろこのことが患者の症状を左右する。

インフルエンザ　　**インフルエンザ**（influenza）は症状に似た点があるため「かぜ」と同一視されやすいが，これはインフルエンザウイルスによるものであり，原因の面ではき

ちんと整理された感染症である。「かぜ」の場合は症状が軽く，安静を保っていれば数日でなおるのに比べて，インフルエンザでは上気道の炎症症状とともに高熱，倦怠感，筋肉痛，関節痛などの全身症状を伴い，治癒までに時間がかかり，肺炎や脳炎などの重大な合併症を起こすこともある。

ⓑ 副鼻腔炎

　鼻腔を囲む顔面の骨にはいくつかの空洞があり，小さな出口で鼻腔とつながっている。空洞の内面は鼻腔と連続した粘膜でおおわれている。このような空洞を**副鼻腔**ということ，副鼻腔には上顎洞・篩骨洞・前頭洞・蝶形洞の4種があり，それぞれ同名の骨に存在することを解剖学で学んだと思う。

　「かぜ」などによる鼻炎は，しばしば副鼻腔の粘膜に広がって炎症を起こす。ところが鼻腔の炎症とは違って副鼻腔の炎症は「かぜ」がなおってもおさまらず，慢性化することがめずらしくない。こうなると化膿性の細菌感染を合併し，蓄膿（◯73頁）の状態をひき起こす。この状態を**慢性副鼻腔炎**（chronic sinuisitis）というが，抗生物質の効果も期待できず，なおりにくい病気である。この病気をもっている人は非常に多く，たんに「蓄膿症」といえば慢性副鼻腔炎をさしている。副鼻腔は出口が狭いために膿の排出が妨げられ，そのことがなおりにくい理由と考えられている。膿は後鼻孔から咽頭に流れることが多く，そのため気道に吸いこまれやすく，気管支炎や肺炎の原因となることがある。

ⓒ 副鼻腔の癌

上顎癌 ●　　鼻の腫瘍でもっとも重要なのは癌である。その多くは副鼻腔，とりわけ上顎洞に発生する。これを**上顎癌**（maxillary carcinoma）といっている。もともと骨に囲まれた部位であるから早期発見はむずかしい。癌が周囲の骨に浸潤し，骨を破壊するようになってはじめて症状を現すことが多い。組織学的にはほとんどの場合，扁平上皮癌である。

ⓓ 喉頭の腫瘍

喉頭ポリープ ●　　日常，職業的に声を使う人，たとえば歌手などで，声帯の粘膜に小さな「いぼ」のような病変ができることがある。これは声帯に浮腫が起こり，炎症を伴ったもので，このような変化を**喉頭ポリープ**（laryngeal polyp）という。ポリープができれば声帯の振動が妨げられ，嗄声（声がかれること）が起こってくる。

喉頭癌 ●　　**喉頭癌**（laryngeal carcinoma）は喉頭のいろいろな場所に発生するが，声帯に

発生した場合は癌が小さいうちから嗄声をひき起こし，早期に気づかれるため，手術を行ったあとの予後が割合によい。早期の癌では喉頭鏡で観察しただけでは良性のポリープと見分けがつかないことがある。したがって，診断を下すためには病変の部位から生検を行い，組織学的に調べることが必要である。

❷ 肺　　炎

肺に炎症があれば何でも肺炎というわけではない。肺結核や肺膿瘍は肺の炎症には違いないが，習慣的に肺炎とはいわない。**肺炎**（pneumonia）といわれるものは，

　　　気管支肺炎（bronchopneumonia）
　　　大葉性肺炎（lobar pneumonia）
　　　間質性肺炎（interstitial pneumonia）

の3種類であると覚えておけば大きな間違いはない。

ⓐ 気管支肺炎

●気管支肺炎の成り立ち

　急激な発熱をもって始まり，ひどい咳・喀痰・呼吸困難を伴い，胸部X線写真では雲のような陰影がみられる——これが典型的な肺炎の臨床像であるが，その多くは気管支肺炎といわれる病型である。これはさまざまな細菌，特にレンサ球菌・肺炎レンサ球菌などの感染によるもので，菌は気道を経由して肺胞組織に達し，そこで炎症を起こす場合がほとんどである。最初に上気道の炎症があって，それが気管支炎を起こし，炎症が気管支にそって肺胞の領域まで広がることもあり，また何かの原因で食べものなどが気道に吸いこまれ，それに付着していた口腔や鼻の細菌が肺に達して炎症を起こすこともある。あとの場合を吸引性肺炎といい，さまざまの場合に発生するが，とりわけ脳に障害があって嚥下（食べものをのみこむ）反射がうまくいかないような人に起こりやすく，高齢者に多いものである。気管支肺炎は，何か別の慢性の疾患があり，衰弱して死亡した人を剖検してみると非常な高率で見いだされ，しばしばそれが直接の死因になっている。個体の抵抗力が下がったときにかかりやすい病気である。

●気管支肺炎における肺病変

　解剖組織学で学んだと思うが，気管支は肺の中で樹の枝のように次々と分かれ，最後には閉じた袋に終る（図10-1）。この袋は肺胞囊といわれ，その壁に

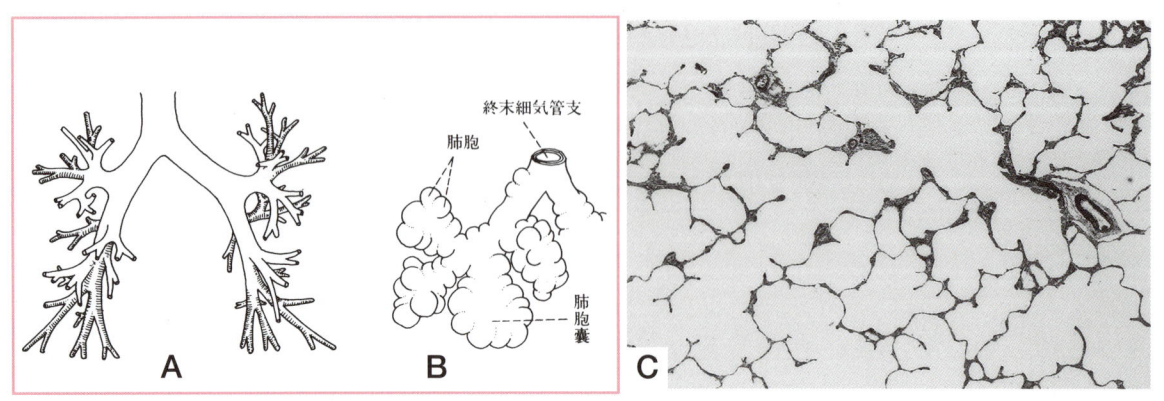

図10-1 気管支と肺の構造
A 気管支は左右の肺の中で複雑に枝分かれしてゆく。
B 枝分かれの最後に，気管支は肺胞嚢といわれる袋に終る。
C 肺の組織。気管支の末梢，肺胞嚢，多数の肺胞がみえている（下の略図を参照）。

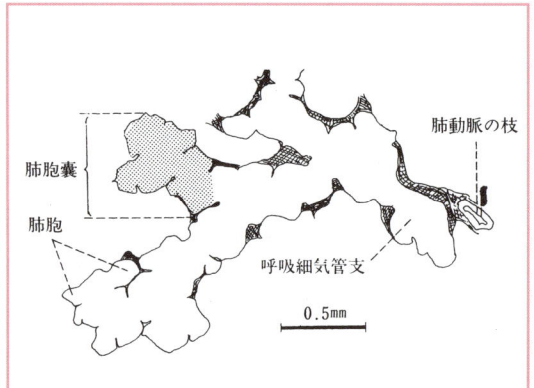

は多数の肺胞が開いている。一つ一つの肺胞は肺胞壁といわれる薄い膜でしきられ，この膜の中には毛細血管が細かいネットワークをつくっており，血液はここを流れる際に肺胞内の空気との間にガス交換を行う（図10-4A）。

さて，病理学的に肺炎とは，肺胞の中または肺胞壁に滲出が起こるような炎症をさすのである。滲出が何であるかについては第5章の説明を思い出してほしい。細菌の感染という刺激によって肺胞壁の毛細血管は透過性を増し，その結果，血漿タンパクを含む滲出液がもれ出して肺胞に充満する（図10-2B，10-4B）。滲出液には無数の多核白血球（好中球），さらに大量のフィブリンがまじっている。炎症の際の「滲出」現象の純粋な姿がここにみられるのである。この病変は気管枝の細い枝を中心としていろいろな範囲に広がる。肺の断面を観察すると，正常な肺では肺胞が空気を含み，ぱさぱさした感じがあるのに，肺炎を起こしている肺では空気のかわりに滲出液が入っているため，にごった液が肺胞を満たしていて，その中に小さな膿瘍のような滲出病巣が見られる。このような病変は多発性であり，しばしば融合しあって肺の広い範囲を占める（図10-2A）。滲出を起こしている所では肺胞に空気が入らないから，病変が肺

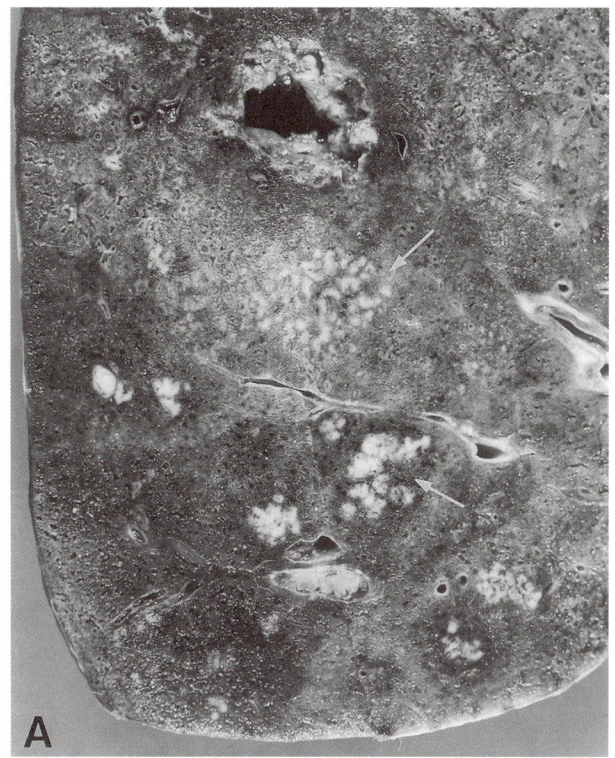

図 10-2 気管支肺炎
A 末梢の気管支を中心とする滲出。肺の断面では多数の白っぽい病変としてみられる(矢印)。病変がクローバーの葉に似た形を示すのは、肺胞嚢やその集まりに一致しているためである。周囲には炎症性浮腫がある。上方にみえる空洞は肺膿瘍の合併。
B 滲出を起こした肺組織。無数の多核白血球とフィブリンを含む滲出物が肺胞を満たしている。

フィブリン　肺胞壁　肺胞

の広い範囲に広がったときは呼吸障害が発生する。

気管支肺炎からの回復　患者に抵抗力があり、菌に対して抗生物質がきく場合は、気管支肺炎はなおりやすいものである。肺胞に滲出したフィブリンは好中球の強力な酵素で溶かされ、喀痰となって喀出される。このようにして肺胞はもとの状態に戻り、空気が出入りして再び呼吸ができるようになる。

合併症　ときに気管支肺炎が順調な経過をとらず、合併症を伴うことがある。その重要なものは、

　　　胸膜炎
　　　肺膿瘍
　　　器質化

の3つである。

　　肺炎の際の**胸膜炎**(pleuritis)は、炎症が胸膜の表面に波及することによって

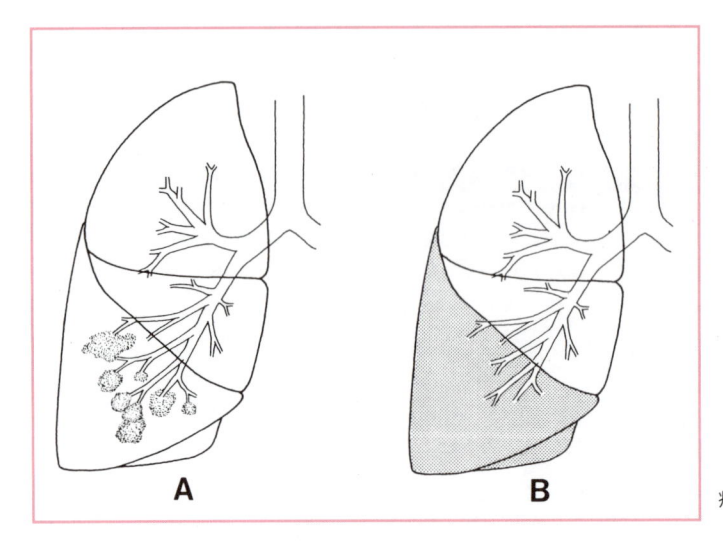

図 10-3　気管支肺炎（A）と大葉性肺炎（B）
病変の広がりの違いを示す。

起こる。炎症の性質はさまざまであるが，化膿性炎症の形をとると滲出物が胸膜腔にたまり，蓄膿，すなわち**膿胸**(pyothorax)をひき起こす。

肺膿瘍(pulmonary abscess)とは，肺炎を起こしている部位で何かの原因で肺の組織が破壊され，そこに空洞ができ，膿がたまった状態である（図10-2A）。肺膿瘍の大きなものでは内科的になおすことはむずかしく，手術でその部位を取り除くことが必要になる。

器質化とは，肺炎によって肺胞内にたまった滲出物が何かの原因で融解・喀出されなかった場合に起こる現象である。そのようなとき，滲出物は肉芽組織によって処理され，あとに瘢痕が残る。器質化肺炎とも呼ばれ，抗生物質が使われるようになってからふえた現象であるといわれる。肺胞が瘢痕で埋められると，そこには空気が出入りできないため，広い範囲にわたれば呼吸の障害が発生する。瘢痕が肺のあちこちに生じたときは肺全体が硬くなり，弾力性を失うために，呼吸に必要な肺の伸び縮みが著しく妨げられる。**肺線維症**[注](pulmonary fibrosis)といわれる状態であり，このことによって呼吸の障害は一段と悪化する。

注）線維症（fibrosis）とは組織中に膠原線維が増加し，硬くなる状態。線維化ともいう。

ⓑ 大葉性肺炎

解剖学的に，右側の肺は上中下の3葉，左側の肺は上下の2葉からなる。1つあるいはそれ以上の肺葉に，全体一様に滲出を起こすような形の肺炎がある（図10-3B）。この病型を**大葉性肺炎**といい，気管支肺炎で気管支を中心とする

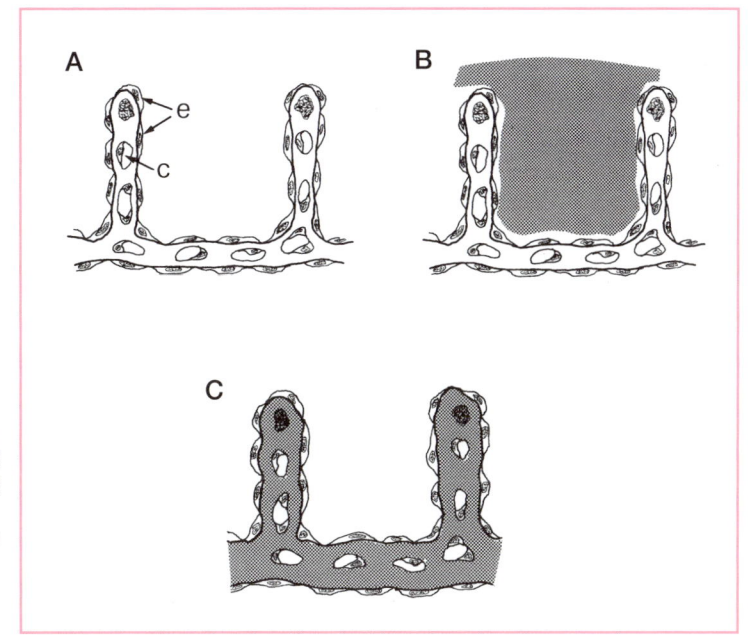

図10-4 肺胞内肺炎と間質性肺炎
A は正常な1個の肺胞とその壁の組織を示す。eは肺胞の上皮，cは肺胞壁の中を走る毛細血管。
B 肺胞内肺炎。滲出（影をつけた部分）は肺胞内の空間に向かって起こる。
C 間質性肺炎。滲出は肺胞壁の内部，すなわち間質に発生する。

「巣状の」病変が多発するのと著しく対照的である。原因はやはり細菌感染であるが，病変があまりにも一様に広がる点は感染だけでは説明がむずかしく，アレルギーが関係しているとみる人が多い。いずれにせよ今日ではまれな病型である。

● 間質性肺炎

肺胞内肺炎と間質性肺炎
　気管支肺炎や大葉性肺炎ではもっぱら肺胞の中，空気が入るべき所に滲出が起こる。この病変は「肺胞内肺炎」ともいわれる（図10-4B）が，それとは違って肺胞壁の内部，あるいは表面を中心に炎症が起こることがある。この病型を**間質性肺炎**という（図10-4C）。肺胞内肺炎と違って，間質性肺炎は慢性に経過し，肺線維症といわれる状態になっていくが，こうなると肺の組織は硬い膠原線維の塊のようになってしまい，もとには戻らず，呼吸は強く妨げられて，患者は最後には呼吸不全という危険な状態におちこんでしまう（●178頁）。

間質性肺炎の原因と病型
　間質性肺炎を起こすおもな場合を原因別にあげておく。

　　　原因不明の間質性肺炎
　　　ウイルスの感染による肺炎（麻疹・サイトメガロなど）
　　　膠原病に伴う肺炎
　　　放射線による肺炎（放射線肺炎）
　　　薬剤による肺炎

このうち，症例の数においては「原因不明の」間質性肺炎がもっとも多い。その多くは通常型（usual interstitial pneumonia；UIP）と言われるもので，治療に抵抗し，数年の経過で肺線維症が進行する予後不良の疾患とされていた。しかし最近では「原因不明の」間質性肺炎がすべて通常型であるとは言えず，なかには比較的治療が有効なものが存在することが指摘されており，目下このような問題がさかんに論議されているところである。

ウイルスによる肺炎としては，2003年の春から初夏にかけて香港や中国で多数の死者を出した「新型肺炎」が記憶に新しい。新種のコロナウイルスによる肺炎で，SARS[注]という病名が与えられたが，これは直訳すれば「重症急性呼吸器症候群」の意味である。死因となったのは激しい肺炎であり，急性間質性肺炎に相当する変化とされている。

注）Severe acute respiratory syndromeの略。

放射線肺炎というのは胸部の悪性腫瘍，たとえば食道癌に放射線治療を行うような場合，肺の組織も同時に照射されることによって傷害が起こるものである。最近は**薬による間質性肺炎**が多く，特に癌に対する化学療法，すなわち種々の制癌剤の副作用として発生する間質性肺炎がよく見られるようになった。薬ではないが，農薬（除草剤）として用いられるパラコートは身体に入ると微量でも肺線維症を起こす。日本における農薬事故の原因としてもっとも多いものである。

●間質性肺炎の臨床

間質性肺炎では肺胞内肺炎と違って，感染症状ではなく，動いたときの（労作性の）息切れや，喀痰を伴わない咳（からせき）があり，X線写真では細かい粒状，すりガラス状，網状などと呼ばれる陰影が見られる。肺機能検査では拘束性障害（●178頁）が特徴的である。治療としては，呼吸障害に対して酸素療法，肺の病変に対してはステロイド治療が行われる。

●過敏性肺炎について

身体の外から吸いこんだ抗原に対してアレルギー性の肺炎を起こすことがある。この場合も肺には一種の間質性肺炎が発生するが，病変は軽く，生活環境から抗原をとり除けばたいていはなおる。真菌（かび）が抗原になっていることが多い。枯草にはえたかびが抗原となる「農夫肺」が以前から知られているが，最近では空調機からの真菌，ペットの排泄物に含まれる真菌など，いろいろな原因によるものがある。このような肺炎を**過敏性肺炎**（hypersensitivity pneumonia）と総称している。

❸ 肺結核

結核は化学療法の発達によって減少したと考えられていたが，最近はふたたび増加の傾向にある。日本での患者の数は10万人をこえ，いぜん重大な病気であることに変わりはない。

初感染結核の病変　結核への感染は飛沫感染，すなわち肺結核にかかっている患者が咳やくしゃみをしたときにとび散る微細なしぶきを吸いこむことによる。最初の感染，いわゆる初感染の際に，結核菌は肺に到達して小豆粒くらいの小さな病変をつくる。たいていは胸膜のすぐ下の部位である。ここに起こる病変は一種の肺炎であり，まもなくその病変全体が乾酪壊死におちいる。乾酪（チーズ）のような壊死をひき起こすことが結核の特徴であったことを思い出してほしい（◯75頁）。結核菌はここからリンパ管を通って肺門部のリンパ節に達し，ここでも小規模な結核性のリンパ節炎を起こす（図10-5A）。この，肺と肺門リンパ節における一組の病変が最初の結核性病変で，**初期変化群**（primary complex）と呼ばれるものである。

初感染病巣と免疫　初感染による病変はなおりやすい。順調になおる時はまわりを線維性の被膜で包まれ，だんだんにカルシウム沈着（石灰化）も加わって，数年の間に硬い瘢痕になる。剖検の際に注意して調べれば，肺にこの瘢痕が見つかることがある。そして初感染を受けた人では，病変ができ上がるにつれて結核菌に対する免疫が成立する。ツベルクリン反応が陽性化（陽転）することがその現れである。以前は，遅くとも思春期までにこのような「自然陽転」，すなわち知らぬ間に結核に感染し，免疫ができるのがふつうであった。ところが最近は自然に感染する機会は少なく，免疫はBCGの接種によって受動的に与えられる場合が多い。結核への免疫は自然陽転による場合は長期間続くのに，BCGによるものでは年ごとに弱まってゆくといわれる。初期変化群の病変は瘢痕となり，なおったように見えても内部には結核菌がひそんでいる。このことが免疫の持続に関係しているのであろう。

初感染病巣からの進展　さて，結核菌に感染した人のうち，病気としての肺結核が発病するのはごく一部の人だけである。実際に発病する場合，肺病変の成り立ちにはいろいろな道筋が考えられるが，

　　　結核菌が血行性に広がる
　　　結核菌が気管支を通って広がる

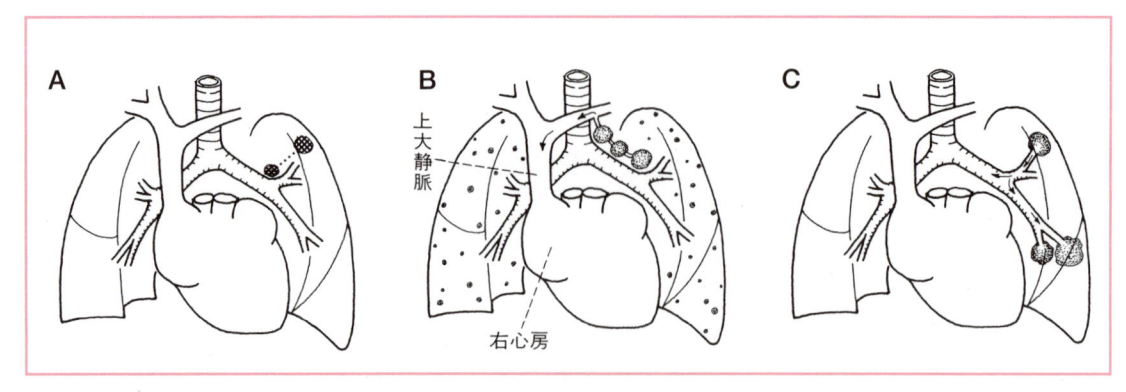

図10-5 肺結核の成り立ち
A 初感染による病変（初期変化群）。肺病変と肺門部リンパ節病変の組み合わせ。
B 血行性の広がり。初感染病巣（肺門リンパ節炎）が拡大し，鎖骨下静脈から血行性に菌がばらまかれる。
C 経気道性の広がり。肺の初感染病巣が再燃して気管支に破れ，菌が気管支を通って肺内にばらまかれる。

という2つの場合に大きく分かれると考えてよい。重要なことは，どちらの場合も初期変化群の病変から広がるのが原則であるということである。初期変化群の病変がなおらず，そのまま進行することもあり，これは昭和30年頃までは子どもの結核に多い進行の仕方であったという。このような小児結核は，患者に結核への免疫が十分できておらず，また当時は結核への化学療法が行われる前でもあったため，非常に重い経過をとることが多かった。子どもでなくても，初感染直後の数カ月は，それに引き続いて結核が発病しやすい，危険な時期とされる。一方，初期変化群がいったんはなおり，数年あるいは数十年たってから再発し，そこを出発点として結核が広がる場合もある。上に述べたように，初感染の病巣はたとえ瘢痕となり，なおっているようにみえても内部には菌がひそんでいて，個体の抵抗力が低下したときに菌が活動を再開して再燃を起こすのである。この意味で，肺に存在する初感染の瘢痕は厳密にはなおっているのではない。それは休止状態にある結核病変であり，身体が抱えている爆弾なのである。

医療従事者と結核 ● 医療の現場では，さまざまな病原体による感染の危険がつきまとうが，結核は特に注意が必要なものの一つである。医師・看護師など，医療従事者では，結核の発病率は一般の人に比較して明らかに高いといわれている。特に最近は上に述べたように自然陽転の機会が少なく，BCGにより与えられた免疫では長期間持続しにくいこともあって，看護という仕事に従事している間に患者から感染し，それが初感染になるというケースが少なくないと思われる。初感染の直後は，結核が特に発病しやすい危険な時期なので，十分な注意が必要である。

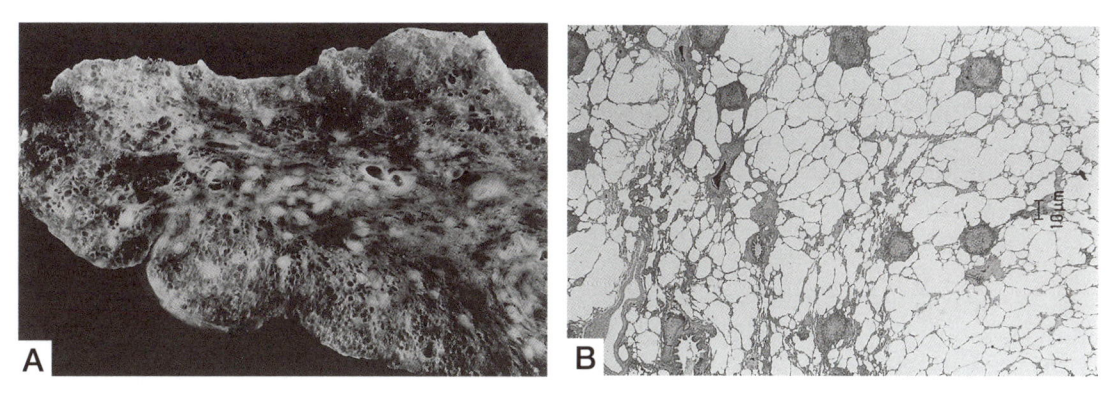

図10-6 肺の粟粒結核
A 無数の小さな結核結節が散らばっている。写真では比較的大きな結節しか認識できない。
B 顕微鏡下には肉眼で見るよりはるかに多くの結核結節が確認できる。

菌の血行散布＝粟粒結核

さて，菌が血行性に広がる場合，多くは肺門部リンパ節の初感染の病変から出発する。肺門部から気管支の周囲には多数のリンパ節があり，互いにリンパ管でつながっているが，初感染の病変が悪化すると菌はリンパに運ばれて流れ出し，次々と下流のリンパ節に炎症を起こす。リンパ管は最後には頸のつけねの部位で鎖骨下静脈に流れこむので，それに伴って菌は血流に入り，全身にばらまかれる（図10-5B）。この場合，個体の抵抗力が不十分であると，ばらまかれた菌は全身のあちこちの臓器に無数の小さな病巣をつくる。臓器の断面を観察すると，直径1mm前後（粟粒大）のまるい結核結節が数えきれないほど，一様な密度で散らばっているのがみられる（図10-6）。この状態を**粟粒結核**（miliary tuberculosis）という。臨床的には高い熱で始まり，患者の状態は急速に悪くなる。結核としてもっとも重い病型の一つである。粟粒結核の際は髄膜が侵されて結核性髄膜炎を起こすことがしばしばあり（●265頁），死の直接の原因となることが多い。

腎臓や骨などの結核も，前もって肺結核があり，そこから菌が血行性に到達することによって起こるのがふつうである。しかし，その場合に必ず粟粒結核を伴うわけではない。結核菌の血流への移行がどのような結果をもたらすかは，免疫の状態などさまざまな因子に左右されるのである。

菌の経気道散布

次に初感染の部位から経気道性，すなわち菌が気管支の中を通って広がる場合を説明しよう。**肺結核**（pulmonary tuberculosis）の成り立ちとしては，何といってもこれが一般的な道筋である。初感染の病変がなおらずに拡大するとき，この病変はどこかで気管支の枝につながっているから，増殖した結核菌は呼吸によって気管支にはき出されては別の枝に吸いこまれ，肺の中に広がって新し

い病変をつくってゆく（図10-5C）。このようにしてでき上がる肺結核には，病理学的に

   増殖型肺結核
   滲出型肺結核

という2種類の型が区別されている。

増殖型・滲出型肺結核
　増殖と滲出がそれぞれ何を意味するかは，炎症の章で説明したので思い出すこと。**増殖型**とは肉芽組織を豊富につくる病型である。一般には小さな結核結節が多発する形をとり，マクロファージがさかんに増殖し，乾酪壊死は比較的軽い。周囲には結合組織の線維がふえ，割合にたやすく瘢痕化する（図10-7）。X線写真では境界のはっきりした「硬い」陰影として写る。この形のものは一般に経過が良好で，なおりやすいとされている。

　滲出型とは要するにふつうの肺炎に似た病型である。滲出がさまざまな広がりで起こり，肉芽組織の形成は乏しい。ふつうの肺炎と違うところは，滲出を起こしたところがたちまち乾酪化，すなわち壊死におちいってしまうことである。そのようなとき，肺の組織はまさにチーズのような，もろい黄白色の塊になっている（図10-8）。この状態を**乾酪性肺炎**（caseous pneumonia）という。X線では肺炎に似て境界がぼやけた雲のような「軟かい」陰影となってみえる。

結核性空洞
　乾酪性肺炎が広い範囲に発生したとき，患者の予後はただならぬものと考えなければならない。それは，壊死におちいった部分はそのままの状態でとどまるわけでなく，やがて乾酪壊死の塊は気管支からはき出され，あとに**空洞**（cavity）が残るからである（図10-9）。空洞には空気が出入りするため，好気性菌である結核菌は空洞の内部でさかんに繁殖し，ここが菌の温床となる。菌は咳のたびにここから気管支に出，喀痰にまじって排出される。他方では，菌を含む喀痰が気管支の別の枝に吸いこまれ，結核が肺内に広がる原因となる。また，以前は肺結核の患者が喀血を起こし，このことによって生命を奪われることが少なくなかったが，これも空洞がある場合の出来事であった。乾酪性肺炎の際には血管にも壊死が起こるため，空洞ができるときに血管も破壊され，出血が起こるのである。空洞はなおしにくい病変とされていたが，今日では化学療法の進歩によって，あまり大きなものでなければ浄化空洞という形でなおるようになった。そのため今日では大喀血を起こすことはまれである。

症状・診断と菌の証明
　肺結核が発病したときは，発熱とともに咳，喀痰，寝汗などの症状がある。胸部X線写真で異常な陰影が見られ，ツベルクリン反応が強陽性を呈し，血沈が亢進しているようなときは結核が強く疑われる。結核の診断は，喀痰中に結

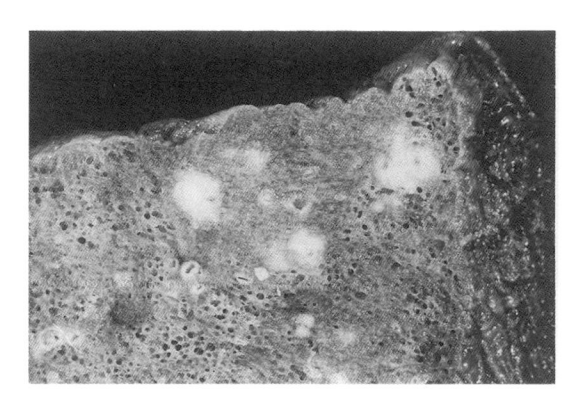

図 10-7　肺の増殖型結核
比較的境界のはっきりした結核性の病変。

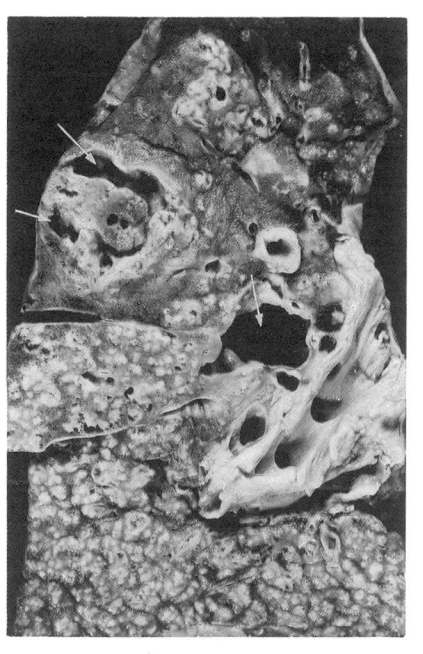

図 10-9　肺の結核性空洞
経気道性に無数の病巣をつくった例で，一見，気管支肺炎に似ている。空洞はできたばかりのもの（矢印）。

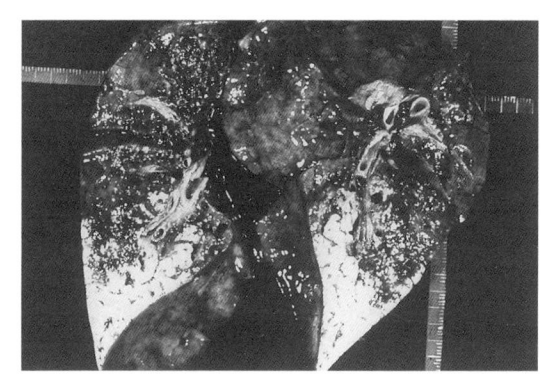

図 10-8　乾酪性肺炎
右肺の下葉が大部分，一様な乾酪化におちいっている。大葉性乾酪性肺炎といわれる形。

核菌が証明されれば確定する。しかし肺結核患者が必ず喀痰に菌を排出しているとは限らず，排菌のある場合は**開放性結核**，排菌のないものは**非開放性結核**と呼ぶ。菌の証明には，ふつうは患者の喀痰をスライドグラスに塗抹して染色を行い，顕微鏡で調べる。結核菌はハンセン病の原因菌とともに「抗酸菌」と呼ばれる特殊な菌であり，特別な方法（抗酸菌染色）で証明する。この検査では菌の量が少ないときは検出がむずかしいので，喀痰から菌の培養をあわせて行う。

　非開放性結核の場合は，ほかの病気，とりわけ肺癌（末梢型）との鑑別がむずかしいことがしばしばある。このような時は肺の生検が有力な情報を提供する。内視鏡（気管支鏡）を病変部の気管支に挿入して，そこから穿刺を行い，肺組織をとってくる経気道肺生検（TBLB），あるいは胸壁から胸膜腔に内視鏡（胸腔鏡）を入れ，これを使って観察しながら肺の病変部を切り取ってくる胸腔鏡下肺生検が行われる。結核は特殊性炎症であり，結核結節という病変の形が

特徴的であるため，生検による診断が可能なのである。

肺結核の治療● 今日では化学療法が著しく進歩し，イソニアジド（INH），リファンピシン（RFP），ストレプトマイシン（SM），エタンブトール（EB），ピラジナミド（PZA）などの薬剤が組み合わされる。しかし大事なことは，肺結核を早期に発見して，できるだけ早く治療を始めることである。化学療法を続けても空洞がいつまでも残り，排菌が続くような場合は，手術により病変のある肺葉を切除することも考えなければならない。

肺結核の後遺症● 肺結核は，肺につめあとを残さずになおる病気ではない。病変の性質と広がりによって違うが，なおったあとには必ず肺に瘢痕を残してくる。瘢痕があちこちに，かつ広い範囲に発生すると，結核そのものはなおっても，あとには**肺線維症**といわれる状態が残り，これは治療がむずかしい。肺炎のところでも述べたように，高度の肺線維症は呼吸機能をひどく障害する。患者は肺活量が低下し，たえず息切れを訴える。そのうえ，次節で述べる肺性心といわれる状態がしばしばこれに重なってくる。ひどい肺結核ではこれらの後遺症が患者にとって重大な問題となるのである。

❹ 珪肺と肺性心

塵肺と珪肺● 微細な塵埃，いわゆる粉塵を吸うことによって起こる肺の病変を**塵肺**（pneumoconiosis）という。都会に長く生活した人の肺には炭素の粒子が沈着し，肺にはたくさんの黒い斑点がみえる。これは**炭塵症**（anthracosis）といわれ，細い気管支のまわりに炭素の粒子を貪食したマクロファージが集まった状態である。しかし，炭塵はたとえ大量に沈着しても，それだけで肺の機能に障害を起こすことはない。これに対して

　　　シリカ（珪酸）

　　　アスベスト（石綿）

　　　ベリリウム（一種の金属）

などを含む粉塵は，それを長い年月にわたり吸いこんでいれば重大な肺の病変が発生する。このうち以前から社会的に問題となったのはシリカであり，それによる肺の変化を**珪肺**（silicosis）という。最近では建材などに広く使われたアスベストが多くの人の肺に沈着しており，重大な疾患の原因になることがわかってきた。アスベストについては胸膜の項で述べることとし，ここでは珪肺に

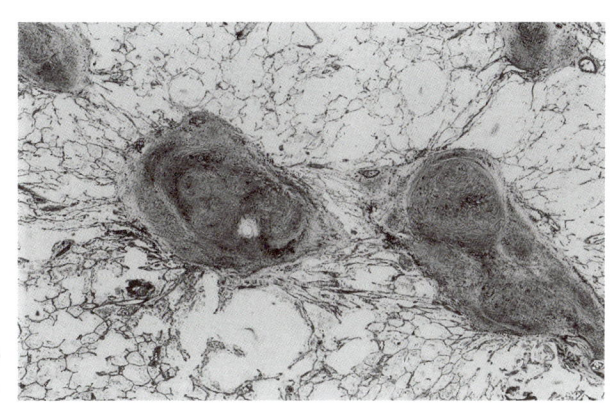

図 10-10 珪 肺
肺の組織に，直径 3～5mm の珪肺結節が多数散らばっている。

ついて簡単に説明しよう。

珪肺の肺病変 ● 　珪肺は鉱山炭働者に多く発生した病気である。金属鉱山などで，鉱石をとる現場ではシリカが粉塵となってとび散り，それを大量に吸うことが原因となる。日本における代表的な職業病であり，現在では法律によってその防止策が講じられている。肺には炭塵症と同じ様に細い気管支の周囲にシリカが沈着するが，この場合はそれとは違って強い線維症，すなわち膠原線維の増加をひき起こし，**珪肺結節**といわれる硬い線維の塊をつくる（図 10-10）。

肺性心の発生 ● 　解剖学的に，気管支の枝に並んで肺動脈の枝が走っているが，そのような関係から珪肺結節は肺動脈の枝をもとり囲み，これを押しつぶし，破壊するような形で発達する。このことが珪肺という病気のもっとも重大な点である。肺動脈の多くの枝が珪肺結節によって破壊されると，当然のことながら肺循環が妨げられ，血流への抵抗は非常に大きなものになる。この状態で肺の血流を保つために右心室は無理な力を出さなければならず，このようにして一種の肺高血圧（●154頁）が発生する。そして結局は右心室が力まけして右心室不全におちいるわけで，このことが珪肺患者の最大の危険となる。一種の心不全には違いないが，この場合は肺に病気があって発生するものであり，その意味で，このような心臓の障害を**肺性心**（はいせいしん）（cor pulmonale）と呼ぶ。肺性心は珪肺以外にも種々の慢性肺疾患で発生する。代表的な場合として，

　　　　肺気腫
　　　　肺線維症

をあげておこう。

　なお経験上，珪肺は肺結核を合併しやすく，**珪肺結核**（silicotuberculosis）の形をとることが多い。このことが珪肺が危険であることのもう一つの理由になっている。しかし，なぜ珪肺が結核を伴いやすいのかは十分にはわかっていない。

⑤ 拘束性肺疾患と閉塞性肺疾患

●呼吸障害の2つの型

「低肺」と呼ばれる状態がある。肺に慢性の病気があって肺機能が低下している状態である。患者は身体を動かすと息切れがあり，いわゆる労作時呼吸困難を訴える。このような場合は，動脈血の酸素飽和度を一定のレベルに保つために酸素療法を行うことが必要で，いまでは家庭で適切な酸素療法（在宅酸素療法）を続けることが可能になった。しかしこのような患者では，かぜを引くなどのきっかけで**呼吸不全**といわれる危険な状態におちいることがしばしばある。死亡例で剖検を行ってみると，肺にみられる変化は実にさまざまであるが，肺機能検査の面からは，呼吸が障害される仕方は大きく2種類に分類されている。第1は**拘束性**（restrictive），第2は**閉塞性**（obstructive）といわれる型である。

ⓐ 拘束性肺疾患

●肺線維症

これは一言でいえば肺を広げることが困難で，息を十分に吸いこめない状態である。肺機能検査では肺活量が著しく低下しているのが特徴である。代表的なのは**肺線維症**（pulmonary fibrosis）といわれる病変で，肺には全体にコラーゲン（膠原線維）が増加しており，そのため肺は硬くなり，小さく縮小している（図10-11）。肺に含まれる末梢の気管支は拡張し，小さな空洞のようになったものが集まっていて，その形が蜂の巣に似ているという意味で**蜂窩肺**（honeycomb lung）といわれるが，空洞の間の肺組織は硬い線維からなり，肺を伸展することはきわめてむずかしい。このような肺線維症は，多くは間質性肺炎（◯169頁）の結果として生じるものであって，その場合は間質性肺炎の末期病変に相当する。そのほか重症の肺結核がなおったあと，また時にはふつうの気管支肺炎が肺の広い範囲に器質化（◯168頁）を起こしたあとなどにも発生することがある。肺線維症は，なおすことが困難な病気であり，最近では重症例は肺移植の対象とされている。

ⓑ 閉塞性肺疾患

これは，すべての面で拘束性肺疾患とは反対の性質を示す状態である。拘束性疾患では肺は伸展が困難，すなわち吸気が障害されるのに対して，閉塞性疾患では困難なのは肺の収縮であり，吸気は比較的容易であるのに呼気が強く妨げられる。このことは肺機能検査上，1秒率（1秒間に肺活量の何％に相当する

空気を呼出できるか）の著しい低下として反映される。肺は硬さを増しておらず，逆にしばしば異常に柔軟で，大きく膨らんでいる。このような閉塞性障害を起こす肺の病気には，

   慢性気管支炎（慢性細気管支炎）

   肺気腫

の2種類がある（気管支喘息をこれに加える場合もある）。

慢性気管支炎 ● **慢性気管支炎**（chronic bronchitis）は，咳とともに喀痰が大量に排出されるという状態が長く続くもので，中年以上の男性，特に喫煙者に多い。たばこを吸う人で痰がからみやすく，たえず咳ばらいをしているのを見ることがあるであろう。これが慢性気管支炎といわれる状態である。そのようなとき，気管支の粘膜には粘液腺が著しくふえており，これに多かれ少なかれ炎症を伴っている。細菌感染が加われば病変は複雑なものになる。粘液腺からはたえず大量の粘液が分泌されるが，肺門に近い太い気管支であれば，咳ばらいによって簡単に排出できるから，痰がつまって気管支をふさぐようなことはふつうは起こらない。細い気管支になると，少量の粘液が存在するだけで内腔の閉塞が起こるが，細い枝の大部分が一度に閉塞されるようなことはふつうは起こらない。

慢性細気管支炎 ● 気管支に炎症があって閉塞性障害をひき起こすというのは，**細気管支**といわれる末梢の領域，つまり気管支のもっとも細い部分，それも非常に多くの枝に病変が発生したような場合である。おもな場合が2つある。

 第1は細菌の感染があり，慢性的に進行する細気管支炎である。炎症が続くと細気管支は破壊され，ふさがってしまうが，細気管支は気管支の梢の部分であるから肺全体に含まれる枝の数はきわめて多く，1本や2本に病変があっても症状は現われない。炎症が肺の大部分の細気管支を侵すようになって，はじめて閉塞性の障害が現れてくるものである。抗生物質による治療もはじめのうちは有効だが，何年という経過のうちに菌交代症を起こす。**びまん性汎細気管支炎**（diffuse panbronchiolitis；略してDPB）といわれ，日本で特に深く研究されてきた病気である。

 第2は**閉塞性細気管支炎**（bronchiolitis obliterans；略してBO）といわれる病気である。やはり細気管支につぎつぎと炎症が起こり，閉塞してゆくものだが，この場合は細菌感染によるのではない。自己免疫病，特に慢性関節リウマチ（→92）に伴う場合，臓器移植後のGVH反応に伴う場合，などが有名である。

肺気腫 ● 正常な肺の組織は細かい肺胞の集合からなる（図10-1C）。肺胞の壁には豊富な弾力線維が存在し，それにより肺という臓器全体の弾性が形づくられる。息

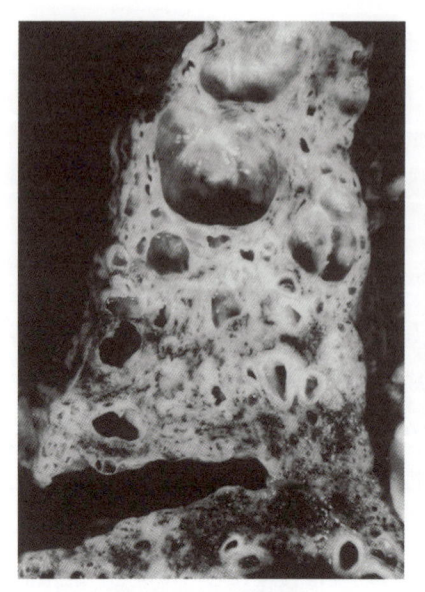

図10-11　肺線維症
肺は硬く小さくなり，大小の空洞ができていて，蜂窩肺の状態にある。

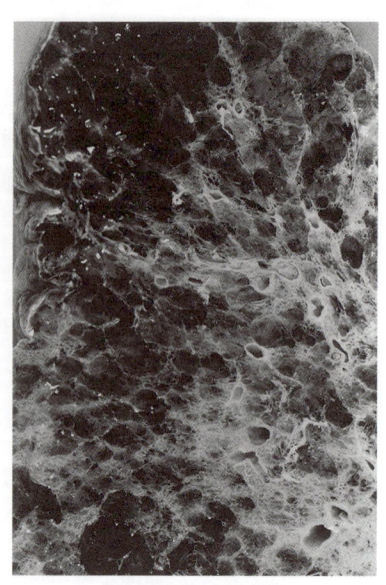

図10-12　肺気腫
高度に進行した症例で，肺の組織はほとんどが嚢胞状の孔で置きかえられている。

を吸いこむとき，肺は胸膜腔の陰圧で引き伸ばされるが，呼気の際はみずからの弾性で縮み，空気を排出する。

肺気腫（pulmonary emphysema）とは，この肺胞の壁が種々の原因で破壊され，消滅し，まばらにしか残っていない状態である（図10-12）。肺の組織は細かい肺胞ではなく，大きな孔の集合になってしまっている。肺に必要な弾性は失われ，肺は大きく膨らんで伸びっぱなしの状態になる。二次的に胸郭も膨らみ，「ビール樽状」といわれる太い胸に変形する。肺気腫という病変の成り立ちは十分にはわかっていないが，原因として何といっても重要なのは喫煙である。たばこの煙に含まれている障害因子に対して炎症が起こり，肺胞壁が破壊されるのである。

肺気腫も治癒が期待できないむずかしい病気である。臨床的に患者はひどい呼吸困難を訴え，その性質はやはり閉塞性で，肺機能検査では1秒率が低下している。なぜそうなるかは単純でないが，肺が弾性を失って縮めないという状態に密接に関係している。

●閉塞性肺疾患と喫煙・大気汚染

慢性気管支炎や肺気腫は，全部ではないにしてもその多くは汚れた空気を吸うことに関係があると考えられる病気であり，次節で述べる肺癌もその一つである。これらの原因として喫煙，特に紙巻たばこを吸うことがもっとも重大なものであることは疫学の面から十分に証明されている。

たばこと並んで有害なのは大気汚染である。有名なのはイギリスの例で，この国は世界にさきがけて産業革命を達成した先進工業国であり，特有な気象条件も手伝って大気の環境はきわめて悪く，慢性気管支炎や肺癌が非常に多く発生した。最近は日本でも大気汚染が深刻な問題となりつつある。特に有害な成分としては工場からの排煙，自動車からの排気ガス，アスファルト舗装の路面からのタール成分などがあげられる。

⑥ 肺　癌 carcinoma of lung

　以前，日本では肺癌はまれな悪性腫瘍とされていた。ところが終戦後の増加はおどろくべきもので，1947〜1962年の16年間に肺癌による死亡率は実に8〜9倍に増加したといわれる。診断が正確になったためもあろうが，それだけではとても説明のつく数字ではない。日本の死因統計では癌による死亡率が年ごとに増加しているが，それは全体としては国民の平均寿命が伸び，癌のできやすい高齢者の割合がふえたためと考えられる。しかし，肺癌は絶対数において明らかにふえており，日本では最近，胃癌を追い越してもっとも死亡率の高い悪性腫瘍になった。そして肺癌がこれほどに増加する原因が，たばこを含めて私たちが吸う空気の汚れにあるという点で疑いの余地はほとんどない。臨床的には早期に発見することが何といっても重要である。

4つの組織型●　　肺癌にはおもな組織型として，

　　扁平上皮癌（へんぺいじょうひがん）
　　腺　癌（せんがん）
　　大細胞癌
　　小細胞癌

の4つがある。

　このうち大細胞癌および小細胞癌と呼ばれているものは，いずれも扁平上皮癌や腺癌の特徴が現れておらず，未分化癌（●111頁）に属するものである。このうち，特に重要なのは**小細胞癌**である。それは肺癌の患者から癌の生検を行い，小細胞癌であることがわかったときは，外科的な治療は行わないのが原則であるからである。小細胞癌は悪性度の高い癌で，どんなに早期に発見されても，診断がついた時点ではすでにリンパ節転移や血行性転移を起こしていて，手術を行ってもほとんどの患者で再発をくいとめられないからである。そのか

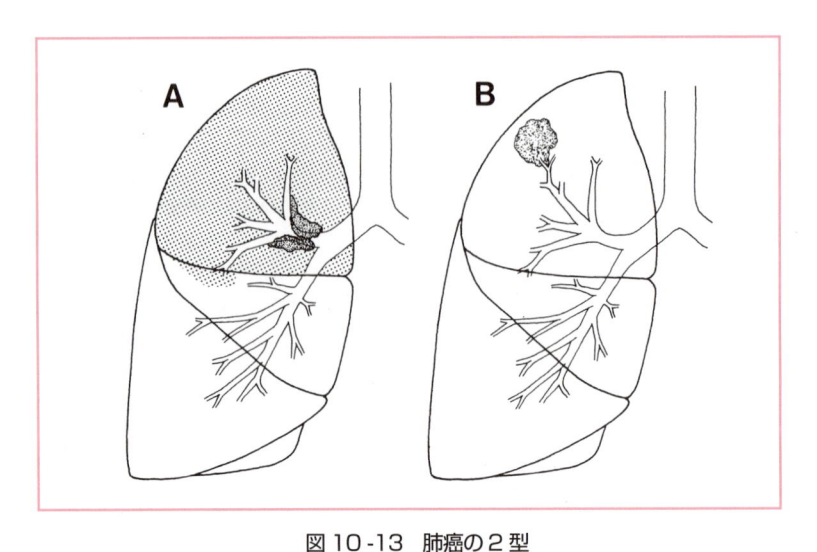

図10-13 肺癌の2型
A 肺門型（近位型）。肺門近くの太い気管支に発生するタイプ。癌は気管支の閉塞を起こしやすく，その結果，末梢の肺組織は無気肺におちいる（図では上葉）。
B 末梢型。細い気管支から発生するタイプ。

わり，小細胞癌には化学療法や放射線治療といった手術以外の治療法が有効なので，最初からそのような方向が選択される。それに対して，他の3つの組織型すなわち「非小細胞癌」では対処の仕方に大きな違いはなく，進行度からみて手術が可能な段階にあると判断すれば，できる限り腫瘍をとり除くのが原則である。

肺癌の発生部位　肺癌は，それが発生し，広がる部位によって

　　　肺門型（中心型）
　　　末梢型

の2つの病型に分けられる。大事なことは，肺癌はすべて気管支の上皮から発生するものであり，肺胞から生じるものではないということである。

肺門型肺癌　肺門型は肺門に近い太い気管支から発生する。喫煙者に発生する肺癌として，もっとも多いものである。気管支の内面をおおう上皮細胞に癌化が起こり，まず癌は増殖して気管支の内腔をふさぐ。気管支が完全に閉鎖し，空気の出入りがなくなると，その気管支から空気を受けていた末梢の肺組織では，含まれていた空気は血流に吸収され，短時間の間になくなってしまう。こうなると，肺胞の壁は互いに接着しあい，肺のその部分はつぶれて「虚脱」状態におちいる。この状態を**無気肺**（atelectasis）という。無気肺の状態にある部位は空気を含まないためX線写真で陰影となって写り，この像が癌の存在を疑わせることになる（図10-13A，図10-14）。肺門型肺癌は組織学的には扁平上皮癌が多い[注]。こ

注）気管支の粘膜をおおうのは，もともとは線毛上皮である。慢性気管支炎があると化生によって（40頁）線毛上皮は重層扁平上皮に変わり，そこに癌発生が起こるため，扁平上皮癌の形をとるのである。

6 肺癌　183

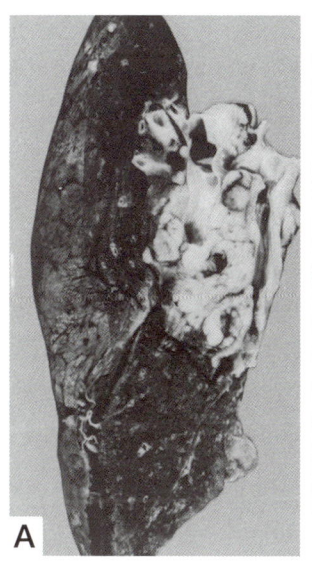

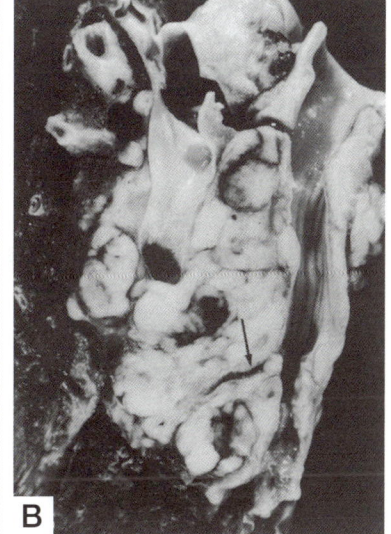

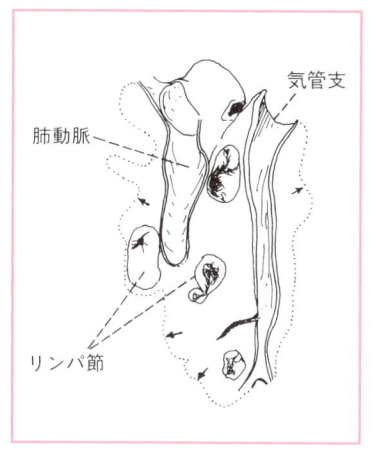

図10-14　肺門型肺癌
A　肺門部に，拳ほどの大きさの塊をつくった癌。肺門に近い気管支から発生したもの。
B　肺門部の拡大。癌は気管支・肺動脈・リンパ節などの間に広がり，それらの間を埋めている。矢印の気管支が原発部と思われる。右の略図を参照のこと。

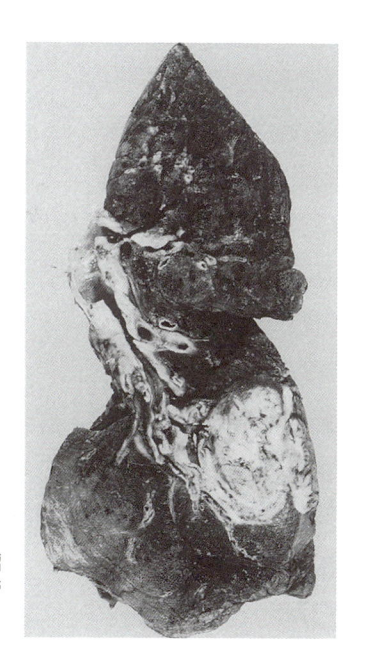

図10-15　末梢型肺癌
下葉に直径5cmもある大きな腫瘤をつくっている。肺門部の太い気管支とは無関係。

の場合，粘膜からはがれた癌細胞は痰にまじって排出されるので，喀痰の細胞診で検出されやすい。

末梢型肺癌●　　末梢型とは，肺門からへだたった細い気管支に発生する癌である（図10-13B，図10-15）。肺の表面（胸膜）に近いところに塊をつくり，X線写真でもそのような病変として写る。組織学的にはふつうは腺癌であり，日本人の肺癌では扁平上皮癌よりもこの型の方がやや多い。この形の癌はたばこを吸う吸わないとはあまり関係なしに発生する。気管支の奥まったところにできるため，喀痰の細胞診でも癌細胞が検出されにくい。

小細胞癌・大細胞癌は、肺門部の太い気管支から末梢の細い枝まで、さまざまな部位から発生し、肺門型・末梢型のどちらを取るともいえない。

肺癌の臨床　肺癌は進行した症例では治療のむずかしい癌である。それで最近は集団検診により肺癌を早期に発見する努力が行われている。この場合、最初は胸部 X 線写真と喀痰細胞診を併用したスクリーニングが行われる。上に述べた理由によって、肺門型の肺癌では早期には X 線写真に陰影として写りにくく、無気肺を起こしてようやくその存在が疑われる。そのかわり、喀痰の細胞診では癌細胞が検出されやすい。逆に末梢型肺癌では癌細胞は痰には出にくいが、X 線写真では小さいうちから陰影となって現われる。このスクリーニングによって異常が見いだされた場合は、気管支鏡あるいは胸腔鏡による内視鏡検査を行い、腫瘍の組織をとって生検、さらに CT により癌の広がりを調べる。このような方法で最近は比較的早期の肺癌がしばしば見つかっており、手術で完全になおった症例も着実にふえている。

肺の生検　以前から行われてきた肺生検の方法は経気管支肺生検（transbronchial lung biopsy；TBLB）といわれるもので、内視鏡を気管支に挿入し、気管支粘膜あるいは周囲の肺胞組織を取ってくる方法であった。これは今でも使われるが、取られる組織が小さく、さらに目的とする病変が気管支周囲の肺胞組織にある場合は、病変を直視せずに取らざるをえず、必要な組織が得られるとは限らない。これらの点で、検査法としての信頼性には限界があった。これに対して最近は CT の誘導下に胸壁から針生検（→218頁）を行う方法、胸膜腔に胸壁から内視鏡（胸腔鏡）を挿入して直視下に肺の病変を切りとってくる方法などが使われ、病変の性質について多くの情報が得られる様になった。胸腔鏡下肺生検は腫瘍以外の病変、とくに間質性肺炎の診断にも威力を発揮している。

⑦ 胸膜と縦隔の疾患

ⓐ 胸水と胸膜炎

胸水の貯留　胸膜は胸膜腔という閉じた袋を作り、この袋が肺を外側から包んでいる。胸膜腔に液体がたまった患者がときどき見られ、液体の存在は胸部 X 線写真で確認される。その原因はさまざまなので、穿刺によってたまった液体を吸引し、検査することが行われる。液体が透明で比重が低く、含まれるタンパクの量が

少ないときは，胸水がたまっていると言う。これは要するにリンパがたまっているのであり，浮腫が発生するのと同じ原因によると考えられる。したがってこの場合は心不全，あるいは低タンパク血症が背景にあることが疑われる。

胸膜炎 ● 穿刺によって引けてきた液体がにごっており，比重が高く，高濃度にタンパクを含んでいることがある。これは，たまっている液体が滲出物を含むこと，したがって胸膜の炎症，つまり**胸膜炎**（pleuritis）が起こっていることを意味する。胸膜炎の原因としては細菌の感染がもっとも重要である。気管支肺炎に合併した胸膜炎ではしばしば化膿性胸膜炎の形をとり，胸膜腔に大量の膿がたまって**膿胸**（pyothorax）の状態になる。肺結核があるときは**結核性胸膜炎**を合併することが少なくない。このときは胸膜の表面に大量のフィブリンが付着して，線維素性胸膜炎の形をとることが多い。

無気肺の発生 ● 炎症の有無にかかわらず，胸膜腔に大量の液がたまるときは，肺は外から圧迫されて十分の空気を吸い込むことができなくなり，容量が減少する。これは一種の無気肺であり，ただし前節で述べた無気肺，つまり気管支の閉塞によって，その気管支から空気が出入りしていた領域に発生するのとは別のしくみによる無気肺である。

ⓑ 胸膜の腫瘍 ── 中皮腫

中皮細胞と中皮腫 ● 胸膜の表面（胸膜腔の内面）は中皮細胞とよばれる薄い細胞に被われている。腹膜および心嚢腔の表面にもそれぞれ同じように中皮細胞が存在する。中皮細胞は解剖学では上皮細胞の一種として学んだと思うが，病理学では上皮とは区別している。それは中皮細胞から腫瘍が発生した場合，その性質が癌とは多少異なるからである。

その腫瘍は**中皮腫**（mesothelioma）と呼ばれる。胸膜から発生する中皮腫は多くの場合，悪性である。最近，大量のアスベスト（石綿）を含む粉塵を長いあいだ吸いつづけた人に，胸膜の悪性中皮腫が発生することが広く関心を集める様になった。しかも職業的にアスベストを扱う人だけでなく，大気中にアスベストの粉塵が高濃度に含まれている地域では，この腫瘍が一般の住民の間にも高い頻度で発生することが明らかになり，社会に衝撃を与えた。だが，アスベストと胸膜中皮腫の密接な関係については，ずっと前から知られていた。

アスベストについて ● **アスベスト**（asbestos）とは天然に存在する細い線維状の珪酸塩の総称である。アスベスト線維は直径が毛髪の数千分の一ときわめて細く，線維が集まった状態では軟らかい綿のように見える。これは化学的に安定な物質で，断熱性や絶

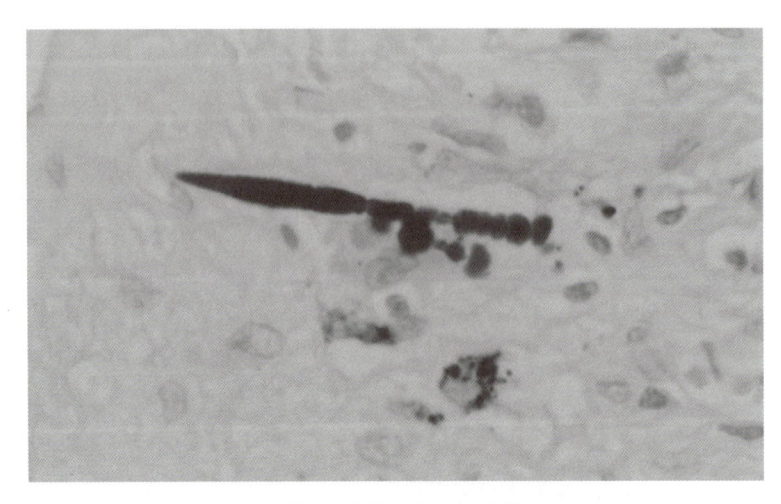

図10-16　アスベスト体
長期間アスベストに曝露された人の肺に見られたもの。鉄染色で陽性に染まっている。
（東北労災病院病理　木村伯子先生のご好意による）

縁性にすぐれており，建材として，あるいは配管などの被覆材料としてさかんに用いられた。アスベスト線維の吸引による肺病変（アスベスト肺）は，石綿製造工場の労働者，石綿を建材として使う職人，古い家屋の取り壊しに従事する労働者などに広く見出される。吸いこんだアスベスト線維が肺にたまると，周囲にマクロファージが集まり，やがて肺線維症が進行する。このような肺の組織にはしばしばアスベスト体と呼ばれる棒のような沈着物が見られる（図10-16）。多数のアスベスト線維が鉄を含むタンパクに包まれたものである。

●中皮腫の病理

アスベスト肺で胸膜に悪性中皮腫が発生すると，腫瘍は胸膜の表面に沿ってびまん性にひろがる。ある程度は胸壁や肺の内部にも浸潤するが，あくまで胸膜表面に沿う増殖が主体である点に特徴がある。中皮腫の組織像はさまざまだが，肺の腺癌に似た形のものが多く，それとの鑑別が問題になる。もともと胸膜腔では肺が呼吸運動を行うたびに胸壁の内面とこすれあう関係で，正常な中皮細胞からは一種の粘液（ヒアルロン酸）が分泌され，これが潤滑油として働くが，中皮腫になっても細胞にはこの性質が残されていて，診断の一つの手がかりになる。ある程度進行した中皮腫を治療するには，片側の胸膜を肺の表面を被う部分から胸壁の内面を被う部分まで，そっくりはぎ取らなければならず，大規模で困難な手術が必要になる。

C 縦隔の腫瘍

胸腔の中央部で左右の肺・胸膜にはさまれた領域が縦隔であり，ここには心臓および心臓に出入りする大血管，気管，食道などがおさまっている。縦隔に

はさまざまの腫瘍が発生するが，その中で比較的多いのは胸腺腫である。

胸腺腫　胸腺は縦隔の上部で胸骨のすぐ裏に存在するリンパ性の臓器である。胸腺は乳幼児から思春期までは大きく発達しているが，成人では萎縮し，こまかな胸腺組織が脂肪組織の中に分散した状態になる。胸腺の組織では上皮性の細胞がこまかなネットワークを作り，リンパ球とからみあっている。ここでTリンパ球が増殖し，免疫担当細胞として「教育」をうけ，成熟したTリンパ球として血流に送りだされると考えられている。

胸腺からは**胸腺腫**（thymoma）と呼ばれる腫瘍が発生する。胸腺腫もリンパ球と上皮性細胞が混じりあった独特な形の腫瘍である。胸腺腫の多くは良性であるが，周囲の組織，たとえば肺や心嚢に浸潤性増殖を起こすようなものでは手術後に再発を起こすことが多い。胸腺腫の場合，このような違いは細胞の形だけでは判断ができない。

胸腺腫と重症筋無力症　なお，胸腺腫にはしばしば**重症筋無力症**（myasthenia gravis）という疾患が合併する。これは骨格筋の神経筋接合部で興奮伝達がブロックされた状態で，筋の脱力，複視，疲れやすさなどがおもな症状である。骨格筋の運動は神経筋接合部で末梢神経終末からアセチルコリンが分泌され，それが筋線維膜のアセチルコリン受容体分子と結合して筋収縮が起こるものだが，重症筋無力症では血清中に抗アセチルコリン受容体抗体が存在し，受容体に結合してその機能をブロックすると考えられる。すなわち一種の自己免疫病とみるべき状態である。このような症例では胸腺腫が存在することが多く，手術で胸腺を摘出することが有効な治療法とされている。

縦隔の胚細胞腫瘍　頻度は低いが，縦隔にはときどき精巣や卵巣に発生する胚細胞腫瘍が見られる。精腺以外の部位に生じる胚細胞腫瘍はおおむね身体の中心線に沿って発生するが，縦隔には比較的多い。奇形腫，精細胞腫，胎児性癌，絨毛癌などで，形の上では精巣・卵巣に見られるものと違わない（◐268頁，277頁）。

第11章

消化器の病理

● はじめに

病院をおとずれる患者でもっとも多いのは消化器に異常を訴える人ではないだろうか。消化器の病気は，かかる人の数だけでなく種類も非常に多い。悪性腫瘍による死亡者の数も，消化器から発生したものが全体の過半数を占める。ここでは腫瘍を含めて生命にかかわる重大な消化器の病気を中心に学習しよう。なお，消化器といった場合には，口から肛門までのいわゆる消化管と，それに付属した腺（肝臓・膵臓など）が含まれる。

1 口腔の病気

a 虫歯について

歯と歯周組織の構造

歯の構造を思い出してほしい（図11-1）。顎骨の中にはまりこんでいる部分，すなわち歯根は，丈夫な膠原線維（シャーピー Sharpey 線維）で歯槽骨に結びつけられている。歯肉から口腔内にとび出している部分は歯冠，そして歯冠と歯根の間，すなわち歯肉にとり囲まれている部分は歯頸と呼ばれる。歯の大部分をつくっているのは象牙質といわれる層で，カルシウム化合物を含む硬い組織である。その表面は歯冠から歯頸にかけてはエナメル質と呼ばれる非常に硬い層におおわれ，また歯根ではセメント質によっておおわれている。象牙質の中心は管になっており，内部はやわらかい結合組織が埋めていて，中に血管や神経が分布している。これが歯髄である。

虫歯の進行

今日，大部分の人は一生に少なくとも一度は**虫歯**（dental caries）[注]にかかるといわれている。諸君の多くも経験しておられると思うが，虫歯は歯の側面，かみ合わせの面などに発生し，ある程度進んだものではほら穴があいたような形で歯を侵している（図11-2）。歯の断面を観察してみると（図11-3），穴のところではカルシウムを含む象牙質の基質が融解し，消滅している。この状態で

注）専門用語は齲蝕。

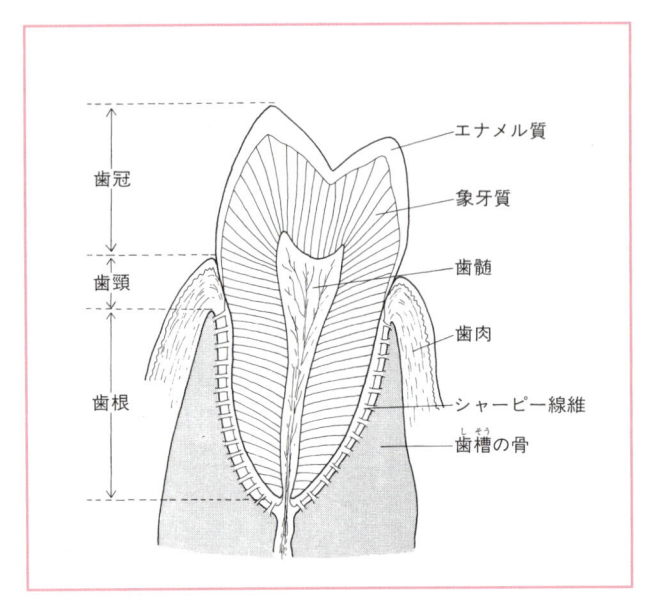

図11-1　歯および歯を支える組織

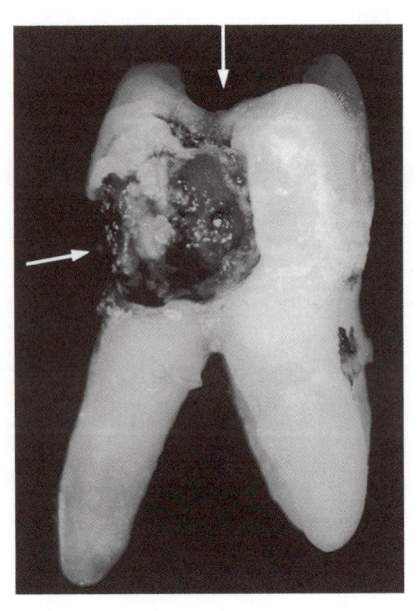

図11-2　虫　歯
大臼歯の咬み合わせの面（上）と側面（左）に大きな欠損がみられる。

は，たとえばつめたい飲物などは歯髄を刺激するため「歯にしみて」感じる。さらに進行すれば象牙質の全層に穴があき，こうなると歯髄への細菌感染，すなわち歯髄炎をひき起こす結果，ひどい痛みに悩まされるようになる。要するに虫歯とは歯が一方的に溶かされ，穴があいてゆく病気であり，それに対してほとんど修復が行われず，病変は決してなおることがない。

虫歯の原因●　　虫歯が発生するしくみに関しては多くの研究が行われたが，今のところ次のように考えられている。虫歯の直接の原因は，ある種の細菌，おもにレンサ球菌の一種（ミュータンス菌）が，歯の表面で増殖して**プラック**（plaque）といわれるコロニーをつくることである。糖を含む食べものをとると，プラックの細菌はただちに糖を分解して乳酸をつくり出し，この酸によってカルシウムを含む歯の基質がとかされる。いわゆる脱灰であり，これが虫歯の成り立ちのもっとも基本的な部分である。歯が酸に対して弱い構造であることは，たとえば抜いた歯を薄い酸（硝酸など）に一晩ひたしておくと，メスで自由に切れるようになることからもわかる。この操作をも脱灰といっているが，図11-3の歯はこのようにして薄い顕微鏡標本につくったものであり，脱灰は歯や骨のような硬い組織を調べるのに病理学で使われる重要な方法になっている。

　　虫歯の成り立ちにはその他さまざまの因子が関係するらしい。まれに，歯など磨かなくとも虫歯にならない人がいるし，他方では，妊娠中は虫歯にかかり

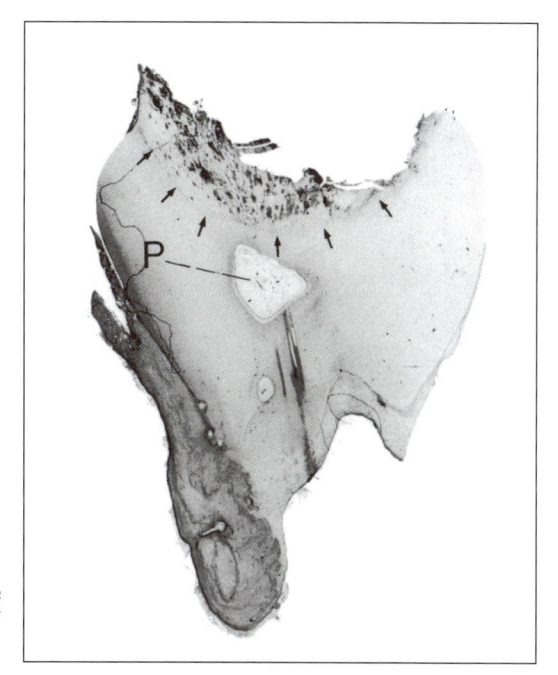

図11-3 虫歯の断面
咬み合わせの面で矢印の範囲に脱灰が起こっており，象牙質がくずれている。歯髄（P）はまだ侵されていない。

やすいともいわれているが，このようなことはどう説明できるのだろうか。虫歯をつくる細菌に対して宿主の免疫の働きはどのような役割をはたしているのだろうか。こういった問題について現在さかんに研究が行われている。

ⓑ 歯周病

歯のまわりの炎症と歯槽膿漏

　中年をすぎると，歯を支えている歯槽骨や歯肉はだんだん萎縮し，若いころは豊かな歯肉に包まれていた歯頸部が少しずつ露出するようになる。歯と歯肉の間には歯周ポケットと呼ばれるすきまが開いてゆき，ここには食べもののかすがたまりやすく，細菌が増殖してプラックをつくる。プラックにカルシウムがたまると歯石となって歯にへばりつき，この部分を一層不潔にする。プラックの存在，歯石や食べかすによる刺激，このようなことによって歯の周囲には炎症が起こりやすく，実際，中年以降ではこの部位に慢性炎症をもたない人はいないといってよく，この状態を**歯周病**（periodontal disease）と総称している。ひどくなると，たえず膿が歯のまわりからにじみ出して口の中にたまるようになる。この状態を**歯槽膿漏**（alveolar pyorrhea）注）という。炎症が続いていると，歯を歯槽の骨に結びつけているシャーピー線維が少しずつ破壊されて行く。歯はだんだん周囲からの支えを失ってぐらぐらと動くようになり，結局は自然に抜けてしまう。高年の人には非常に多い出来事であり，予防や治療の方法がいろいろ研究されている。

注）専門用語は辺縁性歯周炎。

c 口腔の腫瘍

歯原性腫瘍● 　胎生期に歯ができてゆく際に，エナメル上皮といわれる細胞が特殊な構造（エナメル器）を形成する時期がある。将来エナメル質をつくり出す原基であるが，これと組織の形がよく似た腫瘍が大人のあごの骨から発生することがある。**エナメル上皮腫**（ameloblastoma）といわれており，たいていは良性である。このように，歯をつくるもとの組織に形の似た腫瘍がいくつか知られているが，いずれも歯の原基となる細胞に由来するもので，**歯原性腫瘍**（odontogenic tumor）と総称される。胎児期に，将来歯をつくるはずの細胞の一部が異常な場所にまぎれこみ（いわゆる迷芽），そのようなものから後になって腫瘍が発生することが考えられている。

口腔の癌● 　口腔の粘膜からは割合に癌が発生しやすい。大部分は扁平上皮癌である。場所としてもっとも多いのは舌，すなわち舌癌であり，ついで歯肉，頬の粘膜，口唇などに多い。口腔の癌の発生率は喫煙者に高く，虫歯や義歯によってたえず機械的に刺激される部位に発生することが多いといわれる。

d 唾液腺の病気

●**シェーグレン症候群**（Sjögren's syndrome）：これは唾液腺に起こる一種の自己免疫病（●91頁）である。唾液腺の組織が傷害され，そこにはリンパ球が浸潤し，腺組織は萎縮してゆく。唾液の分泌が低下するため口腔がかわき，虫歯が悪くなりやすい。患者には涙腺にも同じような病変が起こり，そのため分泌される涙の量が減少して角膜や結膜の炎症を起こす。シェーグレン症候群はSLEその他の膠原病にしばしば合併する。

●**混合腫瘍**（mixed tumor）：唾液腺から発生する腫瘍でもっとも多いのは混合腫瘍といわれる良性腫瘍である。これは一種の腺腫（●112頁）なのだが，豊富な間質をもち，そこにしばしば軟骨ができたりするのでこの名前がある。唾液腺にはこのほかにも，癌を含めてさまざまの腫瘍が発生する。

② 胃潰瘍・慢性胃炎・胃ポリープ

　胃に発生する良性の病変として重要なのはこの3つである。このうち慢性胃炎と胃ポリープは胃癌の発生に関係があると考えられており，そのような意味でも重要である。

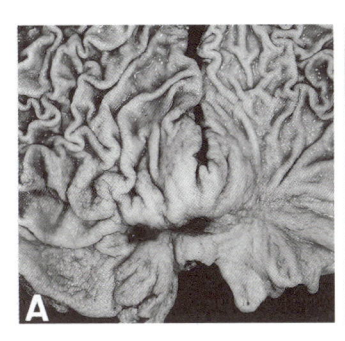

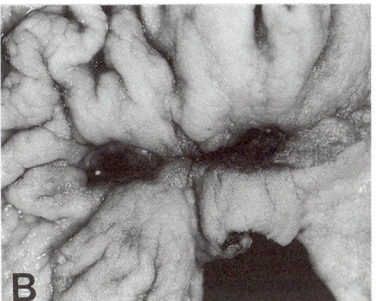

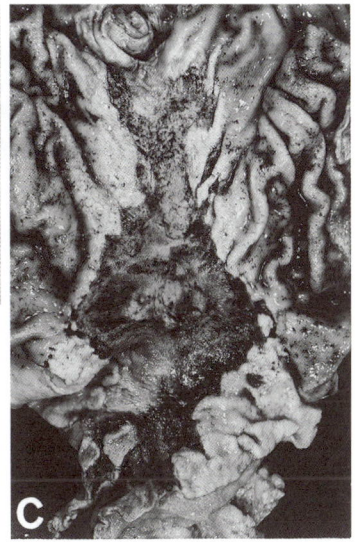

図11-4 胃潰瘍の2例
A・B 小彎をはさんで発生した2個の潰瘍。胃切除の手術材料である。
Bは潰瘍部の強拡大。2個とも穿孔を起こしている。
C 小彎側に発生した11×5cmの大きな潰瘍で,大出血で死亡した症例。
周囲の粘膜に点々と黒く見えるのは,血液が「コーヒー残渣様」になったものである。

ⓐ 胃潰瘍 gastric ulcer

胃潰瘍の形 ● 　胃潰瘍の患者は心窩部,すなわち「みぞおち」の部位に痛みを訴える。心窩部の痛みはそのほかにも胆石や膵臓炎など,さまざまの原因で起こるが,胃潰瘍では空腹時に痛みが起こる点に特徴がある。胃潰瘍と同じ性質の病変は十二指腸にも発生するので,胃潰瘍と十二指腸潰瘍を合わせて**消化性潰瘍**（peptic ulcer）とも呼んでいる。**潰瘍**（ulcer）とは前にも述べたように,何かの原因で粘膜が破壊され,粘膜の下の組織が表面に露出した状態をいう（●38頁）。この露出している部分を**潰瘍底**と呼び,周囲のへりの部分を**潰瘍縁**という。たいていの潰瘍は直径が数ミリから数センチくらいの大きさで,さまざまな深さで胃壁を掘りこんだ病変をつくる（図11-4）。潰瘍の診断はX線透視・内視鏡（胃ファイバースコープ）などによるが,それはこのような形の特徴をとらえているのである。潰瘍はさまざまの場所に発生するが,胃では幽門に近い部位（前庭部）で小彎に沿ったところ,十二指腸でははじまりの部分,すなわち幽門のすぐ肛側[注]が多い。

注）消化管で部位の上下関係を表すのに,口に近い側を**口側**（oral）,肛門に近い側を**肛側**（anal）という。

潰瘍の原因と ●
　成り立ち

　「消化性」という言葉が示すように,潰瘍は胃液によって胃・十二指腸自身の壁が消化された状態である。胃液には濃厚な塩酸とともにペプシンなどの消化酵素が含まれているが,正常の粘膜はこれらによって消化を受けないように保護されている。潰瘍ができるのは何かの原因でこの保護が不十分になり,粘膜に傷害を起こすことが出発点と考えられる。経験的には,次のような場合に著しく潰瘍が発生しやすいことが知られている。

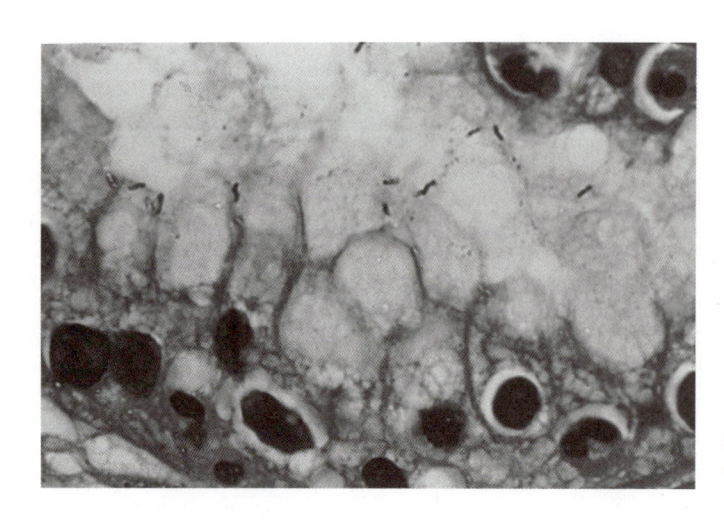

図11-5　ヘリコバクター・ピロリ
胃粘膜の表面の上皮に付着した粘液の中に多数の桿菌がみえる。

　　　過酸症（胃酸の分泌が異常に亢進した状態）
　　　ストレス，特に精神的な緊張の持続
　　　副腎皮質ホルモン（コルチコステロイド）を大量に与えられたとき
　　　ショック（たとえば重い火傷）

　このうち後の3つの場合では，粘膜の血流に異常があり，虚血を生じ，そのことによって粘膜に傷害ができやすくなり，潰瘍の発生に結びつくと考えられる。

ピロリ菌の役割　　このような状態があるとき，粘膜に傷害を起こすきっかけとして最近注目されているのは，胃粘膜の表面で増殖する**ヘリコバクター・ピロリ**（helicobacter pylori）の存在である。これは胃酸に対して抵抗性をもつ桿菌で，たんにピロリ菌とも呼ばれ，粘膜の表面に寄生して上皮細胞を傷害する（図11-5）。日本では過半数の人で胃粘膜にピロリ菌が証明される。その有無を調べるのに数種類の検査法があり，胃の生検標本で確認する方法もその一つである。

潰瘍の修復と治療　　消化性潰瘍は自然になおりうる病気である。潰瘍底では胃液にさらされた組織に炎症が起こり，肉芽組織や瘢痕をつくることによって組織を補強して，胃液による消化がそれ以上進むことを防いでいる。他方，潰瘍縁の粘膜では上皮がさかんに再生を行い，潰瘍底に向かって伸び出してゆく。底の炎症がおさまるにつれて上皮は全体をカバーするようになり，結局は粘膜の下に瘢痕を残してなおるのである。

　潰瘍の発生には過労やストレスが関係していることが多いから，患者は心身の安静を保つことが重要である。以前から胃酸の分泌をおさえる働きをもつ薬剤が使われてきたが，最近ではH_2遮断薬（ヒスタミンH_2受容体拮抗薬）などが使われるようになって，ほとんどの場合，潰瘍は内科的に治すことができるよ

手術が必要な場合 ● しかし状況によっては内科的治療ではどうにもならず、外科的治療、すなわち開腹による胃切除が必要になる。その代表的な場合は，

　　　大出血
　　　穿　孔
　　　幽門狭窄

のいずれかが起こったときである。

　潰瘍からの大出血は，特に壁組織の破壊が急速に進むような潰瘍で起こりやすく，それに伴って太い動脈が傷害されることにより発生する。大量の吐血・下血を起こし，患者を危険におとしいれる。胃出血の際，胃にたまった血液では，ヘモグロビンが胃液中の塩酸と反応して塩酸ヘマチン（褐色）となるため，この場合は黒褐色の沈澱，いわゆるコーヒー残渣様の吐物を排出する。便もコールタールのような黒色の便，すなわちタール便となる。

　穿孔（perforation）とは内腔をもつ臓器，すなわち中空臓器に穴があくことを表す言葉である。消化管のほかに胆嚢・膀胱・心臓や血管など，内腔をもつどのような臓器にも用いられる。消化性潰瘍で穿孔が起こるのは，潰瘍底が肉芽組織で十分に補強されていないときで，いったん穿孔が起これば胃・十二指腸の内容が腹腔（腹膜腔）へもれ出してしまう。もともと腹腔は無菌的なところであるから，消化管の穿孔は放置すれば細菌感染が加わり，腹膜炎（peritonitis）というきわめて危険な状態をひき起こす。このため，穿孔が考えられるときはできるだけ速やかに手術をしなければならない。

　幽門狭窄（pyloric stenosis）とは，胃の前庭部に大きな潰瘍があり，それが治ったあとに残る通過障害である。胃壁の広い範囲に瘢痕ができ，前庭部から幽門にかけて変形が起こり，瘢痕の硬化も手伝って，胃の内容を十二指腸に送り出すことが困難になった状態である。

ⓑ 慢性胃炎 chronic gastritis

慢性胃炎とピロリ菌 ● 慢性胃炎といわれる状態は年齢とともにふえ，特に日本人では中・高年層に広くみられる。胃の粘膜に慢性の炎症（表層性胃炎）が起こり，形質細胞やリンパ球がびっしりと浸潤して，しばしばびらんを生じている。このような粘膜にはピロリ菌が多数，見出されることが多く，そのことが炎症の発生と持続に関係すると考えられている。

　変化は前庭部に始まり，進行につれて噴門側へ拡大する。炎症が続くと，胃

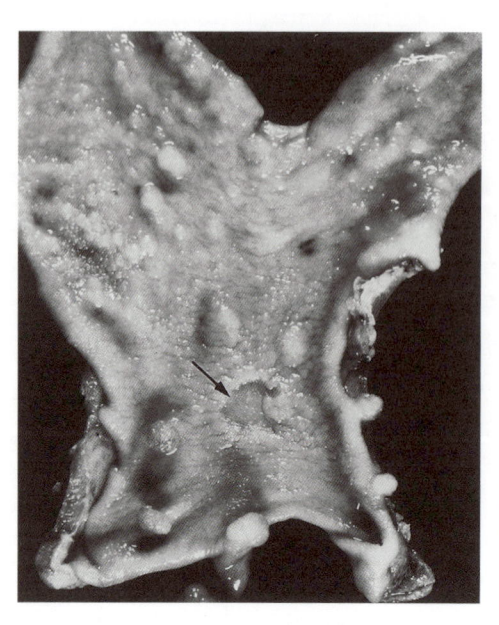

図11-6 胃ポリープと早期胃癌（IIc型）
粘膜に10個以上の盛り上がりがみられ，過形成性ポリープと呼ばれる形である。これとは別に前底部の小彎側に浅い粘膜のへこみがあり（矢印），これは定型的なIIc型早期胃癌（ポリープとは無関係）。

液を分泌する腺（固有胃腺）はだんだんに萎縮し，消滅してゆき，そのため塩酸や酵素の分泌が低下して，胃液検査では低酸症を呈する。粘膜はある程度は再生もするが，もと通りにはならず，小腸の粘膜の構造に変わってしまう。これは一種の化生（◯40頁）であり，**腸上皮化生**（intestinal metaplasia）といわれる。いずれにせよ，慢性胃炎は重要な胃癌の先行病変と考える人が多く，日本人で胃癌が多いことも慢性胃炎が多いことに関係があると考えられている。

C 胃ポリープ gastric polyp

粘膜の表面に隆起をつくるような変化をポリープという（◯116頁注）。この言葉は肉眼的な形に対する表現であり，組織にどのような変化が起こっているかには関係なしに使われる。それゆえ，ポリープがどのような性質かを知るには生検を行い，組織学的に調べなくてはならない。

過形成性ポリープ● 　胃にはしばしばポリープが発生するが，その多くは粘膜の表層で上皮が過形成を起こし，増殖したもので，**過形成性ポリープ**（hyperplastic polyp）といわれるものである。茸のように柄を有する形（有茎性），はっきりした柄をもたず，粘膜が一様に隆起した形（広基性）などいろいろな形を呈する（図11-6）。過形成性ポリープの成り立ちは，慢性胃炎と同じく粘膜の萎縮と再生があり，とりわけ再生が余計に進んだ結果生じるものらしい。過形成性ポリープから癌が発生することがあるが，多いことではない。

胃の腺腫　　一方，胃ポリープには癌発生を起こしやすいと考えられているものもある。大腸の腺腫と形がよく似ているもので，胃の**腺腫**（adenoma）と呼ばれている。ところが腺腫がどれほどの頻度で癌発生を起こすかという問題はむずかしい。胃癌がポリープ状に隆起した形をとることがあり，その場合はポリープに後から癌が発生したのと区別しにくいからである。一般にいわれることは，大きな腺腫では癌発生の危険があるということで，特に2cmをこえるものには注意が必要とされている。

❸ 胃癌と食道癌

胃癌は日本で最多の癌　　日本でもっとも多い悪性腫瘍はつねに**胃癌**（gastric carcinoma）であった。最近は肺癌が増加して，年間の死亡数では胃癌を抜いて1位になった。しかし手術後の生存率は胃癌は肺癌に比べて高いと考えられるから，患者の発生数は現在でも胃癌の方が多いとみるべきだろう。わが国では胃癌を早期に発見し，治療するための研究がさかんに行われてきた。早期発見，そして適切な治療を行えば，胃癌の患者は確実に助かるのである。このような努力は実を結び，胃癌による死亡数はゆっくりではあるが着実に減少してきた。

早期発見の重要性　　現在のところ，胃癌を完全になおすには，まだ癌が広がっていない早期に発見して胃の病変部を切除する以外に方法がない。化学療法や放射線療法だけで胃癌を制圧するには至っていないのである。胃癌が完全になおったことは「5年生存」を目安として判断する。手術を受けてから5年のあいだ再発なしに生きのびた人が，その後に再発することはまれだからである。統計によると，「早期胃癌」といわれる段階で手術を受けた人の5年生存率は90％を超えるが，癌が胃壁をつらぬいて腹膜に達した状態で手術を受けたのでは10％にみたない。このようなわけで，胃癌の進行の度合は，浸潤が胃壁のどの層まで及んでいるかによって表される。早期癌の範囲をこえて進行したものは進行癌である。早期癌と進行癌の違いは臨床的に重要なので，まず解剖組織学で学んだ胃壁の構造を思い出しながら，癌の進み方を学ぶことにしよう（図11-7）。

胃壁の構造と癌の進展　　癌は胃のどの部位にも発生するが，割合に多いのは胃潰瘍と同じ部位，すなわち前庭部の小彎側である。胃癌は胃の上皮組織，つまり粘膜から発生するものであるから，胃を切り開いてみると，癌は粘膜側にさまざまな病変をつくっている。

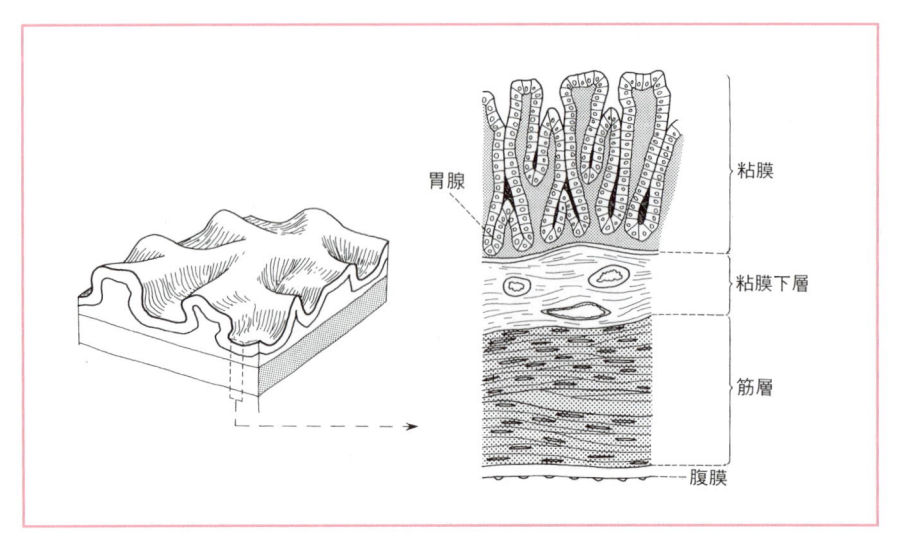

図11-7　胃壁の組織構造
左図で点線の部分を拡大して右図に示す。

　正常な胃の粘膜では表面の上皮が多数のくぼみをつくり，そこで上皮が粘膜の深部に伸び出して胃腺をつくっている。ふつう胃癌が発生するのはこの表面に近いくぼみの部分（腺窩）であり，そこの上皮細胞が癌細胞に変わることが出発点と考えられている。発生した癌は最初は粘膜内にとどまって増殖するが，やがて粘膜の下にある軟かい結合組織，すなわち粘膜下層に浸潤を始める。粘膜下層は粘膜を筋層と結びつけているが，ここでは血管やリンパ管が発達しているため，癌細胞がそれらに入りこみ，はなれた部位に転移をひき起こす危険を伴うようになる。筋層は胃の運動をつかさどるもので，著しく発達した平滑筋の層であるが，癌がここに広がれば，転移の危険はいっそう大きくなる。胃からの静脈血は門脈を通って肝臓に入るため，胃癌の血行性転移はふつうはまず肝臓に起こり，ついで肺，さらに全身の臓器という順序で拡大する。リンパ行性転移は胃の周囲のリンパ節にはじまり，膵臓・十二指腸の周囲，肝門部のリンパ節へと広がってゆく。

　癌は最後には筋層をつらぬいて腹膜に達し，ここで胃の外側に頭を出してくる。こうなると癌細胞は胃・腸の運動に伴って腹膜の表面に広くばらまかれ，無数の腫瘍をつくるようになる（播種，→104頁）。いわゆる癌性腹膜炎の状態で，大量の腹水がたまり，患者は急激に衰弱してゆく。胃癌の進展はこのような順序をふみ，最後には手のほどこしようのない末期癌の状態になる。癌の広がり方はこのように胃の層構造に関連づけて説明されるが，これは大腸癌の場合もまったく同じようにあてはまる。

早期胃癌の定義 ● 　胃癌はこのように進行するが，その中で**早期胃癌**とは「**癌が粘膜にとどまるか，せいぜい浸潤が粘膜下層にとどまる段階**」と定義されている。この段階で切除すれば完全な治癒が期待できるので，特にそのような区別を行っているのである。日本では地域や職場単位で胃の集団検診が実施されているが，それは可能な限り早期に胃癌を発見するためである。癌の浸潤が粘膜下層をこえて筋層，あるいはさらに広がった状態は**進行胃癌**と総称される。

胃癌の分類 ● 　胃癌は肉眼像によって分類されるが，ここでは 2 通りの分類を覚えて頂きたい。第 1 は早期胃癌の分類で，これはだいぶ以前に日本でつくられたものだが，国際的に広く使われている。第 2 はボルマン（Borrmann）の分類と呼ばれるもので，これは進行癌の分類である。

早期胃癌の分類 ● 　**早期胃癌**は，肉眼的な形からつぎのように分類する。

●Ⅰ型：粘膜から隆起した腫瘍をつくる型

●Ⅱ型：平坦な病変をつくる型。これを 3 型に分ける。

　Ⅱa 型：扁平な粘膜の隆起をつくる。ただしもっとも厚い部位でも周囲の正常な粘膜の厚さの 1.5 倍をこえないもの

　Ⅱb 型：隆起や陥凹を生じることなく，周囲と厚さの変わらない粘膜に癌が増殖しているもの

　Ⅱc 型：粘膜の浅い陥凹をつくる型。もっとも深い部位でも粘膜の厚さの 0.5 倍以上の厚みを保っているもの。

●Ⅲ型：Ⅱc 型よりもさらに深い陥凹をつくる型

　このうち，もっとも多いのは Ⅱc 型で，Ⅱc 型および Ⅲ 型では胃潰瘍との鑑別がときに問題になる（図 11-6，図 1-4）。Ⅰ型や Ⅱa 型では胃ポリープとの鑑別が問題になる。Ⅱc，Ⅱa などの言葉は，今日では早期胃癌の代名詞としてふつうに使われる。

進行胃癌の
ボルマン分類 ● 　**ボルマンの分類**では，進行癌の形を次の 4 型に分ける。

●**1 型（ポリープ状癌）**：ポリープ状に胃の内腔に隆起する形（図 11-8A，図 11-9-Ⅰ）。

●**2 型・3 型（皿状癌）**：中央がへこんだ扁平な隆起をつくるもので，もっともふつうにみられる胃癌の形である（図 11-8B，図 11-9-Ⅱ・Ⅲ，図 7-2）。中央のへこみは癌性潰瘍といい，噴火口に似ていることから**クレイター**（crater）とも表現される。このクレイターは胃癌とは限らず，粘膜に発生した癌であればどこにでもみられる肉眼像であって，食道癌でも大腸癌でもたいていはクレイターをつくる。粘膜の癌がクレイターをつくる理由は，癌を養う血管が胃壁の

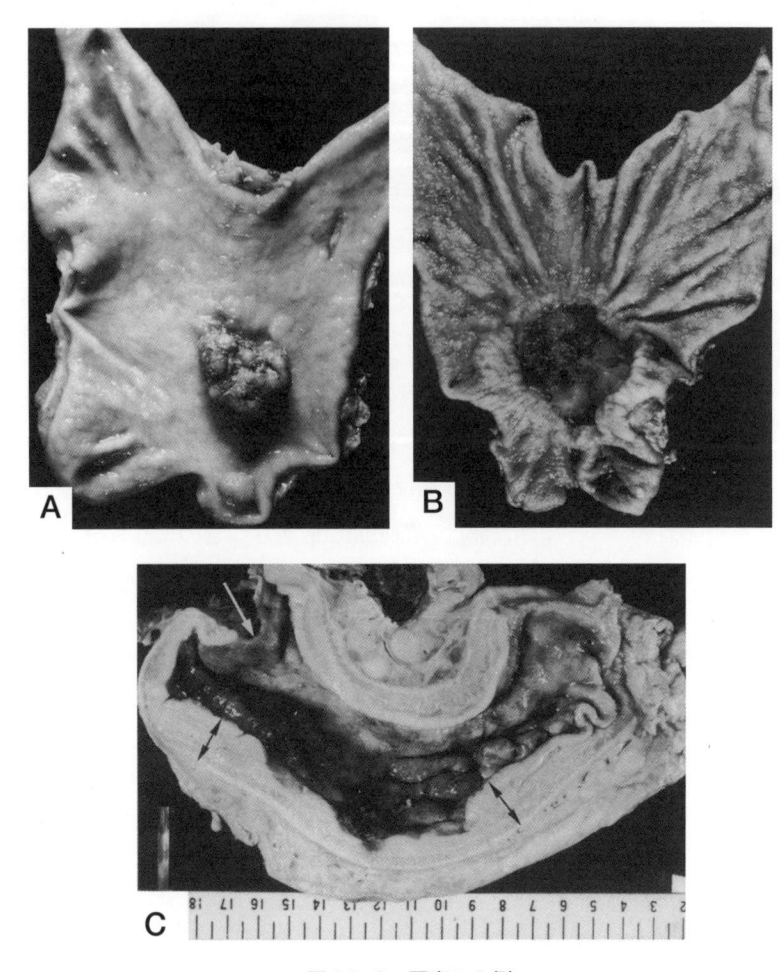

図11-8 胃癌の3例
A　ボルマン1型。胃体部の後壁にグロテスクな盛り上がりをつくっている。
B　ボルマン3型。前庭部の小彎側に典型的なクレイターがみられる。クレイターの辺縁が癌浸潤のため隆起していることに注意。
C　ボルマン4型。胃壁が1cm以上にも厚くなっている。左上の白い矢印が癌のない部分。

側だけから入るからである。胃壁の反対側つまり内腔に面した側はもっとも血管の入口に遠くなるわけで，そのため壊死におちいりやすく，潰瘍をつくると理解される。クレイターがあるときは，そこから小規模な出血をくり返すため，糞便の潜血反応を調べると陽性を示すことが多い。クレイターは良性の潰瘍に似ていることもあるが，定型的な癌ではへりの部分，いわゆる周堤が癌細胞の増殖のために厚みをもつ点で区別される。しかし癌か潰瘍かを決定するには，生検による組織診断を必ず行わなければならない。クレイターをつくる癌のうち，周囲への浸潤が強く，そのため周囲の粘膜とクレイターの境界がはっきりしない形を3型といい，境界が比較的明瞭なものを2型として分けている。

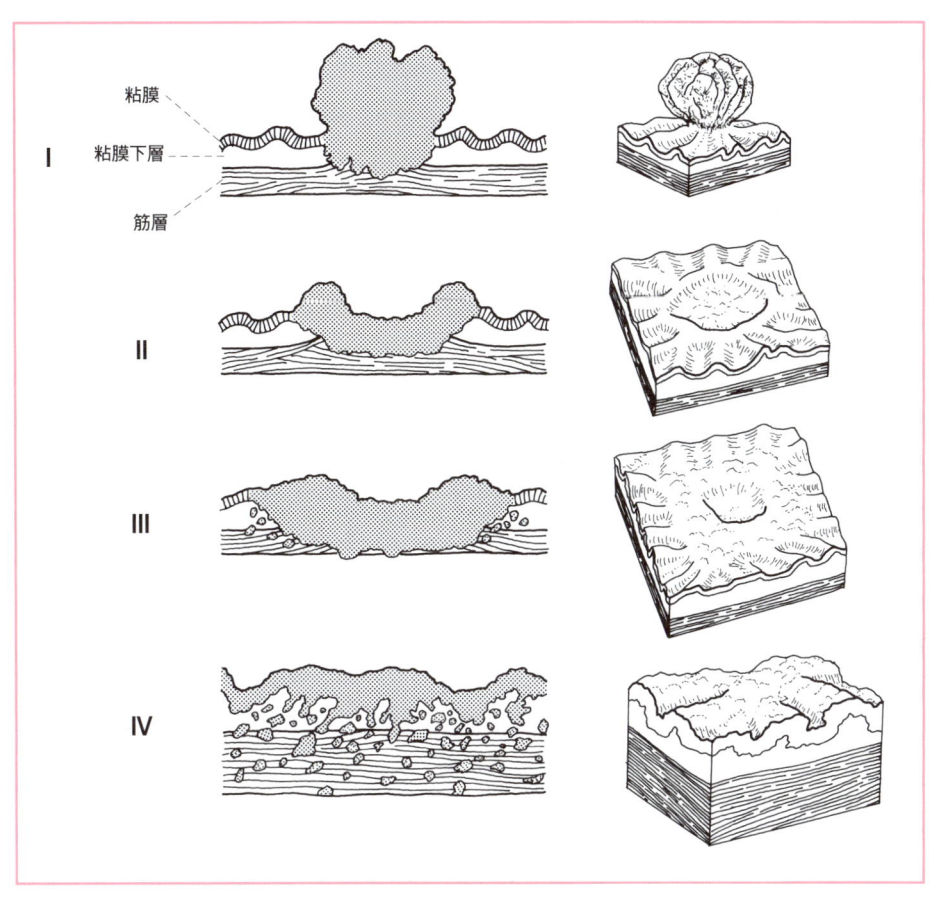

図11-9 進行胃癌の分類（ボルマン分類，上から1〜4型）
各型の形状を右，断面像を左に示す。左側の図では，ついでに胃壁への癌の広がりの程度を注意してみること。1型および2型では浸潤が筋層内に，3型では腹膜に達している。4型では癌が「びまん性」に胃壁に広がっている。

●**4型（硬癌^{こうがん}）**：これは明らかなクレイターやポリープ状の隆起をつくらず，そのかわり癌細胞が胃壁の組織内に広い範囲にわたってびまん性の浸潤をひき起こすものである（図11-8C，図11-9-IV）。胃壁は一様に厚みをまし，硬くなり，胃の運動も妨げられる。進行が速く，胃癌の中でも特に悪性のものである。

胃癌の組織型 ● 胃癌の組織型は多くの場合，腺癌（◯110頁）である。ただし一口に腺癌といっても症例ごとに形はさまざまであり，詳しく分類が行われている。癌の組織型は予後との間に一定の関係があり，重要な問題である。たとえばボルマン4型の癌は一般に低分化型腺癌といわれている形で，癌細胞が結合組織の強い増殖を伴い，進展が速やかで予後がよくないといった具合である。

胃癌の診断と治療 ● 胃癌の診断は，以上のような変化をX線透視や内視鏡で確かめることが第1である。これらによって癌が疑われる場合はさらに生検，すなわち内視鏡で胃

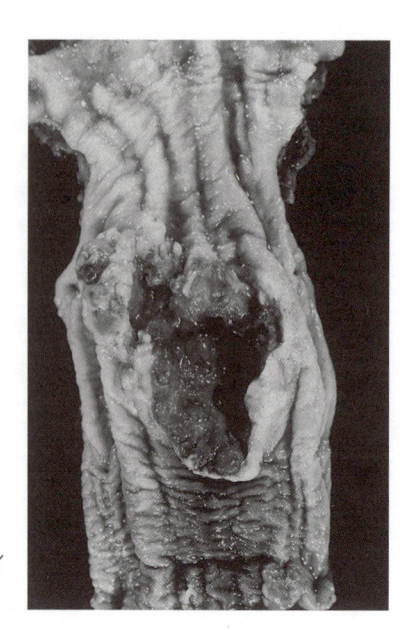

図11-10 食道癌
食道中央部に発生したもので、クレイターをつくっている。

粘膜を観察しながら疑わしい部分の組織をとり、組織標本をつくって観察することにより、癌の診断が確定する（→7頁）。さらにCTなどの画像診断によって周囲への広がりや転移の有無を調べる。

癌の広がりが明らかになったら、状況に応じて手術の範囲が決められる。たとえば、病変が胃の前庭部に限局しているようなときは、胃の肛門側2/3から4/5を幽門および十二指腸の始まりの部分を含めて切除する（遠位胃切除）。そしてリンパ節の廓清を行う（→103頁）。切除の際に、肉眼ではわからないような癌のとり残しが危惧されるときは、病理医が術中迅速診断を行い、切除範囲の決定を助ける。

内視鏡的治療● 最近は、粘膜内に限局した早期癌で病変の小さなものに対しては、開腹手術を行わず、内視鏡で観察しながら癌を含めて粘膜を切り取る**内視鏡的粘膜切除**（endoscopic mucosal resection；EMRと略する）という方法が広く行われている。遠隔操作で粘膜の病変部分を切り取ってくるわけだから、開腹手術に比べて取り残しの危険はやや大きいが、数日間の入院ですみ、患者への肉体的負担も軽く、開腹手術ではリスクを伴うような高齢者でも実行可能である。しかし、切除のあと数年間は定期的に内視鏡検査と生検を続け、再発が起こらないか監視を続けなければならない。

食道癌の病理● **食道癌**（esophageal carcinoma）は胃癌よりは少ないが、日本では第6位を占める重要な悪性腫瘍である。胃癌が30歳代の若い人を襲うことも珍しくないのに対して、食道癌はどちらかといえば高年層に発生し、50歳以下の人には比較

的少ない。できやすい場所は食道中央1/3の領域である。たいていは癌が進行するにつれて粘膜にクレイターができる（図11-10）。この状態になって最初の症状，すなわち嚥下困難（食物の通りが悪くなる）が現われるが，すでにそのときは食道壁の深部に癌が広がっていることが多く，手術が大がかりになることも手伝って，治療の成績は胃癌ほどはよくない。食道中央部に発生した癌は，進行すると，食道のすぐ前に接している気管・気管支に浸潤が及ぶことが少なくない。そうなると癌組織の壊死に伴って食道と気管支の間にトンネル（瘻孔）が通じてしまい，食べものが肺に吸いこまれてひどい気管支肺炎（吸引性肺炎）を起こしてくる。癌はまた，食道に近接した大動脈の壁にしばしば浸潤する。このような状態で放射線治療を行ったあとなどに，癌の壊死に伴って大動脈から食道にトンネルができ，大出血を起こすことがある。

食道の粘膜はもともと重層扁平上皮でおおわれている。そのため食道癌の組織型は大部分の症例で扁平上皮癌である。

食道癌の臨床　くり返すが，最初の症状が嚥下困難という場合，たいていは進行した食道癌であり，手術は大工事になる。つまり食道のある範囲を切除するわけだが，切除した部分を何とかつないでやらなければならない。一般に行われるのは，胃壁の一部を使って食道と同じような太さの管，いわゆる胃管をつくり，それを胸腔内に持ち上げて，切除した食道のあとに植えつける手術である。このため開胸と開腹が行われることになり，また，胃管が虚血におちいることを防ぐために，それを養う血管ごと胸腔に移すことが必要で，このような操作のため手術は長い時間がかかる。

食道癌の早期発見　一方，最近は早期の食道癌が見つかるようになった。今では年に1度くらいの割で胃の内視鏡検査を受けている中高年の人は少なくないと思われるが，その検査で食道の早期病変が発見される確率が高いのである。粘膜に早期癌を疑わせる変化が見つかったときは，粘膜のヨード染色による検査を行う。正常な食道の重層扁平上皮では，表層の細胞がグリコーゲンを含むため藍色のヨード反応を呈するが，癌細胞が増殖している所ではこの反応が現れない。このような方法で早期食道癌，つまり浸潤をまだ始めていない上皮内癌，あるいは浸潤を始めていても上皮のすぐ下にとどまっているような癌が，しばしば発見されるようになった。

早期食道癌で，病変がある程度以上に広がっていないものに対しては，胃と同じような内視鏡的粘膜切除（EMR）が試みられる。開胸・開腹といった大手術に比べて，患者の負担が軽くてすむことはいうまでもない。

4 腸の良性疾患

a 虫垂炎 appendicitis

　俗に盲腸炎といわれる病気は盲腸ではなく，虫垂（虫様突起）の炎症であり，虫垂炎というのが正しい。小児から20代の若い人に非常に多いもので，細菌感染によってひき起こされる虫垂の化膿性炎症である。解剖学的に虫垂は細い管であり，行きどまりになっているため，内部で細菌が繁殖し，炎症を起こしやすいと考えられている。炎症を起こした虫垂を開いてみると，石灰化が加わった腸内容の凝固物（糞石）が入口をふさいでいることが少なくない。

虫垂炎の進行●　虫垂炎は進行の程度から

　　　カタル性虫垂炎
　　　蜂巣織炎性虫垂炎（虫垂フレグモーネ）
　　　壊疽性虫垂炎

の3段階に分けられる。

　カタル性虫垂炎は炎症が粘膜にとどまっている時期である。手術でいちばん多く経験されるのは蜂巣織炎の段階で，虫垂の壁に多核白血球の浸潤が広がり，外からみると虫垂は充血して，著しく太くなっている。さらに壊疽性となると壁に壊死を起こし，しばしば穿孔して腹膜炎が発生する（図11-11）。

　「カタル性」の段階では手術も簡単，術後も順調に経過するが，腹膜炎を伴うと治療は簡単でなくなる。のちに腹膜の癒着を残して腸閉塞の原因になっ

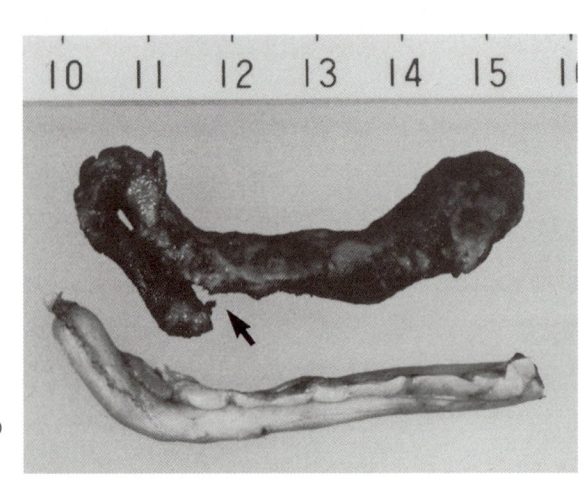

図11-11　虫垂炎（上）
正常の虫垂（下）に比べて太く，充血のため黒く見える。矢印の所で穿孔を起こしている。

り，細菌感染が血行性に肝臓に広がってそこに膿瘍をつくるなど，さまざまな合併症が発生してくる。虫垂炎ほど変化にとみ，さまざまの現象を現わしてくる病気はないといわれるくらいである。

ⓑ 細菌性赤痢・アメーバ赤痢

細菌感染による腸炎のうち，以前は多かった腸チフス・腸結核は今日ではほとんどみられなくなった。**細菌性赤痢**も近年著しく減った病気であるが，今でもたまに発生する。赤痢菌の種類により症状も多少違うが，激しい下痢と血便を起こし，赤痢（dysentery）という言葉もこのことに由来している。病変は大腸に起こり，粘膜の壊死，さらに潰瘍をつくってくる。**アメーバ赤痢**（amebic dysentery）は赤痢アメーバの感染によるまったく別の病気で，日本でもまれに発生する。大腸の広い範囲に潰瘍をつくることが多く，アメーバはしばしば静脈から血行性に肝臓に入り，肝臓に大きな膿瘍を形成する。

ⓒ 急性腸炎

腹痛と下痢があり，時として吐き気，嘔吐を伴う，これは誰でも経験したことのある症状であろう。このような場合，一般には急性胃腸炎としているが，原因はさまざまで，細菌やウイルスの感染によることが多い。病原性大腸菌や，ある種のブドウ球菌などでは，細菌が産生した毒素が吸収されて症状を現わしてくる。原因の確定には，便から培養を行う。

ⓓ クローン病と潰瘍性大腸炎

この2種類の腸炎は近年注目されているもので，その臨床・病理における違いを理解しておくことが重要である。

クローン病 ● **クローン病**（Crohn's disease）は原因不明の炎症で，比較的若い人におこる。侵されるのは粘膜だけでなく，腸壁の全層に炎症が広がり，肉芽組織をつくる。のちに瘢痕を残すため腸が硬くなり，ゴムホース状に細くなるため通過障害が発生する。病変は小腸・大腸に好発するが，口腔から肛門まで，消化管のどこにでも発生するといわれる。肉眼的に，腸管では縦走潰瘍の発生が特徴的で，組織では結核結節を小さくしたような肉芽腫をつくってくる。しかし結核とは関係なく，原因はわからない。

潰瘍性大腸炎 ● **潰瘍性大腸炎**（ulcerative colitis）は直腸の下端，肛門近くから始まり，口側に向けて大腸に広がる炎症である。好発年齢は青年層と中高年層で2つのピーク

がある。粘膜になおりにくい潰瘍をたくさんつくってくる。クローン病と違って病変は粘膜に限られている。そのため壁が硬化して腸閉塞を起こすようなことはない。副腎皮質ホルモン（ステロイド）が有効であるが，再発をくり返し，のちに癌発生が少なくないなど，いろいろな点で厄介な病気である。原因には不明な点が多いが，患者にはある種の免疫学的な異常があり，それが発病に関係しているらしい。

⑤ 腸管の腫瘍

ⓐ 大腸癌

大腸癌の病理 ● 　腸の癌はどこにでも発生するわけではなく，部位的に著しいかたよりがある。すなわち小腸に癌が発生することはまれであり，したがって癌の大部分は**大腸癌**（carcinoma of large intestine）である。そのうち直腸に生じたものを**直腸癌**（carcinoma of rectum）と呼んで区別するが，癌の性質や発生の仕方は大腸のほかの部位（結腸・盲腸）にできた癌と何も違うところはない。大腸にできる癌全体の約半数は直腸癌であるから，直腸という場所の狭さを考えればやはりここが一番の好発部位ということになる。大腸癌は粘膜にクレイターをつくり（図11-12），癌組織の壊死に伴う出血（血便），あるいは通過障害によるイレウスなどが最初の症状になる。癌の組織型は大部分の症例で腺癌である。

大腸腺腫との関係 ● 　最近，日本では大腸癌が著しく増加し，死亡率で肺癌・胃癌についで第3位を占めるようになった。大腸癌がふえたのは，食生活が西欧風になり，肉食の占めるウェイトが大きくなったことに関係があるといわれる。大腸癌に先行する病変としては潰瘍性大腸炎などもあげられるが，それよりも頻度が高く，重視されているのは大腸の**腺腫**（adenoma）である（図11-13，●112頁）。中高年の人では大腸ポリープ，すなわち粘膜の隆起がかなり高い頻度で見つかるが，その多くは腺腫である。切除された大腸腺腫の組織を調べると，一部に癌が発生していることがときどきあり，このようなものを「腺腫内癌」と呼ぶ。このことは，大腸癌は正常な粘膜にいきなり発生するものでなく，ふつうはあらかじめ腺腫があり，その中に発生することを示している。分子生物学的な研究でも，腺腫ではすでに細胞のDNAに変化を生じており，癌発生の途上にある病変であることが示されている。つまり細胞のトランスフォーメーション（●96頁）

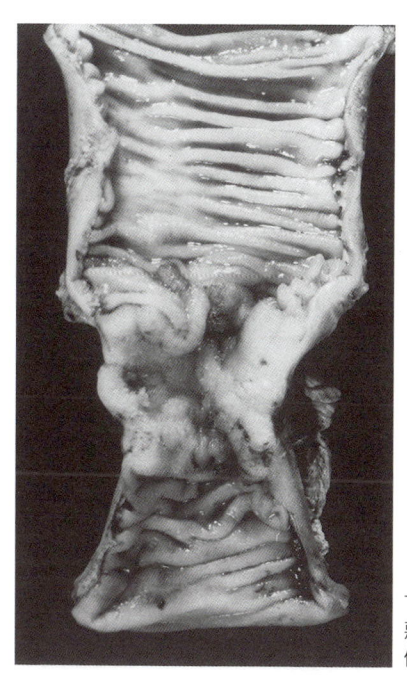

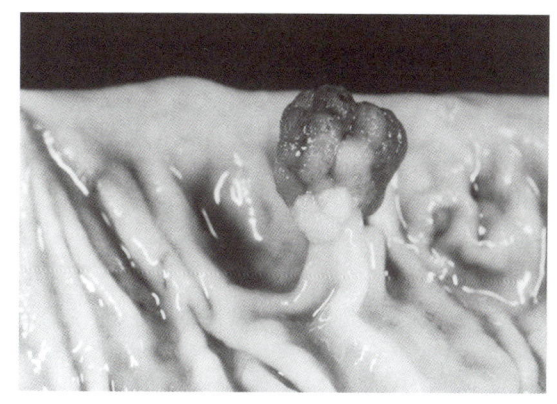

図 11-13　大腸ポリープ（腺腫）
直径 1cm ほどの「有茎性」のポリープ。組織検査で癌の発生はみられなかった。

図 11-12　大腸癌
下行結腸に発生した「全周性」の癌。便の通りが悪くなっているため，上部（口側）では下部（肛側）に比べて腸管が拡張していることがわかる。

が始まっていると考えられるわけである。最初に腺腫が発生してからそこに癌ができるまでには，一般に10年以上という長い年月がかかると考えられているが，中高年の人はときどき大腸の検査を受けることが望ましく，特に腺腫をもつ人は十分な警戒が必要である。

大腸癌の診断●　大腸癌の診断には，肛門から逆行性にバリウムを注入してのX線検査（いわゆるアインラウフ Einlauf；注腸造影），あるいは内視鏡（大腸ファイバースコープ）による観察が行われる。ポリープや腫瘍が見つかったときは，内視鏡で観察しながら病変部から生検を行い，組織の観察によって診断が確定する。大腸の検査は胃の場合と違って，朝食をぬいただけで中をからっぽにするというわけにはいかず，その点面倒であるが，中高年の人では2〜3年に1度は検査を受けることがすすめられる。大腸癌の集団検診は，便の潜血反応を調べることにより行われている。

大腸癌の治療●　今日では腺腫をはじめとする大腸の隆起性病変に対して，内視鏡的粘膜切除（EMR），あるいは内視鏡で観察しながらポリープを柄のところで切り取る**ポリペクトミー**（polypectomy）という処置がふつうに行われるようになった。これによって早期の大腸癌，すなわち腺腫の一部に癌が発生した「腺腫内癌」が高い頻度で見つかり，治療されている。

ある程度進行した大腸癌に対してはむろん開腹手術を行い、癌を含む大腸の部分を切除しなければならない。直腸癌で、癌が比較的肛門の近くに存在する場合は、肛門を含めて直腸を切除し、S状結腸を腹壁に吻合して人工肛門（ストーマ）とすることにより、排便をはかっている。直腸癌でも腫瘍が比較的上の方にあるときは、開腹して腹腔側から切除することができる。この場合は肛門が温存されるので人工肛門の必要はなく、むろん患者のQOL (quality of life；生活の質) からはこの方がずっと望ましい。

ⓑ 小腸の腫瘍

十二指腸乳頭部癌 ●　小腸の癌としては、まれに十二指腸癌 (duodenal carcinoma) が発生するのみである。たいていは十二指腸乳頭（ファーターVater乳頭ともいう）の部位に生じ、総胆管からの胆汁の流出を妨げるため、癌があまり大きくならないうちに黄疸が現れ、気づかれる。空腸・回腸では癌は発生しないといいきってよいほどに少ない。

GIST ●　むしろ小腸では一種の肉腫がしばしば発生する。たいていは筋層から発生し、細長い細胞が増殖するもので、胃の筋層からも同じようなものができる。平滑筋肉腫と考えられる場合、悪性の神経線維腫と考えられる場合などがあるが、実際はそのどちらともいえないことが多く、そのためこれら全体をひっくるめて胃腸管間葉系腫瘍 (GIST)[注] と呼んでいる。

注) Gastro-Intestinal Stromal Tumor の略。

ⓒ カルチノイド腫瘍

腸管にカルチノイド腫瘍 (carcinoid tumor) と呼ばれる腫瘍が発生することがある。好発部位は直腸と虫垂であり、同じものは胃や十二指腸、肺などにも発生する。正常な胃腸管の粘膜には消化管ホルモンと呼ばれるホルモンを分泌する細胞が存在する。この細胞は集団をつくらず、粘膜の上皮細胞の間にばらばらに入りこんでいて、さまざまのホルモン（ペプチド）を血液に分泌する。カルチノイド腫瘍は、これら消化管の内分泌細胞から発生するもので、腫瘍になってもしばしばホルモンを産生し分泌し続ける。その結果として有名な症状はカルチノイド症候群といわれるもので、腫瘍細胞がヒスタミンやセロトニンを分泌する結果、皮膚の紅潮、気管支喘息に似た発作などを起こす。カルチノイド腫瘍の悪性度は症例によりさまざまである。

⑥ 腸閉塞（イレウス）

腸の通過障害を**腸閉塞**，または**イレウス**（ileus）といっている。放置しておけない危険な状態であり，しばしば緊急の開腹手術が必要になる。多種多様の原因で発生するが，成り立ちの面から次のように整理しておくと都合がよい。前にも述べたが，管状の臓器の通過障害であればどこにでもあてはまる整理法である（⊃47〜48頁）。

ⓐ 先天異常

ヒルシュスプルング病 ●　生まれつき肛門部が閉じている鎖肛など，腸にはさまざまな先天異常があるが，さらに重要なのは**ヒルシュスプルング**（Hirschsprung）**病**または先天性巨大結腸症といわれる病気である。これは大腸のある範囲に，正常の大腸壁には存在するはずの自律神経細胞が欠損しており，そのためその部位では腸の蠕動運動が行えないというものである。このような神経細胞の欠損は，肛門から始まって上方に広がり，症例によりその範囲はさまざまである。このため腸の内容が肛門の方向へ運び出されずにうっ滞し，出生直後から腸管が強く拡張してくる。治療としては，神経細胞が欠損している大腸の範囲を術中迅速診で定め，そこを手術によって切除することが行われる。

ⓑ 異　物

腸は内腔が広いため異物による閉塞はほとんど起こらない。以前，回虫症が多かったころは虫体の塊による腸閉塞があったという。

ⓒ 腸壁の病変

腸壁に病変があって内腔をふさぐ場合としては，

　　腸結核（今日ではまれ）
　　クローン病
　　腸の腫瘍

の3つが重要である。これらの場合，症状は慢性の便秘であり，病変が進むにつれてますます便の出が悪くなる。肛門から造影剤を注入して行うX線透視（腸アインラウフ）あるいは大腸の内視鏡検査によって，通過障害の部位と状態がつきとめられる。

d 腸管の外からの圧迫

絞扼性イレウス●　　イレウスが緊急の処置を必要とするのはこの場合である。なぜなら，圧迫によって腸壁の循環障害が起こり，特に腸と一緒に腸間膜が圧迫された場合は腸壁の壊死を起こす危険があるからである。腸間膜には腸を養う血管が含まれているから，ここでの血流の障害は腸壁の虚血あるいはうっ血，さらに長びけば壊死を起こすことになる。この状態を放置すれば壊死におちいった部位は破れ，腹膜炎をひき起こす。また，さまざまの理由でこのような場合は重症のショックを伴うことが多く，このことも患者をいっそう危険な状態におとしいれる。イレウスが循環障害による腸壁の傷害を伴うときは**絞扼性イレウス**と呼んでいる。この場合は一刻も早く手術を行わなければならない。

　　圧迫によるイレウスは次のような場合に発生する。

ヘルニア●　　**ヘルニア**（hernia）：腹腔は周囲を筋肉の壁で包まれているが，この壁にはところどころに弱点[注]があり，そのような部位から腸が壁の外に脱出することがある。この現象をヘルニアという。

注）解剖学の書物で復習すること。

　　ここでは弱点の例として，そけい管をあげておこう。これは左右の股の部位で腹壁の筋肉とそけい靱帯の間に残されたすきまである。特に男性では，小児期に精巣がここを通って腹腔から陰嚢へ下降してゆくため，精巣が陰嚢におさまった後も，腹膜が陰嚢内まで伸び出している。このような関係で，すきまがある程度広くできている人では腸が陰嚢内に脱出し，そけいヘルニアが発生するのである（図11-14）。

　　腸が自由に出入りしている間は問題はないのだが，何かの拍子で入口の部位でまわりの筋肉に締めつけられ，簡単には腹腔に戻せなくなることがある。この状態を**嵌頓ヘルニア**といい，締めつけが長びくと腸壁の循環障害が起こってくる。嵌頓した場合は，しばしば緊急の手術が必要になる。

腸重積●　　**腸重積**（invagination）：図11-15のような形で口側の腸管が肛側部分の中にめくれこんでゆく現象をいう。大部分は乳幼児に起こるもので，特に回腸の末端部が回盲弁（バウヒン弁）をこえて上行結腸へめくれこむ場合が多い。絞扼性イレウスの形をとるので，手早く処置する必要がある。小児で回腸末端部に発生した腸重積では，その部位に外から腫瘤がふれ，腹痛と血便を伴う。治療としては，まず高圧浣腸が試みられる。

腸捻転●　　**腸捻転**（volvulus）：タオルを二つに折ってしぼったような形で腸がねじれた状態。腸はつねに蠕動運動を行っているが，正常の腸が何の原因もなしに捻転

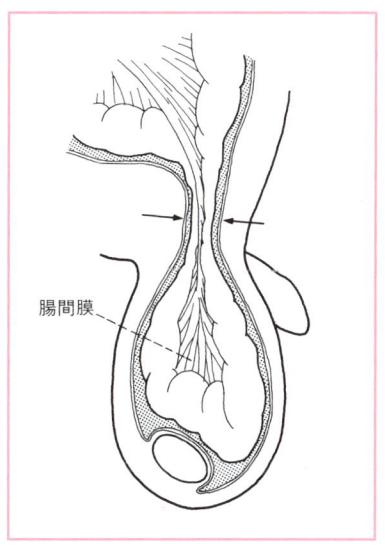

図11-14 そけいヘルニア
腸がそけい管を通って陰嚢に脱出した状態。腸間膜も一緒に脱出しているから、入口（矢印）で締めつけられれば腸の虚血が発生する。

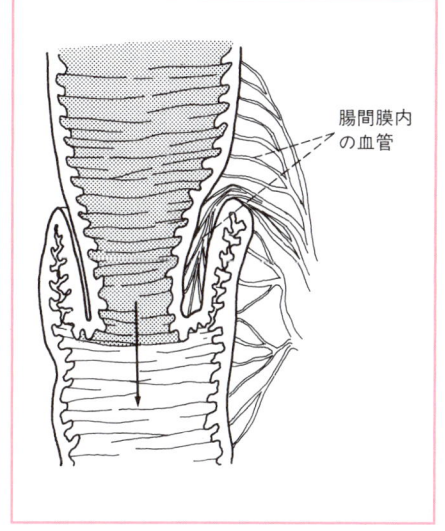

図11-15 腸重積
腸の口側部分が肛側に向かってめくれこんでゆく。腸間膜をまきこむため、一般に絞扼性イレウスの形をとる。

を起こすことはなく、必ず何かのきっかけがある。もっとも多いきっかけは腹膜の癒着があるときである。腹膜の癒着は腹膜炎がなおったあと、腹部の手術を受けたあとなどにしばしば発生し、硬い瘢痕が腸・腸間膜・腹壁などを結びつける形で発生する。これがあるために腸の運動が妨げられ、あるいは無理な動きを強制されて腸捻転が起こると考えられる。捻転はS状結腸に発生することが多い。

ⓔ 麻痺性イレウス

　全身麻酔で手術を受けたあと、患者はガスを排出することができず、腹がはることを訴える。この現象を**鼓腸**（こちょう）(meteorism) というが、これは自律神経の働きが低下して腸の運動が妨げられたためである。麻酔による場合は1〜2日もすれば回復し、ガスが出るようになるので心配ないが、たとえば腹膜炎の場合など、炎症によって腸壁の自律神経細胞が障害を受け、同様の事態が起こることがある。これを**麻痺性イレウス**（まひせい）という。上に述べた先天性巨大結腸症なども、病気の性質からは麻痺性イレウスの一種とみるべきものである。

7 黄疸の成り立ち

黄疸の定義

黄疸（jaundice；独 Ikterus）とは，血清中のビリルビン（bilirubin 胆色素）が濃度を増し，全身の組織を黄色く染めた状態をいう。強い黄疸があるときは皮膚の色からすぐにわかるが，日本人の皮膚は元来が黄色がかっているため軽い黄疸の有無は判断がむずかしい。このようなときは眼の強膜の色をみて判断している。もっと正確には，血清をとってビリルビンの濃度を調べることである。正常な人では血清総ビリルビン濃度が1mg/dL以下とされており，黄疸があればこの値が増加してくる。ビリルビンは胆汁に含まれて肝臓から排泄される黄褐色の色素で，糞便に特有の色調を与えるものである。その原料は赤血球に含まれるヘモグロビンであり，次のような過程をへてつくられる（図11-16）。

ビリルビンの産生と排泄

赤血球の平均寿命は120日とされている。寿命をおえて老化した赤血球は脾臓で破壊され，ヘモグロビンは血液にとけこんで全身を循環する。このヘモグロビンは全身の単核食細胞系の細胞（◯29頁注）にとりこまれ，細胞内で分解されてビリルビンとなり，再び血液に移行する。血清中の間接型ビリルビンと

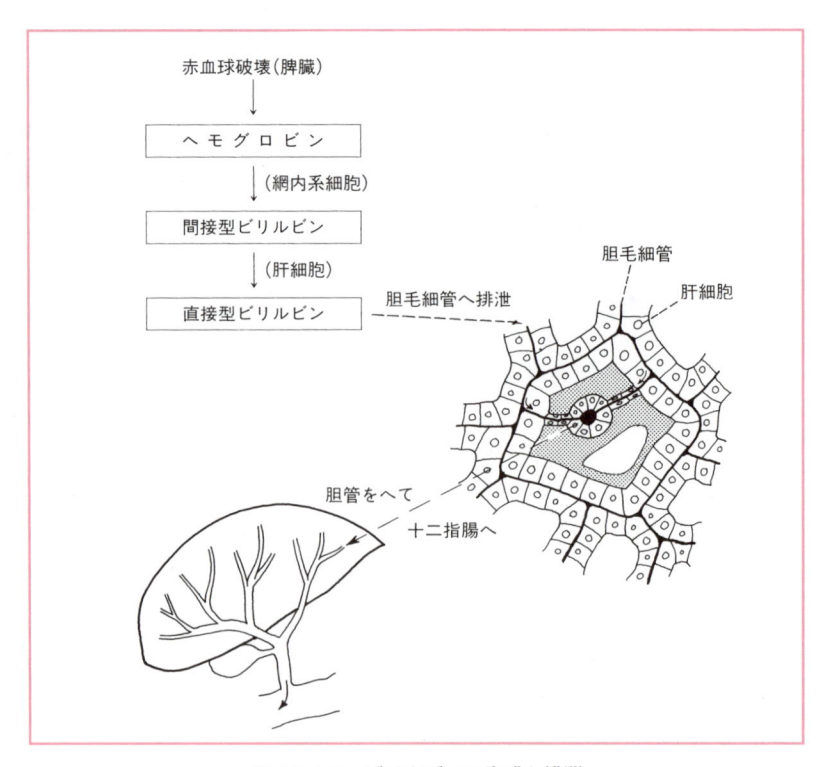

図11-16　ビリルビンの生成と排泄

いわれるものがこれに相当する。「間接型」といわれるのは，この分子は血清タンパクと結びついているため，そのままでは（ある試薬を加えた時に）ビリルビンの発色反応が起こらないからである。間接型ビリルビンは肝臓に到達すると今度は肝細胞にとりこまれ，この細胞内でグルクロン抱合(ほうごう)を受けて直接型ビリルビンにつくりかえられる。

　肝臓は胆汁を分泌する一種の腺であり，直接型ビリルビンは肝細胞から胆毛細管といわれる細い管に排泄される（図 11-16）。この管は肝細胞の間を伝いながら全体としてつながり合って細かいネットワークをつくり，あちこちで胆管につながっている。胆管は肝臓の中でつぎつぎに枝を合わせ，最後には左右の肝管となって肝臓を出，1本の総胆管となり，十二指腸に開く。ビリルビンはこのような複雑な過程をたどって生成・排泄されるものである。黄疸はそのどこかに障害があって起こるものだが，障害の部位はさまざまであり，それによって黄疸の性質も違う。代表的な黄疸として次の3種類が区別されている。

ⓐ 溶血性黄疸

　何かの原因で血液中の赤血球が大量に破壊され，いちどに多量の間接型ビリルビンがつくられる場合。間接型ビリルビンの量が多すぎるため肝臓で処理しきれず，そのため血液中に停滞して黄疸が起こる。したがってこの場合，黄疸の原因は肝臓ではなく血液にあるわけで，溶血を起こすような血液疾患，すなわち溶血性貧血（●288頁）といわれる状態が病気の本体である。Rh血液型の不適合妊娠（母が陰性，父が陽性）で，生まれてくる新生児に時として発生する**新生児重症黄疸**がよい例である（●90頁，288頁）。血清中にふえているビリルビンはおもに間接型である。

ⓑ 肝細胞性黄疸

　肝細胞に傷害があって発生する黄疸で，そのしくみは複雑である。ウイルス肝炎の際の黄疸などが代表的な例である。

ⓒ 閉塞性黄疸

● 胆汁うっ滞とその結果

　胆汁の流出路，つまり胆毛細管から十二指腸乳頭までのどこかがつまっているときに発生する黄疸。閉塞の上流側に胆汁がうっ滞し，血液に逆流して黄疸を起こす。胆汁がうっ滞した胆管は著しく拡張し，濃縮した胆汁が充満している。この場合は血液中にビリルビンだけでなく，胆汁酸など，胆汁のすべての

成分がまじりこむわけで，閉塞性黄疸の患者がしばしば皮膚のかゆみを訴えるのもそのことに関係があるらしい。血清中に増加するのはおもに直接型ビリルビンであり，アルカリフォスファターゼといわれる酵素が血清中に増加するのも特徴である。腸管への胆汁の排泄がとだえると，便は無胆汁便となる。脂肪の消化吸収が悪くなるので脂肪便を伴うこともある。

　胆汁のうっ滞が長期にわたると，肝臓は線維がふえて硬くなってくる。この状態を**胆汁性肝硬変**(biliary cirrhosis)という。胆汁性肝硬変がある程度以上に進行すると，原因となった胆管の閉塞をとり除いても，もはや肝臓からは十分の胆汁が流れ出なくなり，黄疸もよくならない。一方，胆汁がよく流れないでうっ滞している状態では細菌感染が非常に起こりやすく[注]，胆管炎，さらには肝膿瘍がしばしば発生する（図11-17）。「流れる水は腐らず」という言葉があるがまさにその通りで，流れが淀んでいるときは腐りやすいのである。黄疸の存在はただでさえ患者の状態を悪くするものであり，感染の合併は危険を一層大きなものにする。

注）一般には腸内細菌が胆管内を肝臓に向かって広がるものと考えられ，このような感染の広がり方を**上行感染**といっている。

　閉塞の原因には次のようなものがある。ここでも「管の閉塞」に共通の仕方で整理しておこう。

先天性胆道閉塞症●

●**先天異常**：生まれたときから総胆管などの太い胆管が閉じている**先天性胆道閉塞症**という病気がある。生後まもなく閉塞性黄疸が発生し，日を追って悪化する。肝臓の中の胆管は閉塞していないことが多いので，手術によって肝門部に小腸を植えつけ，胆汁の排泄をはかる。それも生後早いうちに行わないと胆汁性肝硬変が進んでしまい，そうなってからでは手術は有効でない（◯82頁，132頁）。肝硬変が進行した症例は，肝臓移植の適応とされる。日本では生体部分肝移植が多くの症例に行われ，最近では脳死体肝移植も行われるようになったが，その対象はおもにこの病気である。

胆石症●

●**異　物**：胆管の異物として重要なのは**胆石**(gallstone)である。胆石は胆汁の濃縮によって生じた硬い塊で，おもに胆嚢の中でつくられる（図11-18）。そのため，胆石の手術の際には再発をふせぐ意味で必ず胆嚢をとる。中高年層では10％くらいの人が胆石をもっているといわれるぐらい多い。胆嚢に1個の大きな石があることもあり，何百という小さな石が充満していることもある。石の種類はさまざまで，成分の割合によって分類が行われる。時に大きな石が胆嚢から総胆管に排出されることがあり，内腔にはまりこんで「胆石嵌頓」の状態になると黄疸が発生する。このときは発作性の激しい腹痛を伴う。嵌頓を起こさなくとも，胆石が入っている胆嚢には**胆嚢炎**(cholecystitis)が起こりやす

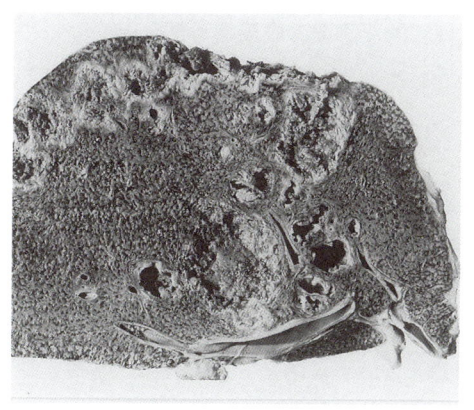

図11-17 肝膿瘍
総胆管癌の症例で，胆汁のうっ滞があり，細菌感染が加わったもの。膿瘍は肝臓に多発しているが，写真は膿が流れ出たあとの状態である。

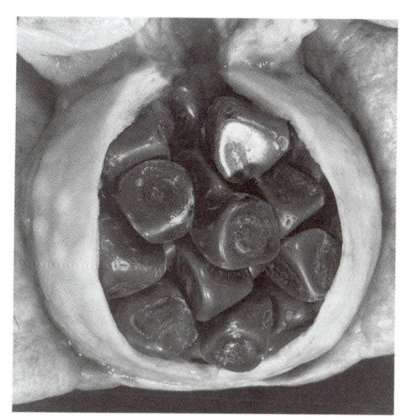

図11-18 胆　石
生前は症状がなく，剖検で偶然に見いだされたもので，胆嚢に50個ほどの石が入っている。色は黒褐色で，混合石といわれる種類。

く，炎症が悪化すれば穿孔，そして腹膜炎を起こすことがある（胆汁性腹膜炎）。胆石は膵炎の原因としても重要である。さらに，長い年月にわたって胆石をいれていた胆嚢には，胆嚢癌の発生がみられることがある（⊃101頁，図7-5）。このように胆石はさまざまの故障の原因となる。

胆石症の臨床● 以前は胆石の診断には，胆汁にまじって排泄される造影剤を点滴によって注入し，胆嚢のX線撮影を行うという方法が行われていたが，最近では胆石の存在は超音波検査で簡単に確認できるようになった。胆嚢をとる手術も，今では開腹を行わず，腹腔に挿入した内視鏡で観察しながら，遠隔操作で切除する方法が広く行われる。いわゆる「内視鏡手術」で，患者の肉体的負担は開腹とは比べものにならないほど軽い。

胆道癌● ●**胆管の壁の病変**：胆管の太い部分，たとえば総胆管などに生じた癌を**胆道癌**という。胆道癌には胆嚢癌も含められ，日本での癌の死亡数の6〜7位にランクされる重要な癌である。総胆管などはもともと鉛筆より細いくらいの管であるから，癌があまり大きくないうちに閉塞が起こり，黄疸が現れる。それなら早期発見ができ，治療しやすいと思われるかもしれないが，そうではない。癌細胞は隣りあう胆管の上皮細胞を置きかえながら「上皮内癌」の形で肝臓内部の胆管に広がりやすく，胆管壁に発達したリンパ管にも入りやすいからである。このため胆道癌を手術でなおすには，肝臓の半分（右葉あるいは左葉）の切除という大手術になり，それでも癌を取りきれるとは限らない。

胆道癌の臨床● このように胆道癌の治療は簡単でないが，それでも近年は成績が向上してき

注）Percutaneous Transhepatic Biliary Drainage の略。ドレイン（drain）とは，身体の中にたまった血液や膿汁などを身体の外に流出させるために差しこんでおく管をいう。

ている。それは外科的な研究の成果でもあるが，同時に閉塞性黄疸の患者に対する管理の仕方，特に黄疸への対処，すなわち「減黄」が可能になったことに大いに助けられている。一般に使われる方法は，わき腹から肝臓にチューブを刺し入れ，拡張した肝内の胆管内に固定して胆汁の体外への排泄をはかる経皮経肝胆管ドレナージ法（PTCD）注）である。この管から造影剤を注入してX線検査，あるいは内視鏡検査を行えば，閉塞の状態を観察できる。

胆嚢癌 ● 　上に述べたように，胆嚢癌は長いあいだ胆石を含んでいた胆嚢に発生する。最初の症状は閉塞性黄疸であることが多いが，黄疸を起こした時点では癌の浸潤が胆嚢からその周囲，そして総胆管まで進展したことを意味しており，すでに手術不可能な状態になっていることが多い。そのような意味でも，胆石の存在がわかったときは，癌の予防という意味で早めに胆嚢を取っておくのが安全である。

膵頭部癌 ● 　●胆管の外からの圧迫：総胆管は，十二指腸に開く直前の部位で周囲を膵臓の頭部に囲まれている。このような解剖学的な関係があるため，膵臓の頭部に発生した癌（膵頭部癌）は，ある程度大きくなれば総胆管を圧迫して黄疸をひき起こす（● 230頁）。

⑧ ウイルス肝炎　viral hepatitis

　ウイルス肝炎は日本では多い病気である。おそらく，肝炎にかかったことがある人は身近にもおられるであろう。たいていは良好な経過でなおるのだが，ときに慢性肝炎や肝硬変などの厄介な病気に移行し，患者の数は少ないが急激な経過で死亡する劇症型もあって，わが国ではこの病気とのたたかいに多くの努力が払われてきた。

肝炎ウイルス ● 　ウイルス肝炎には，原因となるウイルスの違いから

A型肝炎　hepatitis A（HA）
B型肝炎　hepatitis B（HB）
C型肝炎　hepatitis C（HC）

の3種が区別されている。このうちA型ではウイルスは経口感染によってひろがり，このためしばしば限られた地域に患者が多発する。慢性化することはなく，予後のよい病型である。一方，これとは対照的にB型・C型肝炎は輸血など，非経口的に体液を媒介として感染が起こり，しばしば慢性化して肝硬変や

肝癌といった重大な疾患に移行する。ほかにD型・E型といわれるものもあるが，数は少ない。A型およびB型については，ウイルスの構造や生態について多くの事柄が明らかにされている。C型肝炎では，最近ようやくウイルスが電子顕微鏡で確認されたが，その前からウイルスのゲノム（RNA）が証明されていた。肝炎の患者で原因がどのウイルスであるか，この点は臨床症状や肝臓の病変からは区別がむずかしく，血清中にウイルス関連抗原やそれに対する抗体を証明することによって確定する。

ウイルスマーカーによる診断

A型肝炎は患者血清中にA型肝炎ウイルス（HAV）抗体を証明することにより診断する。

B型肝炎では患者血清中にB型肝炎ウイルス（HBV）の表面抗原（HBsAg），表面抗原に対する抗体（HBsAb），e抗原（HBeAg）の増加の有無を組み合わせて診断される。いずれもウイルスが作るタンパクまたはそれに対する抗体で，HBsAgはウイルスの表面を包むタンパク，HBsAbはそれに対して患者の体内で作られた抗体であり，HBeAgはウイルスのDNAを包むコアタンパクの一部である。このうちHBsAgが陽性の場合はウイルスの感染が持続していることを意味する。HBsAgが陽性でも正常な肝機能を持ち続ける人がおり，この状態を無症候性キャリアという。表面抗原に対する抗体HBsAbが陽性であることは，過去にウイルスに感染し，免疫が成立していることを意味する。HBeAgが陽性のときはウイルスがさかんに増殖しており，肝炎として活動状態にあることを示す。

C型肝炎については血清中のC型肝炎ウイルス（HCV）のRNA，および数種類の抗体検査法がある。

肝病変の本体は肝細胞壊死

ウイルス肝炎では肝細胞に壊死が発生し，このことが病気の本体である。壊死が起こるのはウイルスが直接に肝細胞を傷害するのではない。そうではなく，免疫の章で述べたように，ウイルスが増殖した肝細胞に対して宿主の免疫反応が起こり，それによって肝細胞が傷害される，つまり自分の免疫系に殺されるのである（図6-4，図11-19）。肝細胞の壊死が発生すると，細胞に含まれていた種々の成分が血液に流れこむ。その中でトランスアミナーゼ（transaminase）といわれる酵素が細胞傷害の目印として使われる。つまり血清中のトランスアミナーゼの活性が高まっていれば，肝細胞の傷害が起こっていることが示され，傷害の程度についてもある程度知ることができる。血清トランスアミナーゼにはGOT，GPTの2種類がある。これらは心筋細胞にも含まれ，心筋梗塞でも増加するが，肝炎ではGOTよりもGPTが上昇するとされる（最近はGOTをAST，

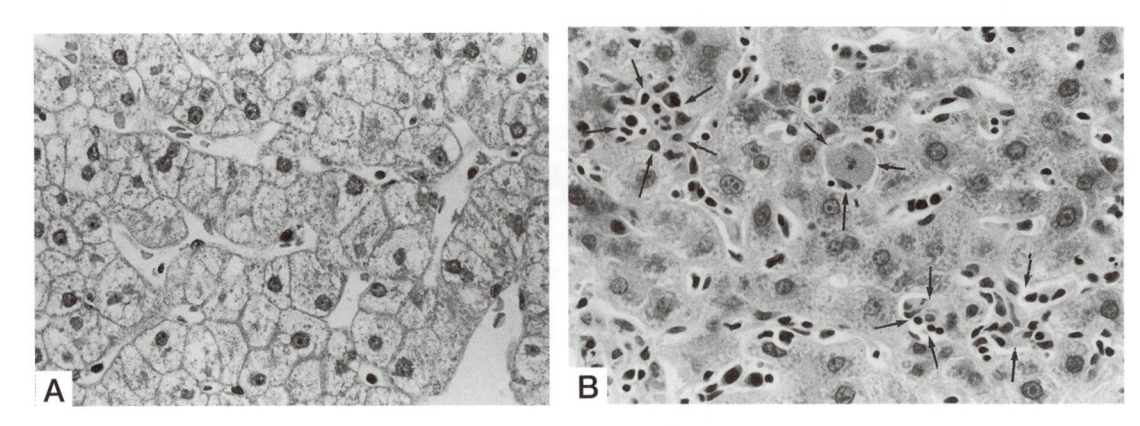

図11-19　ウイルス肝炎（針生検による）
A　正常な肝臓の組織。肝細胞が紐のような形でつらなっている。
B　ウイルス肝炎の急性期。肝細胞がところどころで壊死により消滅している（矢印）。そこにはリンパ球やマクロファージが多数集まっている。

GPTをALTと表記することもある）。一方，肝細胞には強い再生能力があるため，壊死が発生したあと，周囲の残った肝細胞はさかんに細胞分裂を行い，失われた部分を埋めようとする。

ウイルス肝炎の病型 ● 　ウイルス肝炎には，肝臓に発生する病変の形から次のような病型が区別されている。

ⓐ 急性肝炎 acute hepatitis

なおりやすい肝炎 ● 　ふつうは黄疸で発病し，血清トランスアミナーゼが上昇する。A型・B型では1カ月から数カ月の経過で順調になおる良性の型であるが，C型では慢性化することが多い。剖検にまわることはほとんどなく，肝臓の変化は生検によって調べられている。肝生検では一般に図11-20Aのような針を使って肝臓を穿刺し，細長い組織を肝臓からとり出して組織学的検査を行う（図11-20B）。このような方法を**針生検**(needle biopsy)といい，肝臓だけでなく腎臓や前立腺などの検査法として広く用いられている。

　急性肝炎では発生する壊死は規模が小さい。肝臓の組織は肝小葉という直径1mmくらいの単位に分かれているが，この場合は多数の小さな壊死が肝小葉の内部に散らばった状態になる（図11-19，図11-21A）。急性肝炎がよくなおる理由は，壊死が小さいために周囲の肝細胞の再生によって簡単に修復され，肝臓がもと通りになることから説明される。

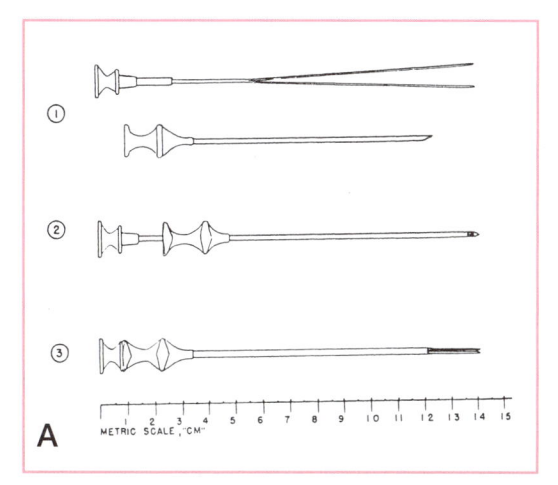

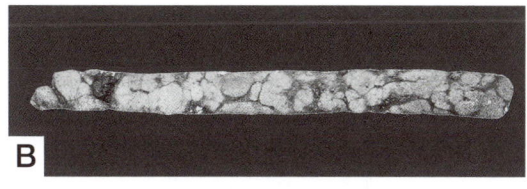

図11-20 肝臓の針生検
A　肝臓の穿刺に用いられる針。外套と内針からなり、松葉状に開いた内針のへりの部分が刃になっている。
B　針でとられた組織を標本につくったもの（15×1.4mm）。肝硬変の症例で、肝硬変としての変化がはっきりと現われている。

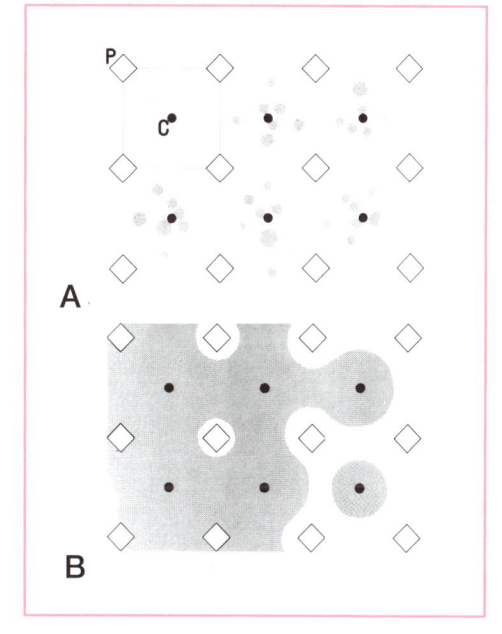

図11-21 ウイルス肝炎の病変の広がり
A　急性肝炎：肝細胞壊死が多発するが病巣は小さく、再生によってもと通りになる。左上に点線で囲んだ領域が肝小葉を表す。Cは肝静脈の枝（中心静脈）、Pはグリソン鞘（門脈の枝を含み、肝小葉への血流の入り口）。
B　劇症肝炎：壊死は肝小葉の広い範囲に及ぶ。

ⓑ 劇症肝炎 fulminant hepatitis

肝炎の重症型 ●

　多いことではないが、肝臓に含まれる大部分の肝細胞が一度に壊死におちいり、消滅する肝炎がある。肝臓には多数の肝小葉にまたがる広い範囲の壊死が発生する（図2-9, 図11-21B）。臨床的に経過がはやく、症状が激しいことから**劇症肝炎**（げきしょうかんえん）といわれる病型である。このようなとき、患者にとって重大なことは何といっても**解毒**（げどく）の障害である。解毒は肝臓が行う重要な働きで、特に腸から吸収されるタンパクの分解産物（アンモニアなど）の解毒が問題になる。アンモニアは門脈血によって肝臓に運ばれ、正常な肝臓では肝細胞によって尿素という物質につくりかえられる。そのうえで腎臓から排泄されるのだが、肝細胞の大部分が消滅した劇症肝炎ではこの処理を十分に行うことができない。このためアンモニアが血液中に増加し、患者は発病後、数日から1カ月くらいで**肝性昏睡**（こんすい）[注]といわれる脳の障害をひき起こし、高い頻度で死亡する。

　劇症肝炎では、肝細胞の大多数が消滅することにより、肝臓は急速に小さくなる。腹部の触診を行った際、肝臓は息を吸いこんだときに少し触れるのが正

注）**昏睡**（coma）とはもっとも重い意識の障害で、患者がどのような刺激にも反応しない状態をいう。肝臓での解毒不全のほかに、尿毒症、過血糖、低血糖などによっても発生する。

常だが，ウイルス肝炎で肝臓がだんだん触れなくなるようなときは壊死が大規模であることを物語っており，危険な徴候といえるのである。剖検の際には肝臓は縮小し，やわらかく，黄疸が加わって独特の形を呈する（図2-9）。昔はこの状態は急性黄色肝萎縮と呼ばれていた。今日では，劇症肝炎は肝移植の適応とされ，そのための基準がつくられている。

　症例によっては，急性肝炎のようにもと通りになおるには壊死の規模が大きすぎ，さればといって劇症肝炎のように肝性昏睡を起こす程でもない中間的な形をとることがある。たとえ肝性昏睡をまぬかれても，このような症例ではあとに肝硬変が残るのがふつうである。

ⓒ 慢性肝炎 chronic hepatitis

治りにくい肝炎

　いつのまにか食欲がなくなり，だるく，調べてみると血清トランスアミナーゼが上がっているという病気で，休んでいれば回復するが，仕事に戻ればしばらくして再発するという厄介な病気である。慢性肝炎の患者は大部分B型またはC型肝炎だが，最近はB型肝炎のウイルス保持者（キャリア）のいる家庭では，生まれた子どもにウイルスへの抗体を含むグロブリンの注射が行われるようになり，B型肝炎の患者数は著しく減少した。出生後まもなく，まだ免疫の働きが確立されていない時期にB型のキャリアから感染を受けると，ウイルスに対する免疫の働きを発揮できない，つまり免疫学的に「寛容」な状態が残されてしまい，このような子どもが後になって慢性肝炎を発病したのである。そのようなわけで，現在では慢性肝炎患者の多くはC型であることがわかっている。慢性肝炎では肝細胞の壊死は肝小葉の周辺部に発生することが多く，大した広がりではないが，これがなおりにくく，再発をくり返すうちに一部の症例は肝硬変になって行く。日本における肝硬変の原因としてもっとも多いものと考えられている。

慢性肝炎の病理と臨床

　慢性肝炎は再発を起こしやすい病気である。肝細胞の壊死が起こっている時期には食欲不振や倦怠感などの症状があり，肝機能検査では血清トランスアミナーゼが上昇しているが，治療によって症状は消え，肝機能も改善する。だがしばらくすると再び同じような症状が現れる。そのたびに肝臓では壊死が起こった部位に線維がふえ，瘢痕がつくられる。このような増悪と軽快をくり返している間に，肝臓の組織はだんだん肝硬変の状態に近づいてゆく。患者の肝臓が現在どのような状態にあるか，これは肝生検を行って組織学的に決定する。すなわち，第1に肝細胞の壊死が現在どれほどの強さ，どれほどの規模で起こ

っているかを観察して，肝炎の活動性を定める。第2に，線維化がどれほど進んでいるかによって患者の肝臓が肝硬変にどれほど近づいているかを判断する。活動性が高いとき，つまり壊死がさかんに起こっているような時は抗ウイルス剤が投与され，さらにC型の場合はインターフェロンによる治療を行い，細胞性免疫の働きを高めることが試みられる。このため慢性肝炎の患者では，ときどき肝生検を行って肝臓の状態を調べることが不可欠である。

● 看護と感染の危険　ウイルス肝炎の感染は，看護の仕事に伴う重大な危険の一つである。慢性肝炎になってしまうと将来，肝硬変や肝癌が発生する危険も大きい。感染症一般の予防には，手洗いを励行し，汚物処理に際して予防衣・マスクを着用することなどはむろん重要だが，ウイルス肝炎，特にB型・C型の場合は体液，とりわけ血液を媒介として感染するものであるから，血液の取り扱いには特に十分の注意が必要である。看護師とは血液を扱う機会の多い職業である。肝炎から身を守るために，注射針による針刺し事故などのないよう，十分に注意を払ってほしい。

● 中毒性肝炎　ウイルス肝炎のほかに肝細胞傷害は中毒によっても発生する。以前はネコイラズとして用いられた燐，その他クロロホルム・四塩化炭素などの有機溶剤が有名で，特に四塩化炭素は動物実験で肝硬変をつくるのに使われるくらいである。これらによる肝細胞の傷害を**中毒性肝炎**（toxic hepatitis）と総称する。が，最近ではいろいろな薬が中毒性肝炎（薬剤性肝炎）をひき起こすことがわかっている。薬の中には，ある程度の量をこえて使用すれば必ず肝炎を起こすというものがある。たとえばある種の抗結核剤や制癌剤などがそうであるが，このような薬の使用にあたっては，ときどき肝機能をチェックして肝炎の発生を警戒しなければならない。

⑨ 肝硬変

● 肝硬変における　慢性の肝臓病がなおらずに進行したとき，肝臓は最後に**肝硬変**（かんこうへん）(liver cirrhosis)
　　肝臓の変化　といわれる状態に到達する。このような肝臓の断面を観察すると，**結節**といわれる大小のまるい構造がぎっしりとつまっている（図11-22A）。結節とは，ウイルス肝炎などで壊死が起こった後，生き残った肝細胞が再生によってふえ，球形の塊をつくったものと考えてよい。結節と結節の間は**間質**といわれ，ここは壊死におちいった部分が瘢痕になり，そのために生じた線維性の組織である。

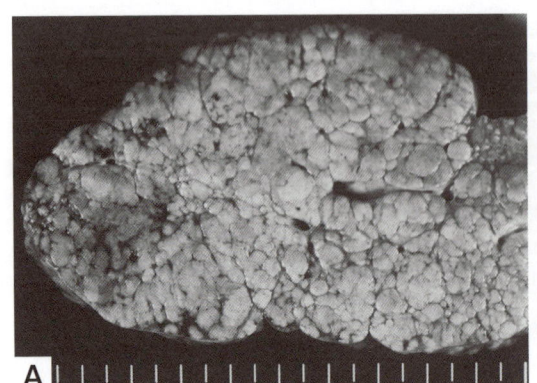

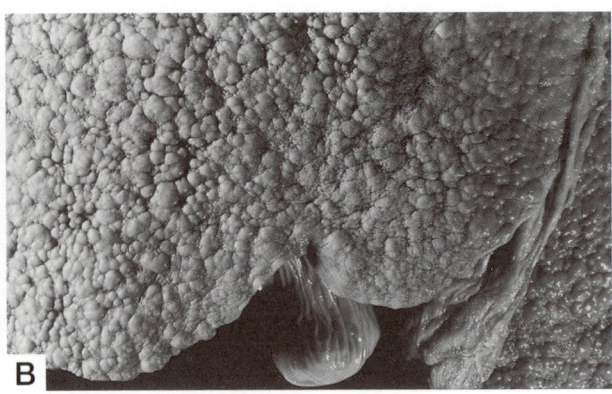

図11-22 肝硬変
A　肝臓の断面。肝臓の組織はたくさんのまるい結節から成り立っている。結節の間には薄い結合組織の膜（間質）がある。
B　肝臓の表面。結節に一致した顆粒状の凹凸が全体にみられる。下方に胆嚢がみえている。

間質が存在する分だけ肝臓は硬く，肝硬変という言葉もこのことに由来している。肝硬変の診断は，肝生検を行ってこの特徴的な組織の変化をとらえるのがもっとも確実である。肝臓の表面にも結節に一致した顆粒状の凹凸を生じているので（図11-22B），この独特な像を腹腔鏡[注]でとらえるか，あるいはCTで肝臓の断面像を観察し，結節の集合が確認できれば，やはり肝硬変の存在が疑われる。

注）腹腔の内部を観察するための一種の内視鏡。

肝硬変の原因　肝硬変の原因としては多くのものがあげられているが，頻度からみて

　　ウイルス肝炎（慢性肝炎）
　　中毒性肝炎
　　アルコール

の3つが重要である。日本では慢性肝炎（ウイルス肝炎）から肝硬変に移行する患者が多い。この点，欧米では日本と違って肝硬変患者は大部分がアルコールの飲みすぎによるものである。

アルコール性肝障害　肝硬変の原因のうち慢性肝炎と中毒性肝炎については説明したので，アルコールについて簡単にふれておこう。習慣的に大量のアルコールをとる人の肝臓に最初に起こるのは強い肝細胞の脂肪変性で，脂肪肝といわれる変化である（図11-23）。肝細胞に大量の脂肪がたまるため，肝臓は大きく腫れあがり，色は白っぽく，実質は脂ぎっている。この状態だけでは肝硬変にはなりにくいが，一度に大量の飲酒（一気のみ）を行った後などには急性の肝細胞傷害が発生し，壊死のあとには膠原線維が増加してくる。このような事件をくり返しているうちに，ゆっくりと肝硬変ができ上がってゆくと考えられている。アルコールに

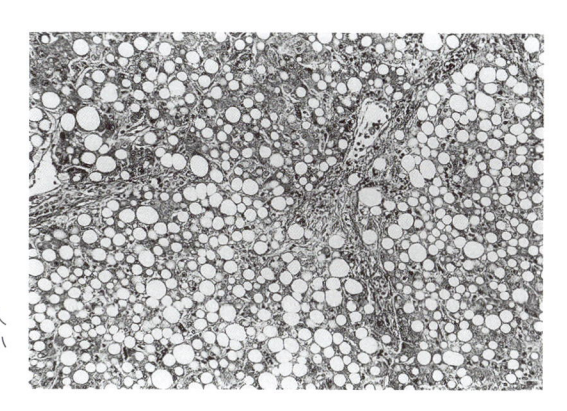

図11-23 脂肪肝の組織
長年，大量にアルコールをとっくいた人の肝臓。肝細胞にたまった脂肪が，大小のまるい空胞となってみえる。

よって肝細胞に脂肪変性や壊死が発生するしくみは複雑だが，今日はっきりしていることは，要するにアルコールは毒であるということである。「酒は百薬の長」という言葉があるが，じつはアルコールは薬であるどころか，疑いようのない毒物なのである。身体に吸収されたアルコールを解毒により処理できるのは肝細胞だけであり，そのために肝細胞はアルコールという毒物の作用を一手に引き受け，みずからが標的になっているわけである。

量的にどれほどの飲酒が肝硬変をひき起こすかは，アルコールを解毒する酵素系の機能などに個人差があるため一概にはいえない。しかし一般には，日本酒に換算して一日平均3合以上の量を5年以上の長期間にわたって飲み続けた場合に障害が現れるとされている。アルコール性肝障害に対しては，もちろん禁酒を行うことが最良の治療である。しかし多くの場合はアルコールへの依存症があり，治療は簡単でない。患者の生活史と生活環境，家族関係などにふみこんだ検討が必要になる場合が多い。

肝硬変患者の生命予後　肝硬変は回復の望めない病気であり，肝硬変になってからの患者の寿命には長短があるが，多くの場合，この病気そのものが患者の生命を奪う。肝硬変が死にいたる病気である理由は，それが次の3種類の事件，すなわち

> 食道静脈瘤の破裂
> 肝性昏睡
> 肝癌の発生

を起こすからであり，多くの場合，このうちのどれかが死因となっている。これらについて順に説明しよう。

門脈圧亢進症　肝臓には門脈という特別な血管が入っていることを解剖学で学んだであろう。図11-24に示すように，門脈は胃腸管・膵臓・脾臓などからの静脈が集まり，1本の血管となったもので，肝臓に入ってから再び枝分かれして血液は毛細血

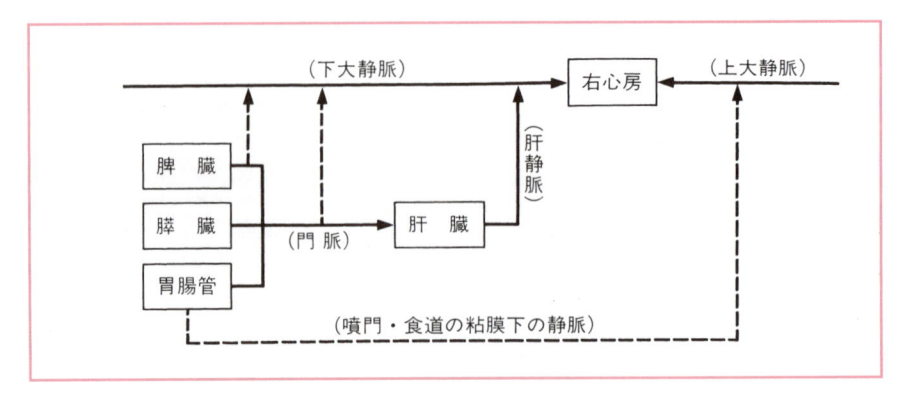

図11-24 門脈系の解剖学的関係
点線は門脈圧亢進症の際に発達するバイパスを表している。

管のネットワークに移行し，さらに肝静脈に集まって下大静脈に注ぐ。門脈は一種の静脈であるからその血圧は低く，肝臓に入る手前で8mmHgくらいが正常である。ところが肝臓に病変があり，門脈から肝臓を通って肝静脈に行くまでの循環が妨げられると，上流側にうっ血が起こり，門脈の血圧が高くなってくる。血圧は30mmHg，極端な場合は40mmHgにも達する。この状態を**門脈圧亢進症**（または門脈高血圧 portal hypertension）という。肝硬変の場合は，結節内部で肝細胞が再生を続けるため結節が大きくなり続け，門脈や肝静脈の枝をおしつぶすために門脈圧亢進症が起こるのである。

●門脈の側副血行路と食道静脈瘤

門脈には，もともと肝臓を通らなくとも血液が大静脈へ抜けられるような側副血行路（◯47頁）つまりバイパスがあちこちに存在する（図11-24に点線で示す）。これらのバイパスは正常な人ではきわめて細いものだが，門脈圧亢進症の際にはいっせいに拡張し，大量の血液を流すようになる。

その中で重要なのは，胃の噴門部から下部食道にかけて粘膜下に発達した静脈を通り，縦隔の静脈（奇静脈）をへて上大静脈へ抜けるルートである。ここが発達すると下部食道の粘膜下の静脈が強く拡張し，粘膜の表面に盛り上がってくる。この状態を**食道静脈瘤**（esophageal varix）という（図11-25）。

食道静脈瘤の発生は患者にとっては非常に危険なことで，なぜならそれはちょうどゴム風船を一杯に膨らましたような状態であるため，食べものが通過するときなど，わずかな損傷で簡単に破れ，大出血（吐血）をひき起こすからである。体表であればたいていの出血は圧迫しているだけで止められるが，食道下部という深い場所では止血はできるものでない。これは肝硬変の患者の死因として非常に多い事件である。

そのほかに門脈圧亢進症は，

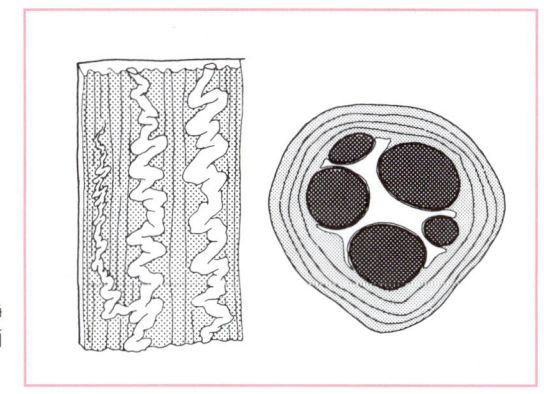

図11-25 食道静脈瘤
左は食道を切り開いて粘膜に膨隆する静脈瘤を，右はその部位での食道の横断面を示す。

　　　メドゥサの頭
　　　脾　腫
　　　腹　水

といった現象を伴う。

　メドゥサの頭とは，腹壁の皮下組織を通る門脈バイパスが発達したものである。このルートは，門脈から臍傍静脈を通って腹壁の皮下の静脈に出，皮下にそって上・下大静脈に向かうもので，その発達の結果，へそを中心として数本の静脈がうねりながら四方に伸び出ている状態が観察される。髪の毛の1本1本が蛇でできているという神話上の魔女メドゥサ（Medusa）にたとえての名称である。

　脾腫（splenomegaly）とは脾臓が大きくなることを表す言葉で，脾臓は大きさがある程度以上になると，触診で左の肋骨弓の下にふれるようになる。正常の脾臓では重量が50から100gであるのに対して門脈圧亢進症では500g近くになることがある。しかし脾腫を起こす原因は門脈圧亢進のほかにもいろいろある。

　門脈圧亢進症で**腹水**がたまる理由は簡単でない。浮腫の項で述べた説明にしたがうなら（◯58頁），第1に腹部内臓の毛細管血圧の上昇があげられる。第2には，血清タンパクのかなりの部分が肝細胞でつくられているため，肝硬変では肝細胞の傷害のため十分量のタンパクがつくられず，低タンパク血症を伴いやすいことも原因の一部である。

●**肝性昏睡の発生**　肝硬変の患者が肝性昏睡におちいることも少なくないが，それにはいくつかの原因がある。門脈圧亢進症があって肝臓内外に多くのバイパスができると，無視できない量の門脈血が肝細胞による解毒を受けずに大静脈に流れこむ。このような状態では，たとえ十分量の肝細胞が壊死におちいらずに保たれていても，アンモニアなどのタンパク分解産物が解毒されないまま脳に流れこみ，神

経細胞の障害をひき起こして，劇症肝炎と同じ結果になる。他方，Ｂ型・Ｃ型慢性肝炎に由来する肝硬変では，肝硬変になったからといって慢性肝炎が治ったわけではなく，肝炎ウイルスをもつ肝細胞は肝硬変になっても存在し続ける。肝炎としての活動性が高まったときは肝細胞に壊死が発生するわけで，壊死の規模が大きいときは劇症肝炎と同じようにして患者は肝性昏睡の状態におちこんでしまう。肝硬変では門脈系の血流抵抗が高く，肝臓を流れる門脈血流も多かれ少なかれ減少するから，虚血による肝細胞壊死も起こりやすい。

⑩ 肝 癌

肝癌には2種類ある●　肝癌(liver carcinoma)には，組織学的に
　　　　　肝細胞癌(hepatocellular carcinoma；略してHCC)
　　　　　肝内胆管癌(胆管細胞癌ともいう)
の2種類が区別される。

肝細胞癌と肝硬変●　この2種類のうち，数の上でだんぜん多いのは**肝細胞癌**である。これは肝細胞に由来したと考えられる癌であり，その90％まではあらかじめ肝硬変（または慢性肝炎）のある肝臓に発生する。正常な肝臓から肝細胞癌が発生することは，きわめてまれなのである。特にＢ型・Ｃ型肝炎による肝硬変（または慢性肝炎）で肝細胞癌の発生率が高い。このことから，これらの肝炎ウイルスが細胞の癌化に関係する可能性が疑われている。しかしアルコールや，その他の原因のものを含めて，肝細胞癌はどのような肝硬変からも発生するものであり，肝硬変という病変自体に前癌性病変としての性格があることも確かである。

肝細胞癌の特徴●　肉眼的に，肝細胞癌はいろいろな形をとるが，ある程度進行した症例では，原発と思われる大きな腫瘍が肝臓内に1個あり，そこからの転移と思われる小さな腫瘍が肝臓のあちこちに散らばった形が多く見られる（図11-26，図7-4）。組織では，肝細胞癌はいろいろな点でそれが由来した肝細胞の性質を残している。癌細胞の形が正常な肝細胞によく似ているだけでなく，しばしば胆汁をつくり，そのため腫瘍が褐色や緑色などの胆汁色を呈する。

α-フェトプロテイン●　また肝癌細胞は，胎児期に肝細胞がつくっている一種の血清タンパク，**α-フェトプロテイン**(α-fetoprotein：AFP)をつくって血液中に分泌することが多く，このことも肝細胞としての性質のなごりにほかならない。血清タンパクの産生は，正常な肝細胞の重要な働きの一つだからである。この性質は診断に応用さ

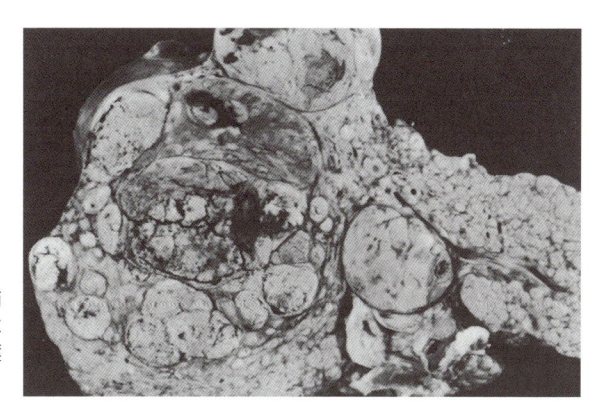

図11-26 肝癌（肝細胞癌）
癌は肝臓の右葉にたくさんの結節をつくって増殖しており，大きなものは直径10cmにも及ぶ。左葉では肝硬変の像が明瞭。

れており，患者の血清を調べてα-フェトプロテインの異常に高い値が証明されれば肝細胞癌の疑いが濃厚になる。ただし血中のα-フェトプロテインは，卵巣・精巣から発生する腫瘍（胎児性癌のある種のもの）の場合にも上昇するので，厳密には肝細胞癌だけに特異とはいえない。

腫瘍マーカーとは　これと同じように，腫瘍細胞から血液中に分泌される特異的な物質を調べ，その量を測定することによって腫瘍の診断に役立てる試みが，いろいろな腫瘍を対象に行われている。そのような物質は**腫瘍マーカー**（tumor marker）と総称されている。

それ以外の代表的な腫瘍マーカーをあげておこう。

　　　hCG（ヒト絨毛性ゴナドトロピン。絨毛癌の診断に使われる）
　　　CEA（癌胎児性抗原。腺癌の診断，特に大腸癌，胃癌，肺癌など）
　　　PSA（前立腺特異抗原。前立腺癌の診断に使われる）

肝細胞癌の治療　最近は画像診断技術の発達によって，早期の小さな肝細胞癌がしばしば見つかるようになった。さらに，肝細胞癌に対しては外科的に腫瘍を取るだけでなく，経カテーテル動脈塞栓療法（TAE）といわれる治療がさかんに行われている。これは，肝細胞癌の組織には一般に門脈からの血液は入らず，血液供給はもっぱら肝動脈から行われていることを利用した治療法である。すなわち血管造影（→145頁注）を行いながら，腫瘍を養っている肝動脈の枝にカテーテルを入れ，脂質を含む粘調な材料を注入して塞栓を起こすのである。腫瘍への血流を断つことによって全体を梗塞におちいらせる試みである。

肝内胆管癌　肝細胞癌とは別なもう一つの肝癌は，**肝内胆管癌**である。これは肝臓の中を走る胆管の上皮から発生する癌である。肝細胞癌と違って組織学的にはまったく特徴のない腺癌であり，胃や膵臓にできるものと別に違ったところはない。

転移性肝癌　腫瘍の章で述べたように，肝臓には門脈が入っている関係で，胃・大腸・膵

臓などに発生した癌は，血行性転移をつくるときはまず肝臓につくのがふつうである。肝臓の場合は臓器として大きいことも転移をつくりやすい一つの理由であろう。このようなわけで，肝臓に癌が存在するときは，（肝臓に原発した）肝癌よりも肝臓以外の臓器からの転移である場合がずっと多いのである。癌が肝臓に転移をつくった患者では，もはや治癒の希望をもてないように感じられるかもしれないが，最近では転移が1個，またはせいぜい数個しか確認されないような時は，積極的に手術，すなわち肝臓の部分切除を行い，転移を取ることが試みられる。これは特に大腸癌の転移で効果があるといわれている。

⑪ 重要な膵臓の疾患

解剖学で学んだと思うが，膵臓の組織は2つの部分からなる。すなわち，膵液を分泌する外分泌腺の組織中に，内分泌を行うランゲルハンス島が多数，散らばっている。後者については糖尿病のところで説明することとし，ここでは外分泌部分を中心に述べる。

ⓐ 急性膵炎 acute pancreatitis

急性腹症とは●　急性膵炎は急激な，ひどい上腹部の痛みをもって始まる病気で，いわゆる**急性腹症**の一つに数えられる。急性腹症（acute abdomen）とは，炎症・循環障害などによって腹部の内臓に重大な障害が起こり，緊急に開腹手術が必要になるような場合をいう。そのような事件としては，胃潰瘍の穿孔・胆石の嵌頓・急性膵炎・絞扼性イレウスなどがあげられる。

急性膵炎は●　急性膵炎という病気の本体を一言でいえば，膵液に含まれる消化酵素が膵臓
膵臓の自己消化　自身を消化し，破壊してゆくというものである。膵液は脂質・タンパク・炭水化物などを分解する強力な酵素をいろいろ含んでいるが，酵素はすべて十二指腸に排泄されるまでは不活性の状態にあり，膵臓自身の組織は傷害しないようになっている。ところが何かの原因でこのしくみが働かず，膵液がまだ膵臓内にあるうちに酵素の活性化が起こることがある。急性膵炎とはそのような事件と考えられている。

急性膵炎の原因●　いろいろな原因があげられてきたが，もっとも重視されているのは膵管への胆汁の逆流ということである。個人差はあるが多くの場合，膵管は十二指腸に開く直前のところで総胆管と合流し，膵液は胆汁といっしょに十二指腸乳頭か

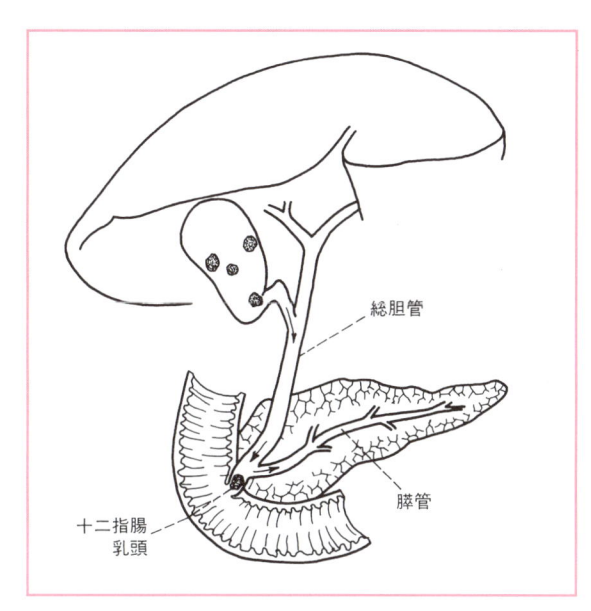

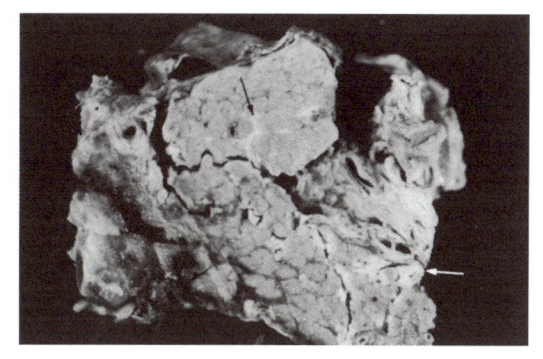

図 11-28 急性膵炎
膵臓（頭部）の横断面で，白い斑状の病変が散らばっているのが壊死である（矢印）。

図 11-27 膵管への胆汁の逆流
総胆管と膵管が合流している場合は，胆石が十二指腸乳頭部に嵌頓すると，胆汁は必然的に膵管内へ流れこむ。

ら排泄される（図 11-27）。この構造のため，たとえば胆石が乳頭部に嵌頓したときなど，胆汁が膵管に流れこむという事件が発生する。胆汁には膵液中の酵素を活性化する作用があるといわれ，事実，胆石の嵌頓にはしばしば急性膵炎が合併する。そのほか経験的に，急性膵炎はアルコールを大量に飲む人に多く，過食した後，あるいは肥満した人に多いことなどがいわれている。

●急性膵炎の病理と臨床

急性膵炎を起こした膵臓にはさまざまの広がりで壊死が発生している（図 11-28）。組織が膵液によって消化された結果であり，このため急性膵炎を急性膵臓壊死ということもある。強い出血を伴うことが多いが，それは膵臓内外の血管，特に静脈が同時に破壊されるためである。患者はしばしば重いショックにおちいり，回復せずに死亡することもまれでない。なお，外分泌の細胞が破壊される際，細胞から膵液に分泌されるはずの酵素が一部，血液に流れこむ。このため，患者の血液を調べてみると膵臓の酵素が増加している。臨床検査で目印とされているのは血清（または尿）中のアミラーゼで，これはでん粉を分解する酵素であるが，急性膵炎の際には著しく上昇してくるのがふつうで，このことが診断の決め手になっている。

ⓑ 慢性膵炎 chronic pancreatitis

膵臓の壊死がくり返し起こり，そのつど外分泌組織が少しずつ壊され，瘢痕で置きかえられてゆく病気である。最後には膵臓は硬い瘢痕の塊となってしまう。膵管は拡張し，膵石と呼ばれる結石をいれていることが多い。この状態で

は膵液の出が悪く，腸管での消化吸収が著しく妨げられる。消化の障害とともに，患者は上腹部の強い痛みに苦しめられる。慢性膵炎の原因としては，約半数の患者ではアルコールの飲みすぎ，残る症例の一部では胆石との関係が考えられている。診断にはCTなどの画像で膵臓の変化をとらえること，およびパンクレオザイミン・セクレチン試験，いわゆるPSテストによって膵臓の外分泌機能の低下を証明することが重要である。パンクオレオザイミンもセクレチンも膵液の分泌をうながすホルモンで，これらを注射した後，分泌される膵液の量および組成（アミラーゼと重炭酸イオンの濃度）をはかるのである。

慢性膵炎では外分泌組織だけでなく，ランゲルハンス島も多かれ少なかれ破壊されるため，進行すれば糖尿病（二次性糖尿病）を伴うことが多い。今日では慢性膵炎は膵臓移植の適応とされている。

ⓒ 膵癌 pancreatic carcinoma

代表的な難治癌 ●　膵臓に発生した癌を**膵癌**という。日本人の癌としては上位を占める重要なものである。解剖学的に，膵臓には頭部・体部・尾部の3つの部分を区別しているが，癌はどういうわけか過半数の症例で頭部に発生する（図11-29）。膵頭部は十二指腸の乳頭部に接しており，総胆管も十二指腸に開く直前の部位では膵頭部に半分埋めこまれたような走り方をするため，癌は進行するにつれてこれを圧迫し，閉塞性黄疸を起こしてくる（◯184頁）。しかし黄疸が現れる前に癌を早期発見することは大変にむずかしい。それは膵臓が上腹部の奥まった位置にあるため腫瘤をふれることが困難であり，実質臓器であるため内視鏡で内部をのぞくこともできず，膵臓を穿刺しようとすれば膵炎をひき起こす危険があり，生検も困難である，などの理由による。

画像診断の発達によって，最近は比較的早期（といっても1cmくらい）の癌も見つかるようになったが，たとえ早期に発見されても，膵頭部癌を外科的に取るには大がかりな手術が必要になる。体部や尾部に発生した癌では手術はそれほど大規模にならないが，頭部癌に比べて症状が出にくいため早期発見はまれであり，やはり予後はよくない。これらの理由から，膵癌は今日でも治療の困難な「難治癌」の筆頭にあげられる。また，癌は進展に伴って後腹膜の神経叢を侵してゆく。このため患者は強い痛みに苦しめられることが多い。組織学的には膵臓のどこに発生したものでも違いはなく，多くは腺癌である。

膵頭十二指腸切除 ●　膵頭部の癌に対して行われる手術は**膵頭十二指腸切除**である。膵頭部癌のほかに十二指腸乳頭部の癌，総胆管下部の癌なども，治療の仕方は同じである。

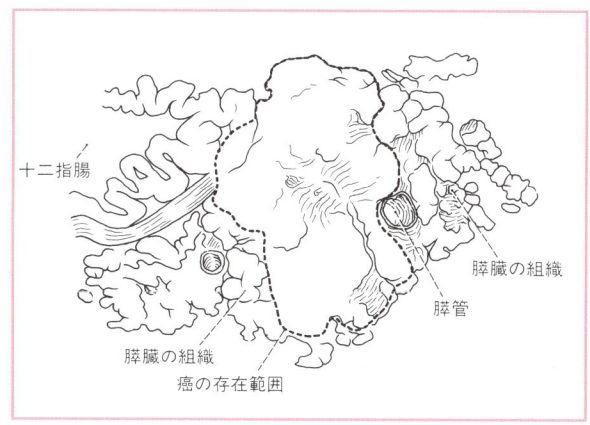

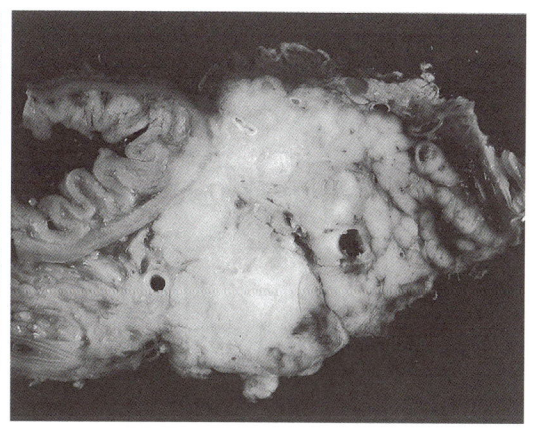

図11-29 膵 癌
膵頭部の横断面で，点線で囲んだ白っぽい部位に癌の浸潤が広がっている。
浸潤は十二指腸の壁にも及んでいる。

　上に述べたように，膵頭部は総胆管の下部を半分包んでおり，十二指腸乳頭にも接している関係で，手術は膵頭部だけでなく，乳頭部を含む十二指腸，総胆管，そして多くの場合は胃の前庭部および胆嚢も切除することになる。切除後は残った膵体・尾部，胆管，胃の体部をそれぞれ空腸につないで再建する。大工事であり，手術による侵襲も，腹部の外科としては最大級である。

第12章

内分泌の病理

❶ 予備知識

　人体を構成する臓器はそれぞれに機能をいとなんでいるが，それがバラバラに，勝手に行われたのでは身体全体としてうまくいかない。生きてゆくためには，そのときどきに個体がおかれた状況にあわせて臓器の働きを協調させるしくみが必要であるが，そのような役割をになうのが内分泌系と自律神経系である。ここでは内分泌の病理を学ぶことにしよう。

ホルモンとその受容体　内分泌腺の細胞（内分泌細胞）からの分泌物，つまりホルモンはきわめて微量でも有効な物質であり，外分泌腺とは違って分泌されたホルモンは毛細血管を流れる血液に移行する。このようにしてホルモンの分子は血液に運ばれ全身にゆきわたるが，その作用は特定の細胞だけに働く。特定の細胞とは，そのホルモン分子への受容体（レセプター）の分子をもつ細胞である。受容体分子はそのような細胞の細胞膜または核内にあり，ホルモン分子が結合すると，そのことがスイッチとして働き，細胞はそれに応じた機能を発揮する。言葉をかえれば，受容体をもつ細胞がそのホルモンの標的細胞なのである。たとえば乳癌の症例の約半数では，癌細胞が女性ホルモンであるエストロゲンへの受容体の分子をもっていて，エストロゲンに反応して増殖することが知られている。癌細胞の「エストロゲン感受性」であり，このことは乳癌の治療に応用される。

ホルモン分泌の動的平衡　内分泌系には，ある内分泌腺の分泌するホルモンが余計になればその分泌をおさえ，不足したときはその腺を刺激してホルモン分泌を高めるしくみがそなわっている。これはネガティブ・フィードバックと呼ばれるしくみで，これによってホルモンの分泌には動的平衡状態（ホメオスターシス）が保たれる。

内分泌腺の機能亢進と機能低下　内分泌腺の異常は，ホルモン産生の面からは，

　　機能亢進（hyperfunction）

　　機能低下（hypofunction）

の2つの状態に分けて扱われる。機能亢進とは要するにホルモンがつくられす

ぎる状態であり，血液中のホルモン含量が異常に高くなっている。たいていは内分泌腺に過形成・腫瘍などの病変があり，内分泌細胞が異常に増加するために起こってくる。その逆が機能低下で，内分泌腺が炎症で破壊されたり，まわりに腫瘍があって圧迫されるなどによって内分泌細胞が減少し，十分なホルモンをつくれない状態である。

内分泌腺の悪性腫瘍は内分泌機能の異常を伴わないことがあり，同じことは良性腫瘍でも経験される。が，腫瘍である以上，内分泌機能がどうであるかは別として，重大な病気であることはいうまでもない。

❷ 脳下垂体 hypophysis

下垂体が分泌するホルモンには多くの種類がある。その一部はネガテイブ・フィードバックによって他の内分泌腺の機能を調節するものであり，そのため下垂体は内分泌系の中枢とみなされている。直径1cmにもみたない小さな臓器で，柄をもって大脳の底，視床下部の下側にぶらさがった形でついており，トルコ鞍といわれる頭蓋底の骨のくぼみにおさまっている（図12-1）。前葉と後葉からなり，前葉は上皮性の内分泌腺で，4種類の内分泌細胞，すなわち

　　　　好酸性細胞（酸性色素で染まる）
　　　　好塩基性細胞（塩基性色素で染まる）
　　　　嫌色素性細胞（どちらの色素でも染まりにくい）
　　　　濾胞星状細胞（以上の細胞を支持している細胞の一種）

を含む。前葉が出すおもなホルモンは，

　　　　成長ホルモン　　　　　growth hormone（GH）
　　　　プロラクチン　　　　　prolactin（PRL）
　　　　副腎皮質刺激ホルモン　adreno-cortico stimulating hormone（ACTH）
　　　　甲状腺刺激ホルモン　　thyroid stimulating hormone（TSH）
　　　　卵胞刺激ホルモン　　　follicle stimulating hormone（FSH）
　　　　黄体形成ホルモン　　　luteinizing hormone（LH）

で，それぞれどの細胞からつくられるかが明らかになっている。

後葉は前葉と違って神経組織であり，視床下部の神経細胞からの線維が柄を通ってここに終末をつくっている。後葉のホルモンはこの神経細胞によってつくられ，神経線維の末端から分泌される（図12-1）。

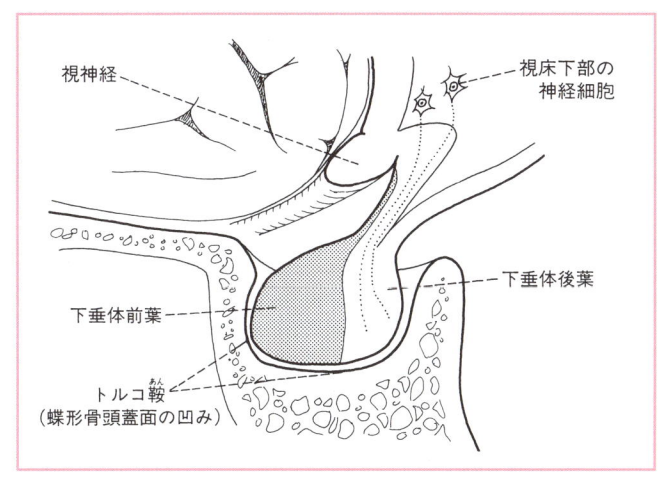

図12-1　脳下垂体と視床下部，トルコ鞍の関係

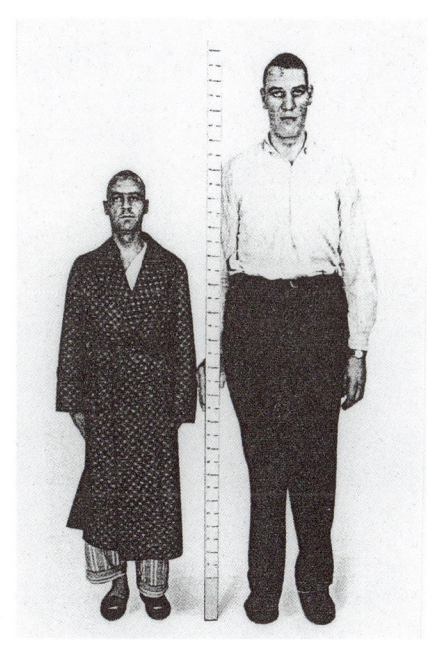

図12-2　末端肥大症を伴う巨人症（右：身長210cm）を正常人（左：身長170cm）と比較。(Labhart, A：Clinical endocrinology，Springer，1974による)

ⓐ 下垂体腺腫 pituitary adenoma

前葉からは上皮性の腫瘍である腺腫が発生する。頭蓋内に発生する腫瘍の10％を占め，ほとんどは良性である。下垂体はトルコ鞍という窮屈な場所にあるため，腫瘍が大きくなるにつれて周囲の骨は変形し，壊され，頭部のX線写真にそのような像となって現れてくる。また，下垂体は視神経交叉のすぐ後側に付いているため，腺腫はある大きさに達すると視神経を圧迫し，このことによって視力障害が発生する。交叉部で視神経の線維は内側半分だけが交叉することを学んだと思うが，その関係でこの場合の視力障害は左右とも視野の外側（耳側）半分に発生し，半盲症といわれる症状を現わす。その他，脳腫瘍としての一般的な症状を伴う（第16章）。

巨人症と末端肥大症●　腺腫の細胞からは前葉のホルモンが分泌されることがあり，その場合は前葉の機能亢進症状が現れる。有名なのは成長ホルモンを産生する腺腫である。成長ホルモンはもともと好酸性細胞からつくられるもので，腺腫でもそのような症状を起こすのは好酸性細胞からなる場合である。成長期の子供にこのような腺腫が発生すると，身長は著しく伸びて，いわゆる**巨人症**（gigantism）の体型になる。成人になってから腫瘍が発生した場合は身長は伸びないが，手足の指先，下顎（おとがい），頬骨，眉毛の部位などで骨が肥厚し，いわゆる**末端肥大症**（acromegaly）の形をとる（図12-2）。

ⓑ クッシング病 Cushing's disease

　　副腎皮質に機能亢進があって，皮質ホルモン（コルチゾール）が過剰に分泌され，そのため一連の症状が起こる場合があり，クッシング症候群と呼ばれる。このような症状は副腎皮質に過形成，あるいは腫瘍があれば当然発生するわけだが，問題は，同じ症状が下垂体に原因があっても起こることである。下垂体前葉は，副腎皮質に作用してその内分泌をうながすホルモン，すなわちACTH（副腎皮質刺激ホルモン）をつくっているため，前葉でのACTH分泌が過剰であれば同じ結果を生じるからである。下垂体に腺腫，特にACTHをつくる好塩基性細胞の腺腫が存在する場合がそうである。さらに，前葉でのACTH分泌は視床下部の神経細胞によって調節されていて，ここに故障があってもクッシング症候群が発生する。このように内分泌腺の機能は二重三重のコントロールを受けているため，違ったレベルにおける異常が結果としては同じ現象をひき起こしうるわけである。クッシング症候群の症状については副腎皮質のところで説明する。

ⓒ シーハン症候群 Sheehan's syndrome

　　前葉の機能低下によって起こる症状で，1種類のホルモンだけでなく，多くのホルモンの分泌が同時に低下している状態である。ACTHの分泌低下による副腎皮質の機能低下（疲れやすさ，低血圧），甲状腺刺激ホルモンの分泌低下による甲状腺の機能低下（体温下降など），性腺刺激ホルモンの低下による性機能障害（性器萎縮，無月経）など，さまざまな症状が複合して現れる。原因としてもっとも多いのは分娩後の女性に発生する下垂体前葉の壊死と考えられている。分娩の際に大量の出血があり，ショックにおちいった場合，下垂体には虚血によって壊死がひき起こされるのである。

ⓓ 尿崩症 diabetes insipidus

　　下垂体後葉の障害としては抗利尿ホルモン（anti-diuretic hormone；ADH）の産生低下が重要である。ADHは腎臓の尿細管に作用して水の再吸収をうながすホルモンであり，その不足によって多尿（polyuria）が発生する。この状態を尿崩症という。健康な人の尿量は1日1.5リットル前後であり，3.0リットル以上のときを多尿という。尿崩症では尿量が10リットルにも達することがあり，患者はのどが渇き，水をのみ続ける。尿は著しく比重が低い。多尿という症状

は糖尿病でもみられるが，程度はそれほど極端でなく，尿の比重もそれほど低くない。尿崩症の原因はたいていは腫瘍であり，視床下部から後葉，すなわちADHを分泌する神経組織が破壊されることによる。

③ 甲状腺 thyroid gland

甲状腺はサイロキシン（thyroxine）といわれるヨードを含むホルモンを分泌する。サイロキシンは物質代謝の促進，成長期にあっては発育促進などの作用をもっている。甲状腺の組織は濾胞，すなわち上皮細胞で包まれたたくさんの小さな袋からなり，その内部にはコロイドといわれるゼリーのような物質をいれている（◯42頁，図3-6）。上皮細胞によってつくられたサイロキシンはコロイド中にたくわえられ，必要に応じてまわりの毛細血管に吸収される。甲状腺に病気があるとき，しばしば甲状腺は大きくなり，前頚部の膨らみとして外からもわかるようになる。この状態を**甲状腺腫**（struma）という。その原因は炎症・過形成・腫瘍などいろいろであり，「腫」という字がついてはいるが，直接に腫瘍を意味する言葉ではない。

ⓐ バセドウ病 Basedow's disease

症状と甲状腺の変化 ● 　甲状腺がサイロキシンをつくりすぎる状態，つまり甲状腺の機能亢進である。患者は20〜40代の女性に多い。甲状腺腫，眼球突出，頻脈（脈拍が速くなる）を3主徴（3つのおもな症状）とする病気である（図12-3）。るい瘦（やせること），

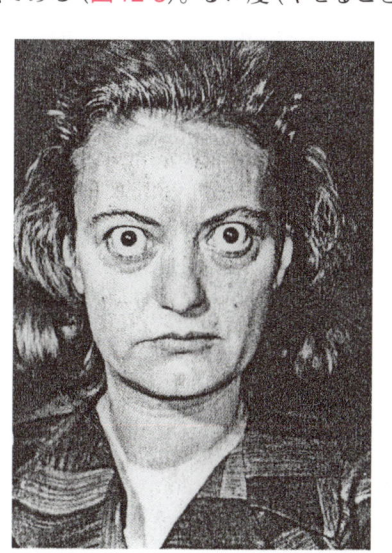

図12-3　バセドウ病における眼球突出と甲状腺腫
(Labhart, A：Clinical endocrinology, Springer, 1974による)

汗をかきやすいこと，手指のふるえなども重要な症状である。このようなとき，甲状腺には濾胞の過形成が見いだされる。上皮細胞は増殖して濾胞内に向けて乳頭状に盛り上がり，細胞は膨らんで円柱上皮の形になっている（→42頁，図3-6）。コロイドは非常に薄い。要するに上皮細胞が増殖しながらサイロキシンをさかんにつくっており，つくられたサイロキシンは濾胞にたくわえられず，片端から血液に吸収されてゆく状態である。バセドウ病の症状はすべて血中のサイロキシンが過剰なためと説明され，その意味で**甲状腺中毒症**（thyrotoxicosis）という言葉も使われる。眼球突出を起こした顔つきはいかにも特徴的であるが，この症状を伴わない患者もいるので，診断には基礎代謝の測定が絶対に必要である。サイロキシンの過剰によって基礎代謝は一般に高くなっており，正常の50％増にも達することが少なくない。

発症のしくみ●　バセドウ病は女性に多い病気である。その本体については総論（→42頁）で説明したが，要するにこれは一種の自己免疫病である。もともと甲状腺濾胞の上皮細胞には，下垂体から分泌される甲状腺刺激ホルモン（TSH）への受容体分子が存在するが，バセドウ病の患者では血中にこの分子に対する抗体が存在していて，それが受容体に結合するために濾胞上皮が増殖し，ホルモンを分泌し続けると考えられる。治療としては，甲状腺ホルモンの合成を妨げる薬（抗甲状腺剤）を一定期間のみ続ける，ヨードの放射性同位元素である ^{131}I を使って放射線治療を行う方法，あるいは大きくなった甲状腺の手術による亜全摘（一部を残して切除）などが行われる。

ⓑ 甲状腺機能低下

クレチン病●　バセドウ病とは逆に甲状腺が十分のサイロキシンをつくれなくなる場合がある。たとえばヒマラヤ山地などでは身体の発育が悪く，精神の発達も不良で，甲状腺腫を伴う住民が少なくない。この状態は**クレチン病**（cretinism）といわれる。このような地域では食べものや飲み水から身体に必要な量のヨードをとることができず，サイロキシンの原料が不足することに関係があるらしい。

粘液水腫●　日本のような海洋国では食べもののヨード欠乏はまず発生しない。日本でみられる甲状腺機能低下は，甲状腺に慢性の炎症があり，濾胞が広範囲に破壊されてサイロキシンをつくれなくなるというのが大部分である。これは大人の病気であり，したがって発育障害などは伴わず，おもに**粘液水腫**（myxedema）といわれる症状を現わしてくる。皮膚に粘液（ムコタンパク）の沈着があり，一種のむくみを生じるのが特徴で，そのほか体温が低く，遅脈，精神活動が鈍く

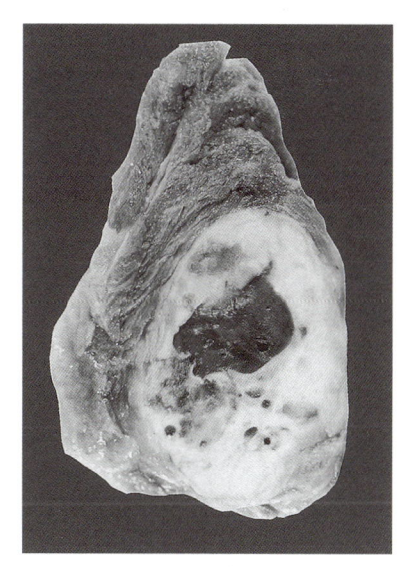

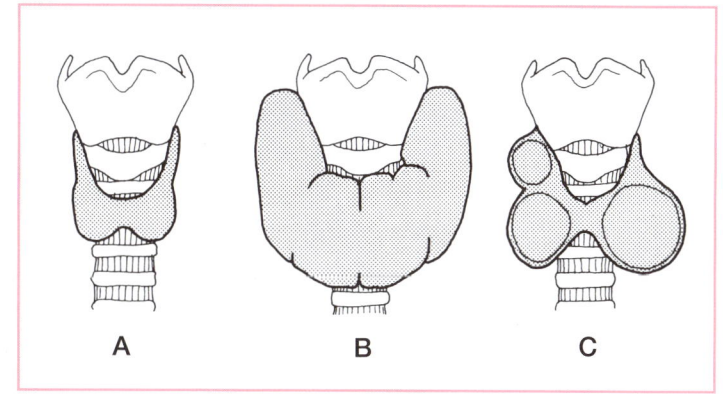

図12-4 甲状腺の腺腫
左葉の下部に，直径約3cmの結節状の塊としてみられる。

図12-5 甲状腺腫の2型
A　正常な甲状腺を示す。
B　びまん性甲状腺腫（バセドウ病など）
C　結節性甲状腺腫（腫瘍など）

なるなど，症状はすべての点でバセドウ病の逆である。基礎代謝を測定してみると著しく低下している。原因は慢性甲状腺炎，あるいは橋本病ともいわれる甲状腺炎であることが多く，これも一種の自己免疫病（●91頁）と考えられている。

ⓒ 甲状腺の腫瘍

●腺腫と腺腫様過形成

腫瘍でもっとも多いのは濾胞上皮が増殖してできた良性腫瘍，すなわち**腺腫**（adenoma）である（図12-4）。腺腫は甲状腺の一部に球形の塊をつくり，その肉眼像は「結節性」甲状腺腫と表現されている。この形はバセドウ病での甲状腺腫，すなわち甲状腺全体が一様に腫れる「びまん性」甲状腺腫とは明らかに違う（図12-5）。

腺腫に似た状態で，濾胞の過形成による場合があり，**腺腫様甲状腺腫**（adenomatous goiter）と呼ばれる。結節が多発性であること，一つ一つの結節が被膜に包まれていないこと，などにより腺腫と区別される。

●甲状腺癌

甲状腺癌（thyroid carcinoma）は，内分泌腺の悪性腫瘍のなかでもっとも多い。おもな組織型は

　　乳頭癌
　　濾胞癌
　　未分化癌
　　髄様癌

の4種類である。

　このうち乳頭癌と濾胞癌は腺癌で，女性に多く，若い人にも発生する。癌になってもコロイドをつくる性質を残しているため，転移したリンパ節を生検でとり，組織学的に調べただけで甲状腺の癌であることがわかる。症例の大部分は乳頭癌であるが，乳頭癌では増殖がゆっくりしており，術後10年の生存率が80％をこえ，予後はよい。濾胞癌は数は少なく，乳頭癌よりも多少，予後が良くない。未分化癌は高年者の癌で，進行が早く，きわめて予後が悪い。髄様癌といわれるものは，濾胞の上皮そのものではなく，上皮の間に散在する別の内分泌細胞（傍濾胞細胞）に由来する悪性腫瘍で，カルシトニンと呼ばれるホルモンを分泌する。カルシトニンはカルシウムの代謝を調節する働きがある。この腫瘍も予後は比較的よい。

④ 副甲状腺 parathyroid gland

　副甲状腺は上皮小体ともいわれ，甲状腺の後面に上下1対，あわせて4個存在する米粒ぐらいの大きさの内分泌腺である。そのホルモンはパラソルモン（parathormone）と呼ばれ，カルシウムと燐の代謝を調節する働きをもつ。

機能亢進 ● 　副甲状腺機能亢進（hyperparathyroidism）は副甲状腺の過形成，または腺腫によってひき起こされることが多い。正常の副甲状腺の重量が4個あわせて約0.1gであるのに対して，このような場合は1g以上にもなってくる。過形成では4個とも平等に大きくなるが，腺腫の場合は腫瘍であるからどれか1個だけが大きくなる点が違う。いずれにせよこれらは過剰のパラソルモンを分泌する。それによる症状としては，

　　　　骨における骨質の吸収

　　　　尿路結石

がおもなものである。前に述べたように骨は一種の結合組織であり（●17頁），基質に大量の燐酸カルシウムを含むことによって硬さをそなえている。ところが過剰のパラソルモンが作用すると，骨をつくっている燐とカルシウムがイオンの形で血液中にとけ出し，腎臓から排泄されてゆくのである。このことによって骨は必要な硬さを保つことができず，病的骨折[注]を起こすようになる。血中のカルシウム濃度は高くなり，肺・胃粘膜など全身の組織にカルシウムが沈着してくる（カルシウム転移）。尿路結石を起こすことも多い。尿路結石は大量

注）**病的骨折**（pathologic fracture）とは，健康な骨では問題にならないようなわずかの力で骨折が起こることをいう。骨に何かの病変があり，弱くなっている証拠である。

の燐とカルシウムが尿に排泄される結果だが，尿路結石という病気自体は多いもので，副甲状腺機能亢進によるものは結石患者のごく一部にすぎない（●262頁）。

機能低下＝テタニー ● **副甲状腺機能低下**（hypoparathyroidism）ではパラソルモンの分泌が低下し，血清カルシウムの濃度が下がった結果，神経および筋肉の興奮性が高まり，**テタニー**（tetany）と呼ばれる特有の痙攣を起こしてくる。まれに，甲状腺の手術の際に副甲状腺も一緒に取られて機能低下を起こすことがある。

⑤ 副　腎 adrenal gland

副腎は髄質とそれを包む皮質から成り立っている。皮質でつくられるホルモンはステロイドと総称されるが，これは化学構造上，コレステロールなどと共通の骨組みをもつ物質で，

　　糖質ステロイド（コルチゾールなど）
　　無機質ステロイド（アルドステロンなど）
　　性ステロイド

の3種類に大別される。糖質ステロイドは糖・タンパク代謝の調節，それに炎症や免疫反応の抑制をおもな作用としている。無機質ステロイドは体液のナトリウム・カリウムなどのバランスを調節する。副腎皮質でつくられる性ステロイドはほとんどが男性ホルモンである。

髄質は交感神経節と同じ由来の組織で，ホルモンとしてはカテコラミン（アドレナリンおよびノルアドレナリン）を分泌する。これらは交感神経の末端からも分泌されるものであり，その働きは心臓機能の促進，気管支の拡張，消化の抑制など，交感神経を刺激したのと同じ効果をもたらす。

ⓐ ストレスと副腎

人は温室に住んでいるわけではないから，生きてゆく上でさまざまの危険な刺激，いわゆるストレッサーに出会うのは避けられない。感染・外傷・手術・暑さ寒さ・精神的な葛藤などはすべてストレッサーとして作用する。ストレッサーにぶつかったとき，身体は体勢をととのえてそれをのりこえようとする。この適応現象をストレスと呼ぶが，そのしくみは大変に複雑で，わかっていない点がまだまだ多い。確かなことは，ストレッサーをのりこえる上で副腎は皮

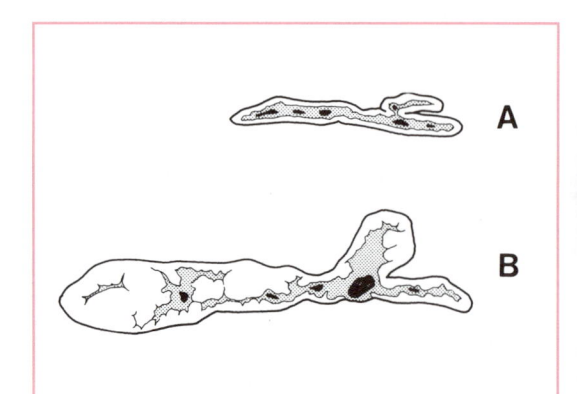

図12-6 クッシング症候群の副腎
A 正常の副腎の断面（白い層が皮質）。
B クッシング症候群。皮質に腺腫が多発している。

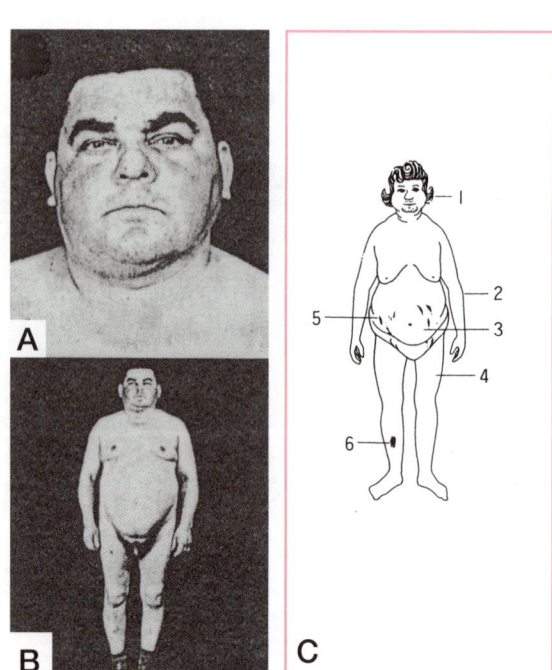

図12-7 クッシング症候群
A 満月様顔貌。
B 顔面・頚部・躯幹を中心とする肥満。下肢などは割合に細く，独特の体型である。
C 体型上の特徴。
  1.満月様顔貌　2.薄い皮膚　3.たれ下がった腹壁　4.骨格筋の発達が悪いこと　5.皮膚線条　6.創傷のなおりが悪いこと
（Williams, R.H.：Textbook of endocrinology, Saunders, 1968による）

質・髄質を含めて身体中でもっとも重要な役割を果たすということである。

ⓑ クッシング症候群 Cushing's syndrome

　糖質ステロイドの過剰が続いていると，クッシング症候群といわれる一連の症状が起こってくる。過剰となる原因は，下垂体に好塩基性細胞の腺腫があって，ACTHの過剰分泌によって二次的に副腎皮質の機能を亢進させていることもあり，副腎皮質に腺腫や過形成があって，それが糖質ステロイドを分泌する細胞からなるという場合もある（図12-6）。

　おもな症状は，

　　肥満
　　高血圧
　　糖尿病
　　骨多孔症[注]
　　感染への抵抗力の低下

注）**骨多孔症**（osteoporosis）とは燐酸カルシウムを含む骨の実質が萎縮し，骨が折れやすくなった状態（→280頁）。

などである。肥満は顔面と躯幹において特に著しく，満月様顔貌（moon face）といわれる顔つきが特徴とされる（図12-7）。まれなことだが，下垂体以外の臓器にできた腫瘍，多くは肺癌（小細胞癌）で，腫瘍細胞がACTHを分泌する場合があり，結果においてやはりクッシング症候群を起こしてくる。このような腫瘍を異所性ホルモン産生腫瘍と呼んでいる。

c 副腎皮質製剤による副作用

糖質ステロイドには炎症をおさえる働きがあり，この性質は薬として利用される。すなわちアレルギー性疾患の治療，たとえば気管支喘息，糸球体腎炎，種々の皮膚疾患，リウマチやSLEをはじめとする膠原病など，きわめて広い範囲に用いられる。その結果，クッシング症候群に似た状態が発生することが少なくない。胃・十二指腸に消化性潰瘍が発生しやすいことも重要な副作用の一つである。さらに重大なのは，感染への抵抗力が衰えることである。ステロイド治療を受けている患者では日和見感染を起こしやすいこと（⊃86頁），肺の初感染結核病巣が再燃しやすいことなどがあげられる。

d アルドステロン症 aldosteronism

副腎皮質の腺腫には，腫瘍細胞が無機質ステロイドを分泌する場合があり，クッシング症候群とは別の症状をひき起こす。血清カリウムの低下，そのため筋肉の力がなくなること，高血圧などである。

e アジソン病 Addison's disease

何かの病変によって両側の副腎皮質の大部分が破壊されたようなとき，皮質ホルモンの分泌は著しく障害される。患者は疲れやすく，衰弱し，食欲不振，血圧低下などの症状を現わすが，それとともに全身の皮膚にメラニン色素の沈着が強く起こり，口腔の粘膜まで黒ずんでくるのが特徴である。この状態をアジソン病という。原因としては副腎皮質に対する自己免疫によるものが最も多いと考えられている（特発性副腎萎縮）。結核によるものが以前から有名だったが，現在は多くない。悪性腫瘍の副腎への転移によることもある。どういうわけか肺癌が副腎への転移を起こしやすい。

f 褐色細胞腫 pheochromocytoma

副腎髄質にできる腫瘍で，細胞はアドレナリン・ノルアドレナリンを分泌す

る性質があり、そのため患者は高血圧を起こし、心悸亢進（どうき）、発汗、顔面蒼白など交感神経の興奮症状を伴う。内分泌性高血圧（◯139頁）の代表的な場合である。

g 神経芽細胞腫

副腎の髄質からはもう一つ、**神経芽細胞腫**（neuroblastoma）と呼ばれる腫瘍が発生する。代表的な小児の悪性腫瘍で、90％が5歳までに発生し、出生前すでに発生していることもある。胎生期に、交感神経系の神経細胞が形成されてゆく途中で細胞に腫瘍化が起こるものと考えられる。この腫瘍もカテコラミンを産生するため、その代謝産物が尿中に排泄され、それを検査することによって早期に発見される。現在はほとんどの自治体で生後6カ月ごろ、この腫瘍の検尿によるスクリーニングを行っている。

⑥ ランゲルハンス島と糖尿病

膵臓は膵液を分泌する外分泌腺であるが、腺組織中にはランゲルハンス島（Langerhans' islet）といわれる小さな内分泌腺が散らばっている（図12-8A、図1-9）。厳密に調べたところでは、ヒトの正常な膵臓は平均800万個の島を含んでおり、島の平均直径は40ミクロンと推定される。島は数種類の細胞から構成されているが、重要なのはA細胞とB細胞である。このうちB細胞はインスリンを分泌する細胞で、全体の2/3を占める。A細胞はグルカゴンを分泌する。島の内分泌に関係した病気で、患者の数が多く、重要なのは**糖尿病**（diabetes mellitus）である。

● インスリンと糖尿病

糖尿病とはインスリンの量的な不足、または量的に不足していなくても、糖を利用する組織の側でインスリンに反応できない状態（インスリン抵抗性）があり、それらにもとづく糖代謝の障害と定義できる。インスリンの働きを思い出してほしい。腸から血液に吸収された糖、多くはブドウ糖であるが、身体に入るとさまざまな代謝を受ける。一部は肝臓や筋肉でグリコーゲンにつくり変えられ、貯蔵される。別の一部は脂質などの合成にまわされる。残りは全身の細胞で分解（燃焼）され、エネルギー源となる。インスリンは、これらすべての面で糖が代謝され、利用されるのを促進する。したがって、インスリンの不足、あるいはインスリンの機能が発揮できない「インスリン抵抗性」の状態で

は，身体は十分に糖を利用することができず，糖がありあまるであろう。このことによって血糖の上昇，すなわち過血糖となった状態が糖尿病である。血糖値が極端に高くなれば過血糖性昏睡といわれる危険な脳障害が発生する。以前はこれによる患者の死亡がめずらしくなかったが，インスリンによる治療が行われる現在では，このようなことはほとんどみられない。

症状・検査・診断 ● 　中高年の人がのどの渇きを訴え，多飲，すなわち水分を多くとるようになり，体重減少を伴う，これが糖尿病の発病のときに多くみられる症状である。このような人が検診で尿検査を受け，そこで糖尿を指摘される。糖尿，すなわち腎臓から尿への糖の排泄は，血糖値が上昇してある高さに達すれば自動的に起こる。病気の本体という点では糖尿よりは過血糖の方がずっと重要であり，血糖の検査なしには糖尿病の診断を行うことはできない。血糖値は正常な人でも食事の前後で変動するものであるから，血糖を検査するときはこのような時間的な動きとして調べる必要がある。

　一般に行われるのは**ブドウ糖負荷試験**（glucose tolerance test；略してGTT）といわれる方法である。まず空腹時に血糖を測ったのち，一定量のブドウ糖を与え，一定の時間的間隔で血液を採取し，血糖を測定してゆくのである。糖尿病患者では空腹時血糖の値がすでに高く，ブトウ糖を与えた直後の血糖値上昇の幅が大きく，ピークに達した後の血糖値の低下も時間がかかるなど，血糖値の動きに特徴的なパターンがある。このパターンをとらえることがもっとも重要な診断の手がかりとなる。

1型・2型糖尿病 ● 　臨床的に，糖尿病に2つの病型を区別する。**1型糖尿病**というのは**インスリン依存型**ともいわれ，毎日インスリン注射を続けることが不可欠であり，注射を欠かすとただちに生命の危険を生じるものである。多くは青年期に発症するが，患者の数は少なく，糖尿病全体の3％程度にすぎない。**2型糖尿病**は**インスリン非依存型**であり，成人の糖尿病患者の大部分を占める。一般に食事療法が有効で，コントロールできるものであるが，のちに述べるような合併症をひき起こすことが問題である。

島の変化 ● 　糖尿病患者の膵臓を観察すると，ランゲルハンス島にはいろいろな病変が見いだされる。1型糖尿病ではランゲルハンス島にリンパ球の浸潤があり，自己免疫による島の破壊が病気の本体と考えられている。一方，2型糖尿病では昔から硝子化といわれる変化が有名で，硝子様物質（タンパクと多糖体の結合物）が島にたまり，それとともに細胞が少しずつ消滅してゆく（図12-8B）。膵臓に含まれる島細胞の総量（総体積）も明らかに減少している。しかし，これらの

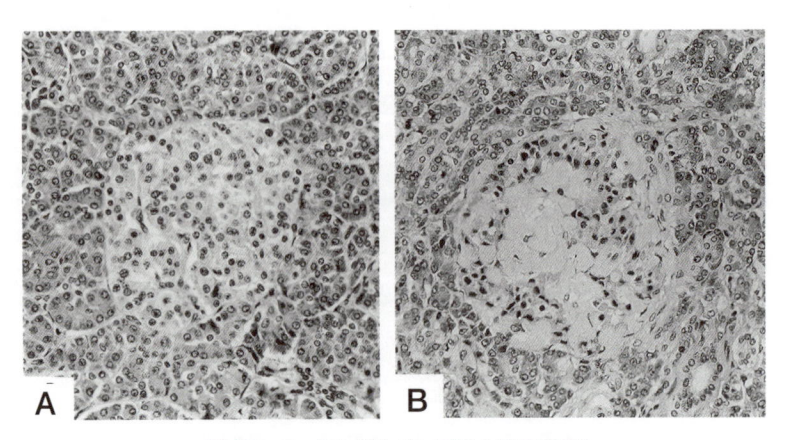

図 12-8　ランゲルハンス島とその硝子化
A　正常なランゲルハンス島。写真ではわからないが，中の細胞は大部分が B 細胞である。周囲は膵臓の外分泌組織。
B　硝子化を起こした島。ほぼ A と同じ大きさの島であるが，内分泌細胞の数は著しく減少している。糖尿病の症例である。

変化だけで糖尿病の成り立ちを説明できるほど問題は単純でない。腸からグルコースが吸収されたとき，それに対するインスリン分泌の反応性が低下していることが指摘されており，他方ではインスリンが作用する組織の側にインスリンへの感受性の低下（インスリン抵抗性）があると考えられているが，まだ不明な点が多い。

●糖尿病は生活習慣病　　患者の大多数を占める 2 型糖尿病の場合，今のところ最小限たしかなことは，その発症に遺伝的な素因が濃厚に関係することである。そしてそのような素因をもった人に，ある種のきっかけが働いて糖尿病が発症すると考えられている。そのようなきっかけとしては食べすぎ・肥満（とくに内臓脂肪型肥満）・運動不足などがあげられ，いずれも日常の生活の仕方でコントロールできるものである。このようなわけで糖尿病は，高血圧・脳卒中・虚血性心疾患と並んで，代表的な生活習慣病とされている。

●糖尿病の合併症　　糖尿病の治療は非常な進歩をとげたが，この病気が生命をおびやかすことにいぜん変わりはない。それは，糖尿病にはいくつかの危険な合併症が存在するためである。合併症としては，

　　　　　血管障害
　　　　　腎障害
　　　　　網膜障害
　　　　　神経炎
　　　　　細菌感染が起こりやすいこと

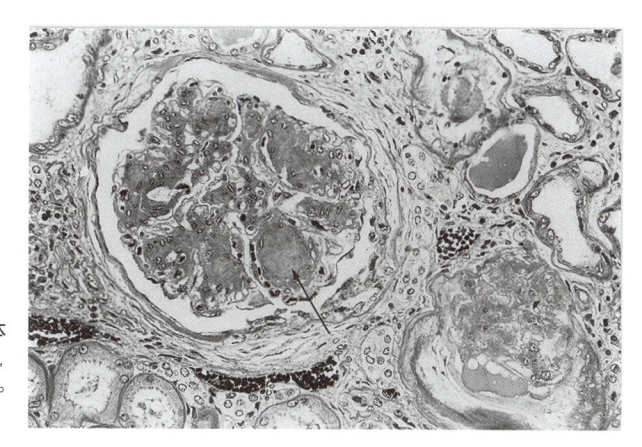

図12-9 糖尿病性腎症での糸球体
毛細血管の間に硝子様物質がたまり、結節状の病変をつくっている（矢印）。糖尿病に特徴的な変化である。

などがあげられているが、生命への危険性という点では血管障害と腎障害が特に重要である。

糖尿病性血管障害といわれるのは特別の病変ではない。性質はふつうの動脈硬化症なのだが、ただ糖尿病が存在すると病変の程度が非常に強くなるのである。このため糖尿病患者では虚血性心疾患や脳梗塞をひき起こすことが非常に多い。

腎障害は長い間（6年以上といわれる）糖尿病にかかっている人に発生するもので、**糖尿病性腎症**（diabetic nephropathy）といわれる。最初はタンパク尿で発見されることが多く、進行とともに腎機能が悪化し、ネフローゼ症候群（◯258頁）や高血圧を伴い、最後は尿毒症（◯250頁）におちいる。このような経過をとる糖尿病を**キンメルスティール・ウイルソン症候群**（Kimmelstiel-Wilson syndrome）といっている。腎臓に起こる変化でもっとも重要な、そして糖尿病に特徴的なのは糸球体の病変である（図12-9）。糸球体をつくる毛細血管の間に、ランゲルハンス島にみられたと同じような硝子様物質がたまり、少しずつ毛細血管をおしつぶして、最後には糸球体全体がそのような物質の塊になってしまう。この変化は糖尿病性糸球体硬化といわれ、程度の差はあっても腎臓に含まれるすべての糸球体を侵し、最後には糸球体で尿生成ができなくなるために尿毒症が発生する。今日では、高齢者で定期的に人工腎臓による透析を受けている人は、過半数が糖尿病性腎症によるものといわれている。

●**ランゲルハンス島の腫瘍**

糖尿病はいうなればランゲルハンス島の機能低下であるが、機能亢進による病気も数は少ないが存在する。たいていは島に腫瘍（島細胞腫）が発生することによるものである（◯100頁、図7-3A）。腫瘍の多くはインスリンを分泌する**インスリン産生腫瘍**（insulinoma）であり、その場合は低血糖がおもな症状とな

る。血糖値が低すぎるのも大変に危険なことであって，この場合も一種の脳障害（低血糖性昏睡）を起こしてくる。

　一方，島の腫瘍の中ではガストリンを分泌する**ガストリン産生腫瘍**（gastrinoma）も少なくない。ガストリンはもともと胃粘膜にあるG細胞から分泌される消化管ホルモンの一種で，胃に食べものが入ってくると血中に分泌され，胃腺に働いて胃酸分泌をうながすものである。このため膵臓にガストリン産生腫瘍があると胃酸が過剰に分泌され，治りにくい多発性の胃潰瘍をしばしばひき起こす。この状態をゾリンジャー・エリソン症候群（Zollinger-Ellison's syndrome）という。

第13章

泌尿器の病理

① 腎臓の機能と腎不全

腎臓の正常構造 ● 　腎臓には左右あわせて約200万個の糸球体がある。糸球体は血液のフィルターとして機能するもので，毛細血管の細かいネットワークを血液が通過する際に，液体成分がその壁を通してボウマン嚢といわれる袋に濾過される（図13-1）。これが原尿である。ボウマン嚢は上皮細胞で包まれた長い管，いわゆる尿細管に続いている。尿細管はうねうねと複雑な走り方をするが，原尿がこの中を流れてゆく間に，水・ブドウ糖など身体に必要な成分は再吸収されて血液に戻り，電解質のバランスも補正されて，最終的に尿となり，腎盂に排泄される（図13-2A）。1個の糸球体とそれに続く1本の尿細管，この組み合わせをネフロンという。腎盂から先，尿管・膀胱・尿道をまとめて尿路といっているが，ここは純然たる尿の通り道であり，物質の出入りはほとんどない。

腎不全と尿毒症 ● 　尿を生成・排泄する機能を失った人はどうなるか。そのような人に対して今日では人工腎臓による血液透析（hemodialysis）が行われ，定期的に血液を浄化

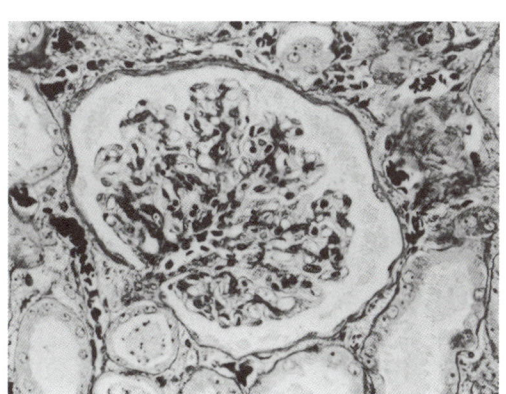

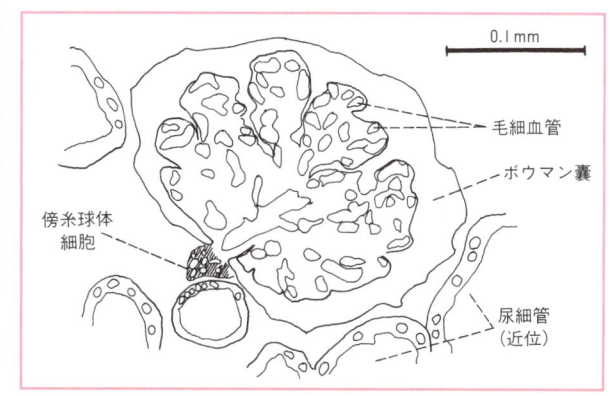

図13-1　正常な糸球体
毛細血管が細かいネットワークをつくっており，ここで血液が濾過され，原尿としてボウマン嚢にたまる。傍糸球体細胞とはレニンを分泌する細胞で，糸球体に入る動脈（輸入動脈）の壁に存在する。

することによって生命を保つことができる。しかし以前は，ただ死を待つ以外に方法がなかった。それは身体が代謝を続ける限り，後から後からつくられる老廃物，たとえばタンパクの代謝によってつくられる尿素などが血液にたまってゆくためであり，さらにまた，本来は腎臓が行うべき血液の電解質の調節が障害され，たとえばナトリウム・カリウムなどを必要な一定の組成に保てなくなるためでもある。要するに腎臓の機能が低下した**腎不全**(renal insufficiency)の状態では，血液は老廃物で汚れてゆき，血液の電解質組成も乱れてしまう。腎不全が悪化するにつれて患者には脳の障害があらわれ，最後は昏睡の状態になる。血液には尿素，クレアチニン，尿酸などが増加し，カリウムの濃度も上昇する。このような重症の腎不全の際にみられる症状を**尿毒症**(uremia)と呼ぶが，これは透析で血液が浄化されない限り，死をまぬかれない危険な状態である。腎不全の有無と程度を知るために臨床検査で用いられるのは血中の尿素窒素(blood urea nitrogen；略してBUN)の濃度で，老廃物であるところの尿素のたまり方を目印とするものである。

尿毒症はまた，

　　肺炎（間質性肺炎）

　　心嚢炎

　　大腸炎

などをしばしば起こし，それぞれ尿毒症性肺炎…などと呼ばれる。

●**尿毒症発生のしくみ**　　尿毒症が起こるしくみはひと通りでない。腎臓での尿の生成と排泄は複雑な過程を通るものであるから，障害はさまざまのステップで発生しうる。ここではその起こり方に4通りを分けておく。図13-2を参照しながら，各場合の違いを理解すること。

①**循環の障害**：何かの原因で腎臓の血流量が著しく低下したとき，言葉をかえれば腎臓の虚血があるとき。糸球体を通る血流量が不十分となり，そのため濾過される原尿の量が不十分で，腎不全が発生する。悪性高血圧の場合がそうである（図13-2B）。

②**糸球体の破壊**：糸球体のほとんどが炎症などで壊されてしまうとき。やはり原尿をつくることができない。糸球体腎炎による尿毒症がこれにあたる（図13-2C）。

③**尿細管の壊死**：尿細管の上皮細胞が広範囲に壊死におちいり，原尿からの再吸収や尿成分の調節を行えなくなったとき。急性腎不全がこれにあたる（図13-2D）。

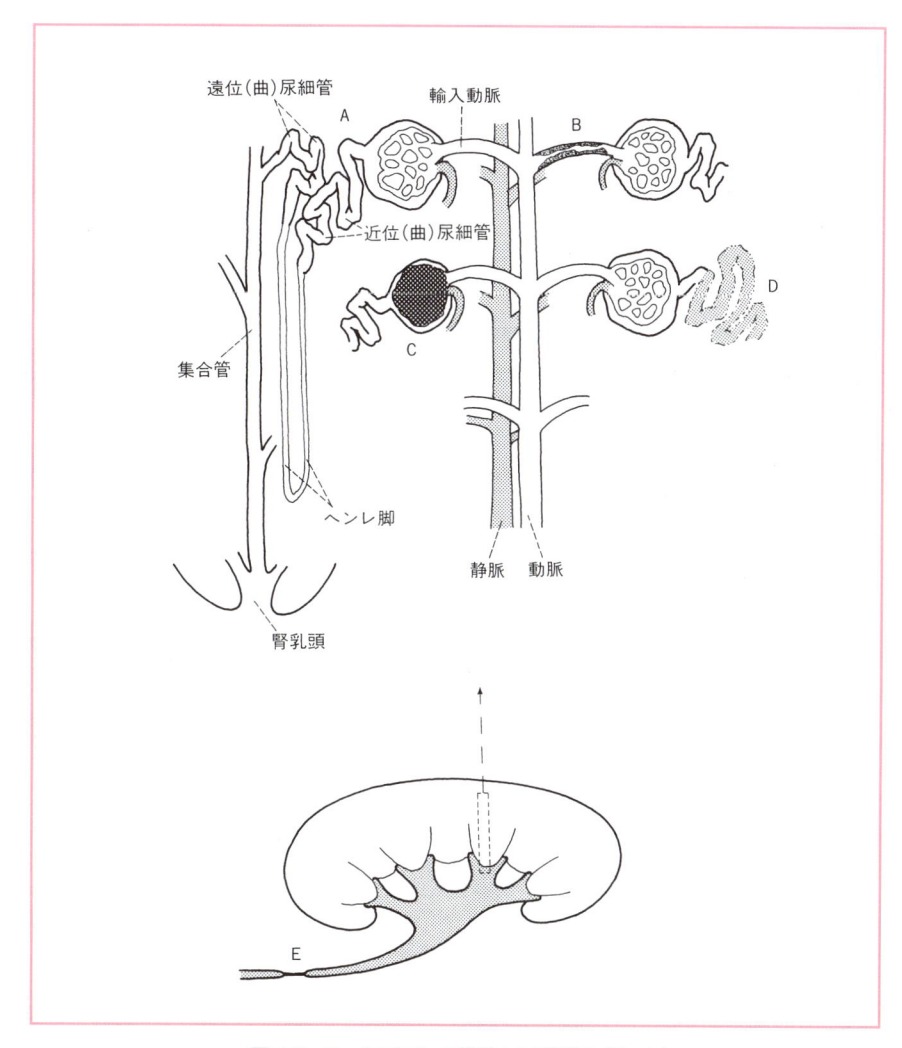

図 13-2　ネフロンの構造と尿毒症の成り立ち
A　正常なネフロンの構造を示す。
B　虚血，たとえば動脈の閉塞で糸球体の血流が障害されたとき，血液の濾過が十分に行われず，尿毒症が発生する。
C　糸球体の破壊による濾過の障害。
D　尿細管の破壊。その部で尿がもれ，周囲の毛細血管へ逆流する。
E　尿路の通過障害。

④**尿路の通過障害**：腎臓の働きは正常でも，腎盂から下の尿路に閉塞があり，尿の排泄が障害されたときは尿毒症が発生する（図13-2E）。

次節からはこの順序に従って泌尿器の病気を説明していくことにする。なお上にも述べたが，腎不全とは尿毒症を起こすような腎臓の故障を意味しており，これは上の①〜③に相当する。

❷ 高血圧と腎臓

　腎臓に原因があって高血圧が起こる場合，反対に高血圧が腎臓を障害する場合の両方がある。高血圧と腎臓の間にはそのような密接な関係が存在する。

●レニンと
アンギオテンシン

　まず有名なゴールドブラット（Goldblatt）の実験（1936年）を紹介しよう。彼はイヌに手術を行い，片方の腎臓を摘出したのち，残る側の腎動脈にクレンメをかけて圧迫し，腎臓が梗塞にならない程度の虚血状態が保たれるようにした（図13-3）。手術後，定期的に血圧を測ってみるとだんだんに上昇して行き，数週間で完全な高血圧の状態ができ上がった。これが実験的高血圧の最初の成功である。このしくみは現在，明らかにされている。腎臓の血流量が減少して虚血状態になると，腎臓からはレニン（renin）という一種のホルモンが分泌される。レニンを分泌するのは傍糸球体細胞といわれる細胞で，動脈が糸球体に入る直前の部分でその壁（中膜）に集まっている（➡図13-1参照）。血液中のレニンは血清タンパクの一つであるアンギオテンシノーゲンに作用してアンギオテンシンⅠ（angiotensin）と呼ばれるペプチドをつくる。アンギオテンシンⅠは，それを含む血液が肺の血管を流れる際に，内皮細胞がもつ酵素（アンギオテンシン変換酵素）の働きでアンギオテンシンⅡにつくり変えられる。アンギオテンシンⅡには末梢の細い動脈を収縮させる働きがあり，そのため血圧が上昇するというわけである。

●腎血管性高血圧

　これと同じしくみで起こるヒトの高血圧がまれにある。イヌとの違いは，ヒトでは片側の腎動脈の狭窄だけでよく，反対側の腎臓が存在しても高血圧が発生する点である。腎動脈の狭窄の原因はいろいろだが，動脈硬化症によること

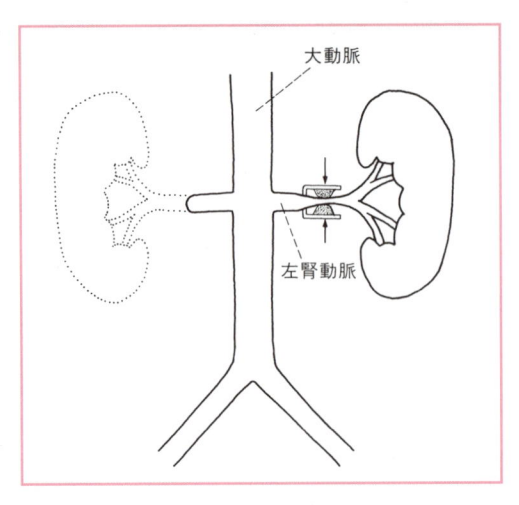

図13-3　ゴールドブラットの実験

が比較的多く，血管造影によって診断が確定する。このような高血圧を**腎血管性高血圧**（renovascular hypertension）と呼び，患者の血液にはレニン・アンギオテンシンの増加が証明される。しかし，いわゆる腎性高血圧，つまり後に述べる糸球体腎炎などに伴う高血圧では，レニン・アンギオテンシンの関与は明らかでない。

● 悪性高血圧

次に高血圧が腎臓を障害する場合を説明しよう。高血圧患者の大部分は，本態性高血圧といわれる原因不明の高血圧であることを述べた（●139頁）。この中には腎臓の障害を伴う場合がたまにあり，しばしば腎不全が発生する。このような患者は一般に若くて30〜40歳代が多く，血圧値は極端に高い。多くは網膜出血による視力障害を伴い，顔面が蒼白であるなど，さまざまの点で特徴がある。最近は高血圧の治療が著しく進歩し，患者のコントロールも徹底して行われていて，このような状態が発生することはめったにないが，以前はまれなものではなかった。このタイプの高血圧は予後が悪く，1〜2年の経過で腎不全，あるいは脳出血や心不全で死亡する。**悪性高血圧**（malignant hypertension）注）といわれる病型である。

注）それに対して，ふつうにみられる高血圧を良性高血圧（benign hypertension）と呼ぶことがある。しかし，そのような患者では高血圧が生命への危険を伴わないという意味ではない。

この高血圧が悪性である理由は腎臓との関係で説明されるのである。高血圧はどのような種類のものでも，長い年月にわたり十分のコントロールを受けずにいると，腎臓の末梢の動脈（細動脈）にある種の障害をひき起こす（図13-4）。そのような変化にはいろいろな形があるが，いずれにせよ動脈を狭窄するような変化であり，悪性高血圧では特にその程度が強い。このため腎臓の循環が障害され，レニンが分泌される。これは上に述べた理由で血圧をいっそう高くする。そのことがまた動脈の変化をひき起こす——といった具合で，ここに一種の悪循環が成立する。

悪性高血圧とはこのような悪循環が発生し，高血圧が加速度的に悪化してゆく状態である。特に腎臓では動脈の変化が次々と起こり，腎臓を流れる血液量は徐々に減少する。このことはクリアランス法で腎血漿流量（RPF）を測定することによって確かめられる。腎不全が発生するのは，血流が不十分で，糸球体で十分な濾過が行われないためと理解される。

● 腎臓の変化＝悪性腎硬化症

剖検を行ってみると腎臓は小さくなっており，正常の腎臓ならば重量が片側で130gほどであるのに対して100g以下になっていることが多い（図13-5）。腎臓の表面は本来はなめらかなものだが，この状態では細かい顆粒状の凹凸を生じている。組織を調べてみると，尿細管は虚血のため萎縮して細く，または消滅しており，代わりに線維が増している。このような状態を**萎縮腎**（いしゅくじん）（contracted

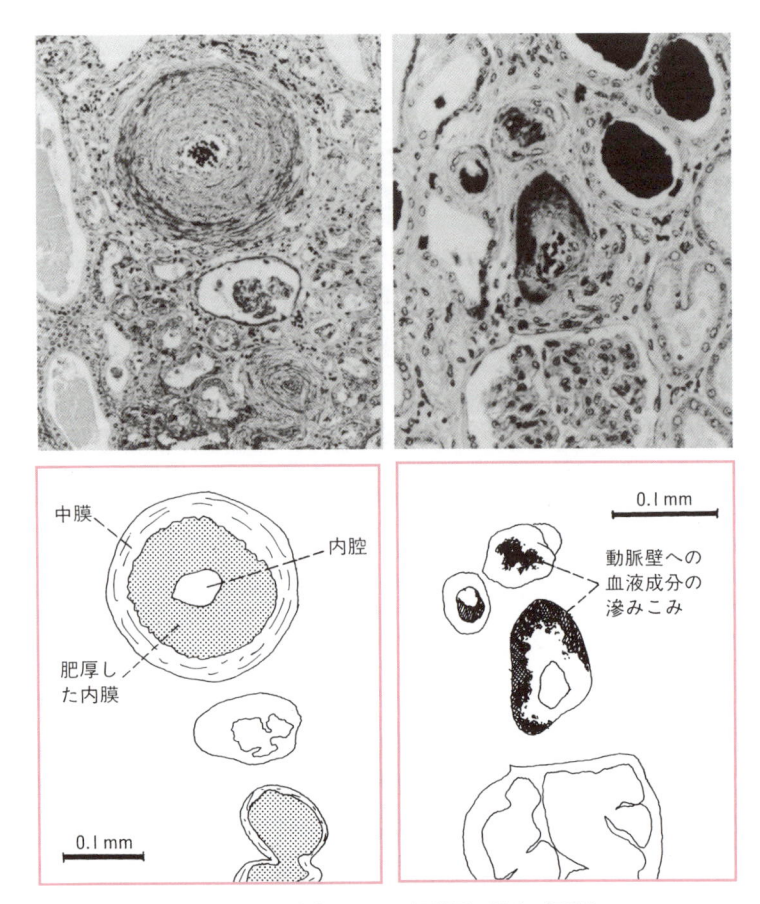

図13-4 高血圧による細動脈の障害（腎臓）
左は半径0.1mmほどの動脈で，内膜に線維がふえて厚くなり，内腔は著しく狭くなっている。右はフィブリノイド壊死といわれる変化で，糸球体に入る直前の動脈（輸入動脈）に起こったもの。動脈の壁にフィブリンなどの血液成分が滲みこみ，壁の組織は傷害されている。

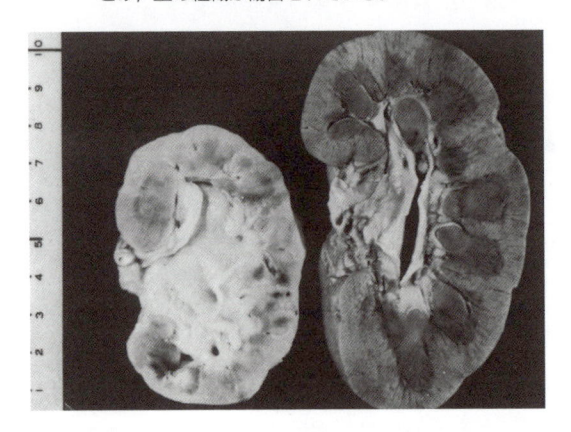

図13-5 悪性腎硬化症（左）
右は正常の腎臓。

kidney）あるいは**腎硬化症**（nephrosclerosis）といい，腎臓の病気が進み，ネフロンの組織が荒廃した最終的な状態を意味している。悪性高血圧の結果起こった萎縮腎は悪性腎硬化症と呼ばれている。

3 糸球体腎炎とネフローゼ症候群

　腎臓の病気でいちばん重要なのは糸球体腎炎である。たんに腎炎といえばふつうはこれをさしている。多い病気であり，子供のときこの病気にかかったという人はクラスに1人はいるであろう。
　糸球体腎炎（glomerulonephritis）とは，その名が示すように糸球体に炎症が起こる病気である。重要なことは，一部の糸球体だけではなく，左右の腎臓に含まれる全部の糸球体が多少とも侵されることであり，そのため，びまん性糸球体腎炎とも呼ばれる。その成り立ちは多くの場合，のちに述べるようにアレルギーであり，糸球体に病原体が感染して起こるものはごく一部の病型にすぎない。臨床経過や腎病変の違いからいくつかの病型に分けられている。

ⓐ 急性糸球体腎炎 acute glomerulonephritis

　もっとも多い病型で，おもに子供に起こるものである。たいていの場合，まえもって溶連菌（溶血性レンサ球菌）の感染，たとえばそれによる扁桃炎が先行する。この炎症には特別の性質があるわけでなく，ふつうの細菌感染として経過し，なおってゆく。そして感染の最初の日から数えて10日目ぐらいに糸球体腎炎が発症する。まず**乏尿**（ぼうにょう）（oliguria），すなわち尿量の減少が起こり，全身の浮腫が現れる。尿を検査してみるとタンパクが証明される——**タンパク尿**（proteinuria）。尿への出血，つまり**血尿**（hematuria）も必ずみられる所見で，肉眼でわからないときは尿を遠心し，沈渣を顕微鏡で調べれば，おびただしい赤血球が見いだされる。また，中等度の高血圧を伴うのがふつうである。

急性糸球体腎炎の病理
　急性糸球体腎炎はふつうは数週間でなおる病気であり，これだけで腎臓の組織が荒廃することはほとんどない。そのため腎臓に起こっている変化は生検，この場合は肝臓と同じように**針生検**（しんせいけん）（◯218頁）によって調べられる。とり出した材料から組織標本をつくって観察すれば10〜20個の糸球体が含まれており，病変を十分にとらえることができる。この場合，糸球体の毛細血管には多数の好中球が出現しており，毛細血管の間の結合組織（メサンギウム）の細胞もふえている（図13-6）。起こっていることはまさに糸球体の炎症である。毛細血管は傷害を受けて透過性が高まり，正常な場合には通過できないような血液の成分，すなわち血清タンパクや赤血球までがボウマン嚢にもれ出してしまう。このことがタンパク尿や血尿の原因であり，炎症の章で述べたように，目の細

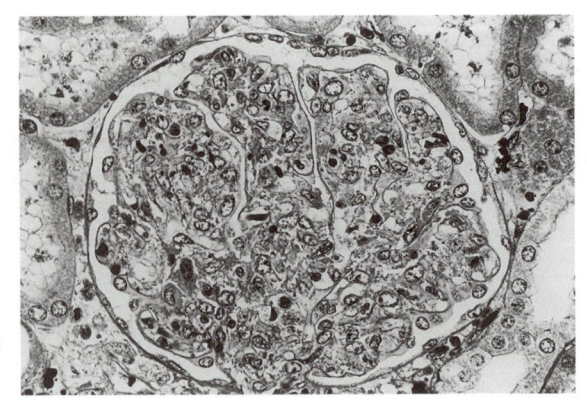

図13-6 急性糸球体腎炎での糸球体の変化
細胞がふえ，毛細血管の構造がわからなくなっている（図13-1と比較せよ）。

かいフィルターであるはずの毛細血管の壁が，ざるのような粗い目になってしまったのである。

発症のしくみ●　この病気の本体は一種のアレルギーと考えられている。最初，扁桃などで溶連菌の感染が起こると，そこで菌がつくり出す代謝産物（毒素）が吸収され，血流に入りこむ。身体の方ではこれを抗原としてそれに対する抗体をつくり出す。抗体は血液中で抗原と結びついて免疫複合体という形になり，血液にまじって全身を循環するが，ある条件のもとではそれが糸球体の毛細血管の壁に付着し，そこで補体の存在下に傷害をひき起こす。傷害の結果，毛細血管の透過性が上がり，同時にそこに白血球が集まるなど，炎症としての病変が現れてくる。糸球体腎炎の多くの病型が，これと同様のしくみで起こると考えられている（III型アレルギー，●90頁）。

ⓑ 慢性腎炎症候群 chronic nephritic syndrome

なおりにくい糸球体腎炎で，数カ月から数年，ときには10年以上の長い経過をとる。最後には腎臓の組織が荒廃し，機能が失われることも少なくない。急性糸球体腎炎からこの病型に移る場合もあるが，発病が明らかでなく，いつの間にか腎臓が悪くなっていたという場合も多い。一般に高血圧を伴う。

慢性腎炎の病型●　このような経過をとる糸球体腎炎は，以前は慢性糸球体腎炎と呼ばれていた。しかし今日では糸球体の病変の形からいくつかの病型が区別され，それぞれの特徴が把握されており，その全体をひっくるめて**慢性腎炎症候群**と呼んでいる。いずれにせよ，このような患者で適切な治療を行うには，患者の病気がどのような病型か，進行の程度はどうかなどを知る必要があり，そのためには腎生検による糸球体病変の観察が欠かせない。生検でとられた標本を使っての免疫グロブリンや補体に対する免疫組織化学的検査も日常，行われている。場合によ

っては電子顕微鏡による観察も必要になる。ここでは一つ一つの病型について立ち入った説明は省略して、以下に名前だけをあげておく。

　　微小変化群
　　巣状糸球体硬化症
　　メサンギウム増殖性腎炎
　　膜性腎症
　　膜性増殖性糸球体腎炎
　　IgA腎症

慢性腎炎の経過と治療　慢性腎炎症候群に属する病気は，何かの理由で糸球体の炎症がおさまらず，放置されれば経過に速い遅いはあっても進行してゆく。治療としてはおもに副腎皮質製剤（ステロイド）が使われ，適切な計画のもとに治療が進められれば，病気の進行をくいとめ，あるいは遅らせることができる。病気が進行するときは，糸球体に含まれていた毛細血管は少しずつ消滅し，糸球体は最後には硬い瘢痕の塊になってしまう（図13-7）。むろん，この状態では血液を濾過して原尿をつくり出すことはできない。病変が進行し，瘢痕になった糸球体の数が増すにつれて腎機能はだんだん悪くなる。病気の進行の程度を知るには，糸球体でつくられる原尿の量（糸球体濾過値；GFR）をクリアランス法で測定し，どのくらい減少しているかを目印にする(注)。腎不全の段階に至ったときは，人工腎臓による透析に頼らなければならない。今日，透析で生活する人の数は全国で10万人に近いが，慢性腎炎症候群によって腎臓の機能を失った人は糖尿病性腎症（→247頁）と並んで多い。このような最終段階では腎臓は萎縮腎の形になっており，著しく小さく，50g程度であることも少なくない（図13-8）。組織をみると，ほぼ全部の糸球体が荒廃して瘢痕の状態になっている。

注）糸球体濾過値が低下した状態では血清クレアチニン濃度が上昇してくるので，これによりだいたいの目安を得ることができる。

ⓒ 急速進行性糸球体腎炎 rapidly progressing glomerulonephritis

　発病後1〜2カ月の経過で急速に腎不全におちいる糸球体腎炎を，この名称で区別している。透析が行われる以前は，もっとも悪性の病型とされていた。ボウマン嚢に細胞の増殖を伴うのが特徴で，細胞は三日月のような形でボウマン嚢を埋める。この変化を「半月体」(crescent)といい，そのためこの病型を半月体形成性糸球体腎炎と呼ぶこともある。以前は亜急性糸球体腎炎という言葉も使われた。

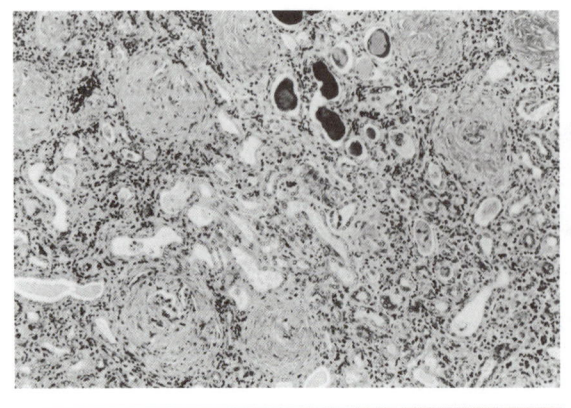

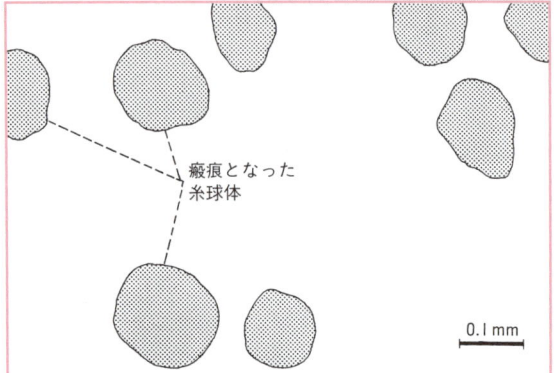

図13-7 慢性糸球体腎炎での腎臓の組織
糸球体のほとんどが瘢痕の塊になっている。毛細血管のネットワーク，ボウマン嚢など，濾過に必要な構造は完全に失われている。

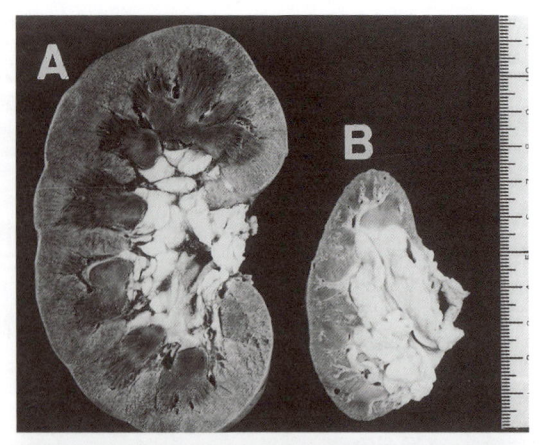

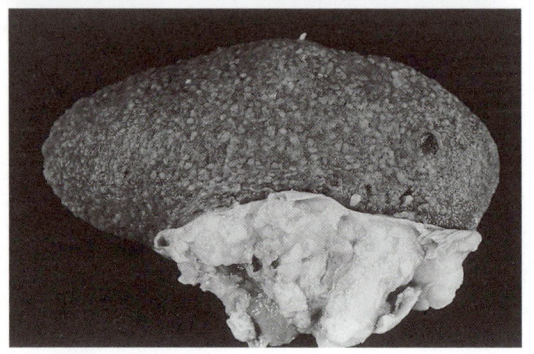

図13-8 慢性糸球体腎炎の腎臓（B）
正常の腎臓（A）と比べて極端に小さい。下は腎臓の表面像で，全体に細かい顆粒状の凹凸があり，典型的な萎縮腎の状態にある。

d ネフローゼ症候群 nephrotic syndrome

定義と病態 ● 次のような臨床症状がそろっているとき，ネフローゼ症候群と表現する。

全身の強い浮腫
大量のタンパク尿（1日3.5g以上）
低タンパク血症[注]
高脂血症（血中のコレステロールの濃度が高い）
血圧は正常

この場合，低タンパク血症はタンパク尿の結果であり，浮腫は低タンパク血症の結果起こる（○60頁）。要するに，糸球体で毛細血管の透過性が高まり，大量の血清タンパクが尿にもれ出すことがネフローゼ症候群という病気の本体である。

注）**低タンパク血症**とは，血清タンパクの濃度が異常に低い状態。血清総タンパク量の正常値は7g/dL前後，ネフローゼ症候群では4 g/dLくらいに低下しているのがふつうである。

ネフローゼ症候群を起こす糸球体病変は特定のものではない。上に述べた慢性腎炎症候群に属する多くの病型で，経過中にネフローゼ症候群をしばしば伴う。糖尿病性腎症やSLEによる糸球体腎炎でも，この状態を伴うことが少なくない。しかし，経験的には

- 糸球体病変はさまざま

　　　　リポイド腎症（lipoid nephrosis）

　　　　膜性腎症（membranous nephropathy）

の2種類の病変がネフローゼ症候群の原因になっていることが多い。リポイド腎症はおもに子供のネフローゼ症候群にみられる変化で，腎生検の標本をふつうの光学顕微鏡で観察しても，糸球体には何も変化がないようにみえる。しかし，電子顕微鏡を使って調べると，糸球体には特徴的な変化（毛細血管の表面をおおう上皮細胞の異常）がとらえられる。電子顕微鏡が診断に有効な場合の一つである。慢性腎炎症候群の1病型として「微小変化群」というのをあげておいたが，それはリポイド腎症のときの糸球体病変を表している。一方，膜性腎症は成人のネフローゼ症候群では割合に多い変化で，電子顕微鏡では同じく糸球体の毛細血管の表面，この場合は基底膜といわれる構造に，免疫複合体のかたまりが多数，一列に並んで付着している所見が特徴である。光学顕微鏡では基底膜が一様に厚くなっているように見え，そのため以前はこの病変を膜性糸球体腎炎と呼んでいた。

❹ 急性腎不全

　尿毒症を起こす第3のグループは**急性腎不全**（acute renal failure）といわれるものである。これまで説明した悪性高血圧や慢性腎炎症候群は慢性的に進むもので，腎機能はゆっくりと悪くなってゆくのであるが，急性腎不全の場合は急激な乏尿・無尿で始まり，すみやかに尿毒症におちこむ点に特徴がある。

- 腎病変＝急性尿細管壊死

　このようなことが起こるのは，腎臓の尿細管に急性の傷害が発生したときである。詳しくいえば，尿細管の上皮細胞に広範囲の壊死を生じたときである。それで，この病変に対しては**急性尿細管壊死**（acute tubular necrosis）という表現が使われる。図13-9に示すように，壊死におちいった細胞がはがれおちると，内腔を流れてきた尿は尿細管の外部（間質）へもれ出してしまう。そこには密な毛細血管のネットワークがあり，もれ出した尿はそこに吸収されて血液に戻る。この場合，糸球体は傷害を受けず，濾過の働きに異常はない。原尿は十分

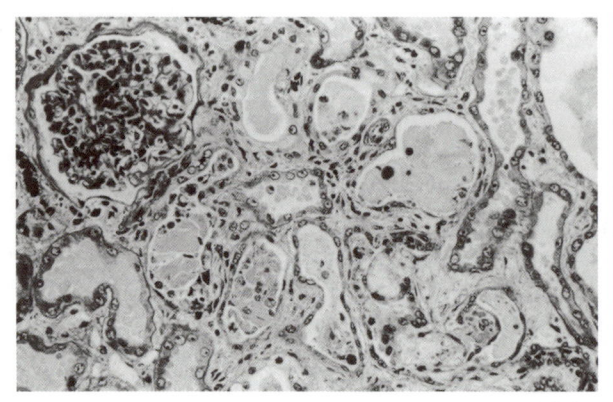

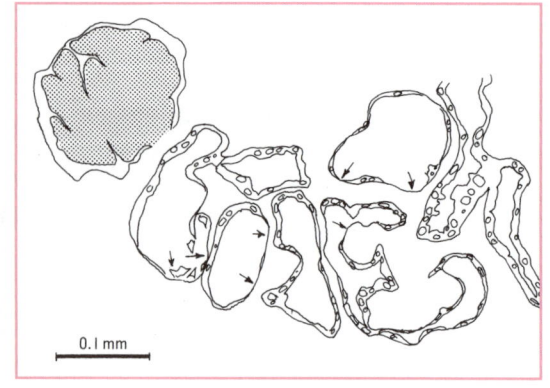

図13-9 急性腎不全(ショック腎)の腎組織
壊死におちいった尿細管の上皮細胞があちこちで剝げおちている(右の図に矢印で示す)。部位は主として遠位(曲)尿細管。

つくられるのに尿として排泄されず，尿細管から血液に逆戻りすること，尿細管が原尿の成分を調節する働きを失っていること，これらによって腎不全が発生するのである。

●壊死発生のしくみ　急性腎不全を起こす尿細管傷害は，

　　中毒

　　ショック

のどちらかを原因として発生する。中毒による場合は前にも述べたが(➡19頁)，毒物が人体にとりこまれたとき，たいていは腎臓から尿といっしょに排泄される。そのため，毒物の通り道にあたる尿細管の上皮細胞が傷害されることが多いのである。そのような毒物として昔から有名なのは昇汞であり，そのほかに不凍液として用いられたエチレングリコール，ある種の農薬(パラコート)など，いろいろの場合が報告されている。

　ショックによる急性腎不全は**ショック腎**(shock kidney)とも呼ばれている。ショックが何であるかについては循環器の章で説明したので思い出して頂きたいが，看護で日常経験するのは大手術のあとに発生するショックであろう。要するに，このときは腎臓の動脈に収縮が起こり，虚血によって尿細管の壊死が発生するのである。

●急性腎不全の臨床　もともと尿細管上皮には強い再生能力がある。そのため，中毒の場合は毒物が身体から出たあと，時間がたてば尿細管は再生によってもと通りになり，腎臓の働きも回復する。ショックの場合もこの点は同じである。いずれの場合も，傷害の発生から完全な回復までに1～3週間はかかるので，その間は透析などを行い，何とかもちこたえなければならない。

急性腎不全の症状として重要なことはやはり乏尿・無尿であり，ショックあるいは中毒の一般的な症状がこれに加わっている。腎臓の働きが回復していくことの目安は何といっても利尿，すなわち尿量がふえてくることである。したがって，このような患者では蓄尿を行い，毎日の尿量を測定してその変動を観察しなければならない。

⑤ 尿路の通過障害

腎盂以下の尿路に閉塞があり，尿の排泄が妨げられることは珍しくない。閉塞が下部尿路，すなわち尿道・膀胱にあるときは，膀胱鏡を使って直接，病変を観察できる。上部，すなわち腎盂・尿管に閉塞があるときはX線検査，すなわち腎盂造影（pyelography）が有効である。腎臓からの尿排泄が左右とも障害されれば尿毒症が発生する。

● 尿路閉塞の結果

尿路に閉塞があるときは，通過障害から上流の部分では尿がうっ滞し，尿路は強く拡張してくる。それは腎盂において特に著しく，極端な場合には腎盂が子どもの頭ぐらいの大きさになり，腹部の触診でも明らかにそれとわかるようになる。腎臓は圧迫され，薄く変形して，尿をいれた袋のような形で腎盂に張りついている（◯27頁，図2-10）。この状態を**水腎症**（hydronephrosis）という。さらに，「流れる水は腐らず，よどんだ水は腐る」のたとえはこの場合にもあてはまり，尿のうっ滞があれば上行性の細菌感染が非常に起こりやすくなる。感染は**腎盂炎**（pyelitis）をひき起こし，最後には腎盂から腎臓の組織に広がって**腎盂腎炎**（pyelonephritis）を起こしてくる（図13-10）。こうなると腎臓は蜂巣織炎のために腫れて大きくなり，しばしば多数の**腎膿瘍**を形成している。尿は膿がまじるために混濁し，いわゆる**膿尿**（pyuria）の形をとる。尿を遠心して沈渣を調べると，そこには無数の好中球が証明される。腎盂腎炎があると，そこから細菌が血流に入り，全身に感染が広がる状態，すなわち敗血症をひき起こす危険が大きい。

● 尿うっ滞による腎障害

水腎症と腎盂腎炎は共存することが多いが，どちらかだけの場合でも，長く続いていれば腎臓の傷害をひき起こす。水腎症ではネフロンの組織は少しずつ圧迫萎縮におちいるし，腎盂腎炎では炎症によって破壊されてゆく。これらも結果において一種の萎縮腎をつくり出す。そして腎臓の変化がある程度進んでしまうと，原因を除いても腎臓の機能は回復しない。たとえば原因となった尿

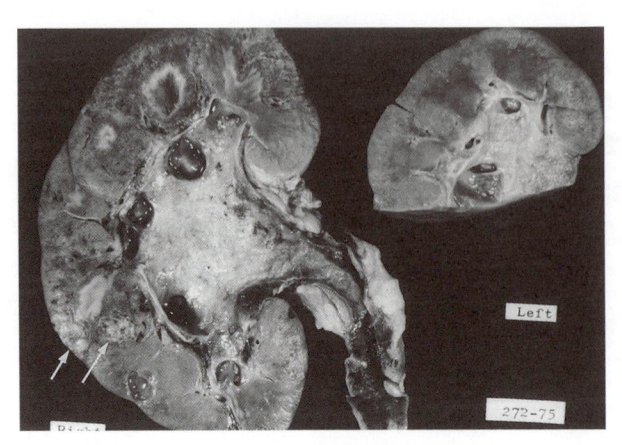

図13-10　腎盂腎炎
膀胱癌があり，尿管が膀胱に開く所でふさがれた症例。尿のうっ滞による腎盂・尿管の拡張が明瞭。腎臓には多数の膿瘍がみられ（矢印），尿管の粘膜も炎症のために充血が著しい。

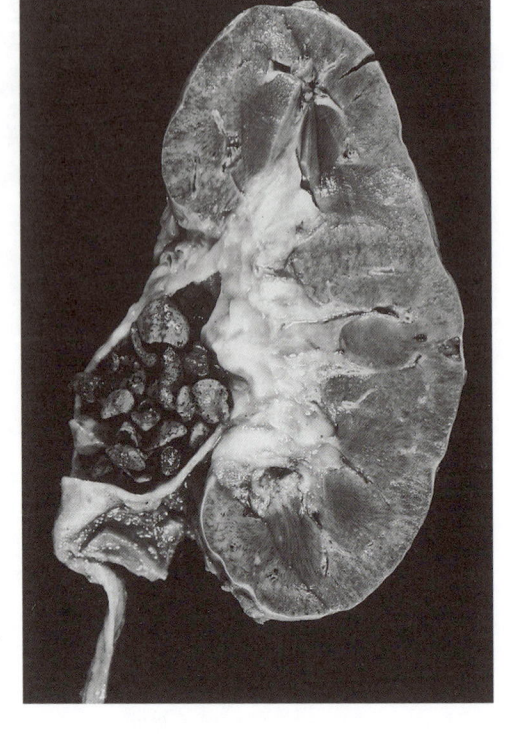

図13-11　尿路結石
せともののような石が約40個，腎盂を満たしている。剖検で偶然に見いだされたもの。
（秋田赤十字病院病理部　斎藤　謙先生のご好意による）

路結石を手術でとり除き，尿の流れをよくしてやっても，もはや肝心の尿がさっぱり出てこないという事態になる。このことは患者の治療方針をたてる上で非常に重要である。

　尿路の通過障害の原因を，これまで何度か述べたのと同じ方法で整理しておこう。

先天性水腎症　●**先天異常**：先天性水腎症といわれる病気がある。乳児のころから尿の出が悪く，腎盂が拡張して水腎症を起こす。しかし不思議なことに，尿路にはどこにも通過障害が見つからない。これは今日，腎盂と尿管の境界部で壁の平滑筋の働きに異常があり，尿を膀胱の方にうまく導いてやれない状態と考えられている。別にそこは狭いわけではなく，これは一種の「機能的な」障害（●49頁）といえるであろう。

尿路結石　●**異　物**：異物としては**尿路結石**（urolithiasis）が重要である（図13-11）。尿の成分が固まってできるもので，つくられる場所は腎盂であることが多い。砂のように細かいものから，腎盂を一杯に満たす大きな石までさまざまである。石のおもな成分には，尿酸塩，シュウ酸カルシウム，リン酸カルシウムなどがある。石ができる過程やできやすい条件には不明な点が多い。上皮小体の機能

亢進症，それによるカルシウム排泄の増加があれば石はできやすいが，それは石の原因のごく一部にすぎない。

　石はしばしば腎盂から流れ出し，小さなものは膀胱に流れ落ち，さらに体外にも排出される。しかし，ある程度大きなものでは尿管のせまい部位に嵌頓して閉塞をひき起こす。このような時は，激しい痛みを伴う。尿路結石に対しては，内視鏡で観察しながら超音波をあてて石をくだく処理法（砕石術）が行われ，くだいた後は細かい破片を吸引して流し出す。最近は身体の外から衝撃波を当てて石を砕く方法（体外衝撃波砕石術）が広く用いられている。

●壁の病変：尿路の腫瘍（次節で述べる）。

後腹膜腫瘍 ●

●外からの圧迫：高年の男性では**前立腺肥大**があり，大きくなった前立腺により尿道の入口部が圧迫されるというケースが多いが，これについては性器の章で述べる。もう一つ重要なのは**後腹膜腫瘍**（retroperitoneal tumor）である。腎臓・尿管などが位置するのは腹膜腔のうしろであり，後腹膜（retroperitoneum）といわれる所である。したがって後腹膜に腫瘍があれば簡単に尿管を圧迫し，尿をせきとめる。もっとも多いのは癌の転移による場合である。後腹膜には多くのリンパ節があり，さまざまの臓器に発生した癌がここに転移するからである。胃癌・子宮癌などの転移が割合に多い。そのほか，悪性リンパ腫，後腹膜の肉腫（脂肪肉腫など）もまれでない。

6 泌尿器の腫瘍

重要なものとして次の3つを記憶すること。
　　腎癌（腎細胞癌）
　　ウィルムス腫瘍
　　尿路の癌（腎盂・尿管・膀胱癌）

ⓐ 腎細胞癌 renal cell carcinoma（RCC）

　グラヴィッツ腫瘍（Grawitz' tumor）ともいわれれ，中高年に発生する腎臓の癌である。一種の腺癌であり，尿細管の上皮細胞に由来する。癌細胞が脂質やグリコーゲンを含んでおり，そのため肉眼で黄色く見え，組織では癌細胞の細胞質がすき通って見えるのが特徴である。このように癌細胞が透明な細胞質をもつものを**淡明細胞癌**（clear cell carcinoma）と呼ぶ。淡明細胞癌はいろいろな

臓器に発生するが，腎細胞癌はその代表的なものである。このような性質が副腎の細胞に似ているため，以前は副腎由来の癌と誤解され，副腎腫という言葉が長いあいだ用いられた。腎細胞癌は大きくなるまで症状を現わさず，腎盂に破れるに及んで血尿をひき起こし，そこではじめて気がつくことが多い。

ⓑ ウィルムス（Wilms）腫瘍

子供にできる腎臓の悪性腫瘍である。組織学的に，胎児期のまだできあがっていないネフロンの構造に似ており，腎芽腫（nephroblastoma）ともいわれる。

小児悪性腫瘍について
ついでに述べるが，小児に発生する悪性腫瘍はそれほど種類は多くない。代表的なものは，

　　ウィルムス腫瘍
　　肝芽腫（一種の肝細胞癌）
　　神経芽細胞腫（副腎髄質に由来，◯244頁）
　　網膜芽細胞腫（網膜に発生し，神経膠細胞に由来する）

などである。いずれも成人の悪性腫瘍とは組織の性格がまったく違っており，特別の群としてまとめられる。共通した特徴は，胎児期の未熟な構造に似ていることで，たとえば肝芽腫では内胚葉性の原腸から肝臓が発生してゆく際の，でき始めの形に似ているといった具合である。このような腫瘍が成人にできることはまれであり，逆に成人でふつうに経験する悪性腫瘍（癌など）は小児ではめったにみられない。化学療法の著しい効果が期待できることも，小児悪性腫瘍の特徴である。

ⓒ 尿路の癌

正常な尿路の粘膜は移行上皮といわれる上皮におおわれていることを総論で述べた（◯111頁）。たとえば膀胱に尿がたまっておらず，縮んでいる時は，細胞が重なりあって厚い上皮をつくっているが，尿がたまり，膀胱が拡大して粘膜が引きのばされると，細胞がスライドして単層の上皮に変わってゆく。この性質が「移行」上皮と表現される。

腎盂，尿管および膀胱には**移行上皮癌**（transitional cell carcinoma）といわれる癌が発生する。移行上皮に形が似ているため，そのように呼ばれるのである。一般に，最初は粘膜からポリープの形で内腔に向かって増殖するが，複雑な枝分かれを行い，ちょうど茸の一種である「ほうきたけ」のような構造，すなわち乳頭腫（◯112頁）の形をとってくる。

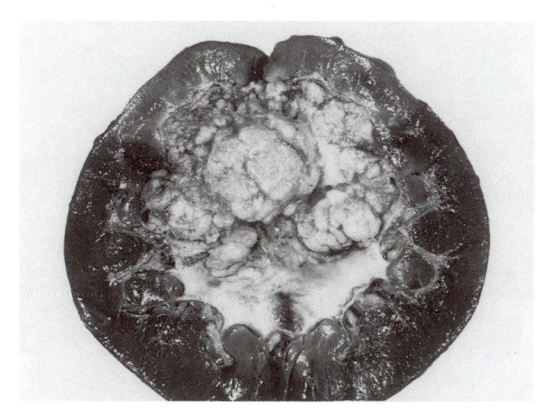

図13-12 腎盂に発生した移行上皮癌（乳頭状癌）
膀胱にできるものと性質は同じである。

尿路癌の臨床 ● 　尿路の癌では，最初の症状は血尿であることが多い。肉眼でわかるような血尿なら，むろん患者は気がつくが，尿を顕微鏡で検査してはじめてわかる「顕微鏡的血尿」は，検診の際に尿検査で指摘される。癌は最初のうちは粘膜の下に浸潤性増殖を起こさないので，膀胱にできたものであれば，内視鏡（膀胱鏡）で観察しながら腫瘍全体を切り取ることができる。この操作を**経尿道的切除**（trans-urethral resection；TURと略す）と呼んでいる。しかし多くの場合，この腫瘍は遅かれ早かれ別の場所から再発してくる。それは最初の腫瘍が取りきれずに残されていたというよりは，すでに粘膜の広い範囲がいつでも癌を発生する「前癌性」の状態にあることを意味するらしい。そして切除と再発をくり返している間に，癌は膀胱の壁に浸潤を始め，転移を行うようになる。これと同じ性質の癌は腎盂や尿管にも発生し，尿路の閉塞の原因となる（図13-12）。膀胱癌が進行した症例では手術による膀胱の切除が行われる。膀胱全体の切除すなわち膀胱全摘では，尿管を腸管に吻合し，あるいは皮膚に開口をつくるなどして，尿の流出路を確保している。

第14章

性器の病理

❶ 重要な男性性器の疾患

ⓐ 無精子症

望んでも子供が得られない**不妊**(ふにん)(sterility)は，約10組の夫婦に1組はあるといわれる。最近の生殖医学の進歩によって，不妊に対しては実にさまざまな治療が可能になってきた。しかし，なかにはむずかしい生命倫理上の問題を提起するような治療法もなくはない。

●男性不妊の原因　不妊の原因はいろいろであるが，男性の精液を検査して精子が含まれていない無精子症，または数が異常に少ない精子減少症が証明されれば，不妊の原因は男性側にあるとみなされる。無精子症・精子減少症の原因としては，

　　　耳下腺炎に伴う精巣炎
　　　停留精巣
　　　副精巣結核

などがあげられる。

耳下腺炎(おたふくかぜ)は子どもに多いウイルス感染症であるが，思春期以後にかかった時はしばしば精巣炎を併発し，精子形成の障害を残す。

停留精巣とは，発育の途上に陰嚢に降下すべき精巣が降下せず，腹腔内にとどまっている状態で，体温であたためられているため精子をつくる構造が萎縮してしまうものである(図14-1)。6〜7歳以後では，たとえ降下が起こっても精子形成の能力は回復しない。

副精巣結核は，なおった後に精巣からの精子の通過障害を残し，両側が侵されれば無精子症が発生する。この場合は精巣では精子がつくられているのに，通過障害のために排泄されないものであり，今日では人工授精により子どもを得ることが可能になっている。

図 14-1 停留精巣による無精子症
A 正常な精巣の精細管。内腔近くに多数の精子がみられ（矢印），周囲では精母細胞がさかんに減数分裂を行っている。
B 等しい拡大で示した停留精巣の組織で，萎縮した細い精細管が多数みえている。精子形成はまったく行われていない。

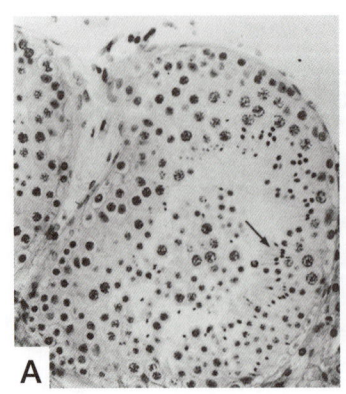

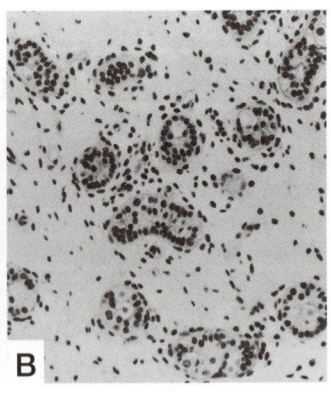

ⓑ 精巣の腫瘍

胚細胞に由来する4種類の腫瘍があり，しばしば2種類以上がまじって存在する。

●**精細胞腫**（セミノーマ seminoma）：精子をつくる細胞系から由来したと考えられる癌。悪性度はあまり高くない。

●**絨毛癌**（choriocarcinoma）：ふつうは妊娠した女性で胎盤の絨毛上皮から発生する癌であるが（◯279頁），奇妙なことに，同じものが男性の精巣からも発生する。腫瘍細胞はヒト絨毛性ゴナドトロピン（hCG）を産生して血中に分泌するので，これが腫瘍マーカーとして診断に使われる。

●**奇形腫**（teratoma）：3胚葉系，すなわち外・内・中胚葉の3系統に由来する種々の組織からなり，それらがまじり合いながら増殖する腫瘍。内面を皮膚でおおわれた嚢腫，軟骨，平滑筋，胃腸や気管支の粘膜，神経などが含まれている。分化の程度はさまざまで，胎生期の組織原基の形を示す未熟型から成人の組織に近い成熟型まで，一連のものがある。

●**胎児性癌**（embryonal carcinoma）：未分化で，非常に悪性度の高い腫瘍。一部のものはα-フェトプロテイン（◯226頁）を産生し，これも腫瘍マーカーとして利用される。

ⓒ 前立腺肥大 prostatic hypertrophy

●前立腺肥大の病理

前立腺は尿道の始まりの部分を取りまいていて，精液の成分を分泌する腺である。前立腺肥大は60歳以上の高齢者には非常に多いもので，正常の前立腺では重量が20g前後であるのが50〜100gにまで大きくなってくる（図14-2）。悪いことに，前立腺の中でも尿道のすぐ周囲，一般に内腺といわれる部分が特に

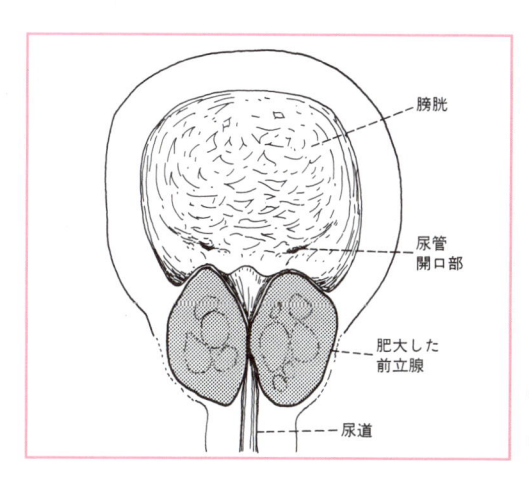

図 14-2 前立腺肥大
肥大した前立腺が尿道の入口部を圧迫し，膀胱内へも突出している。膀胱の壁は平滑筋肥大のため厚い。

肥大し，そのため尿道を圧迫して通過障害をひき起こす。このようなとき，膀胱は拡張し，壁の平滑筋は肥大して厚くなってくる。膀胱の収縮力を強くし，尿道の抵抗をのりこえて尿を排出しようとする一種の適応である。前立腺が大きくなるのは，腺の組織とその間にある平滑筋が増殖するためである。前立腺組織が増殖する原因についてはホルモン，特に副腎皮質でつくられるエストロゲンの作用を考える人が多い。いずれにせよ，病気の本体はそのような外部からの因子に前立腺の組織が反応してふえた過形成の状態であり，腫瘍ではない。前立腺癌との関係も否定されている。むしろ前立腺肥大という病気の重大性は尿のうっ滞；それによる腎臓障害の危険にある（◯261頁）。

●前立腺肥大の臨床

注）同じく尿が出ない場合でも，腎臓で最初から尿がつくられない状態は**無尿**であり，排尿困難とは区別しなければならない。

前立腺肥大をもつ患者は尿の出が悪く，排尿に時間がかかり，排尿後も膀胱に大量の尿が残ってしまう。この症状を**排尿困難**（dysuria）という[注]。いちどに十分量の排尿ができないため，少量の尿を短い時間的間隔で排出するようになる。**頻尿**（pollakisuria）と呼ばれる症状である。前立腺肥大に対しては今日では内視鏡手術（TUR）が広く行われる。すなわち尿道から内視鏡を入れ，その先端に装着されたループ状の電気メスを使って前立腺の組織を少しずつ削りとる。膀胱腫瘍の切除に使われたのと同じ方法である。

d 前立腺癌 prostatic carcinoma

日本では近年，前立腺癌は非常なスピードで増加している。女性の場合は乳癌の増加が著しく，これらはともに食生活の変化に関係するといわれる。前立腺癌には次のようないくつかの点に特徴がある。

●潜在癌が多い

第1に，60歳をこえる高年男性の前立腺を詳しく調べてみると，10〜20％という非常な高率で癌が見つかることである。しかし実際に癌が増殖を起こし，

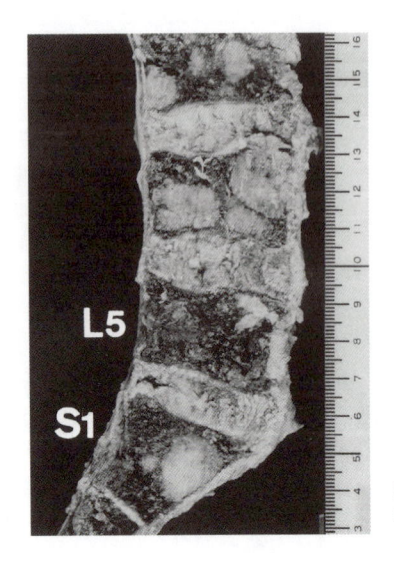

図14-3 前立腺癌の脊椎骨への転移
第3腰椎 (L3) から第2仙椎 (S2) までの縦断面。
椎体に結節状の転移が明瞭 (特にL3, 4, S1)。

症状を出すことは比較にならないほど少ない。したがって，そのように偶然に見出される癌は増殖のスピードがきわめて遅いのか，あるいはそのままの状態で何十年も（たいていは一生の間）増殖を開始せずにじっとしているものと考えられる。

骨転移を起こしやすい

　第2に，前立腺癌は骨への転移を起こしやすいことで有名である（図14-3）。癌は骨の組織を破壊するため骨がもろくなり，その結果，病的骨折（●240頁注）を起こしてはじめて癌の存在が明らかになることが少なくない。骨への転移はどのような悪性腫瘍でも起こるわけではなく，特に起こしやすいものとして，

　　前立腺癌
　　乳癌
　　甲状腺癌
　　肺癌
　　腎癌（腎細胞癌）

があげられる。

外腺・内腺とホルモン感受性

　第3に，前立腺は外腺と呼ばれる外側の領域と，内腺と呼ばれる尿道を包む内側の領域からなる。このうち，癌が発生するのは外腺である。そのため癌がある程度進行するまで排尿困難などの症状は現われにくい。

　この外腺の腺組織は，男性ホルモンであるところのアンドロゲンに対する受容体（レセプター）を持っており，それに反応して増殖する。この性質は癌になっても残されており，治療に応用される。すなわち，前立腺癌の患者に手術

を行って精巣をとり去り，アンドロゲンの分泌をおさえることによって癌の増殖を抑制するのである。アンドロゲンに拮抗する女性ホルモン剤を与えても同様の効果がある。このように癌細胞が特定のホルモンに反応し，増殖あるいは逆に退縮する性質を，**癌のホルモン感受性**という。

前立腺癌の臨床● 　診断には直腸に指を入れて前立腺の触診を行い，硬い腫瘤を触れること，超音波断層像で特有の所見がえられることなどから癌の存在が疑われる。また，前立腺癌では癌細胞から血中に分泌される前立腺特異抗原（PSA）が腫瘍マーカーとして広く使われる。さらに，癌細胞が酸フォスファターゼという酵素を分泌するため，血中の酸フォスファターゼの活性を調べることも診断の手がかりになる。そして，前立腺の針生検（●218頁）で癌を組織学的に証明することにより診断が確定する。癌の広がりに応じて手術が行われるが，術前にホルモン治療を行い，癌を退縮させておいて前立腺を切除するという方法が一般に選択される。

❷ 不正性器出血を起こす病気

　女性性器に病気があるとき，重要な症状の一つは子宮からの出血である。月経も一種の子宮出血であるが，これは生理的な現象であり，問題となるのは月経以外の病的な出血が起こったときである。そのような場合を**不正性器出血**（atypical genital bleeding）と総称する（図 14-4）。不正性器出血にはさまざまな原因がある。ここでは重要なものとして，

　　　流産
　　　子宮内膜炎
　　　子宮筋腫
　　　出血性メトロパシー
　　　子宮体癌

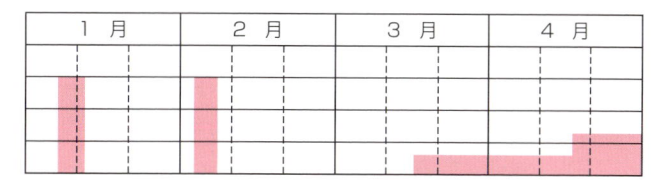

図 14-4　不正性器出血の 1 例
流産が疑われる形である。

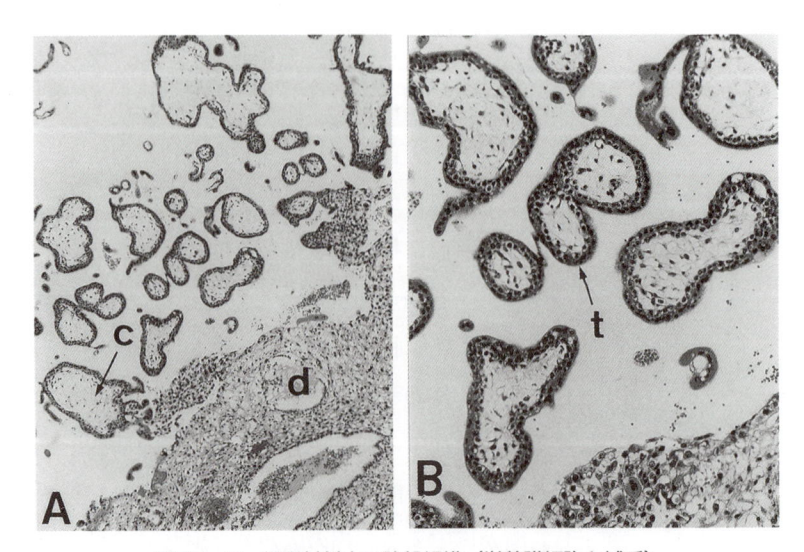

図14-5　掻爬材料中の胎盤組織（栄養膜細胞と絨毛）
A　掻爬によってかき出された子宮内容。妊娠性変化を起こした子宮内膜（d）にまじって，胎盤の絨毛組織（c）が見出され，これにより妊娠の存在が証明される。
B　絨毛の構造を示す。表面は栄養膜細胞（t）におおわれている。

の5つをあげておく。

流産

流産（abortion）には出血がつきものである。が，流産後の手当てが十分でなく，壊死におちいった胎児や胎盤の組織が子宮内に残っていると，頑固な出血が続く原因となる。流産の疑いがもたれる時は試験的に掻爬^{注）}を行い，子宮内の組織をとり出して病理組織学的に調べる。胎盤や胎児の組織が証明されれば妊娠があったことが確定する（図14-5）。この検査では妊娠の有無だけでなく，同時に胞状奇胎のような悪性化の危険を伴う病変についても有無を調べる。

注）掻爬（curettage）とは，子宮内膜あるいは子宮内に存在する組織（腫瘍・胎盤・胎児など）をキューレット（curet）といわれる一種の鋭匙を使ってかき出す操作をいう。

子宮内膜炎

子宮内膜炎（endometritis）という言葉は，子宮内膜，すなわち子宮体部の粘膜への細菌感染をさす（頸部の粘膜の炎症は頸管炎という）。内膜に細菌感染が起こりやすいのは流産のあと，特に胎児・胎盤の組織が子宮内に残っている時である。分娩後，すなわち産褥の時期にも内膜炎が起こりやすい。抗生物質が普及する以前は，産褥期に内膜炎から敗血症を併発することがまれでなく，これは**産褥熱**と呼ばれ，出産に伴う危険の一つとして恐れられていた。また子宮内膜は**結核**の好発部位の一つでもある。多くの場合，卵管の結核から子宮内膜に進むと考えられる。卵管・子宮内膜の結核は不妊の女性側の原因として重要なものの一つである。

子宮筋腫

子宮筋腫については腫瘍の章で扱ったのでここでは詳しくは述べない（◯97頁）。大きな筋腫が存在すると子宮内膜は圧迫され，血液循環が障害されて出血が起こると考えられている。筋腫は40歳代の女性には非常に多いもので，超

音波断層画像で簡単に診断がつく。ひどい症状を伴う場合は手術（子宮摘出）が行われる。筋腫細胞はエストロゲンに反応して増殖すると考えられており，閉経後は筋腫は退縮して小さくなるのがふつうである。

出血性メトロパシー ● **出血性メトロパシー**（metropathia hemorrhagica）とは 30 代から更年期にかけて多くみられる病気で，頑固な出血を症状とする。ホルモンの平衡が乱れることがその本体と考えられている。すなわちエストロゲンの過剰があり，同時に黄体ホルモンの分泌が障害されているため，子宮内膜は増殖を続け，いつまでも分泌期に移行できない状態である。この場合，子宮内膜は増殖のため著しく厚くなっており，この状態を病理学の方では**子宮内膜増殖症**（endometrial hyperplasia）と呼んでいる。この病変自体はホルモンの異常に対する反応現象で，過形成というべき状態であり，腫瘍ではない。しかし，子宮内膜の癌（子宮体癌）はこの状態が長く続いたあとで発生することが多いらしく，広く解釈すれば前癌性病変とみなしうるものである。**子宮体癌**については次節に記す。

機能性子宮出血 ● 不正性器出血の患者に対しては，以上のような種々の原因を念頭において検査が行われる。掻爬によって子宮内膜の生検を行うことが，この場合は非常に有力な手段となる。流産やメトロパシー，癌などはこれによってただちに診断が確定する。しかし，内膜を調べても何の変化も見出されないことがある。というより，不正性器出血の原因としてはそれがもっとも多いケースなのである。このような時も出血はホルモンのバランスに何かの乱れがあるためと考えられており，そのような意味で**機能性出血**（functional bleeding）と称されている。もちろん，そのような考え方からすれば，メトロパシーも一種の機能性出血ということになる。

❸ 子宮癌

2 種類の子宮癌 ● 子宮癌は，

　　　子宮頸癌

　　　子宮体癌（または子宮内膜癌）

に分けられる。前者は子宮頸部，後者は体部に発生するものである。発生する場所が違うだけでなく，この 2 つは癌としての性質が根本的に違っている。

頸癌の病理 ● **子宮頸癌**（cervical carcinoma）は，頻度からいって子宮癌全体の 90％以上を占める。比較的若い人にも発生し，30 歳をすぎればもはや珍しいものではない。

図14-6　頸管・子宮腟部の関係と腟部びらん
性成熟前の状態（A）から成熟期（B）に移行するにつれて，上皮の境界は矢印のように外側へ移動する。下の図は腟側からみた外子宮口。Bが腟部びらんに相当する形である。この像が上皮の境界の移動によって発生することを理解すること。

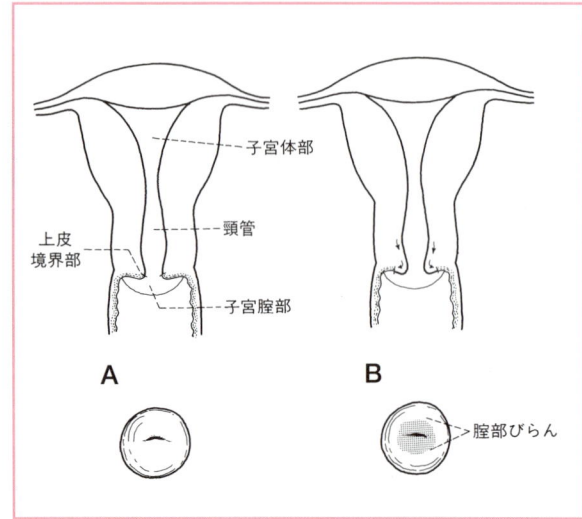

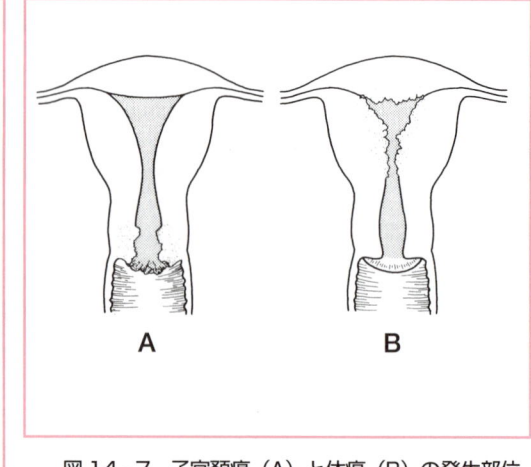

図14-7　子宮頸癌（A）と体癌（B）の発生部位

癌が発生する場所は頸管と子宮腟部（portio）の境界部とされている（図14-6A）。ここがどのような場所かを少し説明しておこう。腟部と頸管では粘膜の上皮が違っており，腟部は厚い重層扁平上皮，頸管は薄い円柱上皮でおおわれている。そのため，境界線から腟部側では上皮が厚いため白っぽく，それに対して頸管側では上皮の下の毛細血管が透けて赤くみえる。性成熟期の女性では子宮頸部は多少とも外反ぎみ，つまり外に向かってめくれ出るため，この境界は外子宮口のやや外側に位置している。その結果，腟鏡を使って観察すると，外子宮口を中心として粘膜が赤く，びらんを起こしているように見える（図14-6B）。この状態を習慣的に子宮腟部びらんと呼んでいるが，それは頸管の粘膜の色をみてそう感じるだけで，真のびらんとはいえない。

●上皮内癌とディスプラジア

くり返すが，頸癌はこの境界部，つまり腟部びらんの辺縁から発生する（図14-7A，図14-8A）。ヘルペスウイルス（II型）・パピローマウイルスなどのウイルスが感染し，発癌因子として働く可能性が問題になっているが，ここは種々の刺激を受けやすく，上皮が薄いためしばしば傷害を受け，再生を反復するといったことにも関係があるらしい。ここにできる癌は扁平上皮癌であり，異型の（atypicalな）重層扁平上皮がここに出現することが最初に起こる事件である。「異型」の意味については腫瘍の章を復習してほしい（●107頁）。核の大きな細胞が上皮層内に密に並び，大きさや形は不揃いで，核分裂の像も多数見出され

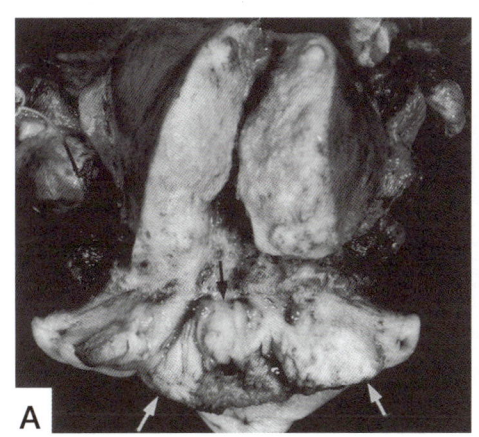

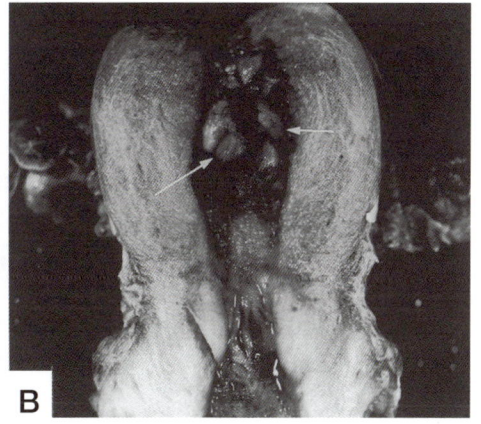

図14-8 子宮頸癌（A）と体癌（B）
頸癌（A）では頸管から子宮腟部にかけて，体癌（B）では子宮体部に
腫瘍をつくっている（矢印）。

る。このような変化はだんだんに程度が強くなり，ついにはどうみても癌としか思えない細胞で上皮層全体が置きかえられてしまう。この状態を**上皮内癌**（carcinoma in situ；CIS）という。上皮が癌細胞で置きかえられているが，まだ上皮下に浸潤を始めていない段階，しかしいつ浸潤を始めてもおかしくない状態と解釈される。今日では頸部粘膜の生検が広く行われ，患者によって軽い異型から明白な上皮内癌までさまざまな変化が見出される。異型があっても，まだ明らかな癌とはいえない段階は**ディスプラジア**（dyplasia，異形成と訳す）と呼ばれ，一種の前癌性病変と考えられている。初期のディスプラジアでは異型は軽く，細胞は上皮の表層に向けて扁平化する傾向を残しているが，定期的に生検を行って観察を続けると，異型はだんだんに強くなり，最後には上皮内癌としかいえない状態になる。おそらくこの場合も，大腸腺腫から癌が発生するのと同じように，多段階の遺伝子異常がつみ重ねられて行くのであろう。いずれにせよ，この上皮内癌は明らかな頸癌としてはもっとも早期のものであり，この時期に手術を行って子宮を取ることが理想であることに疑いはない。癌が浸潤を開始すれば子宮壁の平滑筋層に入り，さらに子宮の外に出て隣りあう骨盤内の臓器，あるいはリンパ節に広がってゆく（◯121頁，表7-4）。直腸や膀胱に浸潤し，癌が壊死におちいったあと，子宮や腟との間に**瘻孔**（fistula），すなわちトンネルができることもまれではない。

頸癌の早期発見 ● 頸癌に対しては早期発見を目的として集団検診が行われているが，そこで有力な検査法となっているのが細胞診である。この場合は綿棒などを使って腟部・頸管の粘膜を擦過し，はがれてくる多数の細胞をスライドグラスに塗抹し

たのち，染色して顕微鏡で調べる。異型な細胞が検出されたときは癌の存在を疑い，より精密な検査を行うという手順になる（図7-15）。細胞診による頸癌の検出率はきわめて高く，検査法として広く信頼されている。細胞診の対象としてはほかにも喀痰・尿・胸水・腹水・胃の粘膜擦過物などがあるが，その有効さにおいては頸癌の検査が第一である。

体癌の病理 　**子宮体癌**（図14-7B，図14-8B）は**子宮内膜癌**（endometrial carcinoma）ともいわれる。もっぱら高年者の癌で，閉経後何年もたってから発生するのがふつうである。出産を経験しなかった女性に多く，頸癌が経産婦に多いのと対照的である。体癌には出血性メトロパシーが先行する場合があり，そのようなホルモンの失調が有力な原因と考えられている。組織型は腺癌であり，この点も頸癌が扁平上皮癌であるのと対照的である。進行はゆっくりしており，比較的早期のうちに不正性器出血によって気づかれることが多い。掻爬を行い，得られた内膜組織を顕微鏡的に観察することにより診断する。

④ 子宮付属器の病理

卵管と卵巣をあわせて**子宮付属器**（adnexa）と称している。付属器のおもな病気をまとめておく。

ⓐ 子宮外妊娠 ectopic pregnancy

正常な妊娠では卵子の受精は卵管の膨大部で行われ，子宮底（子宮の上部）に着床して発育を始める。卵子の移動は卵管の運動，および卵管の上皮にそなわっている線毛の動きによるとされている。

卵管に通過障害がある時は卵子の子宮への移動が妨げられ，受精卵が卵管内に着床してしまい，そこで発育を始めるといった事態が発生する。これが卵管妊娠である。胎児がある大きさになると卵管は破裂し，腹腔内に大出血をひき起こす。このときは急激な腹痛と出血によるショックを伴い，早急に開腹手術を行うことが必要になる。まれではあるが，卵巣の表面や腹腔に着床し，妊娠が進行することもある。これらを総称して子宮外妊娠という。

ⓑ 子宮内膜症 endometriosis

子宮内膜，すなわち子宮体部の粘膜組織が，もともと存在するはずがない所，

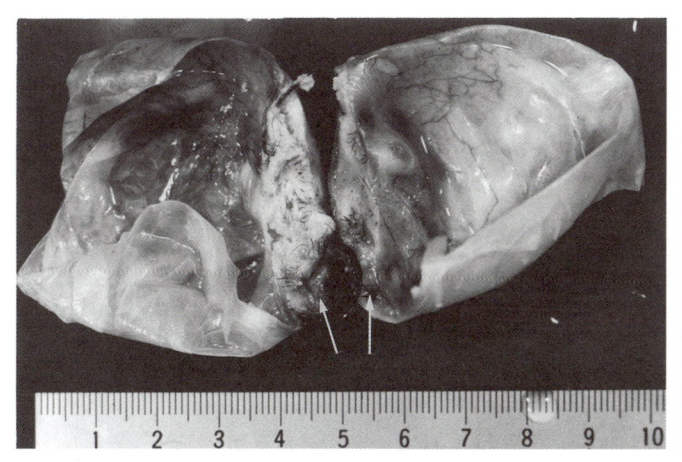

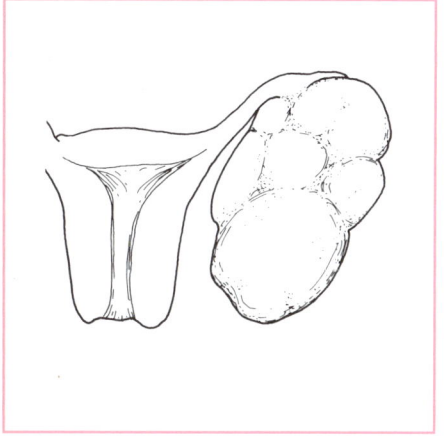

図 14-9　卵巣の嚢胞腺腫
全体の形（右）と内部の状態（左）。透明な液体をいれた嚢腫であるが，一部に皮様嚢腫が共存しており，そこは皮脂の塊とともに多数の毛を含んでいる（矢印）。

たとえば付属器・腟・膀胱・直腸などの腹膜面に形成されていることがある。これを子宮内膜症というが，なぜそのようなことが起こるのか，原因はわからない。内膜組織は子宮の平滑筋層の中に散らばっていることもあり，この場合は子宮腺筋症（adenomyosis）と呼ばれる。いずれにせよ，そのような内膜組織もホルモンに反応するため，月経期には出血をくり返す。このことが月経時のひどい痛み（月経困難）など，いろいろな障害の原因となる。

C 卵巣腫瘍

卵巣にはさまざまな腫瘍が生じ，種類が多いことでは臓器中で随一であろう。ここでは重要なものだけを並べておく。

- **嚢胞腺腫（のうほうせんしゅ）**（cystadenoma）：内面を上皮におおわれた袋，つまり嚢胞（cyst）の形をとる腫瘍で，タンパクを含む液体や粘液で満たされている（図14-9）。内面の上皮細胞が増殖を行うことが腫瘍の本体である。非常に大きくなることがあり，腹腔の大部分を占領することもある。しばしば腺癌が発生する。
- **皮様嚢腫（ひようのうしゅ）**（dermoid cyst）：やはり嚢胞の形をとる病変であるが，内面を皮膚でおおわれており，毛や皮脂腺など皮膚の付属器官をそなえ，しばしば歯を形成している。奇形腫の特徴を有していて，嚢腫の壁には精巣の奇形腫と同様，雑多な組織が見出されることが多い。
- **精細胞腫（セミノーマ）**：精巣と同じものが卵巣にも生じる。
- **胎児性癌**：これも精巣と同じものが発生する。悪性度はセミノーマに比べて高い。

- **女性化腫瘍**：顆粒膜細胞腫・莢膜細胞腫などといわれる腫瘍では，細胞がエストロゲンを産生し，出血性メトロパシーなどの症状をひき起こす。
- **男性化腫瘍**：卵巣腫瘍の中には，逆に男性ホルモンであるアンドロゲンを産生するものがある。男性化，すなわち男性型体毛・顔つきや声の変化・陰核肥大などをひき起こす。
- **癌**：いろいろな性質の癌が発生する。囊胞腺腫の悪性化により発生した腺癌がもっとも多い。
- **クルケンベルグ（Krukenberg）腫瘍**：消化管の腺癌，特に胃癌で細胞が粘液を産生する形のものが転移を起こし，両側の卵巣が著しく腫大してくる場合がある。これを卵巣のクルケンベルグ腫瘍という。卵巣原発の腫瘍を疑って摘出し，組織学的に調べて初めて転移であることが明らかになることがある。

⑤ 胞状奇胎と絨毛癌

胎盤の構造と機能
胎盤は胎児血と母体血の間に物質交換を行うための器官である。胎児に必要な酸素や栄養が母体血から供給され，胎児からの老廃物は母体血に吸収され，運び去られる。胎盤の構造は，胎児側から**栄養膜細胞**（trophoblast）に包まれた毛細血管が伸び出し，この細胞が子宮壁を壊しながら増殖した状態といってよい（図14-5）。結果において母体血は栄養膜の周囲にできたスペースに流れこみ，栄養膜細胞をへだてて毛細血管内の胎児血との間に物質交換を行うことになる。胎児側から伸びる組織は複雑に枝分かれし，**絨毛**（chorionic villi）といわれる無数の小突起をつくるが，このことによって表面積が大きくなり，母体血と胎児血の接触面を著しく広いものにしている。栄養膜細胞からはヒト絨毛性性腺刺激ホルモン（hCG），その他のホルモンが分泌される。

胞状奇胎
胎盤には**胞状奇胎**（hydatidiform mole）といわれる異様な病変がかなり高い頻度で発生する（図14-10A）。絨毛がいっせいに浮腫を起こしてブドウの房状に膨れあがり，子宮を一杯に満たしている。奇胎が見つかったときはすでに胎児は死亡し，消滅していることが多い。胞状奇胎で重要なことは，表面をおおう栄養膜細胞に強い増殖を伴うことである。細胞はヒト絨毛性ゴナドトロピン（hCG）を分泌するため，胎児が消滅した後も妊娠反応は強陽性を呈し続ける。妊婦に強い悪阻（つわり）が続くのはそのためとされている。また栄養膜細胞が増殖を続けているため，そこから時として絨毛癌が発生する（下記）。このため，胞状奇胎は掻爬によって完全に取り除くことが必要である。掻爬のあとも

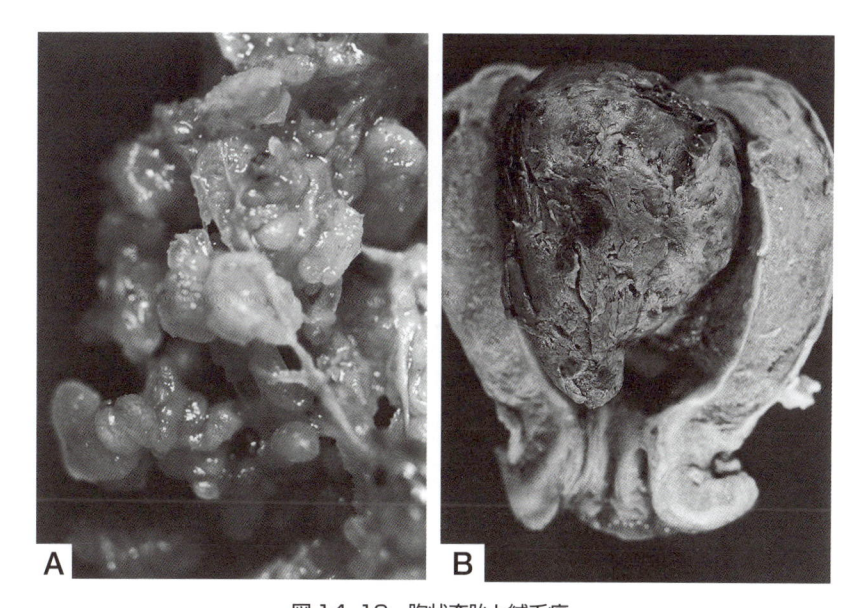

図14-10 胞状奇胎と絨毛癌
A 胞状奇胎。新鮮な状態では絨毛がもっと強く腫脹しているが，写真でもだいたいの形は把握できる。
B 絨毛癌。出血が強く，凝血のようにみえる腫瘍が子宮の内腔を埋めている。

ときどき妊娠反応を調べ，経過を観察しなければならない。

絨毛癌● 栄養膜細胞から発生する悪性腫瘍が**絨毛癌**(choriocarcinoma)である。多くは胞状奇胎から発生するもので，奇胎40例に1例の割合で発生するといわれる。奇胎なしに発生するのは10,000例以上に1例というから，奇胎という病気は立派な前癌性病変なのであり，いかに危険なものかがわかるであろう。栄養膜細胞には子宮壁を壊して胎盤をつくる働きがあると述べたが，癌細胞になっても同じ性質があり，浸潤する際には血管をさかんに破壊し，強い出血を伴うのが特徴である(図14-10B)。絨毛癌は発生後，早い時期からしばしば肺や脳に転移するが，そこでも強い出血を起こす。また，癌細胞は胞状奇胎と同じようにhCGを分泌する。絨毛癌に対しては子宮摘出が行われるが，手術のあとも妊娠反応を定期的に調べ，転移の有無を知る手がかりとしている。

⑥ 乳腺の病理

乳腺でもっとも重大な病気はいうまでもなく乳癌である(図14-11，図14-13)。乳癌の症状は乳腺内に硬結(しこり)を生じることであるが，同じような症状を出す病気はほかにもいくつかある。それらの鑑別，特に早期の乳癌と良性病

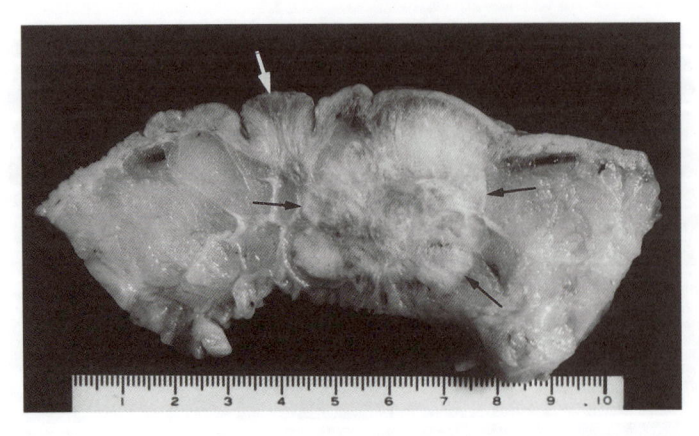

図14-11　乳癌
手術でとられた乳腺の断面を示す。癌は直径3cmほどの範囲に浸潤性増殖を行っている（矢印）。白の矢印は乳頭。

変の鑑別は触診だけではむずかしいことがあるが，最近は乳腺の画像診断，いわゆるマンモグラフィー（mammography）が有力な診断の手段として広く使われるようになった。確実な診断を行うには生検によって病変の一部または全体をとり，病理組織学的に調べるのが一番である。ここでは乳腺に硬結を生じる代表的な場合について述べよう。

ⓐ 女性化乳房 gynecomastia

女性ではなく男性で乳房が大きくなる現象で，多くは両側に起こる。この場合，組織学的には導管（乳管）が発達し，結合組織の増殖を伴うが，腺組織そのものはできてこない。この状態を女性化乳房という。何かの原因で血中エストロゲンの相対的な増加があって起こると考えられている。

ⓑ 乳腺炎 mastitis

乳腺の炎症は多くは乳管を通っての細菌感染，すなわち上行感染の結果起こってくる。感染は特に授乳の時期に起こりやすい。炎症の部位には硬結を生じるが，痛みや腫れなどの炎症症状があり，区別は割につけやすい。他方，乳癌の特殊な型に炎症性乳癌と呼ばれるものがある。癌細胞の浸潤が表面の皮膚（真皮）に急速に広がるもので，びまん性の浮腫・充血を伴い，炎症に似た外観を呈してくる。

ⓒ 乳腺症 mastopathy

乳腺に硬結をつくる病変として非常に多いもので，たいていは30～40歳代の女性に発生する。病変の性質は症例によって，また時期によっても違い，一概にはいえないが，

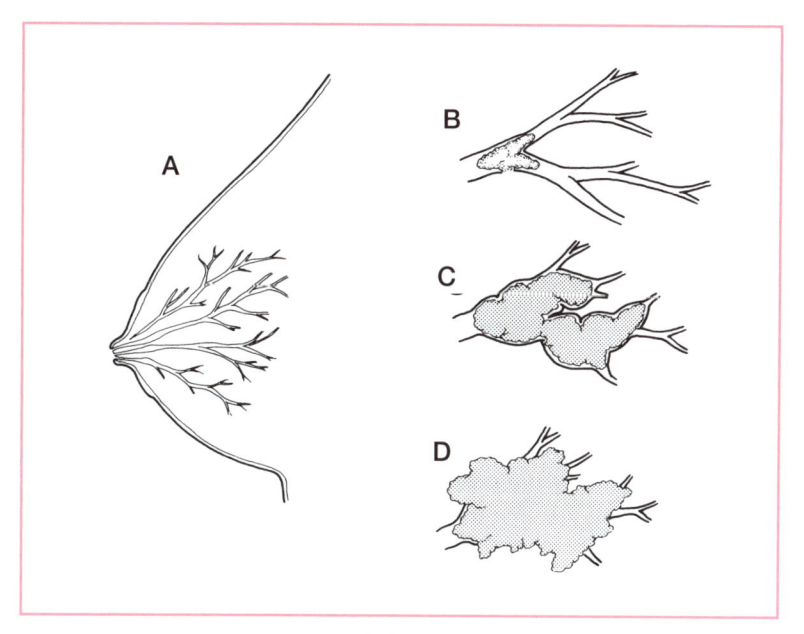

図 14-12　乳管内の上皮増殖と乳癌
A　正常な乳管を示す（腺の組織はもっと末梢側にある）。B～Dは枝の一部。
B　乳管内の上皮増殖。その大きなものが乳管内乳頭腫。
C　非浸潤癌。癌は乳管をおしひろげながら成長するが，まだ乳管の内部にとどまっている。
D　浸潤癌。癌は乳管を破って周囲への浸潤を始めている。

　　腺組織の増殖

　　結合組織の増加

　　嚢胞の形成

　　乳管上皮の増殖

がおもな要素であり，症例によってその現われ方に差があると考えてよい。本体については多くの議論が行われているが，乳腺組織の過形成という面が確かにあり，それには女性ホルモンのバランスの乱れが関係しているらしい。月経前に硬結部に痛みを訴えることが多いのも，そのような関係から説明されている。症例の一部では末梢の乳管の上皮に増殖があり，そこに異型を伴うようなものは一種の前癌性病変と考えられる。

d　線維腺腫 fibroadenoma

　20歳代の若い女性に生じるかたい硬結で，名前が示すように腺組織と間質の（線維性）結合組織がいっしょに増殖するものである。良性腫瘍と考えられてきたが，乳腺症と共通した性質もあり，人によっては乳腺症の一型とみなしている。

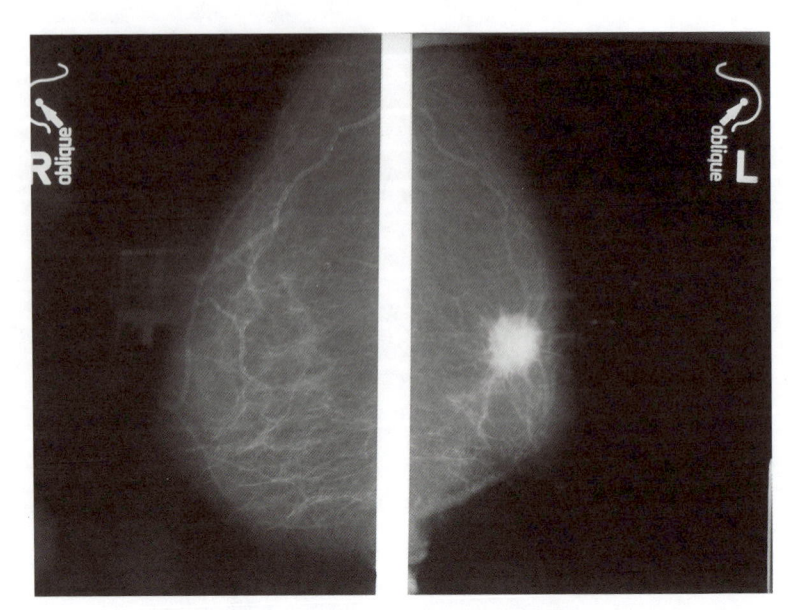

図14-13 マンモグラフィー（乳癌例）
右側の乳腺（図では左側）は正常で血管や乳管の輪郭が写っている。
左（図では右側）に直径2.5cmほどの腫瘍が見える。

e 乳管内乳頭腫 intraductal papilloma

　乳頭に近い太い乳管から末梢の細い乳管まで，さまざまのレベルに発生する上皮性の腫瘍で，乳管の上皮が増殖し，管腔を一杯に満たしている（図14-12B）。乳頭からの出血が特徴的な症状である。この腫瘍からも時として癌が発生するので，一種の前癌性病変と考えられている。

f 乳癌 mammary carcinoma

　欧米では，乳癌は女性の癌による死亡率の第1位を占めている。なぜか日本では欧米に比べて少なかったが，最近は増加の傾向にある。一般の癌と同じく原因はわからないが，最近の増加は食生活の変化（洋風化）に関係があるといわれる。ただ，独身の女性や不妊の女性に多いことから，性ホルモンの異常にも関係があるようだ。比較的若い人にも発生する癌で，好発年齢は40歳代である。日本ではマンモグラフィーを使った乳癌の検診が普及しつつある（図14-13）。

●乳癌の病理　癌にはいろいろな組織型があり，それによって分類されているが，重要なことは，いずれも乳管の上皮に由来することである。癌に先立って発生する病変は，乳管上皮の異型を伴う増殖で，乳管内乳頭腫もその一つである。このよう

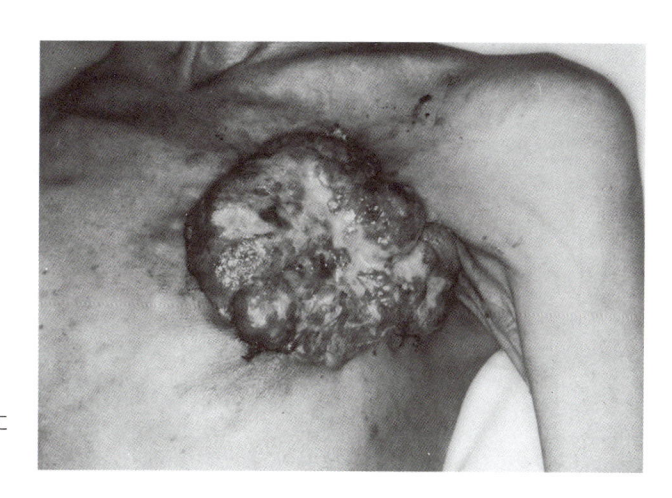

図 14-14　進行した乳癌
乳腺は完全に破壊され，その部に大きな潰瘍をつくっている。

な病変から発生した癌は，最初は乳管の内腔をうずめながら広がってゆく。まだ癌が内腔にとどまっている段階であり，この状態を非浸潤癌（または乳管内癌）という（図14-12C）。やがて癌は乳管の壁を破って外に出，周囲の組織に浸潤を始める。この状態が浸潤癌である（図14-12D）。そのどちらであるかは非常に重要なことである。なぜなら，非浸潤癌では乳腺全体を手術で取れば乳管内の癌を根こそぎにすることが可能であり，完全な治癒が期待できるからである。ところが浸潤癌では多かれ少なかれ周囲のリンパ管に癌が入りこむため，リンパ節への転移がすでに起こった可能性を否定できなくなる。もちろん，非浸潤癌のうちに手術を行うのが理想である。癌の浸潤が広がると，表面の皮膚に「えくぼ」のような変化（ディンプリング dimpling 徴候）が現われ，さらに進行するとびらんや潰瘍を形成し（図14-14），深部に向かっては胸壁の筋肉（大胸筋）に入りこんでゆく。転移はまず腋窩（わきの下）のリンパ節に起こる。血行性に骨に転移しやすいことも乳癌の特徴である。癌の存在部位は，乳腺を上下左右に4分割し，どの1/4領域（quarter）に存在するかで表現する。乳癌は乳房の外側上部のquarterから比較的多く発生する（C領域という）。

● 乳癌の外科：根治手術と乳房温存

外科的に乳癌をなおすのに，どのような手術がよいか，これは近年さかんに議論されている問題である。以前から行われてきたのは，乳房をとるだけでなく，腋窩のリンパ節の廓清を行い，胸壁の筋肉も取り除くという徹底した根治手術（乳房切断）であった。しかし最近は，さまざまな程度に乳房を残す手術，いわゆる乳房温存療法が普及しつつある。乳腺にふれる硬結の部分だけを取る方法（病巣切除），硬結の周囲の乳腺組織をある程度いっしょに取る方法（広範囲病巣切除），腫瘍が存在する乳房のquarterを切除する方法などである。もちろんこれは，乳房を失わずにすませたいという女性の願望から出発した試みで

ある。そして温存療法の予後、すなわち再発を起こす危険性がどの程度であるか、この問題がいま議論されているところである。切除の範囲をせばめ、より原状に近い形で乳房を温存しようとすれば、それだけ目にみえない癌細胞が取りきれずに残り、再発を起こす危険性が高くなる。現在は、硬結の大きさが2cm以下で、乳頭から離れており、腋窩リンパ節に転移がないこと、そして患者が温存を希望し、それに伴う危険性も理解していることが温存を選ぶ上での原則とされている。

　病理からみて温存の一つの問題は、非浸潤癌の広がりであろう。塊をつくって浸潤する癌ならある程度肉眼でも認識できるが、その周囲で乳管の細いトンネルにもぐりこんでいる癌については、進展の範囲は肉眼ではもちろん、現在の画像診断でも決定することができないのである。

補助的な治療●　温存治療を含めて、手術を受けた乳癌患者は術後、定期的に検査を受けることになるが、しばらくして再発が見つかれば、それは患者にとっては大変なショックであろう。だが、乳癌の場合はそれに対処する有効な治療法がいくつか準備されている。癌細胞にはエストロゲンやプロゲステロンへの受容体分子を核内にもつものが少なくないが、このような症例では癌細胞にそれらのホルモンに反応して増殖する性質（ホルモン感受性）があり、そのことを利用してエストロゲン拮抗薬などを使って増殖を抑制することができる。抗癌剤や放射線療法も乳癌にはかなりの効果がある。

予　　後●　乳癌以外の癌、たとえば胃癌などでは、手術後の「5年生存」によって癌がなおったと判断されるのに、乳癌では5年生存は治癒の目安にならない。乳癌では手術後10年をへてもまだ再発の可能性があり、安心できないのである。たぶん癌細胞の増殖が比較的ゆっくりしているためであろう。

第 15 章

造血器の病理

● はじめに

血球は次のような系統に分けられることを知っておられると思う。

　　　赤血球
　　　　　　　┌ 多核白血球（好中球・好酸球・好塩基球）
　　　白血球……│ 単　球
　　　　　　　└ リンパ球
　　　血小板

末梢血・骨髄血　　成人では，赤血球，血小板，およびリンパ球以外の白血球は骨髄でつくられ
の検査　　　　　る。血球は毎日おびただしい数が壊されてゆくものであり，それは骨髄での活
発な血球産生によって補われる。正常な人では，耳血によって耳たぶから採取
した血液（末梢血）には，でき上がった血球，すなわち成熟した血球だけが含
まれているが，骨髄穿刺で得られる骨髄血には，それらがつくられてゆくさま
ざまの段階の細胞（未熟な細胞）が含まれている（図15-1）。したがって，血球

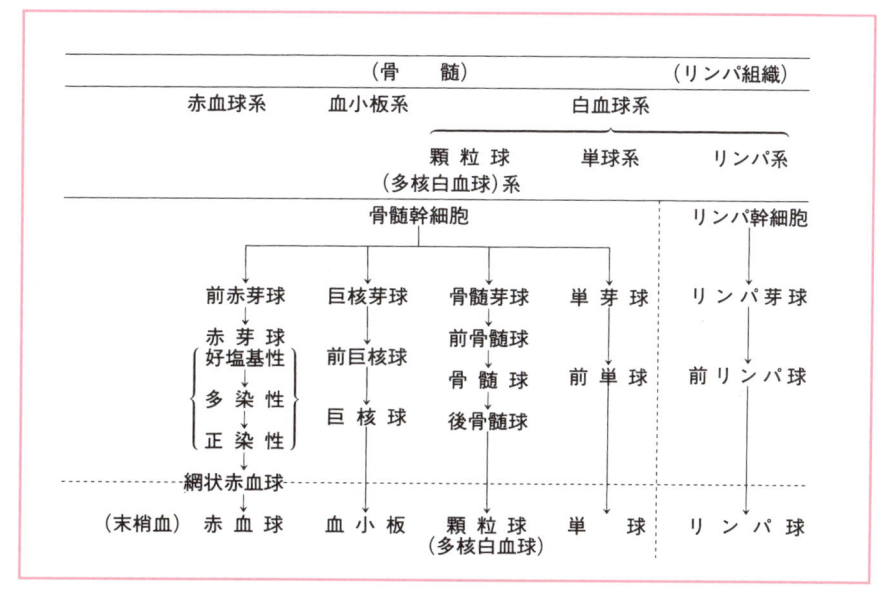

	（骨　　髄）				（リンパ組織）
赤血球系	血小板系	白血球系			
		顆 粒 球 （多核白血球）系	単球系	リンパ系
	骨髄幹細胞				リンパ幹細胞
前赤芽球	巨核芽球	骨髄芽球	単 芽 球	リンパ芽球
赤 芽 球 好塩基性 ↓ 多 染 性 ↓ 正 染 性	前巨核球 巨 核 球	前骨髄球 骨 髄 球 後骨髄球	前 単 球	前リンパ球
------網状赤血球------				
（末梢血）赤 血 球	血 小 板	顆 粒 球 （多核白血球）	単　球	リ ン パ 球

図 15-1　各系統の造血のステップ

が成熟してゆく過程に異常がないかを知るには，骨髄血を検査しなければならない。末梢血も骨髄血も，得られた材料はスライドグラスに塗抹し，ギムザ（Giemsa）染色を行って顕微鏡で観察する。骨髄穿刺はふつう胸骨・腸骨などで行われ，吸引によって骨髄血を採取しているが，骨髄に異常があって線維がふえた状態では吸引しても骨髄が出てこない。Dry tapと呼ばれる状態で，このようなときは骨組織を切り取って骨髄の生検を行う。

リンパ球がつくられる場所はリンパ組織で，リンパ節・脾臓の白色脾髄・扁桃・胸腺など全身に散在している。リンパ球をつくる組織の異常が考えられるときは，これらのリンパ組織から生検を行う。

●髄外造血　　成人では骨髄でしか行われない赤血球などの造血は，胎児では肝臓や脾臓でも行われている。成人でも，たとえば癌の転移が全身の骨に広がり，骨髄での造血が障害された時は，肝臓や脾臓で代償的な造血が行われることがある。**髄外造血**（extramedullary hematopoiesis）といわれている。

❶ 貧　血

●貧血の定義　　正常な血液には，平均して1mm³中450万〜500万の赤血球が含まれ，血液のヘモグロビンの濃度は100ml中14gから16gとされている。血液のヘモグロビン濃度が正常の範囲以下にまで低下したとき，その状態を**貧血**（anemia）という。WHOの基準では，成人の男性で13.0g/dL以下，女性で12.0g/dL以下が貧血とされる。ひどい貧血が続くと，各臓器をながれる血流の量は正常でも，酸素の供給は不十分となるので，虚血と同じ結果になり，心筋や肝臓に細胞傷害が起こってくる。貧血は，成り立ちの面から多くの種類が区別されているが，ここでは代表的な病型だけを記しておく。

ⓐ 鉄欠乏性貧血 iron deficiency anemia

●出血による鉄欠乏　　身体のどこかに，じわじわと出血が続くような病変が存在するとき，たとえば慢性の胃潰瘍がある場合，骨髄の造血は亢進して失われた赤血球を補おうとする。ふだん，大腿骨のような管状骨では中央部付近の骨髄はほとんど脂肪組織で置きかえられているが，そのような部位にも造血組織が出現してくる（図15-2B）。しかし出血の程度がひどい場合は，造血組織がいくらふえても肝心のヘモグロビンの原料が不足してしまい，そのことによって貧血が発生する。そ

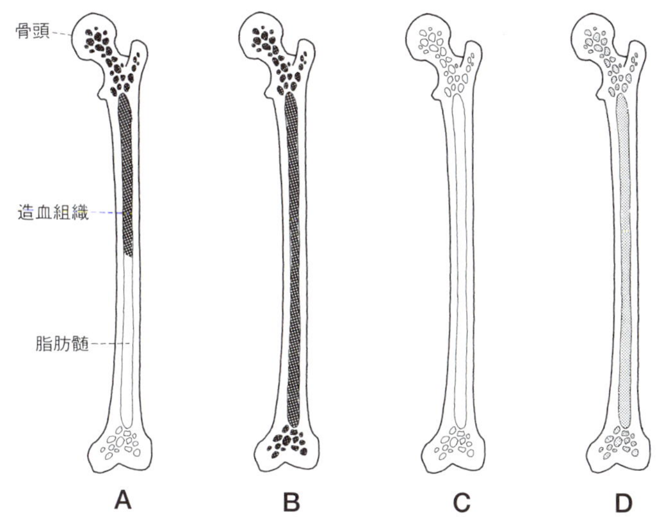

図15-2　骨髄での造血組織の状態（大腿骨）
A　正常の成人。造血は上半分で行われており，下半分は脂肪組織からなる（脂肪髄）。
B　鉄欠乏性貧血などでは造血組織が増加し，骨髄全体を占めるようになる。
C　再生不良性貧血。全体が脂肪髄からなり，造血組織はほとんど存在しない。
D　白血病。骨髄は白血病細胞の浸潤で埋められる。

れは，ヘムの構成成分であるところの鉄が不足するのである。血液を調べてみると，赤血球の数も減少しているが，それを上まわってヘモグロビンの量が下がっている点に特徴がある。「低色素性」貧血といい表わされる性質である。

● 吸収障害による鉄欠乏

同じような結果は鉄の吸収障害がある場合にも発生する。食物に含まれる鉄は胃液の塩酸によってイオン化され，十二指腸から吸収される。たとえば慢性胃炎があると，胃腺の上皮に腸上皮化生（●195～196頁）が進行して，塩酸を分泌する腺細胞が少なくなってくる。いわゆる低酸症で，この状態になると鉄は十分に吸収されず，出血によるのと同じような貧血がひき起こされる。一方，性成熟期の女性では月経という生理的な出血をくり返すため，鉄の欠乏による貧血を起こしやすい。鉄欠乏性貧血は，食事のかたよりによっても発生するといわれる。

ⓑ 悪性貧血 pernicious anemia

● 赤血球の成熟障害＝巨赤芽球の形成

これは赤血球の成熟障害による貧血である。骨髄で赤血球がつくられる道筋は，核をもった赤芽球が数回の細胞分裂を行い，その間に細胞質にヘモグロビンが形成されてゆき，最後に核を失って赤血球となるものである。このような成熟の過程にはビタミン B_{12}（または葉酸）の存在が必要とされている。これら

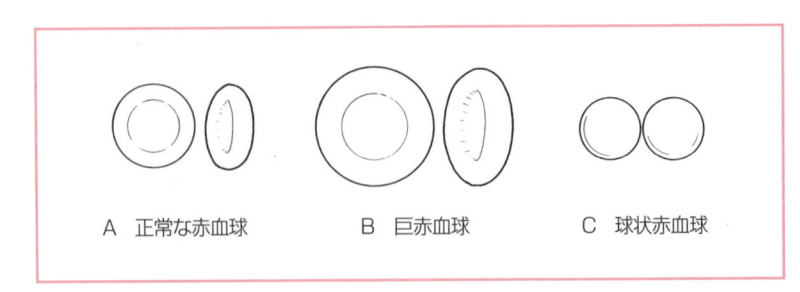

図15-3　病的な赤血球

A　正常な赤血球　　B　巨赤血球　　C　球状赤血球

の物質は小腸から吸収されるが，吸収に際しては胃液中に内因子（intrinsic factor）といわれる一種のムコタンパクが分泌され，その分子と結合することが前提とされている。したがって，ひどい胃腺の萎縮を伴う慢性胃炎，あるいは手術で胃を摘出した後などでは，十分な内因子が分泌されないためB_{12}が欠乏し，赤血球の成熟障害が発生することがある。赤芽球は細胞分裂を正常に行うことができず，その結果，異常に核の大きな細胞（巨赤芽球）ができ，末梢血にも大型の赤血球（巨赤血球）が現れる（図15-3B）。巨赤芽球の多くはまともに赤血球まで成熟できず，骨髄内で死滅するため貧血が発生する。この形の貧血は悪性貧血と呼ばれてきたが，今日では原因が明らかにされ，完全になおすことができるので，「悪性」という表現はあたらない。

ⓒ 溶血性貧血 hemolytic anemia

赤血球破壊の亢進●　　赤血球の寿命は平均120日といわれる。使い古され，寿命のつきた赤血球は脾臓で破壊される。ところが何かの原因で赤血球の破壊が亢進し，あるいは寿命が短縮することによって貧血が起こることがある。溶血性貧血といわれ，多くの種類があるが，ここでは2つの場合をあげておく。このような場合は黄疸，すなわち溶血性黄疸を伴うことを前に述べた（◯213頁）。

球状赤血球症●　　第1は球状赤血球症（spherocytosis）といわれる遺伝性の病気である。正常の赤血球は直径が7〜8ミクロン，形は円盤状であるが，この病気をもつ人では，ある種の異常が赤血球の膜にあり，おそらくはそのために円盤状の形を保つことができず，直径6ミクロンにみたない小さな球状の形をとってくる（図15-3C）。球状赤血球といわれるもので，非常にこわれやすく，そのため貧血を起こすのである。このときは高度の脾腫を伴うことが一つの特徴で，脾臓の重さは1,000gを超えることが多い（正常では50〜100g）。脾摘，すなわち脾臓を摘出する手術が行われ，治療として有効である。

胎児性赤芽球症●　　第2は胎児性赤芽球症（erythroblastosis fetalis）といわれる胎児・新生児の貧血

である。原因は胎児と母親の血液型の不適合で，母親がRh（−），胎児がRh（＋）というケースが大部分である。Rh因子をもつ胎児の赤血球が何かの機会に母体血に混りこむと，母体側ではRh因子に対する抗体を血清中につくってくる。この抗Rh抗体は胎盤を通って胎児の血液へ移行し，免疫反応（II型アレルギー）によって胎児の赤血球を破壊するのである。したがってこの場合は赤血球が特に壊れやすくできているわけではない。溶血に対しては代償性に造血が亢進し，その結果，末梢血に赤芽球が出現することから「赤芽球症」の名がついている。血中にとけ出した大量のヘモグロビンは間接型ビリルビンにつくりかえられるが，それは胎児が子宮内にある間は母体の肝臓で処理される。ところが分娩によって母体から切り離されると，新生児の血中に増量してゆき，新生児重症黄疸という危険な状態をひき起こすことは前に述べた通りである（⊃76頁，181頁）。

ⓓ 再生不良性貧血 aplastic anemia

骨髄造血の障害 ● 　これは全身の骨髄で造血組織が消滅してゆき，結局は脂肪組織で置きかえられてしまう病気である（図15-2C，図15-4B）。赤血球だけでなく，骨髄での全系統の造血が障害され，末梢血では貧血のほかに白血球の減少（leukopenia）および血小板の減少（thrombocytopenia）を伴う。前者はひどい感染症を（図15-5），後者は出血性素因をひき起こし，たいていそのどちらかが命とりになる。正常な成人では末梢血の白血球数は1mm³あたり5,000〜10,000，血小板数は20万〜50万とされているが，この病気では白血球が1,000以下，血小板が1万以下という極端な低下もまれでない。原因は不明だが，特に日本で発症の率が高い病気である。治療としては，副腎皮質製剤（ステロイド）そのほかによる免疫抑制療法が有効である。重症者に対しては，組織適合抗原（HLA）のマッチしたドナーから提供が得られるときは，骨髄移植が行われる。

二次性
再生不良性貧血 ● 　同じような骨髄の荒廃が，はっきりした原因があって発生することがあり，原因不明の「特発性」に対して二次性の再生不良性貧血といわれる。いわゆる原爆症がこの状態に相当しており，被爆のあと短期間に死亡した人の多くで，これが死因になったことは有名である。もっと私たちが身近に経験するのは，悪性腫瘍に対して放射線治療，あるいは制癌剤による化学療法を行った場合である。これらの治療には骨髄造血の抑制という副作用がつきまとうので，患者の血液を頻繁に調べ，造血機能の状態を監視しなければならない。

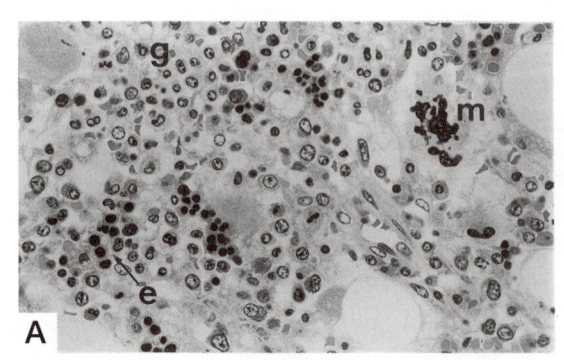

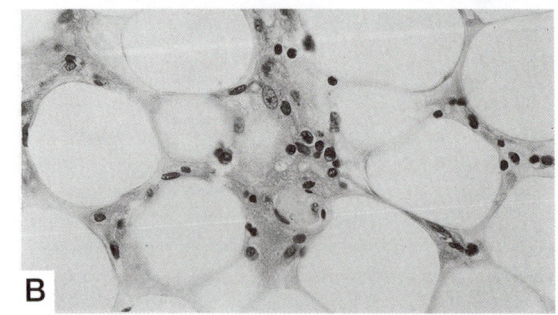

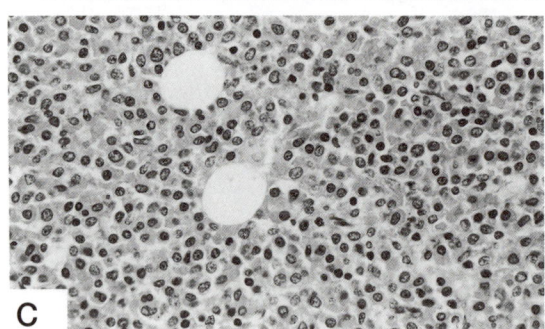

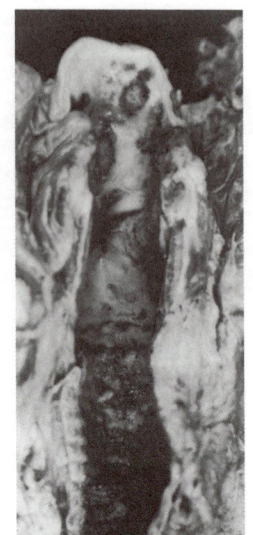

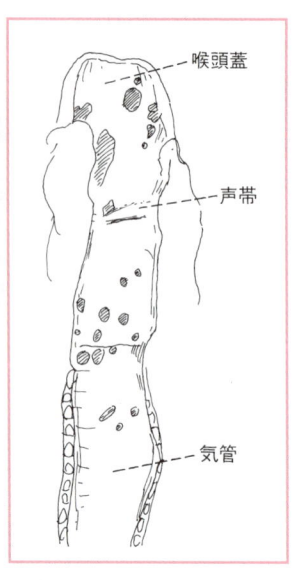

図15-5 白血球減少に伴う上気道感染
喉頭から気管にかけて，粘膜にたくさんの潰瘍をつくっている。

図15-4 骨髄の組織とその変化
A 造血を行っている正常な骨髄（大腿骨近位部）。赤芽球の集団（e），巨核球（m），多核白血球系の幼若細胞（g）など，とりどりの細胞がまじり合っている。
B 再生不良性貧血。Aと同じ部位の大腿骨髄であるが，造血組織はほとんど消滅し，脂肪髄の状態にある。大きな空胞のように見えるのは脂肪細胞。
C 骨髄性白血病。正常な骨髄の多彩な細胞像は失われ，白血病細胞だけが全体に浸潤している。赤芽球や巨核球は見出されない。

② 白血病と多発性骨髄腫

非腫瘍性の白血球の増加

　末梢血の白血球数は身体の状態によって変動する。日常の診療で経験するのは感染症，特に化膿性細菌の感染の際にみられる白血球増多（leukocytosis）である。虫垂炎の診断に白血球数を参考にすることはどこでも行われているであろう。このような場合，ふえてくるのはもっぱら多核白血球，とりわけ好中球である。炎症の章で述べたように，好中球は細菌を貪食して始末する強力な働きをもち，細菌感染の際には尖兵として活躍するものであるから，このような時は骨髄での好中球の生産がさかんになり，ふえてくるのである。白血球増多の原因が感染であることは，末梢血中の分画（パーセンテージ）で好中球の比率が高いことから確かめられる。耳血によって末梢血の塗抹標本をつくり，好

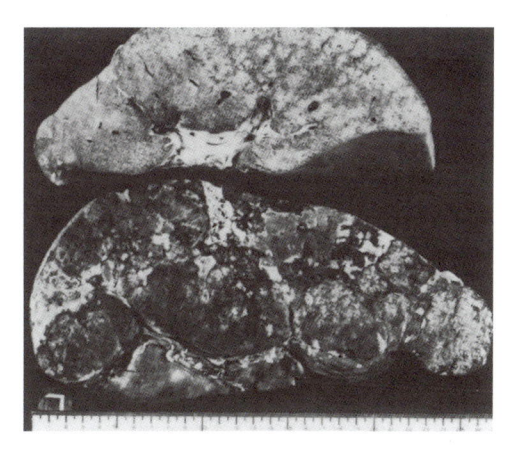

図15-6　白血病による脾腫
慢性骨髄性白血病の症例で、脾臓（下）は肝臓（上）よりも大きくなっている。重量は約3,000g。

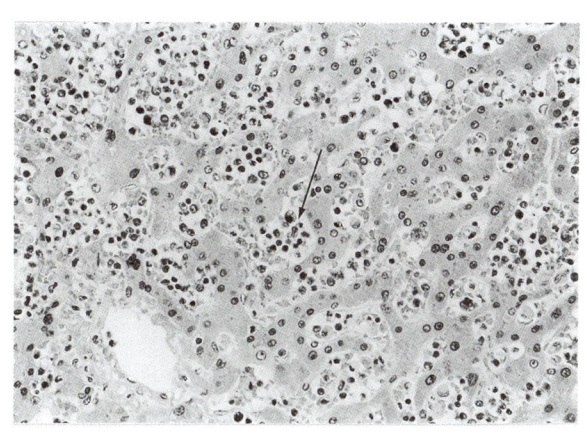

図15-7　肝臓の組織への白血病細胞の浸潤
骨髄性白血病の例。肝細胞の間、毛細血管の中に白血病細胞が充満している（矢印）。

中球・単球・リンパ球などの数を顕微鏡下に別々に数え、その比率を調べるのである。

白血球系の腫瘍化　感染の際に好中球がふえるのは、いわば他律性の増殖である（○96頁）。感染がおさまり、身体が余分な好中球を必要としなくなれば自然にもとに戻るからである。これに対して、自律性増殖のかたちで白血球、というより白血球になるべき細胞が増殖する病気がある。感染などのはっきりした理由なしに、しかもとどまるところをしらずにふえてくるのである。細胞が自律性の増殖を行うことが、腫瘍としてもっとも基本的な性質であったことを思い出そう。このような白血球造血組織の腫瘍化を**白血病**（はっけつびょう）(leukemia) と呼ぶ[注]。白血病には良性腫瘍にあたるものはなく、すべて悪性である。ただし最近は化学療法の進歩、骨髄移植などの新しい治療法の導入によって、白血病の治療にもだいぶ希望がもてるようになってきた。

注）赤血球の造血組織にも腫瘍化が起こることがあり、**赤血病**(erythremia)といわれるが、白血病に比べればはるかに少ない。

白血病の病理　白血病は癌や肉腫と比べれば変わった悪性腫瘍である。この場合、腫瘍細胞は**白血病細胞**(leukemic cell)といわれるが、もともとが血球であるから簡単に血流にまじりこみ、症状が現れた時はすでに全身に広がっている。その広がり方は一種の血行性転移と考えられるが、どこが原発部位でどれが転移であるかはわからないのがふつうで、この点、癌などとは様子が違う。それで、白血病では転移とはいわず、白血病細胞の浸潤がどこの臓器にある、といった表現を使う。浸潤は骨髄・リンパ節・脾臓など全身の造血臓器を侵し、特に脾臓などは病型によっては腹腔をいっぱいに占めるほど大きくなる（図15-6）。肝臓や腎臓に浸潤が広がることも多く（図15-7）、その他あらゆる臓器を侵してくる。

増殖した白血病細胞は容易に血流に入りこむから，たいていは末梢血の検査で白血病細胞が見いだされる。末梢血の白血球数は白血病細胞の存在によってしばしば著しく増加し，場合によっては10万を超える。

病型分類 ● 次に白血病の病型について述べよう。前に，腫瘍細胞の分化が低いほどその腫瘍は悪性であり，逆もまた成り立つと述べたが（●108頁），その一般原則は白血病にもあてはまる。正常な白血球造血では，細胞は図15-1のようなステップをふんで分化し，最後に成熟した白血球，すなわち好中球やリンパ球になる。白血病細胞は悪性の腫瘍細胞であるから，そのような成熟白血球の形をとるものではない。そうではなく，骨髄芽球や前骨髄球など，分化の進んでいない未熟な細胞の形をとるものである。そして白血病細胞の中で骨髄芽球のような未熟な細胞が高いパーセンテージを占める場合は悪性度の高い白血病であり，患者は適切な治療を受けなければ急激な経過で死亡する。一方，骨髄球や後骨髄球など，わりあい成熟した細胞が多く含まれる場合は比較的ゆっくりした経過をとる。前者は**急性白血病**（acute leukemia），後者は**慢性白血病**（chronic leukemia）と呼ばれ，病型として区別されている。

次に，白血球のどの系統が腫瘍化したかによって分類される。白血球のうち多核白血球と単球の系統は骨髄で，リンパ球の系統はリンパ組織でつくられるので，白血病細胞が前者の系統から発生したときは**骨髄性白血病**（myelogenous leukemia），後者からのときは**リンパ性白血病**（lymphatic leukemia）と呼んで区別している。血液の塗抹標本で白血病細胞の形をこまかく観察し，さらに細胞に含まれている酵素，たとえばペルオキシダーゼやエステラーゼの活性を調べることによって，それが骨髄・リンパ組織のどちらに由来したかを決定する。最近では細胞表面にあるさまざまの抗原分子に対する抗体（モノクローナル抗体）を用意し，免疫組織化学の方法を使って白血病細胞の分化の段階を調べることも行われている。このようにして白血病は

　　　急性骨髄性白血病（acute myelogenous leukemia：AML）
　　　慢性骨髄性白血病（chronic myelogenous leukemia：CML）
　　　急性リンパ性白血病（acute lymphatic leukemia：ALL）
　　　慢性リンパ性白血病（chronic lymphatic leukemia：CLL）

の4基本型に分けられる。それぞれに臨床的な面でも特徴があげられている。

白血病の病態 ● 白血病細胞の浸潤で致命的な障害をこうむるのは造血器，特に骨髄で，全身の広い範囲にわたって侵される（図15-2D，15-4C）。成人では脂肪髄になっているはずの大腿骨下部なども，肉眼でゼリー状，あるいは膿様にみえる。白血

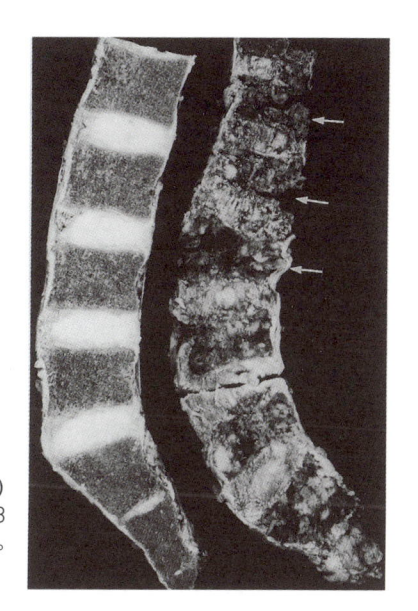

図15-8 多発性骨髄腫の脊椎（右）
腫瘍により骨組織が破壊され，第1～3腰椎で病的骨折が起こっている（矢印）。左は比較のための正常の脊椎。

病細胞がぎっしりと充満した状態で，細胞髄といわれる形である。赤血球や血小板の造血組織は白血病細胞の浸潤によって破壊されてゆき，それらの造血を行うスペースは時とともに狭められ，最後には再生不良性貧血と同じ結果になる。すなわち貧血，出血性素因および感染症の発生である。白血病細胞という一種の白血球がふえているといわれるかもしれないが，白血病細胞は白血球というよりは白血球の卵というべきもので，構造の面でも機能の面でもきわめて未熟な細胞であり，病原性細菌の貪食や抗体産生など，身体の防衛反応という面ではまるで役にたたないのである。成熟した白血球の数は著しく減っており，そのためこの場合も非常に感染が起こりやすくなる。防衛反応の働きが極端に低下すると，上気道などに多数の潰瘍が発生してくるが（図15-5），このような部位では感染に対して炎症を起こす力も失われ，組織がただ一方的に病原体に侵されていく状態になる。前に述べた「日和見感染」を合併することも多い。

白血病の治療 ● 　治療としては化学療法や放射線療法が行われ，貧血や感染などの障害に対しては輸血や抗生物質による治療が行われる。最近では骨髄移植も治療法として確立し，白血病のかなりの症例に実施され，治癒した症例も着実にふえている。

多発性骨髄腫 ● 　白血病に近縁の病気に**多発性骨髄腫**（multiple myeloma，単にミエローマと呼ぶことが多い）がある。これも骨髄から発生する悪性腫瘍だが，この場合は腫瘍細胞が形質細胞の形をとるものである。形質細胞はB細胞系統のリンパ球であり，それが抗体をさかんにつくり出す状態に相当している（●79頁）。多発性骨髄腫では腫瘍細胞は全身のあちこちの骨髄に塊をつくって増殖し，貧血な

どの症状をひき起こす。腫瘍は骨を壊してゆく点に特徴があり，そのためいたるところで病的骨折が起こってくる（図15-8）。腫瘍細胞は，抗体をつくるという形質細胞の性質を残していることが多く，免疫グロブリン，またはその分子構造の一部（L鎖）を血液中に分泌する。後者はいわゆるベンス・ジョーンズタンパク（Bence-Jones protein）として患者の尿中に排泄され，そのことが骨髄腫の診断に重要な情報になる。大量のベンス・ジョーンズタンパクの排泄が続く時は，尿細管のあちこちでタンパクの塊による塞栓が発生し，その結果だんだんに腎臓の機能が障害されていく（ミエローマ腎）。さらに，もう一つ重要な骨髄腫の合併症としてアミロイドーシスがあげられる（◯30頁）。

❸ 出血性素因

わずかのきっかけで出血が起こり，一度出血を起こすとなかなか止まらない——こういう状態を**出血性素因**（hemorrhagic diathesis）という。このような人の皮膚には斑点状の内出血が多数発生することが多く，表面から紫色，時間がたつと褐色の斑となって見える。**紫斑病**（purpura）といわれる変化である。もちろん，このような人に外科手術を行うことは非常な危険を伴う。剖検では，胸膜や心外膜などの漿膜，腎盂，心内膜などに斑点状の出血が見いだされ，出血性素因があったことの証拠になる。脳出血が起こる場合もあり（図15-9），出血の規模が大きければ患者を死にいたらしめる。なぜ出血性素因が起こるかを理解するには，止血のしくみを知る必要がある。これは血小板・血液凝固因子・血管壁の性質，この3者が関係する大変に複雑な機構であり，とても説明しきれるものでないので，詳細については生化学・生理学などの図書を参照してほしい。ここでは出血性素因を現わすいくつかの場合を並べ，簡単に説明しておく。

ⓐ 血友病 hemophilia

血友病は伴性劣性遺伝を行う遺伝病で，そのため患者のほとんどは男性である。血液凝固に関係する物質のうち，抗血友病因子といわれる第Ⅷ・第Ⅸ因子の異常があるために血液凝固が障害される。ちょっとした外傷や抜歯などで出血が止まらず，そのため頻繁に輸血を必要とする。日本では輸血用の血液の相当の部分を外国からの輸入に依存しており，輸血をうけた血友病の患者にエ

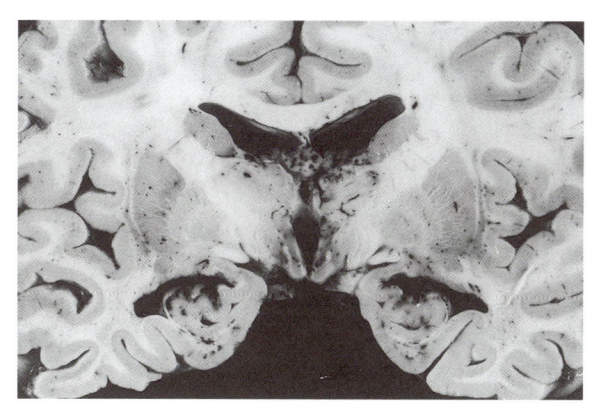

図 15-9 出血性素因による脳の出血
小さな点状の出血が側頭葉，大脳基底核などに多発している。

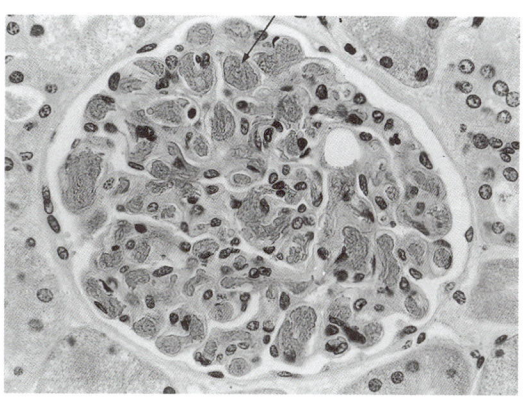

図 15-10 播種性血管内凝固症候群（DIC）の腎臓
糸球体の毛細血管がすべて，小さな血栓で閉塞されている（矢印）。

イズが多発したことは記憶に新しい。

ⓑ 血小板の減少

末梢血の血小板数は $1mm^3$ あたり 20 万〜50 万が正常と述べたが，5 万以下に減少すると出血性素因が現れてくる。そのような例としては再生不良性貧血，白血病などがあげられる。骨髄での血小板の形成が妨げられている状態である。

ITP ● 血小板は十分つくられるのに，次から次へと壊されてしまう病気がある。**特発性血小板減少性紫斑病**（idiopathic thrombocytopenic purpura）というが，名前が長いので ITP という略語が使われる。一種の自己免疫病（◯91 頁）とみられている病気で，どのようなしくみかはわからないが，血清中に自分自身の血小板に対する抗体がつくられており，抗原抗体反応によって血小板が壊されると考えられる。副腎皮質製剤（ステロイド）が有効だが，効きのよくない症例では手術により脾臓の摘出が行われる。

ⓒ 血栓の多発

TTP ● 血液が心臓・血管の中で凝固することがあり，血栓といわれることを説明した（◯49 頁）。全身の細い血管に多数の血栓がつくられる病気がある。血栓ができる原因はわからないが，特にできやすいのは腎臓・脳・心筋などで，そのような臓器では虚血による重い細胞傷害が起こり，患者は数週間の経過で死亡する。出血性素因を伴うため**血栓性血小板減少性紫斑病**（thrombotic thrombocytopenic purpura）といわれ，TTP と略される。出血性素因が起こるのは消費性凝固障害，すなわち余りにも大量の血栓が急激につくられるため，血

液中の血小板が使いはたされ，血小板が減少してしまうためと説明されている。

DIC● これと似たものに**播種性血管内凝固症候群**（disseminated intravascular coagulation）といわれる状態があり，DICと略される。悪性腫瘍・白血病（特に急性骨髄性）・グラム陰性細菌による敗血症など，さまざまの場合に発生する。その成り立ちは，腫瘍細胞や細菌から出される何かの因子が血液凝固を起こしやすくすることに関係があると考えられる。フィブリンを主成分とする血栓が全身のあちこちの毛細血管に生じ，特に腎臓の糸球体に多発していることが多い（図15-10）。このような時，血栓中のフィブリンはそのままの状態でとどまるものではなく，やがて血中に存在するプラスミノーゲンが活性化されてプラスミンとなり，その働きによって少しずつ溶かされて行く。線溶（線維素溶解の略）といわれる現象であり，その結果血液中にはフィブリン・フィブリノーゲンの分解産物（FDP；fibrinogen-degradation productsの略）が増加してくる。そこで一般に，末梢血中のFDPの量を検査することによってDICを診断するという方法がとられている。DICの場合も出血性素因が発生するが，それはフィブリノーゲンや血小板が消費されつくすためとされている。

d 血管の異常

血管性紫斑病● 末梢の血管の透過性がたかまり，あるいは血管壁が傷害されることによって出血が起こりやすくなる場合がある。これは造血器の病気ではないが，ついでにここで説明しておこう。このような状態は**血管性紫斑病**（vascular purpura）と総称されるが，なかでもアレルギーによるものが重要である。**シェーンライン・ヘノホ紫斑病**（Schönlein-Henoch's purpura）ともいわれ，本体はアレルギー性の血管炎で，病変は皮膚・消化管などに発生し，皮膚では紫斑病，消化管の場合は下血をひき起こす。

④ リンパ節の疾患

a リンパ節炎

非特異性リンパ節炎● リンパ節は全身に500個ほど存在するといわれるが，これはまさしく防衛反応のための臓器である。身体に入った病原微生物や有害物質など，反応の原因となる刺激はリンパにまじってリンパ管からリンパ節に入り，あるいは血行性

に血管から入ってくる。刺激を受けたリンパ節は大きくなる。それはリンパ節の中でB細胞，T細胞，マクロファージなどが増殖し，あるいは多核白血球が外から浸潤するなど，さまざまな現象が複雑にからみ合い，全体としてリンパ節を大きくするのである。足の水虫が悪くなった時はそけい部のリンパ節，虫歯が悪化したときは頸部のリンパ節が腫れてくることを経験した人も多いであろう。それらはそれぞれの病変の部位を担当する「所属リンパ節」であり，リンパに含まれる炎症性刺激がまっさきに到達するリンパ節である。このような刺激に対するリンパ節の変化はさまざまの場合に見いだされるが，それはある程度までは生理的な現象であり，非特異的な反応とみるべきもので，広い意味で**リンパ節炎**（lymphadenitis）として扱われている。原因が化膿性細菌である場合などは，さらに進行してリンパ節の膿瘍をつくるなど，より炎症らしい形をとることもある。

肉芽腫性リンパ節炎　リンパ節は特異性炎症の際にもっとも病変のできやすい場所である（図15-11）。特異性炎症とは，特徴的な肉芽組織，いわゆる肉芽腫をつくることによって，原因を推定できるような炎症であることを述べた（◯74頁）。ここでは重要なものとして，結核，サルコイドーシス，野兎病，猫ひっかき病（病原体はウイルス？），トキソプラスマ症，伝染性単核症，梅毒などの名前をあげておこう。

サルコイドーシス　このうち，**サルコイドーシス**（sarcoidosis）について簡単に述べておく。これは多くの臓器に結核結節に似た肉芽腫が発生する病気で，原因はわかっていない。肉芽腫は結核結節を小さくしたような形で，乾酪壊死は伴わず，線維化と瘢痕を残す（図15-11）。好発臓器は肺・リンパ節・皮膚・眼である。肺では気管支や血管のまわり，すなわちリンパ管に沿って多数の肉芽腫が発生してくる。これに伴って肺門部のリンパ節に病変ができ，胸部X線写真で肺門の陰影が拡大する。皮膚にはさまざまの形の発疹が発生し，眼ではぶどう膜炎をひき起こす。まれに心筋に病変が発生し，ひどい場合は心筋に広範囲の瘢痕をつくり，心不全を起こしてくる。肺・リンパ節・皮膚などの病変部から生検を行うことが診断に不可欠だが，肉芽腫の形は結核とも似ているため，鑑別には結核でないことを確認することが必要である。血中にアンギオテンシン変換酵素が増加してくることも一つの手がかりとなる。

ⓑ 悪性リンパ腫

概　説　リンパ節と同じような組織は，厳密には脾臓の白色脾髄，扁桃，胃や腸の粘

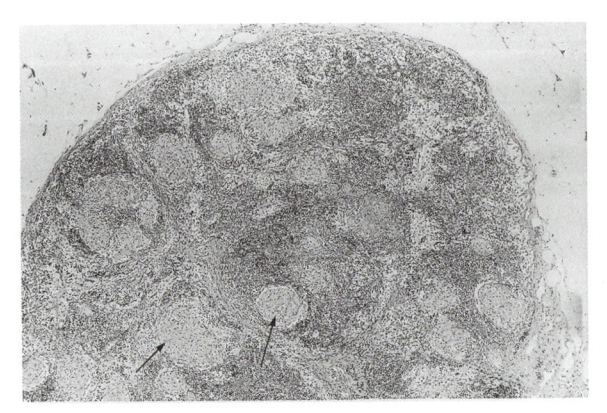

図15-11　リンパ節のサルコイドーシス
直径 0.2mm くらいの小さな肉芽腫がリンパ節の中にたくさん発生している（矢印）。写真ではわからないが，壊死がない点を除けば結核結節とよく似た病変である。

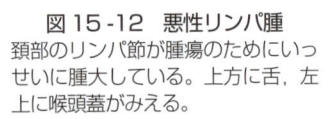

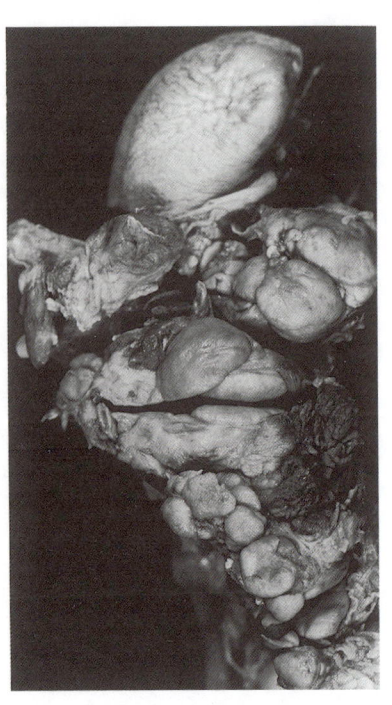

図15-12　悪性リンパ腫
頸部のリンパ節が腫瘍のためにいっせいに腫大している。上方に舌，左上に喉頭蓋がみえる。

膜にも存在する。リンパ節にこれらを含めたリンパ組織からは**悪性リンパ腫**（malignant lymphoma）といわれる腫瘍が発生する。すべて悪性である。悪性リンパ腫はリンパ節だけでなく，広くリンパ組織，したがって胃腸の粘膜や皮膚などからも発生する。腫瘍は進行すれば，あちこちのリンパ組織に広がるが，これはおそらく転移によると考えられる。特に頸部のリンパ節がいっせいに腫れ，頸が太くなる状態が特徴的である（図15-12）。浸潤が広がれば，リンパ節のもともとの構造は完全に破壊され，ただ異型な細胞がぎっしりと充満した状態になる。肝臓や脾臓が浸潤のために大きくなることも多い。さらに進行すれば浸潤は骨髄におよび，造血の障害を起こすようになる。

分　類●　悪性リンパ腫の細胞の由来については長い研究の歴史があるが，いずれにせよリンパ球をつくる細胞系統から生じる腫瘍である。リンパ球はさまざまな系統（サブセット）に分けられることを述べたが（●81頁），悪性リンパ腫がどの系統に由来しているかは患者によってさまざまである。そして患者の予後や治療への反応のよしあしもそれによって変わってくるので，細胞の由来を知ることは臨床的に重要である。T細胞系，B細胞系，あるいはナチュラル・キラー（NK）細胞系のどれに属するか，これはもっとも基本的な悪性リンパ腫の区分であり，さらに細かい分類が行われているが，モノクローナル抗体を使って細胞を染め分ける免疫組織化学の方法がそれらの区別に大いに活用されている。

原因の一部はウイルス ● 悪性リンパ腫の原因は多くの症例で不明だが，少なくとも2つの病型でウイルスとの関係が指摘されている．第1は**バーキット・リンパ腫**（Burkitt lymphoma）といわれ，おもに子供や若い人を侵すB細胞系の腫瘍で，アフリカに多く，EBウイルスとの関係が以前から考えられているものである．日本でもたまに発生する．第2は**成人T細胞白血病**（adult T-cell leukemia：略してATL）をひき起こすT細胞系のリンパ腫で，わが国で見出されたものである．九州から四国，さらに太平洋沿岸にそって発生する．ヒトの悪性腫瘍の中でウイルス（HTLV-I；一種のレトロウイルス）によってひき起こされることが確定した最初のものである．HTLV-Iに感染していることは，血清中に抗ATL抗体が陽性であることによって示される．

ホジキン病 ● **ホジキン病**（Hodgkin's disease）もリンパ組織に発生して全身を侵す悪性腫瘍である．悪性リンパ腫の一種には違いないが，上に述べたリンパ腫では悪性腫瘍としての性質が明瞭であるのに対して，ホジキン病の場合は病型によっては組織像に炎症，あるいは肉芽腫としての性質が表面に出てくる．このため病変の本体について長い間，いろいろな議論が行われ，上に述べた通常型の悪性リンパ腫とは別扱いされてきた．それに対して普通のリンパ腫は「非ホジキン性リンパ腫」（non-Hodgkin's lymphoma）として一括されている．しかし最近では，ホジキン病は特殊なB細胞系の悪性リンパ腫であるという考えが有力になってきている．

リード・ステルンベルグ巨細胞 ● ホジキン病のリンパ節には複雑な病変ができるが，**リード・ステルンベルグ**（Reed-Sternberg）**巨細胞**という特徴的な細胞が出現し，これが腫瘍細胞の本体と考えられている．いろいろな病型があり，病型によって経過もさまざまである．病変部の線維化が進み，リンパ組織が荒廃して，必要なだけのリンパ球がつくられない状態になれば，全身的な免疫の機能に障害を起こし，このことが患者の生命をおびやかす．

第16章

脳の病理

●はじめに

　脳・神経は特殊な発達をとげた組織である。生理学で学んだように，その働きは興奮の伝達であり，神経細胞とそれからの長い突起，いわゆるニューロンがこの役目をになっている。ニューロンが脳の実質であるのに対して，これを支持し，脳の形を保つのは神経膠組織（glia）で，これは脳以外の臓器では結合組織に相当するものである。ふつうの結合組織と同じように，これも数種類の細胞（神経膠細胞）と線維（神経膠線維）からなる。

　このように構成成分，そのほかさまざまの点で脳の構造は一般の臓器とは違っており，また病気という点でも脳には非常に多種類の特殊な病気が知られている。このような事情は病理学においても「神経病理学」といわれる一つの専門を成立させた。そのあらましはこの限られたスペースではとても紹介できるものでなく，ここでは日常もっとも多くみられ，重要な脳の病気を解説するにとどめる。

1 脳の外傷

　交通事故などによるけが人がしばしば病院に運びこまれるが，頭部の外傷はもっとも重大なものであり，たとえ命が助かっても後遺症を残すことが多い。脳の外傷には次のような種類がある。

ⓐ 脳振盪

　あまり強くない力で頭部を打ったとき，短い時間，すなわち一過性に意識を失うことがある。脳振盪（commotio cerebri）といい，ふつうはまもなく回復し，後遺症も残らないが，けがをする直前の事柄に関しては記憶を失っているのが特徴である。脳にははっきりした傷害を起こさない。

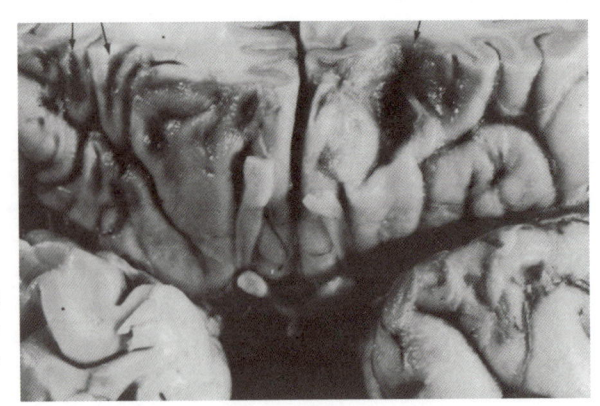

図16-1 挫傷による脳の損傷
前頭葉の底面に，脳回をけずりとった形の実質欠損が見出される（矢印）。変質した血液のために黄色に染まっている。この程度の脳挫傷では症状は現れにくい。

ⓑ 脳挫傷 contusio cerebri[注]

注）挫傷（contusion）とは，強い打撲によって深部の組織に傷害が起こり，しかし表面の皮膚は裂けることなく，一応のつながりを保っている状態をいう。

　これも頭を打って意識を失った状態であるが，脳振盪とは違って脳に壊死や出血を起こしており，生命の危険も考えなければならない重い状態である（図16-1）。たいていは頭蓋骨の骨折を伴っている。脳の外傷は外力が加わったその部位に発生することもあるが，逆の部位，たとえば右の側頭部を打ったのに脳の傷害は左の側頭部に起こるという場合もある。あとの場合を**コントルクウ**（contre coup）という。軟かい脳の組織が硬い頭蓋骨の箱に入った状態にあるため，このような意外な結果が起こると説明されている。

●脳浮腫と脳ヘルニア

　傷害の範囲が広いときは**脳浮腫**（のうふしゅ）（brain edema）の発生を警戒しなければならない。脳浮腫が起こると脳は全体が腫れ，体積が増してくる。しかし脳の場合はふつうの臓器とは違い，骨でできた容積一定の容器（頭蓋腔）におさまっているため，膨張しようにもほとんど余地がない。このため，脳浮腫が発生するとただちに頭蓋腔の内圧が上昇してくる（脳圧亢進（こうしん））。このような場合，膨張した脳の組織は何とか頭蓋腔の外へはみ出ようとする。頭蓋腔には神経が出入りする孔が多数あいており，最大の孔は脊髄が通る大孔（大後頭孔）であるが，脳はこのような孔から外へ脱出しようとするのである。これは腸が腹腔の外へはみ出すいわゆるヘルニアに似た現象であり，脳の場合も**脳ヘルニア**（cerebral herniation）という言葉が使われる。大孔から小脳の一部（扁桃部（へんとう））が脱出する形，すなわち扁桃ヘルニアがよく見られる（図16-2）。この場合，扁桃部は延髄を後から包むような形で脱出するため延髄を圧迫し，その結果，急激な呼吸麻痺が発生する。延髄には呼吸の中枢があり，これが圧迫されるために呼吸が停止してしまうのである。このような場合はただちに人工呼吸を開始しない限り，患者を急死から救うことはできない。脳圧亢進を起こす場合は脳浮腫以外

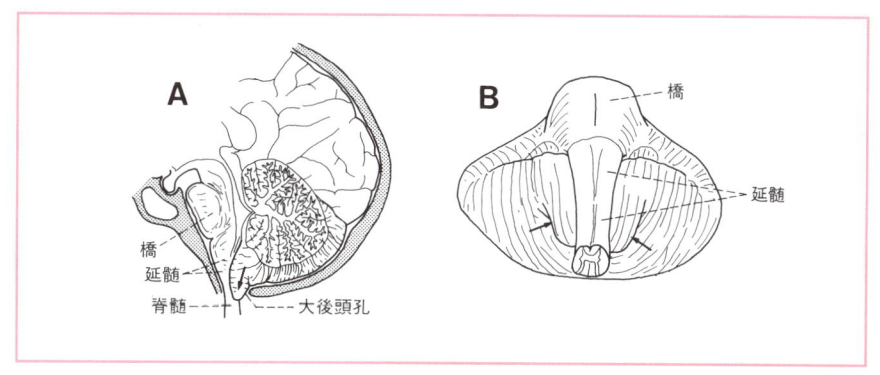

図16-2 扁桃ヘルニア
A 小脳の扁桃部が大後頭孔から脱出（矢印）。このことが延髄の圧迫をひき起こす理由を，解剖学的関係から理解すること。
B・C 剖検の際，脱出した扁桃部に変形（圧迫痕）が見出され（矢印），ヘルニアがあったことの証拠になる。

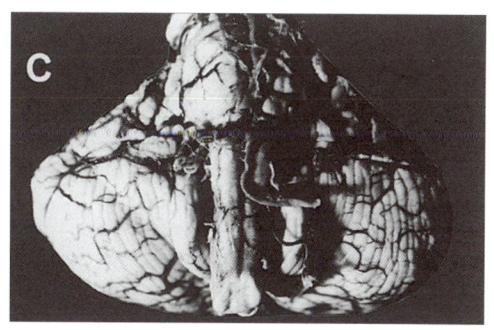

にもあるが，このヘルニアという危険を伴うことがつねに問題になる。臨床的に，脳圧を下げるためいろいろな手段がとられるのはそのためである。

脳挫傷の予後は場合によって違い，傷害の部位や広がりに関係してくる。たとえ生命は助かっても，麻痺・てんかん・精神障害などの後遺症がしばしば残る。

ⓒ 硬膜外血腫

頭を打った直後はたいしたことはなさそうにみえて，数時間たってから頭痛・嘔吐などの症状が現れ，意識の障害が発生して，その段階で病院に運ばれるという場合がある。**硬膜外血腫**（epidural hematoma）といわれるものである。硬膜（dura）とは頭蓋骨の内面にはりついた硬いキャンバスのような膜で，脳を包み，保護している。頭部の打撲によって硬膜を養っている細い動脈（脳膜動脈）がひきさかれた時，頭蓋骨と硬膜の間に出血が起こり，少しずつ血液がたまってゆく（図16-3）。脳への圧迫は最初は起こらず，血腫が一定の体積に達してはじめて脳圧亢進の症状が現れることになる。脳の挫傷がひどくない場合はすぐに開頭手術を行い，血腫を除くことにより生命を救うことができる。このように外傷後ある時間がたって，はじめて危険が発生するというのが硬膜外血腫の特徴であり，とかく頭の外傷は油断できないのである。

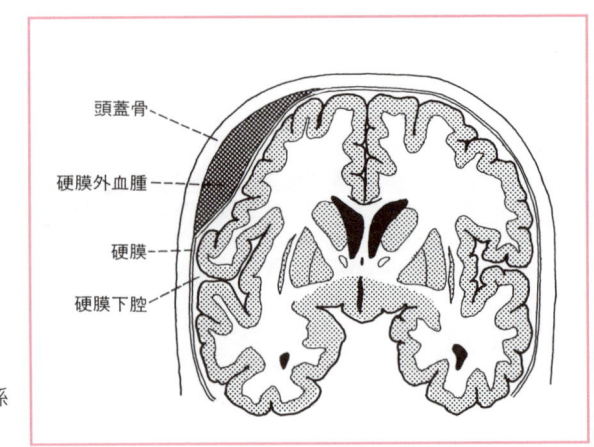

図16-3 硬膜外血腫
頭蓋骨・硬膜ならびに血腫の関係を示す。

❷ 脳卒中について

急に意識が障害され，同時に運動や知覚の障害（麻痺）が発生する，このような事件を**脳卒中**（stroke）といっている。この発作は脳の循環障害によるものである。脳卒中は最近まで日本での死亡原因の第1位を占めていた。たとえ命が助かっても半身不髄などの障害を残すことが多い。いわゆる寝たきり老人の大部分が脳卒中による麻痺である。

脳卒中に3種類ある●　「脳卒中」とは以上のような症状を表す言葉である。しかし，同じ脳卒中の症状でも，脳に起こる循環障害の性質はひと通りではなく，次のような種類が区別されている。

　　脳梗塞｜脳血栓
　　　　　｜脳塞栓
　　脳出血
　　くも膜下出血

これらはそれぞれ原因が別であり，患者の予後や治療の方針も違うので，はっきりと区別しておかなければならない。梗塞・血栓・塞栓などの言葉はまぎらわしいと思うが，第4章で一度説明したので，必要があれば復習してほしい。

ⓐ 脳梗塞 cerebral infarction

脳梗塞の病理●　脳の動脈の枝に閉塞が起こると，その枝に養われていた脳組織は虚血（●46頁）の状態となり，壊死におちいる。これが脳梗塞である（図16-4）。壊死は動脈のどのような部位に閉塞が存在するかにより分布はさまざまである。はなはだしい場合は大脳の片側半分（半球）がほぼ全体にわたって壊死におちいるこ

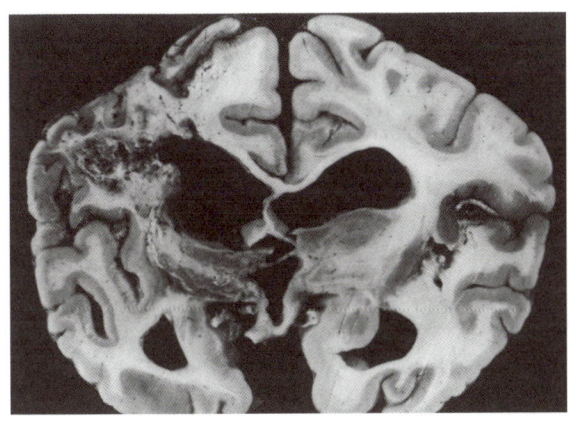

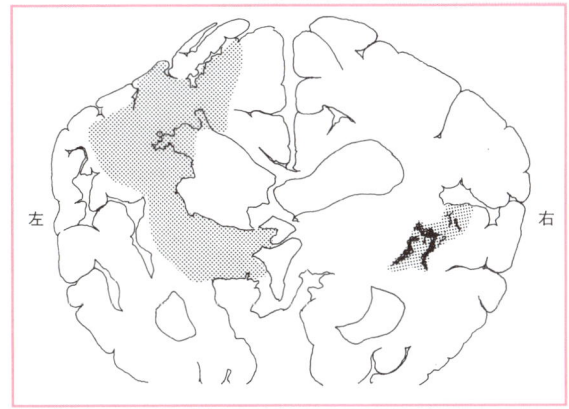

図 16-4　脳梗塞。高齢者の症例で，原因は脳動脈血栓
左側の側頭葉にみられる広範囲の壊死は中大脳動脈の閉塞によるものである。
右側の側頭葉にも小さな軟化がみられる。

ともある。脳の梗塞は融解壊死（●24頁）の形をとる。すなわち，その部分は日がたつにつれて軟かくなり，崩れて行き，最後には透明な液をいれた空洞になってしまう。この変化を**脳軟化症**（cerebral softening）という。神経細胞には再生の能力は存在しないから，いったん壊死におちいった脳組織は永久に失われる。運動や知覚の障害がそれに伴って発生するが，理屈からいえば，この場合は機能の回復を望むのはむずかしいように感じられるであろう。だが脳や神経にはある程度は欠損を補いあう働きがあり，脳の別な部分が失われた機能を肩代わりするようなしくみ，つまり神経回路の再編成が少しずつ進む可能性がある。したがって脳梗塞の患者でも機能回復の訓練，いわゆるリハビリテーションを根気よく行うことは大いに意味がある。

動脈閉塞の原因は2つ　脳梗塞は，原因となる動脈閉塞の性質から

　　　脳血栓

　　　脳塞栓

の2種類に分けられる。いずれも多くは動脈硬化に関係があり，そのため脳梗塞は高齢者に多く，おそらく寝たきり老人の基礎疾患としてもっとも多いものである。

●**脳血栓**：脳の動脈硬化症があり，プラークに血栓がつく場合が大部分である（●52頁，136〜137頁）。動脈硬化症は年齢とともに悪化することは前に述べた通りである。

●**脳塞栓**：血液にまじって異物が流れこみ，脳の動脈枝をふさぐものである。そのような異物としては断然，血栓が多い。心内膜炎があるときは僧帽弁や大

動脈弁に付着した血栓がはがれて塞栓の原因となることを述べた（●55頁，150頁）。したがって心内膜炎，あるいは弁膜症の患者が脳卒中の発作を起こした時は，まず脳塞栓を考えなければならない。また，内頸動脈や脳底の太い動脈にプラークがあり，そこに付着した血栓がはがれて末梢に流れて行くことも，塞栓の原因として少なくないと考えられている。

早期治療の必要性 ●　いずれの場合も脳の動脈を閉塞しているのは血栓の塊である。最近は脳梗塞の発作直後，早期に治療を開始することの重要性が強調されているが，それはこのことに関係がある。つまり脳梗塞の発作後，できれば3時間以内に，血栓溶解剤の静脈内注入を開始すべきであるということである。脳組織への血液供給が遮断されれば，ものの数分間で神経細胞は壊死におちいり，蘇生は不可能であるはずである。にもかかわらず閉塞を起こした血栓の溶解が有効であるというのは，実は脳梗塞では虚血状態にある脳組織の中心部では神経細胞の壊死はまぬかれないが，虚血域の周辺部ではある程度まわりの脳組織から血流が入るため，「相対的虚血域」となっているからである。そこでは神経細胞はいわば半死半生の状態にあるが，3時間以内ならばなんとか回復が期待できるというわけである。

ⓑ 脳出血 cerebral hemorrhage

脳出血の症状と病理 ●　脳出血は，のちに述べる動静脈奇形からの出血を別にすれば，高血圧の人に起こる病気であることはよく知られている。好発部位は大脳の基底核といわれる部位であり，その中でもレンズ核に属する一群の核にもっとも起こりやすい（図16-5A）。出血の規模が大きい時は，大脳の片側（半球）が血の塊をいれた袋のようになってしまう。このような場合は患者は意識を回復することなく，発作後，短い時間で死亡する。もう少し出血の範囲が小さい時は，患者はやがて意識を回復するであろう。出血は脳の内部に血腫（●58頁）をつくっているが，血液は周囲から少しずつ吸収されるので，時間とともに周囲への圧迫がとれ，いったん失った意識が回復するのである。そして意識を回復した患者には，多かれ少なかれ左右どちらかの運動麻痺が（出血の反対側に）残される。手指が動かない程度の軽い麻痺から，片側全体の麻痺，いわゆる半身不髄（hemiplegia）まで，患者によってさまざまある。レンズ核のすぐそばには内包があり，ここを大脳皮質からの錐体路（運動ニューロンの束）が通るため，これが出血により圧迫され，運動麻痺を起こすのである。脳出血は大脳基底核のほかに小脳・中脳・橋などに発生することもある（図16-5B）。中脳や橋の出血は意識中

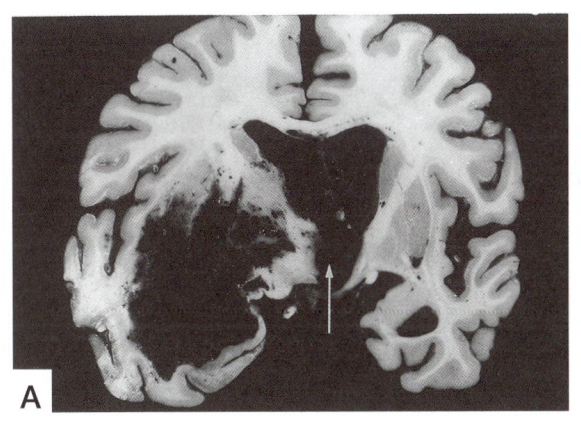

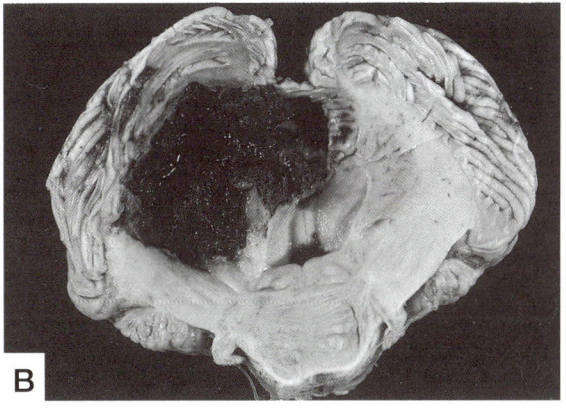

図 16-5　脳出血の 2 例
A　左側の大脳基底核に起こった大出血。大脳半球は左右非対称になっている。
　　出血は側脳室から第 3 脳室に破れ，脳室系に凝血が充満している（矢印）。
B　左側の小脳半球に起こった出血。

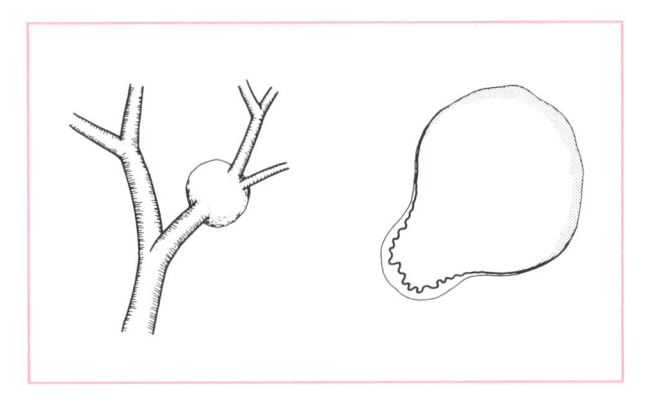

図 16-6　脳の動脈の微小動脈瘤（左）とその断面（右）
内面には薄く血栓の層がついている。

枢・呼吸中枢などを破壊することが多く，一般に予後はよくない。

●出血は微小動脈瘤の破綻

　さて，高血圧があるとなぜ脳出血が起こるのか。高い血圧で動脈が破裂するように感じられるであろうが，実際はそう単純なものではない。現在一般に信じられているのは，高血圧の際にはまず脳の動脈の壁，正確には平滑筋の層（中膜）に壊死が発生し，これが最初のきっかけになるということである。そのような壊死は，直径 0.2mm ぐらいの細い動脈に生じるといわれている。壊死におちいった部位では，動脈壁は内部の血圧を支えきれずに拡張し，**微小動脈瘤**（どうみゃくりゅう）（microaneurysm）が発生する（図 16-6）。微小動脈瘤は動脈が破れる寸前の状態であり，これが発生すればいつ脳出血が起こっても不思議でない。たとえば激しい感情のたかぶりがあり，急に血圧が上昇すると，微小動脈瘤は簡単に破れ，一気に脳出血をひき起こすのである。問題は，高血圧の人になぜ動脈の壊死が起こるのか，なぜそれがレンズ核に起こるのかなどであり，このような点に関しては今なおさかんに研究が行われている。

動静脈奇形 ● 　　高血圧のない若年者に脳出血を起こす原因として脳の**動静脈奇形**（arterio-
からの出血　　venous malformation；AVM）がある。これは血管の先天異常で，末梢の動脈と
　　　　　　　静脈が毛細血管を介することなく，直接につながっている状態で，動脈の高い
　　　　　　　圧が静脈に直接に加わるため，つよく拡張した異常な血管が集まった病変を作
　　　　　　　る。そこでは血管壁は非常に薄く，破れて脳出血を起こすものである。

脳出血の臨床 ● 　　脳卒中を起こしたとき，いまでは頭部のCTによってそれが脳出血かどうか，
　　　　　　　だとすれば部位と広がりはどうか，などがただちに明らかにされる。この場合
　　　　　　　も脳挫傷と同じく，脳圧亢進をどのように防ぐかが臨床上，大きな問題になる。
　　　　　　　場合によっては開頭手術を行い，血腫を吸引することも行われる。動静脈奇形
　　　　　　　であれば，手術によって異常な血管をとり除く。

ⓒ くも膜下出血 subarachnoid hemorrhage

　　脳の表面はくも膜（arachnoidea）といわれる薄い膜に包まれている。外側は
前に述べた硬膜に接している。くも膜と脳表面の間はくも膜下腔といわれ，こ
こは脳脊髄液で満たされたすきまであり，脳を養う血管がこのすきまを走って
いる。

苺状動脈瘤と ● 　　脳に血液を送る動脈は，
その破綻
　　　　　　　　　内頚動脈（左・右）

　　　　　　　　　椎骨動脈（左・右）

の4本で，これらは脳底部でつながり合い，ウイリス（Willis）環といわれる動
脈の輪をつくり，ここから脳への動脈が分かれてゆく。この輪の部分，あるい
はそこから分かれた直後の枝に動脈瘤が存在することがある（図16-7）。たい
ていは小豆粒くらいの大きさで，表面からは苺のように見え，苺状動脈瘤と呼
ばれる。高血圧とは関係がなく，先天的に動脈壁の構造が弱いために発生する
と考えられているが，動静脈奇形とは違って太い動脈であり，MRIなどの画像
ではっきりととらえられる。いずれにしても動脈の弱点であることに変りはな
く，いつかは破れ，大出血をひき起こす危険をはらんでいる。この場合の出血
はくも膜下腔に沿って広がってゆくもので，くも膜下出血といわれる（図16-8）。
頻度は高血圧に伴う脳出血よりは少ないが，30〜40歳代の比較的若い人にも
起こり，生命への危険という点では脳出血に劣らない。最近では「脳ドック」
で脳の画像診断を受け，無症状だった人に苺状動脈瘤の存在が見つかり，予防
のため手術により動脈瘤を取り除くというケースがみられる。

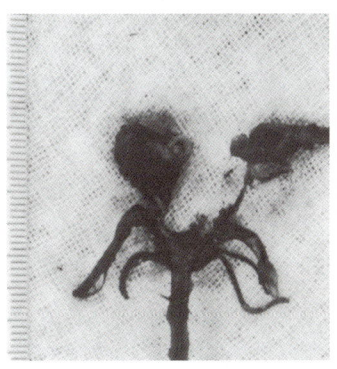

図16-7 ウイリス環の苺状動脈瘤
左は脳底の動脈をはずしたもので，左右の前大脳動脈が分かれる部位に1個ずつ動脈瘤がみられる。右図で矢印の部位に相当する。

前大脳動脈
中大脳動脈
脳底動脈
椎骨動脈

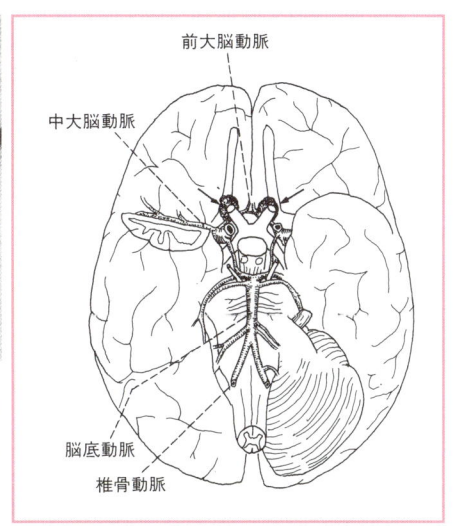

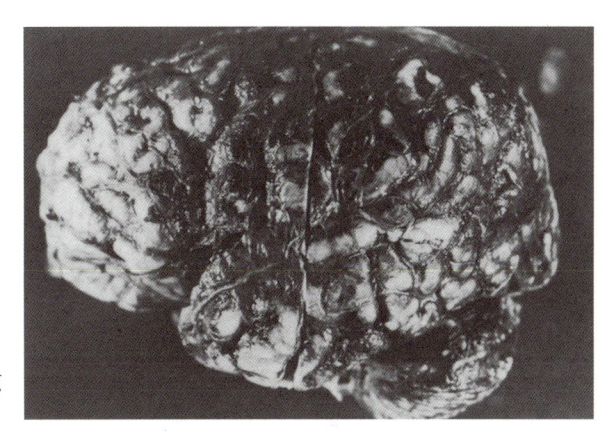

図16-8 くも膜下出血
左側のシルビウス溝から大脳・小脳の広い範囲に出血が広がっている。

❸ 脳・脊髄の炎症

ⓐ 髄膜炎 meningitis

　　脳膜の炎症を髄膜炎という。脳膜とは，前に述べた硬膜・くも膜・くも膜下腔，それに脳表面を直接包む軟膜（pia）が重なり合った，その全体をさしている。このうち，炎症は硬膜に起こることはまれであり，たいていはくも膜下腔を中心として発生する。くも膜下腔に白血球・フィブリンの滲出が広がり，とりわけ化膿性の髄膜炎ではここが白血球を含む滲出物（膿）で満たされ，脳表面のみぞ（脳溝）に沿って膿がたまった状態が観察される（図16-9）。

髄膜炎の病理と診断●　脳・脊髄は，骨でできた容器の中に脳脊髄液（リコール）注が満たされ，その中に浮遊した状態にある。リコールとは，成り立ちからいえばリンパに相当す

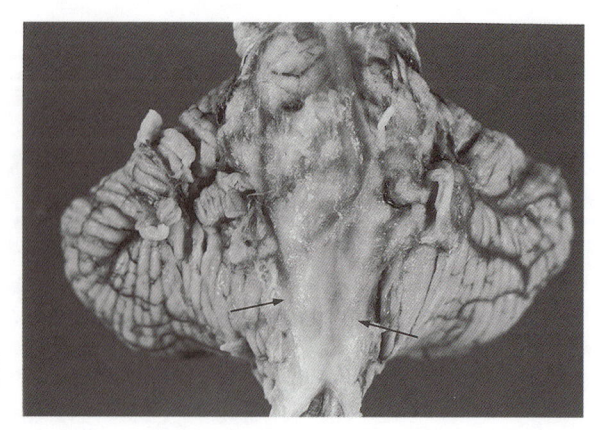

図16-9 化膿性髄膜炎
橋・延髄，一部は小脳の前面にかけて，くも膜下腔が滲出のために混濁してみえる（矢印）。

注）**リコール**とはLiquor cerebrospinalisの略。

るものと思えばよい。側脳室の中で血液から液体成分がしみ出してリコールとなり，脳の外側に流れ出して脳・脊髄の表面をうるおしたのち，硬膜の一部で吸収されて血液に戻る。すなわち一種の循環を行うわけである。くも膜下腔にはリコールが自由に出入りしており，そのため髄膜炎の際に炎症は容易に脳の表面に広がって行く。滲出によって白血球やフィブリンが直接リコールに混入する結果，もともとは水のように無色透明なはずのリコールが著しく濁りをおびてくる。このことは腰椎穿刺でリコールをとってみるとはっきりする。とったリコールを検査にまわし，中に含まれる白血球の数やタンパクの量を調べることにより，髄膜炎の存在が一層明らかになる。

●化膿性・結核性髄膜炎

髄膜炎は，原因の面からは，

化膿性髄膜炎

結核性髄膜炎

の2種類がおもなものである。化膿性髄膜炎はブドウ球菌・レンサ球菌など，化膿性細菌の感染で起こる。あらかじめ副鼻腔炎または中耳炎があり，感染がそこから頭蓋腔に広がる場合がほとんどで，それぞれ鼻性髄膜炎・耳性髄膜炎と呼ばれている。これに対して結核性髄膜炎は離れた臓器の結核，多くは肺結核があり，そこから菌が血行性に脳膜に達することによって起こる。すなわち粟粒結核（● 173頁）の結果であることが多い。炎症を起こしている原因微生物は，リコールを培養することによって確定される。

ⓑ 日本脳炎 Japanese encephalitis

夏から秋にかけて日本で流行する脳炎である。終戦後の一時期に大流行したが，今ではごく少数の患者が散発するだけである。原因は日本脳炎ウイルスの

感染であり，蚊によって移される。流行性の脳炎は世界中に何種類か存在するが，日本脳炎はもっとも症状が重く，死亡率も高いものである。ウイルスは脳のさまざまな部位で神経細胞を侵し，その内部でふえ，神経細胞の傷害・壊死をひき起こす。そのほかに神経膠細胞の増殖によって小さな肉芽腫ができ，梗塞のような壊死も加わるなど，脳の変化は大変に複雑である。患者は死をまぬかれても後遺症がしばしば残る。

c 灰白髄炎 poliomyelitis

小児の脊髄を侵すウイルス感染症で，前角の運動神経細胞に傷害・壊死をひき起こす。単にポリオと呼ばれることが多い。生理学で学んだと思うが，脊髄前角の神経細胞は，大脳皮質から錐体路を下行してきた運動の命令を受けつぐ第2ニューロンである。ポリオで侵されるのはこの神経細胞であり，破壊をまぬかれた細胞は炎症がおさまるにつれて回復するが，完全に破壊された神経細胞は回復不可能で，それが支配する筋肉に麻痺が残ることになる。脊髄性小児麻痺ともいわれ，たんに小児麻痺といえばポリオをさすことが多い。他方，これに対して脳性小児麻痺という言葉があり，これは生まれつき脳に病変をもつ障害児の総称で，ポリオとは関係がない。この点，混同しないように注意が必要である。

4 萎縮・変性・中毒

a ボケ（認知症）について

いま日本では，人口に占める老人の比率が年ごとに高まり，社会の高齢化時代を迎えようとしている。老いた人に必要な介護を十分に行い，寿命をまっとうしてもらう，これはどの家族にとっても大きな願いであろう。家族，そして社会がどのようにして老人を支えて行くか，このことが至るところで話題になっている。そして老人を介護する上で大きな問題の一つは，ボケという現象にどう対処するかである。

認知症● ボケは**認知症**（dementia）という病名で呼ばれる（最近まで痴呆という言葉が使われていた）。正常な人でも，脳の神経細胞は1日に数万個ずつ失われて行くというから，年をとれば誰でもある程度は脳の活動性が低下するのは当然であ

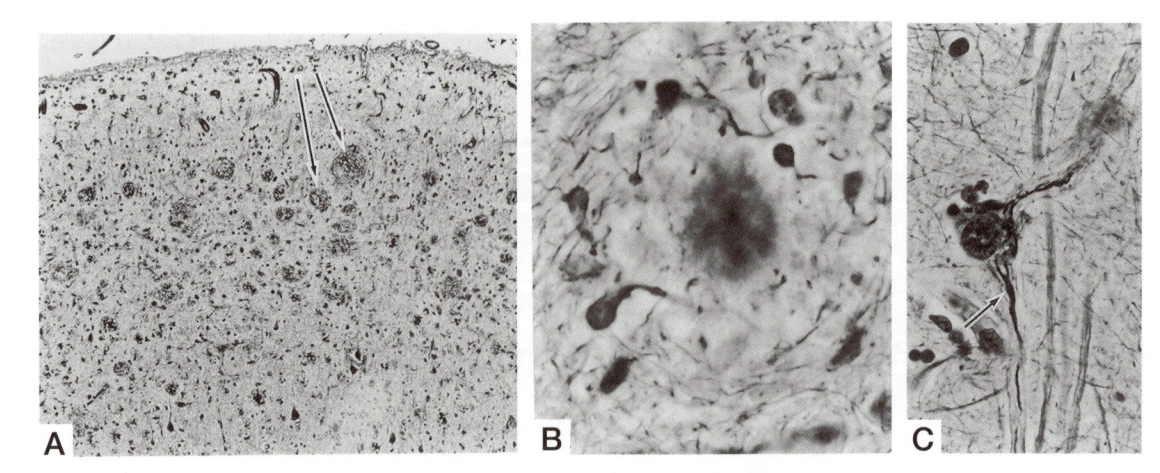

図16-10 アルツハイマー病の脳
A 大脳皮質に多数の老年斑が見出される（矢印）。正常な神経細胞はごくわずかしか残っていない。
B 老年斑の拡大。
C 神経原線維変化。異常な線維の塊が見られる（矢印）。
（東北大 岩崎祐三名誉教授の御好意による）

ろう。認知症と定義されるのはその極端な状態であり，75歳をこえると急激にふえてゆく。記憶が障害されるだけでなく，周囲とのコミュニケーションがうまくいかなくなり，人格の異常を伴うため，このような人を介護することは周囲の人達にとって大変な負担になる。

アルツハイマー病 ● 　認知症の際の脳の変化については，20世紀始めにアルツハイマー（Alzheimer）が行った観察が有名である。彼が調べた患者は51歳の女性で，剖検を行ったところ脳は強く萎縮しており，大脳皮質には顕微鏡でシミのような斑点（老年斑 はんてん）が多数散在しているのが見つかった（図16-10A，B）。これは神経細胞の樹状突起に変性が起こり，同時に一種のアミロイド物質（◯30頁）の沈着が加わることによって生じた病変である。正常な脳の構造はコンピュータに似て，神経細胞の突起がつながりあい，複雑なネットワークをつくっている。そのあちこちに変性が起こり，回路が切断されたのではうまく機能しないのは当然であろう。一方これとともに，神経細胞には別な病変（神経原線維変化）が存在することが後に見出された（図16-10C）。これは細胞の内部に一種のタンパクがたまり，それとともに細胞が強く変性してゆくものである。今日ではアルツハイマーが報告したような比較的若いうちから起こってくる認知症は**アルツハイマー病**（Alzheimer's disease）といわれ，老年斑や神経原線維変化が発生するしくみについて研究が進められている。

高齢者認知症の2型 ● 　実際の認知症患者の大部分は，アルツハイマーの報告例とは違って高齢者である。これには

　　　アルツハイマー型老人性認知症
　　　脳血管性認知症

の2つの病型が区別されている。前者においては（もっと若い人の）アルツハイマー病と同じ性質の脳病変がみられ，ただそれが高齢になって発症してくるというものである。問題は，アルツハイマー病でみられた脳の萎縮・老年斑・神経原線維変化などはどれ一つとして「特異的」ではないことである。これらは老人であれば認知症がなくとも多少は発生していてかまわない変化である。その意味では，認知症と正常な脳の加齢に伴う変化の違いは，程度の差にすぎないといえないこともない。

　脳血管性認知症とは，動脈硬化の進行によって脳組織に虚血を生じた結果，神経細胞が変性・消滅すると考えられる病型である。日本では，老人の認知症は断然この型の方が多い。

ⓑ 系統的変性疾患

　脳・脊髄には変性疾患といわれる一連の病気がある。一部は遺伝性と考えられるが，多くは原因が明らかでない。神経細胞が少しずつ変性・壊死におちいっていく病気であるが，すべての神経細胞が侵されるわけではなく，ある特定の系統，たとえば錐体路を形づくる神経細胞だけとか，脊髄から小脳へ向かうニューロンだけに変性が起こるといった形が多く，そのような病気を系統的変性疾患と総称している。

運動ニューロン疾患 ● 　1例として**運動ニューロン疾患**（motor neuron disease）と総称されるグループをあげておこう。随意運動のための神経系は運動神経の第1ニューロンである錐体路と，それに接続する脊髄前角からの第2ニューロンからなるが，運動ニューロン疾患というのはこの系統が侵される変性疾患である。第1，第2のどちらに変性が起こるか，どの部位に起こるか，などによって病型が分けられる。患者の数がもっとも多いのは**筋萎縮性側索硬化症**（そくさくこうかしょう）（amyotrophic lateral sclerosis；ALSと略す）といわれる病気である。患者は中年すぎに発病し，最初は手指を動かす筋肉の力がおとろえ，萎縮することから始まり，やがて筋萎縮は腕・下肢へと広がって，最後には呼吸筋がおかされることにより死亡する。脊髄の横断面では錐体路が萎縮し，第2ニューロンである前角の細胞も著しく数が減少している（図16-11）。「側索」とは脊髄を走る錐体路の一部である。原因は不明

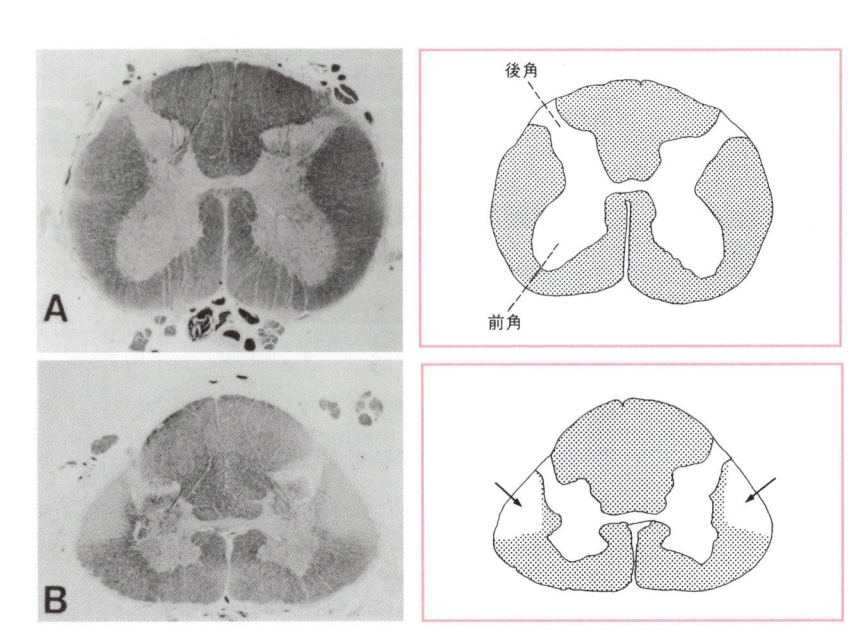

図 16-11 筋萎縮性側索硬化症の脊髄
A　正常な脊髄（第6頚髄）の横断面。
B　筋萎縮性側索硬化症。ほぼ同じ高さの頚髄の横断面である。矢印で示した部位，すなわち錐体路の側索に萎縮（脱髄）がある。前角は萎縮して小さく，脊髄は全体として細くなり，形も丸味を失っている。

だが，一部の病型には遺伝性がある。グアム島に患者が多発することも世界的に知られている。

C パーキンソン病 Parkinson's disease

　中脳には黒質と呼ばれる核がある。ヒトではメラニンを多量にもつ神経細胞が集まっているため，肉眼的に黒く見える。この黒質に萎縮を起こす病気があり，パーキンソン病といわれる。軽症者を含めれば10万人あたり100人の患者がいるというから，少ない病気ではない。萎縮の原因は不明だが，何かの物質による中毒が推定されている。黒質の神経細胞はドーパミンを産生する働きがあり，その神経終末が大脳基底核に達していて，そこでドーパミンを分泌する。そこにはドーパミンへの受容体をもつ神経細胞があり，これは錐体外路系の機能に関係する。パーキンソン病においては黒質神経細胞が変性，消滅するため基底核の細胞はドーパミン不足におちいり，その結果，錐体外路系の運動障害をひき起こす。身体のふるえ，筋肉のこわばり，緩慢な動作，姿勢反射の障害（身体の平衡を保つことが困難）などの症状がある。

d スモン（SMON）注)

注) Subacute Myelo-Optico-Neuropathy の略。直訳すれば「亜急性脊髄・視神経疾患」

　脊髄を走る錐体路・知覚路の一部，視神経などに変性があり，運動麻痺，知覚麻痺および視力障害などを症状とする病気で，1960年ごろから問題となったものである。患者の多くはキノホルムを大量に服用しており，障害の発生はこの薬と密接な関係があると考えられている。キノホルムは当時，整腸剤として広く使用されたもので，1970年にこの薬の使用が中止されると，スモン患者の新たな発生もみられなくなった。

e 水俣病

　1955年ごろから熊本県水俣市を中心に，漁業で生活する人たちの間に多数発生した神経障害である。大規模な調査の結果，化学工場からの廃液に含まれていたメチル水銀が沿岸の魚や貝に蓄積し，これを食用とすることによって発生した中毒性の脳神経障害であることが明らかになった。神経細胞の傷害は大脳皮質のさまざまの場所に発生し，小脳や末梢神経にも病変を伴うといわれる。さらに胎児性中毒，すなわち母親の身体を通して毒物が胎児に入り，脳障害をもって生まれてくるという例もみられている。

f クロイツフェルト・ヤコブ病と狂牛病 (BSE)

クロイツフェルト・ヤコブ病

　今から80年以上も前から**クロイツフェルト・ヤコブ病**（Creutzfeldt-Jakob disease）と呼ばれる重い脳の変性疾患が知られていた。いったん発症すれば認知症が進行し，それとともに脳の機能が失われて数カ月で死にいたる。剖検では大脳皮質や基底核で神経細胞の大部分が破壊され，孔だらけになっていて，この状態を海綿状変化という。のちに動物実験によってこの病気には感染性があることが証明された。

　ヒトでは20年以上という長い潜伏期をへて発症するらしく，原因はおそらくウイルスと考えられた。しかしその後の研究で，この病原体はウイルスのようにDNAやRNAをもつものではなく，プリオン（prion）と呼ばれるタンパク分子であることが明らかにされた。実は正常の脳には正常型のプリオンタンパクが存在するのだが，この病気では脳に異常な（病原体型）プリオンタンパクがあり，本来の正常型タンパクと接触してそれを病原体型に変化させ，神経細胞に蓄積させる。その結果，細胞は破壊されて脳障害が発生すると考えられている。

狂牛病（BSE） ●　一方，10年ほど前にヨーロッパで多くのウシに同じような脳の変化が発生し，**ウシ海綿状脳症**（bovine spongy encephalopathy；BSE）と名づけられたが，それと前後してヨーロッパではヒトにもクロイツフェルト・ヤコブ病が多発するようになった。もともとクロイツフェルト・ヤコブ病は中高年をおかし，発症率は年間人口100万人あたり1人以下と低いものだが，BSEの発生以後，英国などでは若い人にかなりの高率で犠牲者が出た。患者は罹患した牛の脳や脊髄を使った食べ物を経口摂取し，病原体型プリオンタンパクが感染したものと考えられている。この場合，潜伏期は以前から存在するクロイツフェルト・ヤコブ病のようには長くない。日本でも10頭近くのウシにBSEが発生し，「狂牛病」と呼ばれているが，ヒトでの発症は確認されていない。

⑤ 脳腫瘍 brain tumor

脳には多種多様の腫瘍が発生する。これらは腫瘍細胞の由来と性質に従って詳しく分類されている。総論で述べたように，腫瘍を「上皮性」「非上皮性」と分ける分類は脳・神経の腫瘍には適用されない。臨床的には脳下垂体・脳膜あるいは頭蓋骨から発生した腫瘍も同じ症状を現わすので，脳腫瘍の仲間として扱われる。

脳腫瘍と脳圧亢進 ●　脳腫瘍の存在によってひき起こされる第1の障害は脳圧の上昇である。脳腫瘍は頭蓋腔という骨でできた容器の中で成長するのであるから，遅かれ早かれ脳を圧迫し，患者を危険な状態におとしいれる。直接の危険は前にも説明した扁桃ヘルニアであるが，脳腫瘍の場合は何カ月もかかってゆっくりと脳圧が上がってゆく点が脳挫傷や脳出血と違う。このような慢性的な脳圧亢進がある時は，頭痛や吐きけなどの症状に加えて眼底に特徴的な変化が現れる。網膜からの静脈は血液の大部分を頭蓋腔の内部に流すため，脳圧がたかまると血流が妨げられて網膜にはうっ血と浮腫が発生する。これは特に網膜の乳頭部において著しく，**うっ血乳頭**（choked disc）といわれる変化を呈してくる。このため眼底検査は脳腫瘍の診断に欠かせないものである。「眼は脳の窓である」といわれるのも，一つにはこのような理由によるのである。

局所症状 ●　第2には局所症状といわれる一連の障害があげられる。これは腫瘍の付近に存在する中枢やニューロンが圧迫され，あるいは破壊されることによってひき起こされる症状である。そのような症状をよく観察すれば腫瘍のおおよその部

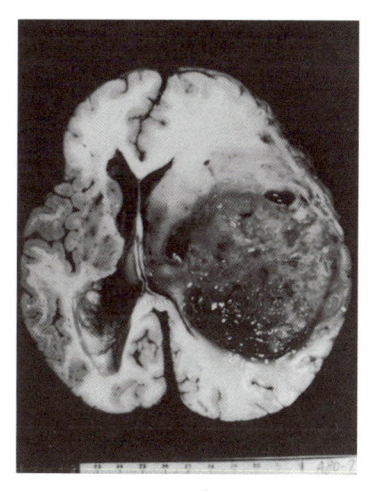

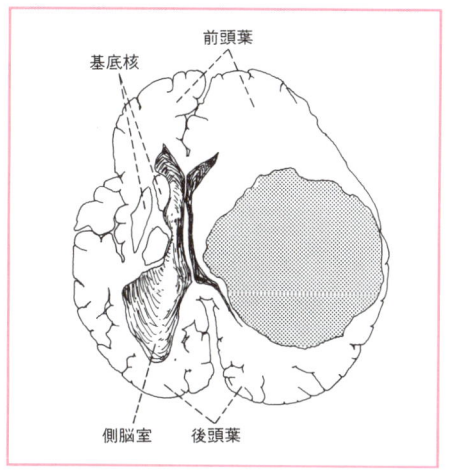

図16-12　脳腫瘍
左側頭葉に発生した大きな腫瘍（膠芽細胞腫）。この写真では脳の水平断面が示されている。

位をつきとめることができる。たとえば大脳の後頭葉には視覚の中枢があるため，この付近の腫瘍は視覚異常を伴いやすく，また脳底部に広がる腫瘍であれば脳から出る神経（脳神経）を圧迫し，種々の脳神経麻痺の症状をひき起こす，といった具合である。

脳腫瘍の臨床　患者を根本的になおすには開頭手術を行い，腫瘍を取り除くのが第1だが，診断・手術ともに著しい進歩をとげている。特に画像診断，すなわちX線CTあるいはMRIによって，患者に苦痛を与えることなく，確実に腫瘍の部位を知ることができるようになった。この方法は脳腫瘍だけでなく，脳卒中の際に病変の部位と広がりを判断するのにも広く応用されている。また，最近はガンマナイフ（gamma knife）と呼ばれる放射線療法が脳腫瘍の治療に導入された。多数のコバルト60の線源からのガンマ線を集め，1点に強力な線量を集中できる装置で，周囲の脳組織に強い傷害をひき起こすことなく，腫瘍を治療することが可能になっている。

おもな脳・神経の腫瘍　脳腫瘍が発生しやすい年齢，好発部位などは腫瘍の種類によって大きく違う。ここではおもなものだけを並べておく。ちなみに脳腫瘍ではたとえ膠芽細胞腫のような悪性のものでも，肺や肝臓など，離れた臓器に転移を起こすことは皆無といってよいほどまれである。

●髄芽細胞腫（medulloblastoma）：小脳に発生する悪性腫瘍で小児に多い。放射線治療への感受性が高い。

●膠細胞腫（glioma）：神経膠細胞，すなわち脳の結合組織に相当する細胞か

ら発生するもので，脳腫瘍の中でもっとも多い。多くの種類に分けられているが，数の上では**星細胞腫**(astrocytoma)といわれるものが一番多い。もっとも悪性なのは中年以降にみられる**膠芽腫**(glioblastoma)である（図16-12）。

●**髄膜腫**(meningioma)：脳膜（くも膜）をつくる細胞に由来するもので，脳の表面に境界のはっきりした塊をつくる。表面にできるためもあって手術で完全に除くことが可能な場合が多く，脳腫瘍の中でもっとも予後がよい。しかし再発もまれでない。

●**神経線維腫**(neurofibroma)：これは末梢神経に発生する腫瘍であるが，頭蓋内で脳に出入りする神経根から発生すると脳腫瘍としての症状を現わしてくる。脳では聴神経からの発生が多く，小脳橋角といわれる部位に腫瘤をつくる。脊髄に出入りする神経根からもしばしば発生し，脊髄の腫瘍として最も多いものである。末梢神経では1本1本の神経突起は**シュワン細胞**(Schwann's cell)という膜のような細胞に包まれ，互いに絶縁されている。また，神経の内部には結合組織が発達していて，まとまった数の神経突起の束をしきっている。神経線維腫ではこれらシュワン細胞および結合組織の細胞が一緒に増殖してくる。

神経線維腫が全身に多発する場合がある。**フォン・レックリングハウゼン病**(von Recklinghausen's disease)と呼ばれ，遺伝性である。

●**転移性脳腫瘍**：身体の他の部位に生じた悪性腫瘍が脳に転移を起こすことがある。特に肺癌の転移が多い。このような場合も，症状においてはもともと脳に発生した腫瘍（原発性脳腫瘍）と違うところはない。

6 脳死について

脳死とは●　以前は人の死は必ず全身の死であり，はっきりした臨床的な徴候によって確実に定義できる現象であった。一般には心臓の拍動の停止・呼吸の停止・瞳孔反射（対光反射）の消失を死の3徴候とし，これがそろった状態では死について疑いの余地はまったく残らなかった。ところが近年，人工呼吸器などの生命維持装置が用いられるようになって，死の定義は大変にあいまいなものとなった。

たとえば交通事故で脳に重い外傷を受けた患者で，しばしば次のような状態が見られる。すなわち，患者は外からの刺激にまったく反応せず（したがって意識がなく），脳波も消失している。対光反射をはじめとする種々の検査から，脳幹（中脳から橋・延髄）の機能も失われているとみられる。自発呼吸はなく，

人工呼吸器によって呼吸が維持されているが，呼吸器を外せば患者はたちどころに死（全身死）にいたる．呼吸が維持されている間は心臓も動いており，全身への血液循環が保たれる．要するに，脳は全面的に機能を失って回復の見込みがなく，しかし脳以外の臓器は活動を続けているのである．

このような状態を**脳死**(のうし)(brain death)という．脳死状態の患者は遅かれ早かれ心臓の拍動も止まり，全身死を迎えるのだが，それは状態が徐々に悪化して最後にそうなるのである．それまでのどの時点で脳死が起こったかを厳密に決定することはふつうはむずかしい．誰がみても脳死といえる状態では，脳の血液循環も停止していると考えられる．事実，そのような状態で数日たってから死亡した場合は，剖検を行ってみると脳は全体が融解壊死におちいり，軟化しているのがふつうで，原形をとどめないことも少なくない．この状態を**レスピレーター・ブレイン**(respirator brain，人工呼吸器の使用に伴う脳の変化) と呼んでいる．

植物状態 ● 　植物状態（植物人間）といわれるのもやはり意識がなく，脳の機能に重大な障害があると考えられる状態であるが，ある場合は自発呼吸が残っており，別の場合は脳波が完全には消失していないなど，障害が完全でないものをさしている．ただし脳死と植物状態の間にはっきりした境界が存在するわけではない．

脳死と臓器移植 ● 　脳死の問題については多くの論議が行われたことは知っておられるであろう．それは，脳死状態にある患者から心臓・肝臓・腎臓・肺などの臓器を摘出し，それを必要とする他の患者に移植する治療法が，技術的に実行可能になったことに関係がある．これらの臓器に回復の見込みのない障害を持つ人，しかも生命の危険が切迫して，移植以外に助かる方法のない人は大勢おり，このような人を救うために，脳死患者からの臓器摘出を可能にできないかと願う家族や医療関係者は少なくなかった．日本では長い議論ののち，1997年になって臓器移植法が成立し，脳死体が一定の条件を満たしたときは，移植のために臓器をとり出すことが可能になった．

脳死の判定 ● 　上にもふれたが，脳死がどの時点で起こったかは，昔から行われてきた3徴候で死を確認する場合ほどはっきりとは決められない．仮に脳死の判定が正しく行われず，まだ完全に脳死の状態になっていない患者から臓器が摘出されたとしたら，それは大変な問題であろう．脳死をめぐっては，そのような事態を危惧する多くの議論が行われた．それで，臓器摘出を行うための脳死の判定は，規則に定められた手順を厳密にふんで行うこと，必要な医学的条件をすべてクリアすること，そして脳死判定の経過を開示することが求められている．

ここでいう医学的条件とは

深い昏睡状態

両側の瞳孔散大，対光反射・角膜反射の消失

自発呼吸の停止

急激な持続性低血圧

平坦な脳波

これらの状態が6時間後に再度確認されること

であり，さらに聴覚性脳幹反射，各種の脳神経反射，脳血管撮影なども判定の補助手段として用いられる。

臓器移植の今後 　私たち個人の存在とは何なのか，これはつきつめて考えれば深い哲学の問題である。この点，脳死・臓器移植を進める背景には，人の存在の本質は脳の機能にあり，そのことに疑いは持てないという考え方が前提になっている。医学的にみて，レスピレーター・ブレインのように脳が完全に破壊された状態では，脳以外の臓器は生きていても，その人の寿命は終わっていると考えざるを得ないからである。だが死生観は人によりさまざまである。遺体をどう扱うべきかに関しても，日本では欧米との間にかなり考え方の違いがあり，そのことが臓器移植の実施をはばんできたともいわれる。

　しかし日本でも実際に臓器移植が始まり，その成果が見えてくるにつれて，雰囲気が変わってきたように思う。ドナーカードを所持することによって，自分が脳死状態におちいった時は進んで臓器を提供したいという意志を表明する人もふえてきた。実際，これまでに行われた臓器移植には，このような人がドナーになっていることが多いのである。脳死体からの臓器移植はまだ多数例に行われたとは言いがたいが，ゆっくりではあっても，確実に日本の臓器移植は定着してゆくように思われる。

第17章

運動器の病理

① 骨の構造と骨折の治癒

　骨折（fracture）に対する治療は骨折の部位や性質で違うけれども，一定期間，骨折部を動かないように固定しておくことが原則である。その間に折れた骨が癒合する。ある時期からは運動負荷を与え，適度の力を加えることによって，骨はもとの構造をとり戻してゆく。骨という組織はさまざまな場合に壊され，あるいは新しくつくられるが，骨がつくられる道筋は骨折治癒の際にはっきりと示される。

●骨の構造のあらまし

　ふだんは忘れがちだが，骨という組織はかなりデリケートな条件で生きているものである。傷害を受ければ壊死におちいり，破壊のあとは再生を起こすなど，さまざまな点で一般の結合組織の性質をもっている。事実，骨は一種の結合組織である。すなわち結合組織細胞である骨細胞（osteocyte）がまばらに配列し，その間に膠原線維が発達していて，そこに燐酸カルシウムを含む硬い基質がたまった構造になっている。このような組織が骨の種類によってさまざまな形を示す。長骨(注)の皮質など，いわゆる緻密骨（compact bone）では厚い塊をつくり，毛細血管が通る細いトンネルが内部に網のように通じているが，これに対して短骨・扁平骨などは海綿骨（spongy bone）であり，骨組織は細長い骨梁（bone trabecula）をつくる。骨梁はちょうどビルの鉄骨のように縦横につながってネットワークを形づくる（図17-1）。

注）骨は解剖学的に長骨・短骨・扁平骨に分けられる。長骨（long bone）は大腿骨・脛骨・腓骨・上腕骨・橈骨・尺骨など。短骨（short bone）は脊椎など。扁平骨（flat bone）は頭蓋骨・肩甲骨など。

●骨折修復の主役も肉芽組織

　一般に外傷などによって組織の欠損を生じた時，そこは肉芽組織で埋められ，つなぎ合わされることを説明した（➡33頁）。骨折の場合も原則的に同じことが起こる。折れた骨の間には一種の肉芽組織がつくられ，それが骨をつなぎ合わせるのである。これは結合組織が増殖するものであり，その意味で肉芽組織の一種といえるのだが，骨をつくる性質をもっている点でふつうの肉芽とは違っていて，そのため肉芽とはいわず，仮骨（カルス callus）と呼んでいる（図17-2A）。仮骨では，増殖する細胞は線維芽細胞ではなくて骨芽細胞（osteoblast）で

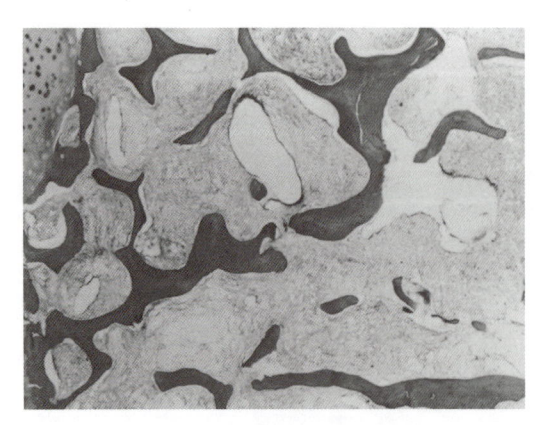

図17-1 海綿骨をつくる骨梁
脊椎の椎体の一部で，骨梁がネットワークを構成している。骨梁の間にあるのは骨髄の組織。

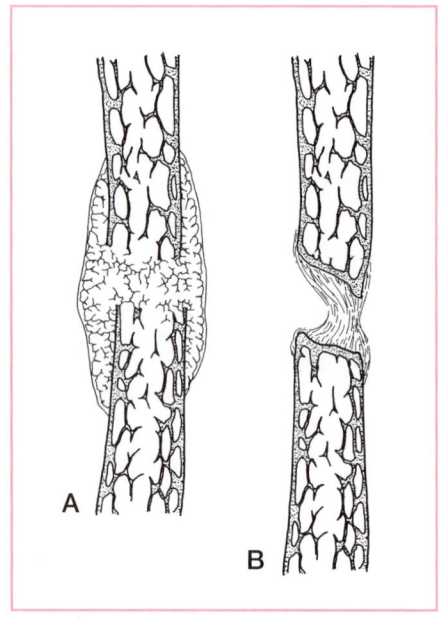

図17-2 骨折の治癒
A 骨折部が仮骨（カルス）でつなぎ合わされた状態。仮骨の内部には未完成な骨梁（オステオイド）を含む。
B 偽関節。骨折部は線維で結びつけられ，その状態で骨折治癒が終わっている。

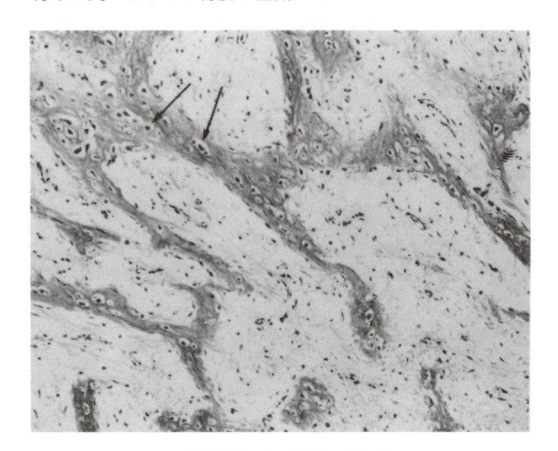

図17-3 類骨の組織
骨芽細胞が増殖し（矢印），まわりに燐酸カルシウムの基質が沈着して，不完全ながら骨梁の形ができつつある。

あり，膠原線維とともに燐酸カルシウムを含む基質をさかんにつくってくる。もう一つ，ふつうの肉芽組織と違う点は，骨芽細胞によってつくられた骨組織を一方では破壊する細胞があり，そのような細胞が参加することである。**破骨細胞**（osteoclast）といわれるもので，つくられた骨をとかしながら形をととのえ，骨梁や緻密質など，骨が一定の力学的な性質をそなえるに必要な形をほりこんでゆくのである。形成途上の骨，すなわち未完成な骨梁組織を**類骨**（オステオイド osteoid）という（図17-3）。類骨は最初のうちは形も不規則でやわらかいが，だんだんにカルシウムの含量がふえ，骨梁の形もととのえられて完成した骨組織になってゆく。このような段階ではある程度の負荷，すなわち適当な力が加わることが必要で，それによって骨の完成が速められる。骨折をなおすのに，ただ骨を固定しておくだけでなく，ある時期からは適度な運動が必要と

されるのはそのためである。ただし，固定そのものが不完全なときは骨の形成が妨げられることはいうまでもない。ひどい場合は骨折部が骨でつなぎ合わされず，膠原線維のひものような瘢痕で結びつけられるだけで終わってしまう。骨折部はぐらぐらと動くままであり，この状態を**偽関節**（non-union）という（図17-2B）。これは骨折治癒が失敗に終ったことを意味するものである。固定その他には問題がなくとも，全身の状態が悪いときは偽関節になりやすい。高齢による衰弱，悪性腫瘍による悪液質などの場合で，このような時は一般に肉芽組織の形成が悪く，傷のなおりが思わしくないと述べたが，同じような意味で骨折の治癒も困難なのである。

骨折の種類　　骨折は骨の部位や状況によって種々の形をとり，さまざまの言葉で表現される。**単純骨折**は骨折部が皮膚で包まれている状態の表現で，皮下骨折ともいわれる。その逆は**開放骨折**，または**複雑骨折**といい，骨折部が外界に開いているため，感染のおそれがあるものである。**圧迫骨折**は脊椎の椎体に起こりやすく，押しつぶし型の骨折をさす。**病的骨折**については前に述べたが（●240頁注），骨にあらかじめ何かの病変があり，わずかの力が加わっただけで骨折を起こすものをいう。

❷ 骨・関節の炎症

ⓐ 化膿性骨髄炎

たとえば扁桃炎など，化膿性細菌の感染がどこかにあり，血行性に菌が骨に運ばれて**化膿性骨髄炎**（purulent osteomyelitis）をひき起こすことがある。病変は全身の骨に一様に起こるわけではなく，一定の好発部位があり，特に大腿骨の下部（遠位骨端）あるいは脛骨の上部（近位骨端）に起こりやすい。同じ結果は，外傷などによって直接，身体の外から菌が入ることによっても起こる。

化膿性骨髄炎の病理　　まず骨髄に蜂巣織炎の形で炎症が広がり，さらに変化は骨髄を包む骨，周囲の骨膜にまで及ぶのがふつうで，厳密には骨髄炎だけでなく，骨炎・骨膜炎を合併するのである。このような場合，炎症に侵された骨の組織には多かれ少なかれ壊死が起こってくる（図17-4A）。小規模な壊死ならば，壊死におちいった骨は異物処理のしくみで吸収されてしまうが，広範囲の壊死，特に緻密骨のような厚みをもった骨の壊死は吸収されず，**腐骨**（sequester）として組織の中に

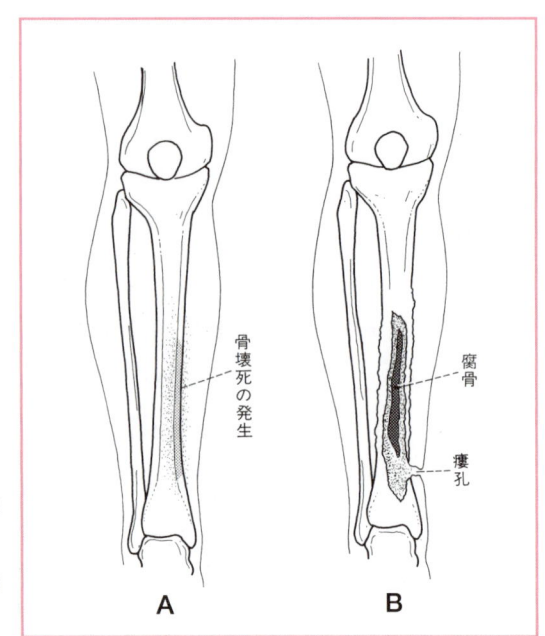

図 17-4　化膿性骨髄炎（脛骨）
A　急性期。骨髄から骨膜にかけての蜂巣織炎で, 皮質骨の壊死を伴っている。
B　慢性期。腐骨のまわりに膿瘍ができ, 瘻孔を通して膿が流れ出る。骨の形が不規則なのは骨の新生が起こるため。

とどまることになる（図17-4B）。このような事態が発生すると骨髄炎はなかなかなおらない。腐骨を取りまくようにして膿瘍ができ, そこから体外に**瘻孔**（fistula）が発生して, そこからたえず膿が流れ出る状態になる。他方, 残っている骨の組織からは骨折治癒と同じしくみで骨の新生が起こってくる。このように骨の壊死, 瘻孔の形成を伴う化膿, 骨新生などがまじり合い, 骨の変化は非常に複雑なものになる。**慢性骨髄炎**といわれる状態で, 抗生物質が普及する前は, 難治性の病気とされていた。瘻孔の出口付近からは癌発生（皮膚癌）が起こりやすいことも有名である。

ⓑ 骨・関節の結核

　肺結核の患者で, 菌が血行性に運ばれて骨に病変をつくることがある。正岡子規がこの病気に侵されて, 若い生涯をとじたことは有名である。好発部位としてあげられるのは脊椎（椎体部）であり, 子規の場合もそうであった。そのほか股関節・膝関節・足関節に隣りあう骨にも比較的起こりやすい。ここでは脊椎の結核について説明しよう。

脊椎カリエス　前に述べたように, 結核に特徴的な病変は結核結節といわれる肉芽腫がつくられること, そして乾酪化といわれる壊死を伴うことであり, 侵された骨の組織にもそのような病変が種々の広がりで発生する。脊椎結核の場合, 乾酪化におちいった椎体部は遅かれ早かれ融解して骨の外に破れ, その結果, 椎体に空

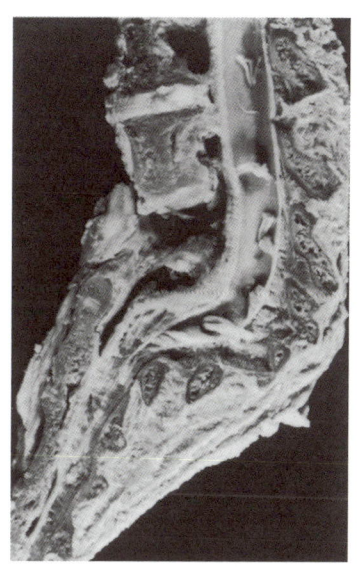

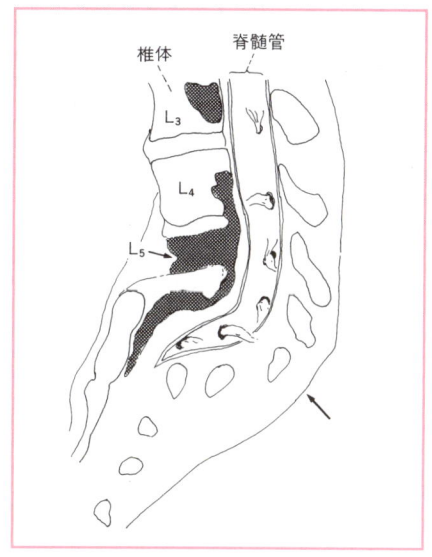

図 17-5 脊椎カリエス
第 3・4 腰椎（L3，4）の椎体に空洞ができている。第 5 腰椎（L5）は破壊されて原形をとどめない。この部位で亀背を生じている（矢印）。

洞が発生する（図17-5）。**カリエス**（caries）といわれる変化である。やがてその椎体はおしつぶされ，その部位で脊柱が折れ曲がって背中側に棘突起がつき出るという変形が起こってくる。**亀背**（kyphosis）といわれる状態である。カリエス，そしてそれに伴う脊柱の変形が結核の特徴であるが，それは一般の化膿性骨髄炎と違って結核の場合には骨の新生が起こりにくく，壊された骨が補強されないためと説明される。カリエスの部位から流れ出す滲出物は，脊柱前面の筋肉（腸腰筋）にそって下降し，はるか下方に位置する腸骨窩，さらにはそけい部の皮下などにたまってくる。**流注膿瘍**といわれる病変であり，ふつうの化膿と違って発赤・発熱などの炎症の徴候を伴わないため，**冷膿瘍**ともいわれる。

● 骨・関節結核　　骨結核が関節の近くに発生した時は，しばしば病変が関節におよび，骨・関節結核の形をとってくる。逆の場合もあるが，病変が進めば区別はつかない。結核に侵された関節では組織の破壊が広い範囲におよび，滑液膜，関節嚢，関節軟骨，さらには軟骨下の骨組織までが壊されてしまう。なおったあとも関節は癒合し，動かなくなってしまうことが多い。関節の**強直**（ankylosis）といわれる現象で，このようなことが起こるため関節機能の回復は一般に期待できない。

● 関節の強直と拘縮　　ついでに，強直と同じく関節が動かない状態にもう一つ別な場合があるので紹介しておこう。それは，関節自体は癒合していないのに，関節を取りまく筋肉・靱帯などに異常があり，関節が外側から固定されている状態で，この場合

は関節の**拘縮**(contracture)という。**フォルクマン**(Volkmann)**拘縮**が有名で，これは子どもで肘関節部の外傷があった後に発生する手根部の拘縮である。外傷によって上腕動脈の血流障害が起こり，前腕の筋肉に虚血性の傷害が発生し，瘢痕を作った結果と説明される。

ⓒ 慢性関節リウマチ

症状と病理●　中年の女性に多くみられ（男性の2〜3倍），日本で患者数は40万人以上と推定されている。手足の指など四肢の末端近くの関節に，朝起きた時にこわばりが感じられることが病気の始まりで，しだいに体幹部におよんで行く。経過が長く難治性で，再発をくり返し，だんだんに関節の腫脹と疼痛など，炎症としての徴候が現れるようになる。**リウマチ様関節炎**(rheumatoid arthritis；略してRA)とも呼ばれる病気である。原因は十分にはわかっていないが，患者の血清中にはリウマチ(RA)因子といわれる抗体が証明され，これは患者自身の免疫グロブリン(IgG)に対する抗体であることから，自己免疫病としての性質をおびた病気と考えられている。病変は関節の滑膜の炎症という形をとり，マクロファージや線維芽細胞の増殖により肉芽組織をつくる傾向が著しい。特に肉芽組織が関節軟骨の表面に伸び出して**パンヌス**(pannus)といわれる病変をつくると，炎症はなおっても関節の両面が瘢痕で結びつけられ，強直を残すようになる。

悪性関節リウマチ●　まれであるが，この病気の経過中に全身のさまざまな臓器に血管炎が多発することがある。血管炎を起こした臓器では虚血による傷害が発生し，患者の状態は急激に悪化する。**悪性関節リウマチ**(malignant RA)といわれる病型である。

③ 骨・関節の萎縮と変性

ⓐ 副甲状腺機能亢進

副甲状腺に過形成，あるいは腺腫などの病変があり，副甲状腺のホルモンであるパラソルモンが過剰に分泌される状態では，全身の骨組織から燐酸カルシウムの基質が血液にとけ出すということを述べた（◯240頁）。このような時，骨は硬さを失い，病的骨折を起こしやすくなる。全身的に骨組織は萎縮し，結合組織が増殖してそれを置きかえてゆく過程がさまざまの広がりで見出され

る。この病気はいろいろな名称で呼ばれ、**全身性線維性骨炎**（あるいはフォン・レックリングハウゼン von Recklinghausen 病）などという名称がしばしば用いられる。しかし病気の本体は単純な骨の炎症とは違う。

ⓑ くる病 rickets

「佝僂（くる）」とは背中が曲がった状態を表す言葉である。くる病とは、成長期の幼児において骨が必要な硬さをそなえることができず、そのため正常な骨格の発育が妨げられ、さまざまな変形を起こしてくる病気である。原因はビタミンDの欠乏と、その活性化に必要な紫外線の不足である。カルシウムと燐（りん）の代謝が妨げられ、骨が増殖・成長している部位で必要な基質が十分に沈着してこない。そのため正常な硬い骨梁（こつりょう）がつくられず、骨組織は未完成な類骨（オステオイド）の状態をいつまでも保っている。これと同じ状態が成人に起こった場合は**骨軟化症**（こつなんかしょう）（osteomalacia）といわれる。

ⓒ 骨多孔症 osteoporosis（注）

注）**骨粗鬆症**（こつそしょうしょう）という言葉も使われる。

骨組織の単純な萎縮とみなされる変化である。脊椎のような海綿骨であれば骨梁が細くなり（図17-6）、大腿骨のような管状骨であれば皮質が薄くなってくる。このような萎縮によってやせてくるとはいえ、骨の組織そのものは正常な密度の基質を含み、その点で異常はないとみられる点が骨軟化症や線維性骨炎などと違う。骨多孔症（こつたこうしょう）は高齢者、特に女性の骨には多かれ少なかれ発生しており、一般にそのような人たちが骨折を起こしやすいことに関係があると考えられ、その意味では一種の老化現象ともみなされる。高齢の人が歩行中に転倒し、大腿骨頸部の骨折を起こすというのは非常に多い事件で、しばしばこれをきっかけにして寝たきりになってしまう。

他方、ある種の内分泌障害がある時は骨多孔症が著しく進行することが知られている。クッシング症候群がそのような場合として特に有名である。

ⓓ 変形性関節症 osteoarthritis（OA）

これは加齢に伴う関節の変性疾患である。中年以降の人が階段の昇り降りなどで膝に痛みを訴えることがしばしばあるが、その原因として重要なものである。正常な関節では、骨端をおおうなめらかな軟骨（関節軟骨）が接しあい、軟骨の表面は滑膜から分泌された潤滑油（じゅんかつゆ）、すなわち関節液でぬれた状態になっている。ところが加齢に伴って軟骨は弾性と表面のなめらかさを次第に失い、

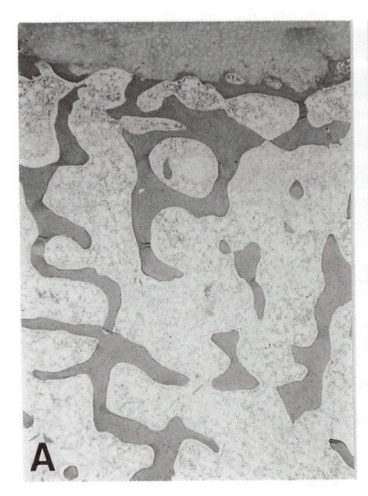

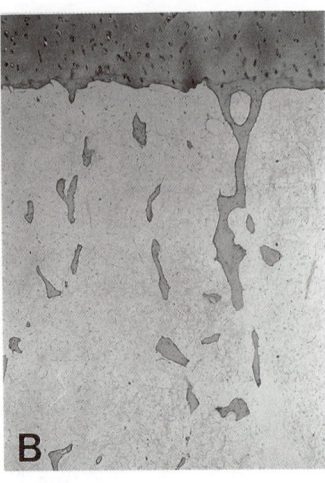

図 17-6 骨多孔症（大腿骨の骨頭）
A　正常の大腿骨頭の断面。典型的な海綿骨の構造である。上側は関節軟骨の層。
B　骨多孔症。骨梁は著しく細く，まばらになっている。

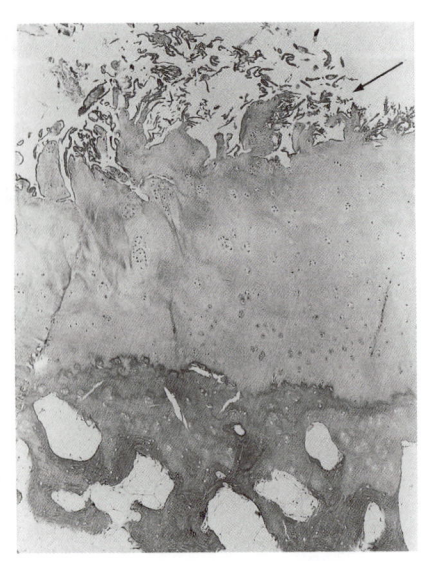

図 17-7 変形性関節症（膝関節）
関節軟骨の表面が毛羽立った状態になっている（矢印）。下側は軟骨下の骨組織（脛骨上端部）。

線維の房のような形に変わってくる（図17-7）。もともと軟骨の組織は，膠原線維の束を基質（コンドロムコイド）でねりかためたような構造である。そのような関節にたえず重力がかかり，その結果，軟骨が使いふるされ，毛羽立った状態と考えればよい。実際，この変化は膝関節・股関節・脊椎の関節など，重力が強く作用するところに発生する。病変が進行すると，やがて軟骨がすりへって下の骨組織が露出するにいたる。軟骨が再生して，このような欠損を修復する方向に進んでくれれば好都合だが，そうはいかない。軟骨はおもに関節の縁のところで新生し，そこは次第に軟骨から骨に変わって「骨棘」といわれる骨の突起をつくり，X線写真に写ってくる。「変形性」関節症とは，このことに由来する言葉である。

④ 腰痛について

腰痛と頚椎症　　**腰痛**（lumbago）をもつ人は非常に多い。60％以上の人が一生に少なくとも一度は腰痛を経験するといわれるほどである。腰痛は腰椎およびその周囲に，長期にわたって力学的な負荷が加わることによって発生する。障害が腰部に起こるのは，種々の理由でここが脊椎の弱点になっているためで，腰部に弱点を生じることは，四つ足から直立の生活に移行した人類の宿命であるともいう。障

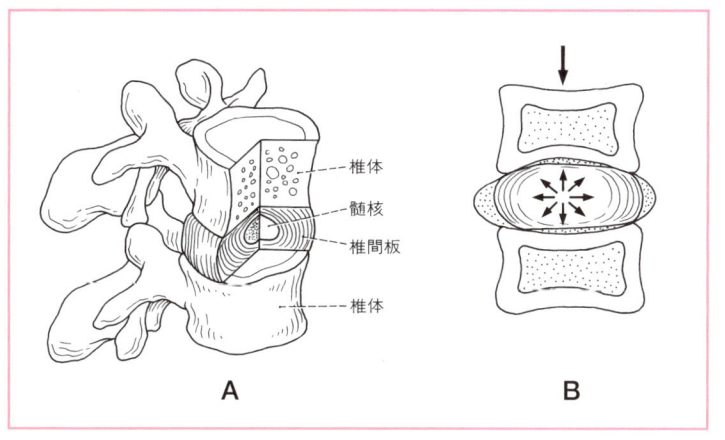

図17-8 椎体と椎間板
A：正常な椎体と椎間板の関係。
B：上下の椎体にはさまれた椎間板が，みずから変形しながら負荷を受けとめることを示す。

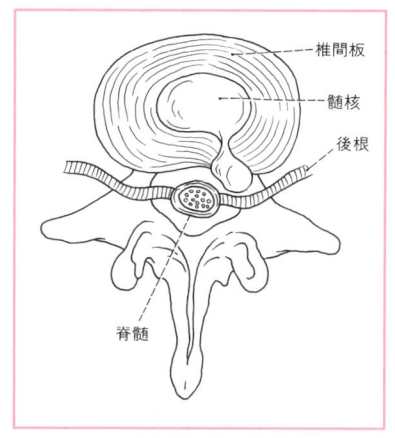

図17-9 椎間板ヘルニアの発生
横断面で示す。椎間板の線維輪を破って髄核が後方にとび出し，後根を圧迫する。

害は頸部にも発生しやすく，ここでは手指のしびれや強い肩こり，ひどくなると上肢の筋萎縮などを起こし，**頸椎症**といわれる。ここでは腰痛について説明しよう。

腰痛を起こしやすい状況　腰痛は骨盤が前屈した体型の人に起こりやすいが，いずれにせよ腰部への無理な負荷が直接の原因となる。特によくないのは，中腰の姿勢で重いものを扱うような作業である。たとえば手術が終ったあと，麻酔がかかって動けない患者を手術台からストレッチャーに移すような仕事がいちばんよくない。考えてみると，動けない人を介護するという仕事には，これと同じ無理な姿勢が要求されることが多い。看護師に腰痛を持つ人が多いのも当然で，これは一種の職業病といえそうである。日常の仕事の中で，身体への負荷を何とか軽減する工夫が必要であろう。

椎間板ヘルニアの病理　腰痛の病理は複雑で，未解決な面も残されているが，その発生にはいく通りかのしくみが知られている。このうち患者の数が多く，臨床的に重要なのは**椎間板ヘルニア**（disc hernia）といわれるものである。解剖学で学んだように，脊椎は多数の骨（椎骨）が縦につながってできている。上下の骨は関節で結びつけられ，また椎体の間には椎間板（ディスク）といわれる円盤状のクッションがはさまっている（図17-8A）。このクッションの構造は，厚いゴムの袋に液体を入れて密封したようなものと思えばよい。身体を曲げ，あるいはねじったりする時，上下の椎体の間にはさまざまの方向の力が働くが，椎間板は自在に変形しながらクッションとしての役目をはたす（図17-8B）。実際の椎間板は，

厚い線維の層を軟骨でかためたような構造で，中心部が空洞になっており，そこには髄核と呼ばれるゲル状の軟骨が入っている。線維組織の部分はずいぶん頑丈にできているのだが，長年にわたって力が加わり続けると，これが少しずつ疲労してくるのである。そしてこの状態で急に無理な力が加わると，弱くなった部分から外に髄核がとび出すようになる。これがヘルニアである。ヘルニアは多くの場合，椎骨の後側に向かって発生する。そして脊髄（仙髄）に入る後根，すなわち知覚神経を圧迫することによって痛みをひき起こす（図 17-9）。ヘルニアがもっとも起こりやすいのは第 4・第 5 腰椎の間，次は第 5 腰椎と仙骨の間である。

● 椎間板ヘルニアの症状と診断

このため椎間板ヘルニアには，腰痛とともに後根の圧迫による症状が加わってくる。坐骨神経痛といわれるのがそれで，下肢に向かって走る痛み（放散痛）や「しびれ感」，知覚障害などを伴う。これらの神経症状は，坐骨神経を伸ばすような体位をとることによって現われ，あるいは強くなる。すなわち仰向けに寝て，膝を曲げずに下肢を持ち上げるような動作で，この姿勢によって痛みが誘発されることをラセギュー（Lasegue）の徴候と呼び，診断に重視される。ヘルニアの存在は脊髄造影（myelography），すなわち脊髄管に造影剤を注入してのX線検査によって直接証明される。最近，広く使われるようになったMRI（磁気共鳴画像）も，脊髄の病変を調べるのに有力な方法である。

● 腰部捻挫

ある時，何かのきっかけで突然に発生する激しい腰痛を一般に「ぎっくり腰」というが，これも腰部に負荷が加わるような動作を行っている時に発生する障害である。ただし，その原因としては椎間板ヘルニアよりは腰部の捻挫であることが多い。捻挫（distorsion）とは関節そのものではなく，その周囲の軟組織，すなわち筋肉・筋膜・靭帯などに発生した損傷を総称する。腰部捻挫の場合は，立っていられない程のひどい痛みを伴うことがしばしばあるが，椎間板ヘルニアとは違って神経症状は伴わず，安静にしていれば短期間で回復するのがふつうである。

⑤ 骨・軟骨および軟部組織の腫瘍

運動器の中で，とりわけ骨には多くの種類の腫瘍が発生する。ここでは比較的頻度の高い，重要なものだけを説明しておこう。

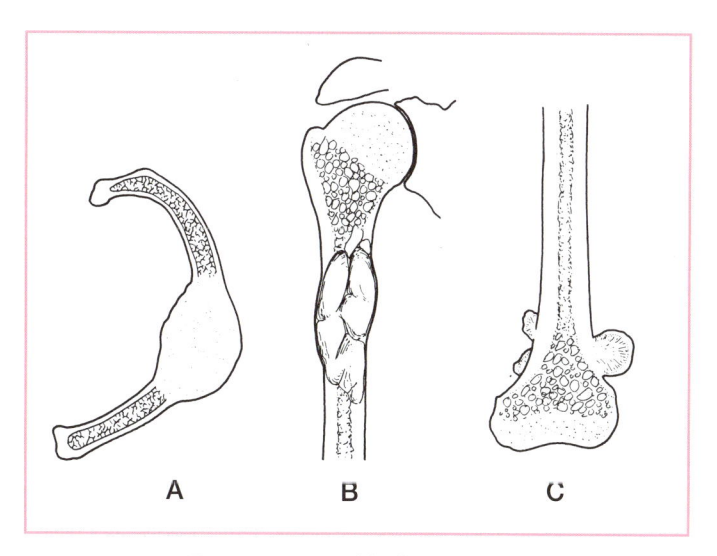

図17-10　骨の腫瘍（様病変）の3種
A　fibrous dysplasia（肋骨）。B　骨囊腫（上腕骨）。C　骨軟骨腫（大腿骨下端）。

ⓐ 線維性骨異形成 fibrous dysplasia

　　20歳未満の若い人に多い病気。真の腫瘍ではなく，腫瘍に似た増殖性の病変である。病名として日本語の訳語はほとんど使われず，fibrous dysplasiaという言葉がもっぱら通用している。病変は，結合組織が豊富な線維をつくりながら増殖し，骨組織の中に境界のはっきりした病巣をつくるものである（図17-10A）。大腿骨・脛骨・肋骨・上下顎骨などに多く，病変が1個だけできることも，複数の病変があちこちの骨にできることもある。病変の内部では骨梁が豊富につくられるが，不完全で細いものであり，X線写真では病変部は孔があいたような骨の欠損として写る。原因や本体は不明で，一種の骨の発育障害と推定されている。

ⓑ （孤立性）骨囊腫 solitary bone cyst

　　これも真の腫瘍ではない。やはり小児期から思春期にかけてみられるもので，好発部位は上腕骨である。骨組織に囊腫のような空洞があり，フィブリンなど血液成分を含む液体で満たされている（図17-10B）。やはり骨の発育に関係したなんらかの障害と考えられている。

ⓒ 骨軟骨腫 osteochondroma

　　骨の腫瘍でもっとも多いものである。おもに骨端，すなわち管状骨の端に出

現し，骨の外に向かって瘤のような硬い隆起をつくってくる（図17-10C）。その部位では骨の表面に帽子をかぶせたような軟骨の層ができ，そこから骨の内部に向かって骨梁の新生が行われている。これは小児期に骨端部で行われる骨の成長と同じ現象であり，それが誤った部位で誤った方向に進んだものと解釈される。一般に良性の病変で，悪性化を起こすことはまれである。

d 内軟骨腫 enchondroma

骨の腫瘍であるが細胞は軟骨の形をとるもので，弾性のある半透明の塊をつくり，骨の内部に骨髄をうずめるような形で増殖する。若い人に比較的多く，好発部位は四肢，特に手指の骨である。内軟骨腫そのものは良性の腫瘍だが，放置しておくと時に悪性化を起こし，軟骨肉腫に変わることがあるので注意が必要とされる。

e 軟骨肉腫 chondrosarcoma

軟骨の形をとる悪性腫瘍で，まえもって良性の軟骨腫が存在し，その悪性化によって生じる場合と，一見正常な骨組織から発生する場合が区別されている。悪性腫瘍には違いないが，骨肉腫などに比べれば発育の速度は遅く，悪性の程度はかなり低いと考えられるものである。

f 骨肉腫 osteosarcoma

好発部位と年齢 ● 　骨に発生する代表的な，そしてもっとも重要な悪性腫瘍である。好発部位としては膝の上下，すなわち大腿骨の下端と脛骨の上端，ついで上腕骨の上端があげられるが，その他さまざまな部位に発生する。きわめて悪性度の高い腫瘍で，下肢に発生した時など，手術によって下肢の切断（amputation）を行っても肺への血行性転移をくいとめることが困難なほどである。不幸なことに，この腫瘍は圧倒的に若い人に多く，発生は10代に集中している。

骨肉腫の病理 ● 　骨肉腫は骨をつくる細胞，すなわち骨芽細胞に由来する腫瘍である。肉腫細胞は活発な浸潤性増殖を行うこと，異型が強いことなど，悪性の腫瘍細胞としての性質を示している。しかし同時に，骨梁をつくるという骨芽細胞の性質が残されているところに特徴がある（図17-11B）。骨梁といっても完全なものではなく，せいぜい不完全な類骨（オステオイド）をつくる程度だが，骨をつくる性質のあらわれには違いないわけで，どこかにオステオイドの形成が確認されないと骨肉腫という診断はつけられない。腫瘍の組織は多量の類骨を含むた

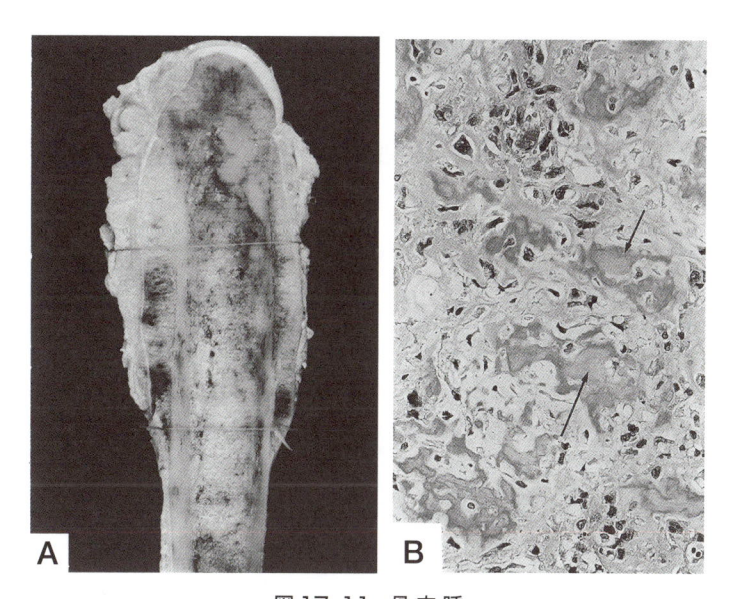

図17-11　骨肉腫
A　上腕骨に発生した骨肉腫。腫瘍は骨髄をうずめ，骨膜側にも厚い層をつくっている。
B　骨肉腫の組織。異型の強い腫瘍細胞が増殖し，不規則な形の骨梁をつくり出している（矢印）。

め，メスで切る時しゃりしゃりした感じがあるし，X線写真でも特徴のある形で写ってくる。増殖はもともとの骨の内部で骨髄を埋める形で進み，外に向かっては骨の皮質を破壊し，骨膜から筋肉などの周囲組織に進展する（図17-11A）。

g 巨細胞腫 giant cell tumor

破骨細胞（osteoclast）に由来する腫瘍である。1個の細胞がたくさんの核をもつ，いわゆる巨細胞（giant cell）を多く含む形に特徴がある。年齢的には20～40歳代，好発部位はやはり膝の上下である。もともと破骨細胞は骨を破壊する性質をもっているから，この腫瘍は骨を壊しながら増殖するものであり，骨をつくる傾向は示さない。だいたいは良性の腫瘍だが，経過が長びくようなときは悪性化を起こすことがある。現在のところ，症例の1/2は手術で完全になおり，1/3は手術部位での再発を起こし，残り1/6の症例で肺への血行性転移など，悪性腫瘍の態度を示すといわれている。

h その他の骨・軟骨腫瘍

線維腫（fibroma，良性の骨腫瘍），**ユーイング腫瘍**（Ewing tumor，若い人の骨の悪性腫瘍で由来は不明）など，さまざまのものがある。そのほか骨には悪性腫瘍，なかんずく癌の転移が起こることが少なくない（◯270頁）。

ⓘ 軟部組織の腫瘍

ヒトの内臓の多くは胸腔・腹腔・骨盤腔・頭蓋腔などの体腔におさめられている。残るのは胸壁・腹壁・四肢などであり，これらから骨・軟骨を除いた部分を軟部組織（soft tissue）と総称する。皮下組織・筋肉・筋膜・腱・靱帯・滑膜・真皮・漿膜など，おもに間葉系組織と呼ばれる組織からなる。軟部組織からはさまざまな腫瘍が発生する。軟部組織腫瘍と総称され，整形外科，一般外科，皮膚科などで治療される。主なものをあげておく。

●**脂肪腫**（lipoma）：皮下に発生することが多く，おおむね良性で，正常の脂肪細胞と区別のつかない細胞からなる（○悪性の脂肪肉腫については111頁参照）。

●**線維腫**（fibroma）：線維芽細胞の増殖からなり，コラーゲンを含む。いろいろな種類のものがあり，悪性度もさまざまである。

●**平滑筋腫**（leiomyoma）：内臓からはたとえば子宮壁に発生するが，軟部組織では血管壁，皮膚の立毛筋などから発生する。

●**横紋筋**（骨格筋）の腫瘍：良性の腫瘍は稀である。多いのは横紋筋肉腫で，小児や若い人に好発する。

●**血管腫**（hemangioma）：良性の血管腫から悪性の血管肉腫までさまざまである。

●**リンパ管腫**（lymphangioma）：多くは良性で，子どもに多い。

●**末梢神経の腫瘍**：神経線維腫については述べた（○318頁参照）。軟部組織で多いのはシュワン細胞腫（schwannoma）で，これは神経線維腫に似ているが，それと違ってシュワン細胞のみからなる。普通は良性で，身体のどこにでも発生する。

⑥ 骨格筋の障害

骨格筋の筋細胞に傷害を起こすような原因はいろいろ知られており，その場合，筋肉は萎縮し，収縮力を失ってくる。筋肉障害のなかには，ある種の薬剤で起こることが知られているものがある。以前問題になった大腿四頭筋拘縮症は，筋肉内注射によって筋組織に壊死が起こり，そのあとに生じた瘢痕が筋肉の働きを障害している状態である。ここでは骨格筋が傷害される重要な場合と

して，筋肉の炎症，神経原性萎縮および進行性筋ジストロフィーを説明しておこう。

ⓐ 筋肉の炎症（筋炎 myositis）

多発性筋炎 ●　筋肉の炎症は，たとえば外傷の際に細菌感染を伴い，炎症が深部の筋肉に広がるという場合もあるが，内科的に重要な病気に，膠原病（自己免疫病，●78頁）の一種である**多発性筋炎**(polymyositis)がある。四肢の筋肉で体幹に近い部位，頚部，咽頭の筋肉などが好発部位で，侵された筋肉の痛みと筋力の低下を起こす。そこでは横紋筋にリンパ球の浸潤があり，筋細胞は変性，壊死におちいる。その際，細胞に含まれている酵素，クレアチンホスホキナーゼ（CPK）が血液中に流れ出す。このため血液を検査するとCPKが上昇してくるが，これは多発性筋炎だけでなく，筋肉が傷害されたことの目印としてどのような病気でも使われる。多発性筋炎のなかには皮膚の病変，特に顔面で眼のまわりに発疹を伴うものがあり，このようなものは**皮膚筋炎**(dermatomyositis)と呼ばれる。多発性筋炎の患者では，筋障害それ自体は致命的な結果をもたらすことはないが，しばしば間質性肺炎や肺線維症という重大な合併症を伴う。副腎皮質製剤（ステロイド）による治療が行われる。

ⓑ 神経原性の筋萎縮 neurogenic atrophy

運動神経障害と ●　生理学で学んだように，筋肉を支配する運動ニューロン（第2ニューロン）は
筋変化　　　　脊髄前角に神経細胞を有し，そこからの長い軸索突起が末梢神経の中を走って筋細胞の終板に終っている。神経が切断されたとき，あるいは脊髄の運動神経細胞が破壊されたとき，このニューロンの支配を受けていた筋肉の部分は麻痺の状態におちいり，収縮の機能を失うことはもちろんであるが，同時にその部分は強い萎縮を起こしてくる。運動神経細胞の傷害を起こす場合としては，前に述べたポリオ，あるいは筋萎縮性側索硬化症などが代表的な場合としてあげられる。

　このような「神経原性」萎縮では，筋肉内の筋細胞が一定の集団，たとえば30本程度を一つの単位として萎縮してくるのが特徴である（図17-12A）。ニューロン単位で萎縮が起こるため，そのような分布をとるのである。萎縮した部位では筋細胞は非常に細くなっているが，壊死などのはっきりした細胞傷害は起こらない。そのためニューロンの機能が回復したときは，筋肉の変化ももとに戻りうる。

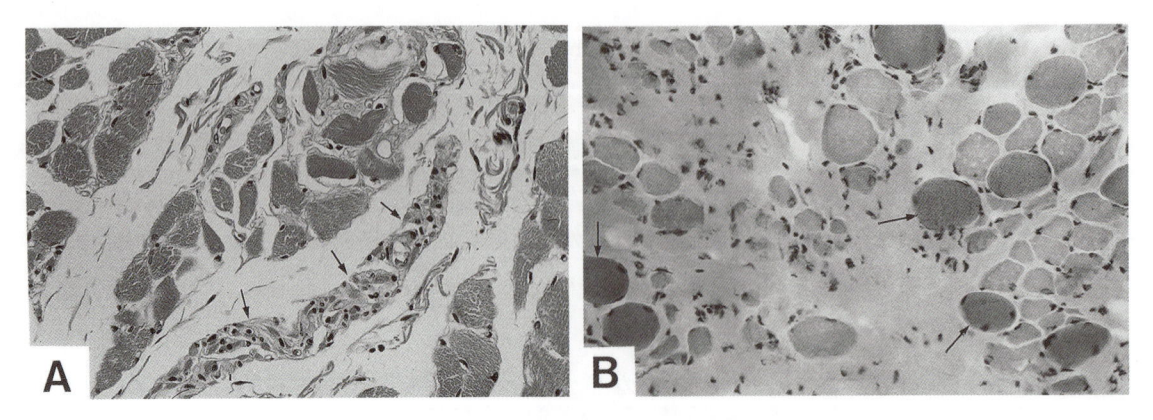

図17-12　骨格筋萎縮の2つの場合
A　神経原性萎縮。萎縮して細くなった筋細胞が集団をつくっている（矢印）。
B　進行性筋ジストロフィー。筋細胞の壊死（矢印）がばらばらに散らばって発生している。筋細胞の間に広い瘢痕ができている。

C 進行性筋ジストロフィー（DMP）[注]

注）DMP：dystrophia musculorum progressiva の略。

　これも骨格筋が少しずつ萎縮してゆく病気であるが，この場合は神経とは関係なく，最初から筋細胞が変性，壊死におちいってゆくもので，回復の期待はもてない。明瞭な細胞傷害に基づく病気である点が，神経原性萎縮との違いである（筋原性筋萎縮）。筋細胞が壊死におちいる原因はわからないが，遺伝病としての性格が濃厚なものであり，侵される筋肉の部位，遺伝の仕方などからいろいろな病型が区別されている。症例の多くを占め，もっとも重い病型であるところの**ドゥシェンヌ（Duchenne）型**では，幼児期に発病して少しずつ筋肉の破壊が進み，やがて歩行が不可能になって最後は寝たきりの状態におちいり，20歳ころまでに死亡するという悲惨な経過をたどる。呼吸筋が侵されるための呼吸障害，また，心筋にも病変が起こるため末期に心不全を起こすことなどが直接の死因になる。筋細胞の変化は神経に原因がある場合とは違って集団をつくる傾向はなく，細胞の変性・壊死，一部では再生，そして壊死におちいったあとは小さな瘢痕を残すなど，非常に複雑である（図17-12B）。

付録

- おもな臨床検査法一覧 ……………………337
- おもな略語一覧 ……………………………341
- 演習課題 ……………………………………343
- 看護師国家試験既出問題 …………………347

❶ おもな臨床検査法一覧

CRP試験（C-reacting protein test，○74頁）
　炎症の急性期に血液中に増加してくるタンパクが何種類かあり，急性期タンパクと総称されるが，その中で臨床的に最もしばしば使われるのがC反応性タンパク（C-reacting protein）である。血中CRP値の上昇は，身体のどこかに炎症あるいは組織破壊など，活動性の病変が存在することを示す。

CTR（Cardio-Thoracic Ratio 心胸郭比，○121頁）
　普通の胸部X線像で心臓陰影の横幅を計測し，それが胸郭（左右の肋骨の陰影）の何％かを計算した値。50％以内が正常で，心臓の拡大があると値が増大する。

FDP（Fibrin Degradation Product，○296頁）
　血液中のフィブリンがプラスミンにより分解されて生じる物質。心・血管内に血栓が一度に多発した時，たとえばDIC（播種性血管内凝固症候群）の際に血液中に増量する。

hCG（Human Chorionic Gonadotropin ヒト絨毛性ゴナドトロピン，○227頁，278頁）
　胎盤の絨毛上皮により作られ，血液中に分泌されるホルモン。妊娠の際に増加するが，胞状奇胎や絨毛癌の際には著しく増量するため，腫瘍マーカーとして用いられる。ある種の精巣腫瘍や卵巣腫瘍でも増量する。

リウマチ（RA）因子（○326頁）
　慢性関節リウマチの患者で血清中に増加してくる一種の免疫グロブリン（一般にはIgM）。自己の免疫グロブリンであるIgG分子のFc部分への抗体と考えられる。SLEなど他の膠原病でも増加することがある。

α-フェトプロテイン（α-fetoprotein，○226頁）
　胎児の肝臓で作られている一種の血清タンパク。肝細胞癌の際には癌細胞によって作られて血中に増加するので腫瘍マーカーとして診断に使われる。ある種の卵巣・精巣腫瘍でも増加することがある。

アミラーゼ（amylase，○229頁）
　膵臓の外分泌細胞から膵液中に分泌されるデンプンの消化酵素。急性膵炎の際には壊死におちいった外分泌細胞から血液に吸収されて血清中の濃度，さらに尿中の濃度が上昇する。このため血清または尿中の酵素活性の測定が診断に不可欠。

アルカリフォスファターゼ（alkaline phosphatase，○214頁）
　リン酸化合物を分解する酵素であるが，肝臓で胆汁中に分泌されるため閉塞性黄疸の際に血清中に増加してくる。これが閉塞性黄疸の特徴として黄疸の鑑別に利用される。

アンモニア（○219頁）
　腸管では細菌によるタンパクの分解でアンモニアが発生し，血液に吸収されて門脈から肝臓に入ってくる。肝細胞の傷害や肝循環の異常があり，肝臓で十分アンモニアを処理できなくなった時は血清中に増加する。このため肝不全（肝性昏睡）の診断確定に血清アンモニアが使われる。正常値は$100\mu g/dL$以下。

クレアチニン（creatinine，○257頁注）
　筋肉に含まれるクレアチンから作られ，血液に移行し，腎臓から尿中に排泄される物質。血清中のクレアチニンの濃度は糸球体濾過値とよく相関す

る。このため慢性糸球体腎炎や糖尿病性腎症などで，その増加が糸球体病変の進行の程度を知る目安になる。正常値は1mg/dL前後。

酸フォスファターゼ（acid phosphatase，●271頁）
　リン酸化合物の分解酵素で，前立腺に大量に含まれている。前立腺癌の際にも癌細胞により作られ，血液に分泌されるため血中濃度が上昇する。このため前立腺癌の腫瘍マーカーとして利用される。

トランスアミナーゼ（transaminase，●217頁）
　トランスアミナーゼはアミノ酸の代謝に関係する酵素で，GOT，GPTの2種類がある。前者は心筋・肝臓・骨格筋，後者は主に肝臓の細胞に含まれ，いずれも細胞傷害の際には血中に移行する。このため血清中にトランスアミナーゼが増加した時は，ウイルス肝炎などの肝細胞傷害，心筋梗塞などが強く疑われることになる。

パンクレオザイミン・セクレチン試験（Pancreozymin-Secretin test：PSテスト，●230頁）
　膵臓の外分泌機能の検査で，十二指腸にカテーテルを挿入し，パンクレオザイミンとセクレチンを一定量注射して膵液分泌を促したのち，分泌される膵液の量と重炭酸塩・膵酵素の量を測る。慢性膵炎の際には分泌が著しく低下する。膵液の細胞診は膵臓癌の診断にも利用される。

ビリルビン（bilirubin，●212〜213頁）
　ヘモグロビンの代謝産物。肝細胞から胆管をへて腸管に排泄される褐色の色素。正常な血清に含まれる総ビリルビン濃度は1.0mg/dL以下で，黄疸の際に増加してくる。直接型・間接型の2種類がある。

ベンス・ジョーンズ　タンパク（Bence-Jones protein，●294頁）
　多発性骨髄腫で，形質細胞としての性質をもつ腫瘍細胞によって作られる免疫グロブリン分子の一部（L鎖）。糸球体を通過して尿に排泄されるので，その存在が多発性骨髄腫の診断に重要。

ブドウ糖負荷試験（glucose-tolerance-test：GTT，●245頁）
　糖尿病の診断でもっとも重要な検査。空腹時に一定量の糖を与えた後，一定の間隔（30分）で血糖を測定し，その動きから診断を行う。

1秒率（●178頁）
　呼吸によって吸入し，はき出す空気量の動きをスパイロメータを使って記録し，解析する。せい一杯息を吸い込んだ状態で，思い切り息をはき出し，1秒間に肺活量の何％をはき出せるか計算する。70％以下のときは肺気腫や慢性気管支炎などの閉塞性肺疾患が考えられる。

画像診断（●120頁，308頁，317頁，330頁）
　超音波画像（エコー），コンピュータ断層X線写真（CT），磁気共鳴画像（MRI）などを用いて，今日では自由に身体の横断像（断層像）を得ることができ，外部からはうかがえない深い部位の病変，たとえば腫瘍の存在などを知ることができる。画像診断と総称される。

眼底検査（●316頁）
　眼底鏡を用いて行う眼底の観察。脳腫瘍で脳圧が亢進している時は乳頭部にうっ血乳頭といわれる特徴ある変化が現われる。糖尿病の際は，網膜の血管に特有な病変が観察される。

過敏症テスト（●89頁）
　薬剤に対する過敏症の有無を調べる方法として，ごく微量の薬剤を腕などの皮内に注射し，対照として生理的食塩水を注射した部位と比べる。発赤や発疹など異常な反応が生じないかを見る検査。

基礎代謝（●238頁）
　人はただ安静にしているだけで一定のエネルギー（カロリー）を消費するが，その量を体表面積（m^2）あたりに換算する。性別・年齢別の基準値に対して±％によって表示する。

血液ガス（●155頁注，160頁）
　動脈血に含まれている酸素および炭酸ガスの量は，それぞれの分圧としてmmHg単位で与えられる。正常な人では酸素分圧（Pa_{O_2}）は90mmHg前後，炭酸ガス分圧（Pa_{CO_2}）は40mmHg前後である。これらにどの様な異常が発生しているかは，肺や心臓の状態を知る上できわめて重要。血液のサンプルは，空気との接触を断った仕方で股動脈などから採取する。

おもな臨床検査法一覧

血液培養（→74頁）
患者の血液を培養して，細菌など病原微生物の存在を確かめる．敗血症の診断には欠かせない検査．

血管造影（→145頁注）
股動脈などから心臓までとどく長いカテーテルを挿入し，透視を行いながらカテーテルの先端を目的とする動脈枝，たとえば冠状動脈に挿入して造影剤を注入し，X線写真をとって動脈閉塞の部位や程度を調べる．血管の形から腫瘍の存在や広がりなどを知ることも可能．最近では造影だけでなく，癌を狙って制癌剤の注入を行い，またカテーテル操作によって動脈閉塞部を広げるなど，治療の道具としても使われている．

骨髄血検査（→285〜286頁）
ふつうは胸骨の骨髄を穿刺し，吸引した骨髄細胞をスライドグラスに塗抹，染色して顕微鏡で観察する．これにより末梢血には現れない造血の各過程の状態を調べる．白血病など血液疾患の診断に不可欠．

血清タンパク量（→61頁，258頁注）
血清，つまり血液から血球とフィブリノーゲンを除いた液体成分に含まれているタンパク質の総量．成人での正常値は約7.0g/dL．アルブミンとグロブリンを含む．

血糖（→245頁）
血液に含まれるグルコースの濃度．食事の前後で変動するが，正常な人では空腹時80〜100mg/dL，食後も150mg/dL以下．

細胞診（→8頁，119頁）
子宮頸部などの粘膜からこすり取った細胞，あるいは喀痰や腹水などを遠心して得た細胞をスライドグラスに塗抹し，染色して顕微鏡で観察する．細胞の性質，特に異型の程度から癌細胞かどうかを判断する．

子宮内膜掻爬（→272頁注）
一種の鋭匙であるキューレットを使って子宮体部の内膜や，子宮の内容物をかき出す操作．取られた組織や内容に組織検査を行うことによって内膜の病変（癌など），妊娠の有無やそれに伴う病変などを知ることができる．

心音図（→152頁）
心音は前胸部に聴診器をあてて聴くことができるが，音の性質をより詳しく分析するために，音を波動として記録したもの．特に心臓弁膜症の診断に使われる．

心臓カテーテル（→145頁，156頁）
動脈カテーテル・静脈カテーテルの2種がある．前者ではX線透視下に股動脈から長いカテーテルを入れ，冠動脈に挿入して造影剤を注入し，閉塞の程度・部位を調べ，状況によっては閉塞部の再開をはかる．静脈カテーテルは肘静脈から挿入し，右心房・右心室・肺動脈へと進めながら各部位での血圧計測と血液ガスの分析を行い，心・大血管奇形の診断を行う．

腫瘍マーカー（→227頁）
腫瘍細胞により産生され，血中に分泌された物質で，その増加を証明することによって腫瘍の存在を知ることができる様なものを腫瘍マーカーという．腫瘍の手術後，その血中濃度が上昇してゆく様なら再発が考えられる．α-フェトプロテイン（肝癌），CEA（大腸癌），CA19-9（膵臓癌），hCG（絨毛癌）など．

静脈圧測定（→147頁）
静脈内の血圧は心不全がある時に上昇する．肘などの末梢の静脈からカテーテルを入れ，先端を上大静脈あるいは右心房に置き，身体の外に立てた水柱の高さから圧を読みとる．正常値は3〜10mmHg程度．

術中迅速検査（→102頁）
手術の際に臓器に生じている病変を取り，急いで組織標本を作ってその性質を組織学的に決定する一種の生検．たとえば病変が癌かどうかをその場で決定し，手術の方針もその結果により随時変更する．

腎クリアランス試験（→253頁，257頁）
腎臓から尿に排泄されるある物質が，1分間に何mLの血漿から完全に除かれるかをクリアランスと言う．その物質の尿中濃度U，1分間の尿量V，血漿中濃度Pを測定して，クリアランスCは，$C=UV/P$により求められる．尿細管で再吸収や

分泌のない物質を使えば糸球体濾過値（GFR），血液が腎臓を一度通過すればすべて排泄される物質を使えば腎血漿流量（RPF）がクリアランスにより求まる。

生検（➡7頁）
病変部から組織のサンプルを取り，組織標本を作って顕微鏡的に病変の性質を決定する検査。内視鏡的に胃や大腸の粘膜からサンプルを取ることは広く行われている。生検のために手術が行われる場合もある。

脊髄造影（ミエログラフィー）（➡330頁）
普通は腰椎穿刺を行い，造影剤を注入してX線写真をとり，脊髄の形，あるいは脊椎管の形をX線写真で観察する。椎間板ヘルニアや脊椎の腫瘍などの診断に使われる。

赤血球沈降速度（赤沈または血沈と略す，74頁）
抗凝固剤を加えた患者の血液を専用の細長いガラス管に入れて垂直に立て，赤血球が沈降する速度を測る。一定時間を経過後に「うわずみ」（血漿）の幅を測定して血沈値とする。活動性炎症の存在を知るための目印として今も使われるが，その意味するところはCRP試験とほぼ変わらない。

注腸造影（アインラウフ）（➡207頁）
肛門から造影剤を注入して，腸管の粘膜の状態，壁の病変，外からの圧迫の有無などをX線透視で判断する。おもに大腸に対して行われる。大腸癌やある種の大腸炎には欠かせない検査。

電子顕微鏡による検査（➡13頁）
糸球体腎炎の病型の鑑別，場合によっては腫瘍の鑑別に，細胞や組織の微細な構造を知る必要が発生する。この様な時，電子顕微鏡は一つの有力な手段である。が，組織の固定法などは普通の組織検査とは違い，特殊なものを使う。

尿酸（➡30頁）
細胞の核に含まれるプリン体が分解されて生じる最終の代謝産物で，尿中に排泄される。血中の尿酸の濃度は6mg/dL以下が正常。

尿素窒素（BUN）（➡250頁）
タンパクを含む物質が体内で分解されると，その窒素成分は最終的に尿素の形になる。尿素はもっぱら腎臓から尿に排泄されるので，血清中の尿素の濃度が腎機能の一つの目安になる。正常値は20mg/dL以下。

尿検査（➡255頁，261頁）
尿に含まれるタンパクやグルコースの定性検査は，今日では試験紙を使って簡単に実行できる。尿に含まれる細胞など有形成分の検査には，尿を遠心して沈渣をとり，スライドグラスに塗って顕微鏡で観察する。赤血球を確認することにより僅かな血尿の存在を，また沈渣の細胞診により尿路における癌の有無を知ることができる。

脳脊髄液（リコール）検査（➡310頁）
腰椎穿刺によって脊髄腔の圧を測定し，リコールを取ってその性状を調べる（濁りや出血の有無）。またタンパクの濃度，フィブリンの濃度，白血球の数と分画などを調べる。脳脊髄における炎症性疾患の手掛かりを得る上で重要。

病理組織検査（➡7頁）
生検で得た組織，手術で取られた材料（手術材料）から切り出された組織，剖検で取られた組織などから，組織標本を作って顕微鏡的に調べ，病変の有無と性質を知る検査。

末梢血検査（➡285頁，289頁）
普通は耳たぶから耳血によって少量の血液をとって調べる。赤血球や白血球，血小板の数，ヘマトクリット（血液中の赤血球の体積%）などは今日では自動解析装置で簡単にデータが得られる。白血球の分画は，血液をスライドグラスに塗抹し，染色して顕微鏡観察により決定する。

❷ おもな略語一覧 (本文中で使用したもの)

ACTH	Adreno-cortico-tropic hormone　副腎皮質刺激ホルモン	**DIC**	Disseminated intravascular coagulation　播種性血管内凝固症候群
ADA	Adenosine deaminase　アデノシン・デアミナーゼ	**DMP**	Dystrophia musculorum progressiva　進行性筋ジストロフィー
ADH	Anti-diuretic hormone　利尿抑制ホルモン	**DPB**	Diffuse panbronchiolitis　びまん性汎細気管支炎
AFP	α-fetoprotein　アルファ・フェトプロテイン	**EMR**	Endoscopic mucosal resection　内視鏡的粘膜切除術
AI	Aortic insufficiency　大動脈弁閉鎖不全症	**FDP**	Fibrinogen-degradation product　フィブリン体分解産物
AIDS	Acquired immuno-deficiency syndrome　エイズ（直訳すれば「後天性免疫不全症候群」）	**GIST**	Gastro-intestinal stromal tumor　胃腸管間質性腫瘍
ALL	Acute lymphatic leukemia　急性リンパ性白血病	**GOT**	Glutamic oxaloacetic transaminase　グルタミン酸オキサロ酢酸トランスアミナーゼ
ALS	Amyotrophic lateral sclerosis　筋萎縮性側索硬化症	**GPT**	Glutamic pyruvic transaminase　グルタミン酸ピルビン酸トランスアミナーゼ
ALT	Alanine aminotransferase　アラニン・アミノトランスフェラーゼ	**GTT**	Glucose tolerance test　糖（グルコース）負荷試験
AML	Acute myelogenous leukemia　急性骨髄性白血病	**GVHD**	Graft-versus-host disease　移植片対宿主病
AS	Aortic stenosis　大動脈弁狭窄症	**HCC**	Hepatocellular carcinoma　肝細胞癌
ASD	Atrial septal defect　心房中隔欠損	**hCG**	Human chorionic gonadotropin　ヒト絨毛性ゴナドトロピン
AST	Aspartate aminotransferase　アスパラギン酸・アミノトランスフェラーゼ	**HIV**	Human immunodeficiency virus　ヒト免疫不全ウイルス（エイズウイルス）
ATL	Adult T-cell leukemia　成人T細胞性白血病	**HLA**	Human leukocyte antigen（日本語訳は与えられていない）
AVM	Arterio-venous malformation　動静脈奇形	**Ig**	Immunoglobulin　免疫グロブリン
BO	Bronchiolitis obliterans　閉塞性細気管支炎	**ITP**	Idiopathic thrombocytopenic purpura　特発性血小板減少性紫斑病
CEA	Carcino-embryonic antigen　癌胎児性抗原	**MHC**	Major hiatocompatibility antigen　主要組織適合抗原
CIS	Carcinoma in situ　上皮内癌	**MI**	Mitral insufficiency　僧帽弁閉鎖不全症（Myocardial infarction　心筋梗塞の意味で使うこともある）
CLL	Chronic lymphatic leukemia　慢性リンパ性白血病		
CML	Chronic myelogenous leukemia　慢性骨髄性白血病	**MOF**	Multiorgan failure　多臓器不全
CPC	Clinico-pathological conference　臨床病理討議会	**MPS**	Mononuclear phagocyte system　単核性食細
CRP	C-reacting protein　C-反応性タンパク		
CT	Computed tomography　コンピュータ断層撮影法		
CTR	Cardio-thoracic ratio　心胸郭比		

	胞系		経皮経肝胆道ドレナージ
MRI	Magnetic resonance imaging　磁気共鳴画像法	**QOL**	Quality of life　クオリテイ・オブ・ライフ
MRSA	Methicillin-resistant staphylococcus aureus　メチシリン耐性黄色ブドウ球菌	**RA**	Rheumatoid arthritis　慢性関節リウマチ
		RCC	Renal cell carcinoma　腎細胞癌
MS	Mitral stenosis　僧帽弁狭窄症	**SCC**	Squamous cell carcinoma　扁平上皮癌
NK	Natural killer (cell)　ナチュラルキラー細胞	**SLE**	Systemic lupus erythematosus　全身性紅斑性ループス
OA	Osteoarthritis 変形性関節症（骨関節炎，骨関節症）	**SMON**	Subacute myelo-optico-neuropathy　スモン
PDA	Patent ductus arteriosus　動脈管開存症	**TAE**	Transcatheter arterial embolization　経カテーテル塞栓療法
PN	Polyarteritis nodosa　結節性多発性動脈炎		
PS	Pulmonary stenosis　肺動脈狭窄症	**TB**	Tuberculosis　結核
PSA	Prostate specific antigen　前立腺特異抗原	**TCC**	Transitional cell carcinoma　移行上皮癌
PSS	Progressive systemic sclerosis　進行性全身性硬化症	**TGV**	Transposition of great vessels　大血管転移症
		TSH	Thyroid stimulating hormone　甲状腺刺激ホルモン
PTCA	Percutaneous transluminal coronary angioplasty　経皮的冠動脈再開療法		
		TUR	Trans-urethral resection　経尿道的切除
PTCD	Percutaneous transhepatic cholangio-drainage	**VSD**	Ventricular septal defect　心室中隔欠損症

③ 演習課題

※正答は各章の記述を参照してください。

1. 剖検（病理解剖）は診療の上でどのような意味をもっているか。
2. 病理組織検査の際には検体（組織）の固定を行うが，その目的は何か。また，固定に使うホルマリン液の作り方，および正しく固定を行う方法を述べよ。
3. 胃癌および子宮癌（頸癌）を発見し，治療の方針をたてる上で，病理学はどのような役割をはたしているか。
4. 病理組織検査と細胞診はそれぞれ検査法としてどのような利点と難点をもち，どのように使い分けられているか。
5. 次の言葉を説明せよ。
    パラフィン包埋
    ヘマトキシリン・エオジン染色
    パパニコロー染色
6. 体表や粘膜をおおう上皮のうち，重層扁平上皮・円柱上皮のおのおのが存在する臓器をできるだけ多数あげよ。
7. 結合組織・筋組織の種類について述べよ。また，それらから発生する腫瘍をあげよ。
8. 壊死とは何か。壊死におちいった細胞に特徴的な変化は。
9. 萎縮とは何を意味し，どのような種類に分けられるか。
10. 次の言葉を説明せよ。
    昇汞中毒
    脂肪変性
    痛風
11. 医療によってひき起こされる障害（医原病）にはどのようなものがあるか。
12. 肉芽組織とは何か。また，肉芽組織の形成によって創傷が治癒する筋道を説明せよ。
13. 組織内の異物が処理される仕方について。
14. 人体で，再生能力が特に強い細胞，中程度の細胞，ほとんどあるいはまったく再生能力のない細胞の例をあげよ。
15. 肥大と過形成の違いを例をあげて説明せよ。
16. 次の言葉を説明せよ。
    虚血
    梗塞
    血栓
    塞栓
    うっ血
    出血
17. 組織の虚血は動脈循環のどのような障害で発生するか。障害の起こり方をいくつかの場合に分けて説明せよ。
18. 血栓ができやすい条件について記せ。
19. 塞栓の種類と，そのおのおのが発生する場合について述べよ。
20. 浮腫とは何か。
21. 心臓性浮腫と腎臓性浮腫の起こり方の違いを説明せよ。
22. 炎症の4主徴とは何か。
23. 滲出とはどのような現象か。また，滲出物にはどのようなものが含まれているか。
24. 肉芽組織が炎症の際にはたす役割について述べよ。
25. 次の言葉を説明せよ。
    カタル
    蜂巣織炎
    膿瘍
    蓄膿
    乾酪化
26. 結核とは病理学的にどのような特徴をもつ炎症か。
27. 結核結節の構造を図示せよ。
28. 特殊性炎症にはどのような疾患が含まれるか。
29. リンパ球の種類（サブセット）とその役割について。

30. 次の言葉を説明せよ。
    拒絶反応
    GVH反応
    サイトカイン
    日和見感染
31. アレルギーとは何かを説明せよ。
32. 自己免疫病について。定義と種類。
33. 腫瘍における自律性増殖とはどのような増殖を意味するか。
34. 良性腫瘍と悪性腫瘍のひろがり方の違い。
35. 悪性腫瘍が手術後，再発を起こしやすい理由を説明せよ。
36. 転移とは何か。また，転移の起こり方にはどのような種類があるか。
37. 癌細胞の形態の特徴を説明せよ。
38. 扁平上皮癌と腺癌の違い。また，それぞれが発生する部位をできるだけ多くあげよ。
39. 癌と肉腫は，腫瘍の分類の上でそれぞれどのように定義されるか。
40. 癌にはどのような発生原因があげられているか。
41. 次の言葉を説明せよ。
    早期癌
    上皮内癌
    前癌性病変
    異　型
    播　種
    悪液質
    ウィルヒョウのリンパ節（転移）
42. 奇形の原因として重要なものをあげよ。
43. 次の言葉を説明せよ。
    トリソミーとダウン症候群
    ターナー症候群
    クラインフェルター症候群
    メッケルの憩室
44. 動脈硬化症（粥状硬化症）の際には，動脈壁のどの層に，どのような変化が起こるかを説明せよ。
45. 動脈硬化症が特に強く起こる部位と，その結果ひき起こされる障害について述べよ。
46. 動脈硬化症を増悪させる因子。
47. 高血圧患者の胸部X線像で，心臓陰影の横幅が増すことはなぜ危険な徴候か。
48. 求心性心肥大と拡張性心肥大の違いを述べよ。
49. 心不全とは全身の循環がどのように障害された状態か。また，心不全の結果（心臓以外の臓器に）ひき起こされる現象について述べよ。
50. 狭心症と心筋梗塞の病理学的な違いについて説明せよ。
51. 次の場合に左心室の肥大は起こるかどうか。その理由は。
    僧帽弁狭窄
    大動脈弁狭窄
    大循環の高血圧
    肺高血圧
52. 次の言葉を説明せよ。
    心臓性喘息
    ファロー4徴
    チアノーゼ
    動脈管（ボタロ管）開存
53. ショックとはどのような循環の障害か。
54. 気管支肺炎と間質性肺炎の肺病変の違いを説明せよ。
55. 次の結核性肺病変のなりたちを説明せよ。
    初期変化群
    粟粒結核
    結核性空洞
56. 増殖性肺結核と滲出性肺結核の病理学的な違いについて説明せよ。
57. 珪肺患者に右心室肥大や心不全が起こる理由は何か。
58. 肺門型肺癌と末梢型肺癌の病理学的な違いについて（発生部位・組織型・無気肺の有無など）。
59. 次の言葉を説明せよ。
    間質性肺炎
    肺線維症
    気管支喘息
    塵　肺
    無気肺
    肺気腫
60. 胃潰瘍が生命の危険を伴うのはどのような場合

か。
61. 次の言葉を説明せよ。
　　潰瘍
　　びらん
　　ポリープ
　　慢性胃炎
　　ピロリ菌
62. 肉眼的な形による胃癌の分類（ボルマン分類）について図示説明せよ。
63. 組織学的に胃壁はいくつかの層からなるが，胃癌はどのような順序でひろがってゆくか。また，早期胃癌とはどの範囲のものをさすか。
64. イレウスを，その起こり方によって分類せよ。また，おのおのの場合について実例をあげよ。
65. 絞扼性イレウスとは何か。その場合，なぜ緊急の処置が必要とされるか。
66. 黄疸の種類と，おのおのの成り立ちについて述べよ。
67. 急性ウイルス肝炎の時，肝臓にはどのような変化が発生するか。
68. 肝硬変のおもな原因をあげよ。
69. 肝硬変という病気はなぜ生命に危険かを説明せよ。
70. 下にかかげる左側の病気の診断に，右側の血清検査が有効とされるが，その病理学的な理由。
　　急性ウイルス肝炎――トランスアミナーゼ
　　劇症肝炎　　　　――アンモニア
　　ヘパトーマ　　　――α-フェトプロテイン
　　急性膵炎　　　　――アミラーゼ
71. 急性腹症とは何か。その代表的な場合を3つあげよ。
72. 次の言葉を説明せよ。
　　巨人症と末端肥大症
　　半盲症
　　シモンズ症候群とシーハン症候群
　　橋本甲状腺炎
　　バセドウ病と甲状腺中毒症
　　テタニー
　　上皮小体機能亢進症
　　クッシング症候群
　　アジソン症候群
　　キンメルスティール・ウイルソン症候群
　　異所性ホルモン産生腫瘍
73. 糖尿病とはどのような状態か。また，どのような合併症を伴うか。
74. 尿毒症の起こり方を，腎臓の構造との関連でいくつかの場合に整理して説明せよ。
75. クリアランス法での糸球体濾過値（GFR）と腎血漿流量（RPF）は，おもにどのような腎臓の障害を反映するか。
76. 腎血管性高血圧とは何か。そのなりたちはどう考えられているか。
77. 悪性高血圧と良性高血圧の違いについて。
78. 急性糸球体腎炎は，どのような病変がどのようにして発生する病気か。
79. 萎縮腎とは何か。その種類とおのおのの成り立ちについて。
80. 尿路の通過障害はどのような原因で起こり，どのような結果をひき起こすかを整理せよ。
81. 次の言葉を説明せよ。
　　水腎症
　　ネフローゼ症候群
　　グラヴィッツ腫瘍
　　ウイルムス腫瘍
　　ショック腎
82. 骨に転移しやすい癌を4つあげよ。
83. 癌のホルモン感受性とは何か。前立腺癌を例に説明せよ。
84. 女性の不正性器出血の原因をあげよ。
85. 子宮頚癌と体癌の病理学的な違いについて（発生部位・組織型・頻度・年齢など）。
86. 胞状奇胎とは何に由来する病変か。また，胞状奇胎を掻爬でとり除いたあとも妊娠反応を一定期間しらべるのはなぜか。
87. 次の言葉を説明せよ。
　　停留精巣
　　奇形腫
　　セミノーマ
　　子宮外妊娠
　　子宮内膜症

クルケンベルグ腫瘍
88. 貧血の種類をあげ，おのおのの病理学的な性質について述べよ。
89. 感染症（虫垂炎など）に伴う白血球増多と，白血病とはどのように違うかを説明せよ。
90. 白血病の分類。
91. 過度の放射線照射によってひき起こされる造血の異常と，それがどのような障害を伴うかを述べよ。
92. 出血性素因の種類。それぞれの実例。
93. 次の言葉を説明せよ。
ベンス・ジョーンズ タンパク
悪性リンパ腫
ホジキン病
サルコイドーシス
94. 浮腫などにより脳が腫脹することはなぜ危険かを説明せよ。
95. 病理学的に，脳卒中はどのように分けられるか。また，それぞれの原因について。
96. 脳出血とくも膜下出血の好発部位。
97. 次の病気でおもに障害される脳・脊髄の部位。
ポリオ
筋萎縮性側索硬化症
スモン病
98. 次の言葉を説明せよ。
脳挫傷
硬膜外血腫
パーキンソン病
うっ血乳頭
99. アルツハイマー病の際の脳の変化。
100. 脳死とはどのような状態かを説明せよ。
101. 骨折が治癒する筋道を病理学的に説明せよ。
102. 病的骨折とは何か。
103. ディスク症候群はどの様にして起こるか。
104. 骨肉腫の好発年齢・好発部位・腫瘍の組織学的な特徴を述べよ。
105. 次の言葉を説明せよ。
偽関節
オステオイド
腐骨
カリエス
流注膿瘍
骨多孔症
骨軟化症
106. 神経原性の筋萎縮（ポリオなど）と，筋原性筋萎縮（筋ジストロフィーなど）の筋肉における病変の違いをあげよ。
107. 次の言葉を説明せよ。
病変
好発部位
多発性
孤立性
びまん性
限局性
108. 次の検査は何を知るために行われるか。
針生検
血管造影
MRI
エコー
静脈圧測定
掻爬
腰椎穿刺
血清クレアチニン
腫瘍マーカー
運動負荷心電図
腹腔鏡
一秒率
心臓カテーテル
心音図
免疫電気泳動

④ 看護師国家試験既出問題

Q 疾患と誘因との組合せで誤っているのはどれか。
1. 虚血性心疾患 …糖尿病
2. 脳出血 …………高血圧
3. 大腸癌 …………食物繊維
4. 脂肪肝 …………過剰栄養

1995年（84回）正解 3

Q 肺癌の組織型で予後が最も悪いのはどれか。
1. 扁平上皮癌
2. 腺癌
3. 小細胞癌
4. 大細胞癌

1995年（84回）正解 3

Q 胃癌について誤っているのはどれか。
1. 早期癌の浸潤は筋層までである。
2. 進行癌ではリンパ節転移が多くみられる。
3. ボールマン4型はびまん浸潤型である。
4. 組織型では腺癌が多い。

1995年（84回）正解 1

Q 急性炎症のおもな徴候でないのはどれか。
1. 発熱
2. 腫脹
3. 出血
4. 疼痛

1996年（85回）正解 3

Q ファロー四徴症に該当しないのはどれか。
1. 心室中隔欠損
2. 心房中隔欠損
3. 大動脈右方転移（騎乗）
4. 右心室肥大

1996年（85回）正解 2

Q 誤っているのはどれか。
1. 子宮頸癌は腺癌が多い。
2. 乳癌は乳房の外側上部に好発する。
3. 卵巣癌は初期に無症状のことが多い。
4. 絨毛癌は早期から遠隔転移を来す。

1996年（85回）正解 1

Q 腸の疾患について誤っているのはどれか。
1. 潰瘍性大腸炎では血便を伴う下痢を来す。
2. クローン病では腸管壁が肥厚する。
3. 大腸ポリープは胃ポリープに比べ癌化しやすい。
4. 大腸癌は下行結腸に好発する。

1997年（86回）正解 4

Q 骨転移を起こしやすいのはどれか。
a. 肺癌
b. 肝癌
c. 膵癌
d. 乳癌
　1. a,b　2. a,d　3. b,c　4. c,d

1997年（86回）正解 2

Q 一次性創治癒をするのはどれか。
1. 切創
2. 挫滅創
3. 銃創
4. 咬創

1997年（86回）正解 1

Q 悪性腫瘍の転移について誤っているのはどれか。
1. 前立腺癌は骨転移を起こしやすい。
2. 左鎖骨上窩リンパ節への転移をウィルヒョウ転移という。
3. ダグラス窩への転移はリンパ行性が多い。
4. 肝臓への転移は血行性が多い。

1998年（87回）正解 3

Q 誤っている組合せはどれか。
1. 肺癌　　　小細胞癌
2. 食道癌　　移行上皮癌
3. 子宮頸癌　扁平上皮癌
4. 乳癌　　　腺癌

1998年（87回）正解 2

Q アレルギー反応で補体が関与するのはどれか。
a. アナフィラキシー型反応
b. 細胞障害型反応
c. 免疫複合体型反応
d. 遅延型反応
　1. a,b　2. a,d　3. b,c　4. c,d

1999年（88回）正解 3

Q 閉塞性換気障害を起こす疾患はどれか。
　a．気管支喘息
　b．肺線維症
　c．粟粒結核
　d．肺気腫
　　1．a,b　　2．a,d　　3．b,c　　4．c,d
　　　　　　　　　　　　　1999年（88回）正解 2

Q 閉塞性黄疸の患者にみられないのはどれか。
　1．手掌紅斑
　2．灰白色便
　3．直接型ビリルビン値の上昇
　4．皮膚掻痒感
　　　　　　　　　　　　　1999年（88回）正解 1

Q 浮腫とその発生起序との組合せで誤っているのはどれか。
　1．火傷による浮腫…………血管壁透過性の亢進
　2．乳癌術後の患側肢の浮腫…リンパ管の閉塞
　3．心不全による浮腫…………毛細血管内圧の上昇
　4．ネフローゼ症候群による浮腫…血漿膠質浸透圧の上昇
　　　　　　　　　　　　　2000年（89回）正解 4

Q 1か月前に頭部を打撲した60歳の男性が頭痛と嘔吐を訴えている。最も考えられる疾患はどれか。
　1．脳梗塞
　2．脳出血
　3．慢性硬膜下血腫
　4．クモ膜下出血
　　　　　　　　　　　　　2000年（89回）正解 3

Q 外傷を受けた人に生じる多臓器不全で正しいのはどれか。
　1．受傷後，直ちに発生する。
　2．3つ以上の重要臓器の連鎖的機能不全である。
　3．免疫的機序が病態の中心である。
　4．致命率は30％以下である。
　　　　　　　　　　　　　2000年（89回）正解 2

Q 黄疸が認められやすい疾患はどれか。
　a．膵頭部癌
　b．慢性肝炎
　c．脂肪肝
　d．肝硬変
　　1．a,b　　2．a,d　　3．b,c　　4．c,d
　　　　　　　　　　　　　2000年（89回）正解 2

Q 先天異常の成因と疾患との組合せで誤っているのはどれか。
　1．単一遺伝子異常………フェニルケトン尿症
　2．多遺伝子異常…………血友病A
　3．常染色体異常…………ダウン症候群
　4．性染色体異常…………ターナー症候群
　　　　　　　　　　　　　2001年（90回）正解 2

Q がんの危険因子で誤っているのはどれか。
　1．緑黄色野菜の摂取でがんのリスクが低下する。
　2．喫煙は胃癌の危険因子である。
　3．肥満は肝細胞癌の危険因子である。
　4．動物性脂肪の過剰摂取は大腸癌の危険因子である。
　　　　　　　　　　　　　2001年（90回）正解 3

Q 正しい組合せはどれか。
　　　〈黄疸の原因〉〈増加するビリルビンの種類〉〈疾患〉
　1．ビリルビンの過剰生成—直接ビリルビン—新生児黄疸
　2．ビリルビンの抱合異常—間接ビリルビン—溶血性黄疸
　3．肝内胆管の障害—直接ビリルビン—原発性胆汁性肝硬変
　4．肝外胆管の閉塞—間接ビリルビン—胆管癌
　　　　　　　　　　　　　2001年（90回）正解 3

Q 循環障害と疾患との組み合わせで正しいのはどれか。
　1．虚血……………解離性大動脈瘤
　2．充血……………太田母斑
　3．うっ血…………下肢静脈瘤
　4．ショック………第1度熱傷
　　　　　　　　　　　　　2002年（91回）正解 3

Q 輸血後移植片対宿主病（GVHD）で正しいのはどれか。
　1．赤血球濃厚液では起こらない。
　2．新鮮凍結血漿で起こる。
　3．血縁者からの血液では起こりにくい。
　4．血液に放射線を照射して予防する。
　　　　　　　　　　　　　2002年（91回）正解 4

Q 眼底に変化を生じる疾患はどれか。
　1．急性ウイルス性肝炎
　2．高尿酸血症
　3．動脈硬化症
　4．老視
　　　　　　　　　　　　　2003年（92回）正解 3

Q 急性炎症に特徴的な血液の変化はどれか。
　a．好中球の核左方移動
　b．C反応性蛋白値の上昇
　c．クレアチニン値の上昇
　d．AST(GOT)の上昇
　　1．a,b　　2．a,d　　3．b,c　　4．c,d
　　　　　　　　　　　　　2003年(92回) 正解1

Q 全身性の浮腫で来院した患者。血清コレステロール値が320mg/dLであった。最も考えられる疾患はどれか。
　1．心不全
　2．ネフローゼ症候群
　3．肝硬変
　4．栄養失調
　　　　　　　　　　　　　2003年(92回) 正解2

Q 加齢と発癌との関係で正しいのはどれか。
　1．癌抑制遺伝子が増幅する。
　2．癌遺伝子が正常細胞に発生する。
　3．ホルモン依存性癌が増加する。
　4．癌ウイルスに感染しやすくなる。
　　　　　　　　　　　　　2003年(92回) 正解3

Q 貧血とタール便とで入院した患者のショックの徴候はどれか。
　a．不穏の出現
　b．脈拍数の増加
　c．頸静脈の怒張
　d．体温の上昇
　　1．a,b　　2．a,d　　3．b,c　　4．c,d
　　　　　　　　　　　　　2003年(92回) 正解1

Q 悪性腫瘍の細胞と組織の特徴はどれか。
　1．核／細胞質比が大きい。
　2．核分裂数が少ない。
　3．分化型が低い。
　4．異型性が少ない。
　　　　　　　　　　　　　2004年(93回) 正解1

Q 免疫力が低下し，感染症に罹患しやすくなるのはどれか。
　1．甲状腺機能低下症
　2．原発性アルドステロン症
　3．高脂血症
　4．糖尿病
　　　　　　　　　　　　　2004年(93回) 正解4

Q 黄疸のある患者に見られる症状はどれか。
　1．色覚異常
　2．掻痒感
　3．関節障害
　4．脱毛
　　　　　　　　　　　　　2005年(94回) 正解2

Q 脳血管障害でみられる症状はどれか。
　1．発疹
　2．腰痛
　3．下痢
　4．嘔吐
　　　　　　　　　　　　　2005年(94回) 正解4

Q ガフキー号数を指標とする感染症はどれか。
　1．結核
　2．風疹
　3．MRSA感染症
　4．AIDS
　　　　　　　　　　　　　2005年(94回) 正解1

索 引

■あ■

ITP 295
α-フェトプロテイン 226, 268, 337
アイゼンメンジャー症候群 154
アザラシ肢症 130
アショッフ結節 157
アジソン病 243
アスベスト 185
アトピー型喘息 89
アドレナリン 241, 243
アナフィラキシー 89
アポトーシス 25
アミラーゼ 229, 337
アミロイド 30
アミロイドーシス 30, 126, 294
アメーバ赤痢 205
アレルギー 88
　Ⅰ型 ── 88
　Ⅱ型 ── 90
　Ⅲ型 ── 90
　Ⅳ型 ── 90
　薬剤 ── 89
　── 性鼻炎 89
アルカリフォスファターゼ 214, 337
アルツハイマー病 126, 312
アルドステロン症 243
アルコール性肝障害 222
アンギオテンシン 252
悪液質 105
悪 性 99
　── 化 119
　── 関節リウマチ 326
　── 高血圧 253
　── 黒色腫 106
　── 腫瘍 95, 99
　── 腎硬化症 254
　── 貧血 287
　── リンパ腫 297

■い■

EMR 202, 203, 207, 341
イレウス（腸閉塞） 209
　絞扼性 ── 210
　麻痺性 ── 211
インサイト・ハイブリダイゼーション 14

インスリン 12, 244
インスリノーマ 12, 247
インターフェロン 84, 221
インターロイキン 81
インフルエンザ 163
胃
　── 炎（慢性） 195
　── 潰瘍 38, 193
　── 癌 98, 197
　── びらん 162
　── ポリープ 196
一過性 56注
異 型 107
異形成 275
萎 縮 26
　圧迫 ── 27
　急性黄色肝 ── 220
　廃用 ── 26
　変性 ── 26
　老人性 ── 28
萎縮腎 253
　悪性高血圧による ── 254
　腎盂腎炎による ── 261
　慢性糸球体腎炎による ── 257
遺伝子
　── と先天異常 125
　── 治療 126
癌 115
癌抑制 ── 116
医原性疾患 21

■う■

ウイリス環 308
ウイルス
　── 肝炎 26, 83, 216
　── 性心筋炎 157
　── による奇形発生 130
　── による細胞傷害 22
　── による発癌 115
ウィルヒョウのリンパ節 104
ウィルムス腫瘍 264
ウシ海綿状脳症 316
うっ血 57
　── 乳頭 316

■え■

A - Cバイパス手術 143, 145
ADA欠損症 86, 126
FDP 296, 337, 341
hCG 227, 268, 278, 337, 339, 341
HLA 82, 341
MHC抗原 82, 341
MRSA 87, 342
NK細胞 84
SLE 91, 342
エイズ（AIDS） 87, 341
エコノミークラス症候群 53
エナメル上皮腫 192
栄養膜細胞 278
液性免疫 78
壊 死 18, 23
　凝固 ── 24
　融解 ── 24
壊 疽 25
炎 症 63
　── のマーカー 73
　── の4主徴 63
　カタル性 ── 71
　化膿性 ── 72
　急性 ── 71
　漿液性 ── 71
　線維素性 ── 71
　特異性 ── 74
　蜂巣織炎 72
　慢性 ── 71

■お■

オステオイド 322
横隔膜ヘルニア 132
黄 疸 29, 212
　肝細胞性 ── 213
　新生児重症 ── 90, 213, 289
　閉塞性 ── 213
　溶血性 ── 213

■か■

ガストリン産生腫瘍 248
カタル 71
クッシング症候群 236, 242
カポジ肉腫 88

カリエス　325
カリニ肺炎　88
カルチノイド腫瘍　208
かぜ　163
灰白髄炎　311
解剖
　　行政――　6
　　系統――　6
　　司法――　7
　　病理――　6
潰瘍　38
　　――性大腸炎　205
　　胃――　193
　　十二指腸――　193
　　消化性――　193
化学伝達物質　67
核
　　――濃縮　24
　　――分裂　108
拡張（心室の）　141
過形成　41
喀血　58, 174
仮骨　321
過酸症　194
褐色細胞腫　139, 243
化生　40, 110
　　腸上皮――　196
　　扁平上皮――　40, 110
家族性
　　――高コレステロール血症　126
　　――大腸ポリポージス　126
化膿　72
　　――の予防　72
過敏症　88
花粉症　89
画像診断　120
川崎病　159
肝
　　脂肪――　222
　　にくづく――　147
　　――膿瘍　214
　　――性昏睡　219
肝炎
　　ウイルス――　22, 83, 217
　　急性――　218
　　劇症――　26, 219
　　中毒性――　89, 221
　　慢性――　220
肝癌　226
肝硬変　221
　　胆汁性――　214
　　原発性胆汁性――　93
冠状動脈
　　――の分布　143
　　――硬化　142, 145

――血栓　50, 143
関節
　　――の強直　325
　　――の拘縮　326
　　――リウマチ　92, 326
乾酪化　75
癌　98, 109
　　――化　98注
　　――遺伝子　115
　　――細胞　98, 116
　　――性腹膜炎　105, 198
　　――の間質　98
　　――の進行度　122
　　――のホルモン感受性　271
　　――抑制遺伝子　116
胃癌　98, 197
移行上皮癌　111, 264
肝癌　226
肝細胞癌　106, 226
肝内胆管癌　227
硬癌　201
甲状腺癌　239
喉頭癌　164
子宮癌　273
十二指腸癌　208
絨毛癌　268, 279
上顎癌　164
小細胞癌（肺の）　181
上皮内癌　119, 275
食道癌　202
腎細胞癌　263
進行癌　119
浸潤癌　119
膵（臓）癌　230
腺癌　110
潜在癌　269
前立腺癌　269
早期癌　119
早期胃癌　7, 199
タール癌　114
大細胞癌（肺の）　181
胎児性癌　268, 277
大腸癌　116, 206
胆管細胞癌　227
胆道癌　215
胆嚢癌　101, 216
直腸癌　206
乳癌　282
肺癌　114, 124, 181
皮膚癌　107
副鼻腔癌　164
扁平上皮癌　110
膀胱癌　265
未分化癌　111
卵巣腫瘍　277

間質
　　肝硬変の――　221
　　癌の――　98

■き■

QOL　208, 342
キャリア（ウイルス肝炎の）　217
キンメルスティール・ウィルソン症候群　247
器官　15
気管支炎
　　びまん性汎細――　179
　　慢性――　179
気管支喘息　89
偽関節　323
奇形　123, 127, 131
　　心臓・血管の――　152
基質　17
器質化　36, 168
　　異物の――　36
　　血栓の――　54
器質的（な障害）　49
基礎代謝　238, 338
機能的（な障害）　49
喫煙指数　114
亀背　325
球状赤血球症　288
急性腎不全　259
急性腹症　228注
狂牛病　316
狭窄　46
　　肺動脈――　155
　　心臓弁膜の――　149
狭心症　142
胸水　59
強直（関節の）　325
強皮症　93
胸膜炎　167, 185
虚血　18, 46
　　――性心疾患　142
巨細胞　37
　　ラングハンス――　76
　　リード・ステルンベルグ――　299
　　異物――　37
巨人症　235
巨赤芽球　288
拒絶反応　77, 82
筋萎縮
　　――性側索硬化症　126, 313
　　筋原性――　336
　　神経原性――　335
筋炎
　　多発性――　93, 335
　　皮膚――　335

索　引　353

■く■

クリアランス法　257, 339
クラインフェルター症候群　129
グラヴィッツ腫瘍　263
クレアチニン　257注, 337
クレイター　199
クルケンベルグ腫瘍　278
クレチン病　238
クロイツフェルト・ヤコブ病　315
クローン病　205
くも膜下出血　308
くる病　327
腔水症　58
空洞（結核性）　174

■け■

憩　室　132注
　　メッケル――　132
形態学　2
系統的変性疾患　313
頸嚢胞　132
珪　肺　176
　　――結核　177
　　――結節　177
下　血　58
結　核　75
　　――の感染　124, 171
　　――結節　75
　　――への免疫　85
　　開放性――　175
　　珪肺――　177
　　骨――　324
　　小児――　172
　　浸出型――　174
　　増殖型――　174
　　粟粒――　173
　　肺――　171, 173
　　非開放性――　175
　　副精巣――　267
血管炎　159
血管腫　113
血管造影　145
血管肉腫　112
血管壁の透過性　45, 57, 61, 68, 161
結合体　131
血　腫　58
血小板減少　295
血栓（症）　49
　　――の再疎通　54
　　――の成り立ち　50～51
　　冠状動脈――　47, 137, 143
　　脳動脈――　305
結　節　36注
　　アショフ――　157

　　肝硬変の――　221
　　結核――　75
　　珪肺――　177
　　――性多発動脈炎　92
血　尿　58, 255, 264
血　便　58, 205
血友病　126, 294
限局性　101注
原発部位（腫瘍の）　102

■こ■

ゴーシェ病　29
コーヒー残渣様吐物　58, 162, 195
ゴールドブラットの実験　252
ゴム腫　76
コンドリオーム　304
高血圧　138
　　悪性――　253
　　肺――　154, 177
　　腎性――　139
　　腎血管性――　253
　　内分泌性――　139
　　二次性――　139
　　本態性――　139
　　門脈――　224
　　良性――　253注
硬　癌　201
抗　原　78
膠原病　92
膠質浸透圧　60
合指症　133
甲状腺　42, 237
　　――炎　239
　　――癌　239
　　――腫　237
　　――腺腫　239
　　――中毒　238
　　――の濾胞　43
拘　縮　325
　　――フォルクマン　325
梗　塞　46
　　心筋――　18, 143
　　腎――　46
　　脳――　304
拘束性肺疾患　178
口　側　193注
肛　側　193注
抗　体　78
　　モノクローナル――　79, 292, 298
喉　頭
　　――ポリープ　164
　　――癌　164
好発部位　135注
絞扼性イレウス　210
後腹膜腫瘍　263

硬膜外血腫　303
抗利尿ホルモン　236
呼吸不全　178
骨
　　――結核　324
　　――粗鬆症　327注
　　――多孔症　242, 327
　　――軟骨腫　332
　　――軟化症　327
　　――肉腫　332
　　――嚢腫　331
骨　棘　328
骨髄炎　323
骨髄血　286, 339
骨　折　321
　　病的――　340注
骨　梁　321
固　定（液）　6, 9
孤立性　56注
昏　睡　219注
　　過血糖性――　245
　　肝性――　219, 225
　　低血糖性――　248
　　尿毒症性――　250

■さ■

サイトカイン　81
サイロキシン　237
サリドマイド　130
サルコイドーシス　297
細気管支炎　179
鎖　肛　132
催奇形因子　129
再　生　37
再疎通（血栓の）　54
再発（腫瘍の）　102
細　胞
　　――傷害　18
　　――の形質転換　96
　　――の受容体　43, 116, 233
　　――のトランスフォーメーション　96
　　――の分化　38
　　――の分裂指数　108
　　B――　78, 79
　　ナチュラル・キラー――　84
　　ヘルパーT――　81
　　栄養膜――　278
　　幹――　39
　　癌――　98
　　巨――　37
　　形質――　79
　　骨芽――　321
　　細胞傷害性T――　82
　　腫瘍――　95
　　神経――　18

神経膠── 18
　　心臓病── 147
　　線維芽── 33注
　　中皮── 185
　　内皮── 15, 45, 57, 65, 138
　　破骨── 322
　　肥満── 67, 88
　　風船── 22
　　類上皮── 75, 85
細胞診 8, 119, 275
細胞性免疫 81
挫　傷 302注
産褥熱 272

■ し ■

CPC 3
CRP 73, 337
CT 121
CTR 142, 337
シーハン症候群 236
シェーグレン症候群 192
シトクロム P450 125
ジフテリー心筋炎 157
ショック 160
　　──と胃潰瘍 162, 194
　　──腎 161, 260
　　ペニシリン── 89
シリカ 176
四塩化炭素（中毒） 20
耳下腺
　　──炎による無精子症 267
　　──混合腫瘍 192
子　宮
　　──癌 273
　　──外妊娠 276
　　──筋腫 97, 272
　　──腺筋症 277
　　──腟部びらん 274
　　──内膜炎 272
　　──内膜症 276
　　──内膜増殖症 273
糸球体腎炎 90, 255
　　急性── 255
　　急速進行性── 257
　　慢性── 256
糸球体濾過値 257
歯原性腫瘍 192
自己免疫病 91
自己融解 5
歯槽膿漏 191
持続性 57注
紫　斑（病） 57, 294
　　シェーンライン・ヘノホ── 296
　　血管性── 296
　　血栓性血小板減少性── 295

　　特発性血小板減少性── 295
腫
　　悪性黒色腫 105
　　悪性リンパ腫 297
　　褐色細胞腫 139, 243
　　肝芽腫 264
　　奇形腫 268, 277
　　胸腺腫 187
　　膠芽腫 318
　　膠細胞腫 317
　　巨細胞腫 333
　　血管腫 113
　　骨軟骨腫 331
　　脂肪腫 113
　　神経芽細胞腫 244, 264
　　神経線維腫 318
　　髄芽細胞腫 317
　　髄膜腫 318
　　精細胞腫（セミノーマ） 268, 277
　　腺腫 112
　　線維腫 113, 334
　　中皮腫 185
　　島細胞腫 12, 247
　　軟骨腫 113, 332
　　肉腫 111
　　肉芽腫 36, 74
　　乳頭腫 112
　　嚢腫 113
　　副腎腫 264
　　平滑筋腫 97, 113
　　網膜芽細胞腫 126, 264
充　血 56
　　炎症による── 65
終動脈 47
重症筋無力症 187
十二指腸
　　──癌 208
　　──潰瘍 193
絨　毛 278
　　──癌 268, 279
　　──心 71
出　血 57
　　──性メトロパシー 273
　　──性素因 57
　　くも膜下── 308
　　機能性── 273
　　脳── 306
　　不正性器── 271
腫　瘍
　　──マーカー 227
　　インスリン産生── 12, 247
　　ウィルムス── 264
　　ガストリン産生── 248
　　カルチノイド── 208
　　グラヴィッツ── 263

　　クルケンベルグ── 278
　　ユーイング── 333
　　悪性── 99
　　異所性ホルモン産生── 243
　　後腹膜── 263
　　女性化── 278
　　小児の悪性── 264
　　上皮性── 109
　　男性化── 278
　　非上皮性── 109
　　良性── 99
粥（じゅく）状硬化症 135
術中迅速検査 102
腫　瘤 105
昇　汞 19, 260
上行感染 214注
硝子様物質（ランゲルハンス島の） 245
小児麻痺 311
上　皮 15
静脈瘤 52
　　食道── 224
初期変化群（結核の） 171
褥　瘡 27
食　道
　　──癌 202
　　──気管瘻 132
　　──静脈瘤 224
植物状態 319
女性化乳房 280
心
　　肺性心 177
心不全 140, 146
心雑音 152
腎（臓）
　　ショック── 162, 260
　　萎縮── 253
　　嚢胞── 126, 132
　　馬蹄── 132
　　──血漿流量 253
　　──結石 262
　　──硬化症 254
　　──膿瘍 261
腎　盂
　　──炎 261
　　──腎炎 261
腎　炎
　　糸球体── 90, 255
　　腎盂── 261
真　菌 86
心筋炎 156
心筋梗塞 18, 143
　　──の瘢痕 39
心筋症 157
神　経

索　引　355

―― 原線維変化　312
―― 膠（組織）　18
―― 細胞　18
進行性筋ジストロフィー　336
進行性変化　33
人工肛門　208
人工腎臓　249
心室中隔欠損　153
滲出（物）　66
浸潤　101
腎症
　リポイド――　259
　糖尿病性――　247
　膜性――　259
針生検　218, 255, 271
心臓
　―― カテーテル　145, 156
　―― タンポナーデ　145, 159
　―― 性浮腫　60, 147
　―― 弁膜症　148
　―― 病細胞　147
心内膜炎
　感染性――　149
　リウマチ性――　149
心囊
　―― 炎　71
　―― 水症　59
塵肺　176
心肥大　41, 141
　右心室の――　154
　拡張性――　141
　求心性――　141
腎不全　250
　急性――　259
心房中隔欠損　153
蕁麻疹　88

■す■

ストレス　145, 149, 241
スモン（SMON）　315
水腎症　27, 261
膵（臓）
　―― インスリノーマ　12, 247
　―― 癌　230
膵（臓）炎
　急性――　228
　慢性――　229
髄膜炎　309
　化膿性――　310
　結核性――　310

■せ■

セミノーマ（精細胞腫）　268, 277
生検　7
　肺の――　184

　針――　218, 255, 271
成熟　108
成長ホルモン　235
赤痢
　アメーバ――　205
　細菌性――　205
赤血球　286
赤血病　291注
接触皮膚炎　90
切除
　経尿道的――　265, 269
　膵頭十二指腸――　230
　内視鏡的粘膜――　202, 203, 207
腺　16
線維
　膠原――　17
　弾力――　17
　―― 芽細胞　17, 33注
　―― 細胞　17
　―― 症　168注
　―― 肉腫　111
線維性骨異形成　331
線維素（フィブリン）　51, 68
　―― 性炎症　71
潜函病　56
腺癌　110
前癌性病変　118
穿孔　195
腺腫　112
　甲状腺――　239
　大腸――　116, 206
　脳下垂体――　235
染色　9
　パパニコロー――　8注
　ヘマトキシリン・エオジン――　9
染色質（クロマチン）　120注
喘息　147注
　気管支――　89
　心臓性――　147
先天異常　123
　心臓・血管の――　152
　腸の――　209
先天性
　―― 巨大結腸症　209
　―― 水腎症　261
　―― 胆道閉塞症　38, 82, 132, 214
線溶（線維素溶解）　54, 296
前立腺
　―― 癌　269
　―― 特異抗原　271
　―― の内腺・外腺　270
　―― 肥大　268

■そ■

ゾリンジャー・エリソン症候群　248

臓器　15
　―― 移植　38, 82, 319
　中空――　15
造血
　―― の障害　21, 289
　髄外――　286
早期癌　119
早期胃癌　199
創傷　33
巣状　101注
増殖　33注
　―― 因子　115
　炎症における――　70
　自律性――　96
　浸潤性――　101
　他律性――　96
　膨張性――　100
搔爬（そうは）　272注
僧帽弁
　―― 狭窄　151
　―― 閉鎖不全　151
塞栓（症）　54
　空気――　56
　血栓性――　54
　脂肪――　55
　腫瘍――　56
　脳――　305
　肺――　55
側副血行路　47, 224
粟粒結核　173
阻血　46注
組織　15
　―― の固定　9
　筋――　18
　結合――　17
　骨――　17, 321
　脂肪――　18
　上皮――　15
　神経――　18
　造血――　286
　軟骨――　17
　肉芽――　33
組織化学　11
　免疫――　12

■た■

ターナー症候群　129
タール便　58, 195
ダウン症候群　128
胎児性赤芽球症　288
大血管転位　155
大腿四頭筋拘縮症　334
大腸
　―― ポリープ　116
　―― 癌　206

356　索　引

　　　──腺腫　116, 206
大腸炎
　　潰瘍性──　205
大動脈弁
　　　──狭窄　150
　　　──閉鎖不全　150
脱　灰　190
多指症　133
多臓器不全（MOF）　162
多発性　56注
　　　──筋炎　93, 335
　　　──骨髄腫　293
単核性食細胞系　29
胆管炎　214
炭塵症（肺の）　176
胆　石　214
胆道癌　215
胆　囊
　　　──炎　214
　　　──癌　101, 216
短　絡　153

■ち■

チアノーゼ　155注
蓄　膿　73
痴　呆　311
虫垂炎　204
中　毒　19
　　キノホルム──　315
　　パラコート──　170
　　四塩化炭素──　20
　　甲状腺──　238
　　昇汞──　19
　　有機水銀──　315
腸
　　　──炎　205
　　　──癌　206
　　　──重積　210
　　　──捻転　210
　　　──閉塞　209
直腸癌　206
沈　着　28注

■つ■

ツベルクリン反応　91, 124, 171
椎間板ヘルニア　329
痛　風　30

■て■

DIC　296
TTP　295
T 細胞　78
ディスプラジア　275
テタニー　241
低形成　26

低酸症　196
低タンパク血症　258注
停留精巣　267
転　移　102
　　リンパ行性──　103
　　胃癌の──　198
　　血行性──　102
　　骨への──　270
電子顕微鏡検査　13

■と■

トランスアミナーゼ　217, 338
トランスフォーメーション　96
トリソミー　128
トルコ鞍　234, 235
トロトラスト　112
透過性（→血管壁の透過性をみよ）
糖原病　28
動　脈
　　　──の構造　136, 137
　　　──収縮　48
　　終──　47
動脈管開存　155
動脈硬化症　135
　　　──のプラック　135
　　　──と血栓　52, 137
　　　──の増悪因子　138
　　　──の病理発生　138
動脈瘤　158
　　莓状──　308
　　解離性──　159
　　真性──　158
　　微小──　307
吐　血　57, 224
兎唇（唇裂）　131
糖尿病　244
　　1型・2型──　245
　　　──性血管障害　247
　　　──腎症　247
貪　食（どんしょく）　36
　　マクロファージの──　36, 75, 81, 85
　　好中球の──　290

■な■

ナチュラル・キラー（NK）細胞　84
内視鏡
　　　──的粘膜切除　202, 203, 207
　　　──手術　215, 269
内皮細胞　15, 45, 50〜52, 65〜67, 138
軟部組織腫瘍　334

■に■

ニーマン・ピック病　29
にくづく肝　147

肉芽腫　36, 74
肉芽組織　33
　　炎症と──　70
　　良い──　34
　　悪い──　34
肉　腫　111
　　横紋筋──　112
　　血管──　112
　　骨──　332
　　脂肪──　111
　　線維──　111
　　軟骨──　332
　　平滑筋──　112
日本脳炎　310
乳　癌　282
　　　──の乳房温存療法　283
乳　腺
　　　──炎　280
　　　──管内性乳頭腫　282
　　　──症　280
　　　──線維腺腫　281
乳頭腫　112
乳房温存療法　283
尿細管　259
尿　酸　30, 340
尿素窒素　250, 340
尿毒症　250
　　　──性肺炎　250
尿崩症　236
尿路（腎臓）結石　262
認知症　311

■ね■

ネフローゼ症候群　60, 258
粘液水腫　238

■の■

脳
　　　──ヘルニア　302
　　　──梗塞　304
　　　──挫傷　302
　　　──死　318
　　　──出血　306
　　　──腫瘍　316
　　　──振盪　301
　　　──卒中　304
　　　──動静脈奇形　308
　　　──動脈血栓　305
　　　──動脈塞栓　305
　　　──軟化症　25, 304
　　　──浮腫　302
脳圧亢進　302, 316
脳下垂体腺腫　235
膿　72
膿　胸　168

索　引　357

膿　瘍　73
　　肝 —— 214
　　腎 —— 261
　　肺 —— 168
　　流注 —— 325
囊　腫　113
　　骨 —— 331
　　卵巣 —— 277
囊　胞　113
　　—— 腎　132

■は■

バセドウ病　42, 237
パッチテスト　89
パーキンソン病　268
パパニコロー染色　8注
パラコートによる肺線維症　170
パラソルモン　240
パンクレオザイミン・セクレチン
　　（PS）試験　230, 338
ハンセン病　76, 175
肺
　　—— 癌　124, 181
　　—— 気腫　180
　　—— 結核　171, 173
　　—— 高血圧　154, 177
　　—— 水腫　146
　　—— 性心　177
　　—— 線維症　169, 178
　　—— 塞栓　53, 55
　　—— 膿瘍　168
　　無気 ——　182
　　蜂窩 ——　178
肺　炎　165
　　ウイルス性 ——　170
　　吸引性 ——　165
　　過敏性 ——　170
　　間質性 ——　169
　　乾酪性 ——　174
　　気管支 ——　165
　　大葉性 ——　168
　　尿毒症性 ——　250
肺気腫　180
肺疾患
　　拘束性 ——　178
　　閉塞性 ——　178
肺動脈狭窄　155
敗血症　74, 149
梅　毒　76
橋本病　239
播　種　104
播種性血管内凝固症候群（DIC）　296
白血球
　　—— の種類　67
　　—— 増多　290

白血病　291
　　—— 細胞　291
　　成人T細胞 ——　299
発　癌　114
発癌性物質　114
半陰陽　133
瘢　痕　34
　　炎症の ——　70
　　心筋梗塞の ——　39
　　創傷の ——　34
半盲症　235

■ひ■

B細胞　79
PTCA　145
PTCD　216注
ヒスタミン　67, 89
ヒルシュスプルング病　209
ビリルビン　212
ピロリ菌　194
非アトピー型喘息　89
びまん性　101注
びまん性汎細気管支炎　179
びらん　162注
脾　腫　225
肥　大　41
　　心 ——　41, 141
　　前立腺 ——　268
病　因　2
病因論　123
病　気
　　—— の外因　123
　　—— の内因　124
ひょう疽　34注
病的骨折　240注
病　変　3
病理学　1
　　—— 各論　14
　　—— 総論　14
　　外科 ——　8
　　分子 ——　13
病理組織検査　7, 8
病理発生　2
日和見感染　86
貧　血　286
　　悪性 ——　287
　　局所性の ——　46注
　　再生不良性 ——　289
　　鉄欠乏性 ——　286
　　溶血性 ——　288

■ふ■

ファロー四徴　155
フィブリン　51, 68
フィブリノーゲン　51

フォン・レックリングハウゼン病
　　（骨の）　327
　　——（神経の）　318
ブドウ糖負荷試験　245, 338
プラック
　　動脈硬化症の ——　135
　　歯の ——　190
プリオン　315
フレグモーネ（蜂巣織炎）　72, 204
風　疹　130
風船細胞　22
副甲状腺
　　—— 機能亢進　240, 326
　　—— 機能低下　241
副腎皮質ホルモン
　　—— と胃潰瘍　194
　　—— の副作用　243
腹　水　59, 225
副臓器　133
副鼻腔
　　—— 炎　164
　　—— 癌　164
腹膜炎
　　癌性 ——　105
　　穿孔性 ——　195, 210
　　胆汁性 ——　215
腐　骨　323
浮　腫　58
　　炎症性 ——　61, 66
　　心臓性 ——　60, 147
　　乳癌手術後の ——　61
　　ネフローゼ症候群の ——　60
　　脳 ——　302
不　妊（男性の）　267
分　化　38
　　細胞の ——　38
　　腫瘍細胞の ——　108
分裂指数　108
吻　合　47

■へ■

ヘモクロマトーシス　11, 29, 126
ヘモジデリン　29, 147
ヘルニア　210
　　横隔膜 ——　132
　　嵌頓 ——　210
　　そけい ——　210
　　椎間板 ——　329
　　脳 ——　302
　　扁桃 ——　302
ヘリコバクター・ピロリ（→ピロリ
　　菌をみよ）
ベルリンブルー　12
ベンス・ジョーンズ蛋白　294, 338
閉鎖不全（弁膜の）　149

閉　塞　46
弁逸脱症候群　151
変形性関節症　327
変　性　18, 22
　　脂肪――　22
　　硝子滴――　31
　　水腫――　22
　　糖原――　28

■ほ■

ホジキン病　299
ボタロ管開存（動脈管開存）　155
ポリープ　116注
　　胃――　196
　　喉頭――　164
　　大腸――　116, 206
ポリオ　311
ポリペクトミー　207
ボルマン分類（胃癌の）　199
ボケ（認知症）　311
剖　検　3
縫合糸　37
放射線
　　――による奇形発生　129
　　――による細胞傷害　21
　　――による発癌　115
胞状奇胎　278
蜂巣織炎　72
包　埋　11

■ま■

マクロファージ　29注, 36, 70, 75, 81, 85
　　――と異物処理　36
　　――と炎症　70, 75
　　――と免疫　81, 85
マンモグラフィー　280, 282
末端肥大症　235
満月様顔貌　243

■み■

ミイラ化　25
ミクロトーム　10
未　熟　108
水俣病　315

■む■

無気肺　182
無肢症　130
虫　歯　189
無精子症　267
無　尿　160, 259, 269注
無脳症　131

■め■

メッケル憩室　132
メドゥサの頭　225
免　疫　77
　　――グロブリン　79
　　――監視機構　84
　　――寛容　82
　　――組織化学　12
　　――複合体　90
　　――不全症候群　86
　　液性――　78
　　細胞性――　81
　　腫瘍――　84

■も■

モノクローナル抗体　85, 292, 298
蒙古症（ダウン症候群）　128
門脈圧亢進症　224

■ゆ■

ユーイング腫瘍　333
疣　贅（ゆうぜい）　150

■よ■

ヨード染色（食道粘膜の）　203
腰　痛　328
腰部捻挫　330

■ら■

ラセギューの徴候　330
ラプラスの式　140
ラングハンス巨細胞　76
ランゲルハンス島　12, 244
　　――の硝子化　245
癩　（→ハンセン病をみよ）
らい腫　76
卵　巣
　　――女性化腫瘍　278
　　――男性化腫瘍　278
　　――癌　278
　　――嚢腫　277
　　――皮様嚢腫　277

■り■

リード・ステルンベルグ巨細胞　299
リウマチ
　　関節――　92, 326
　　――因子　326, 337
　　――性心筋炎　157
　　――性心内膜炎　149
　　――熱　92
リコール（脳脊髄液）　309, 310注, 340
リンパ　59
リンパ球　286
　　B細胞・T細胞　78
　　免疫と――　78〜81
　　――のサブセット　81
リンパ腫（悪性）　297
　　バーキット――　299
　　非ホジキン性――　299
リンパ節
　　ウィルヒョウの――　104
　　――炎　296
　　――廓清　103
リンホカイン　81
流　産　272
良　性　99
　　――腫瘍　99, 112
臨床病理討論会　3

■る■

ループス（全身性紅斑性）　91
類　骨　322
類脂質蓄積症　29

■れ■

レスピレーター・ブレイン　319
レセプター　43, 116, 233
レニン　252
レントゲン皮膚癌　115

■ろ■

瘻　孔（ろうこう）　73, 324
老年斑　312

よくわかる専門基礎講座 病理学

2006年3月3日　第1版第1刷発行
2023年1月30日　　　　　第12刷発行

著　者	高橋　徹　ⓒ2006	
発行者	福村直樹	
発行所	金原出版株式会社	
	〒113-0034　東京都文京区湯島2-31-14	
	電話　編集　03-3811-7162	
	営業　03-3811-7184	
	FAX　　　　03-3813-0288	
	振替口座　00120-4-151494	
	http://www.kanehara-shuppan.co.jp/	

検印省略　ISBN978-4-307-70206-5

JCOPY ＜出版者著作権管理機構　委託出版物＞

本書の無断複製は著作権法上での例外を除き禁じられています．複製される場合は，そのつど事前に，出版者著作権管理機構（電話 03-5244-5088, FAX 03-5244-5089, e-mail : info@jcopy.or.jp）の許諾を得てください．

小社は捺印または貼付紙をもって定価を変更致しません
乱丁，落丁のものは小社またはお買い上げ書店にてお取替致します

Printed in Japan
印刷／製本：三報社印刷（株）

WEB アンケートにご協力ください

読者アンケート（所要時間約3分）にご協力いただいた方の中から抽選で毎月10名の方に図書カード1,000円分を贈呈いたします．
アンケート回答はこちらから ➡
https://forms.gle/U6Pa7JzJGfrvaDof8

よくわかる専門基礎講座 生化学

質の高い、実践に必要な、より深い知識と技術の獲得に!!

津田道雄 著

◆B5判 216頁 108図 ◆定価2,310円(本体2,100円+税10%) ISBN978-4-307-70217-1

よくわかる専門基礎講座 栄養学

栄養学のおもしろさを1冊に凝縮、基礎の理解から国試対策まで!!

津田とみ 編

◆B5判 300頁 227図 ◆定価2,640円(本体2,400円+税10%) ISBN978-4-307-70238-6

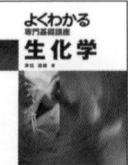

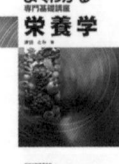

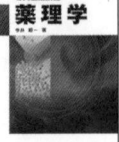

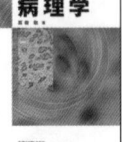

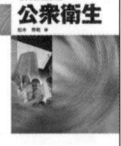

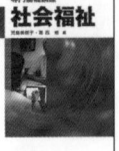

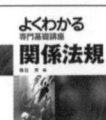

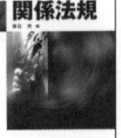

よくわかる専門基礎講座 薬理学

各章末には演習問題を、巻末には看護師国家試験の既出問題を収載!!

今井昭一 編

◆B5判 300頁 47図 ◆定価2,420(本体2,200円+税10%) ISBN978-4-307-70205-8

よくわかる専門基礎講座 病理学

理解力アップと国家試験合格に向けて必読の書!!

高橋 徹 編

◆B5判 366頁 215図 ◆定価2,420円(本体2,200円+税10%) ISBN978-4-307-70206-5

よくわかる専門基礎講座 公衆衛生

わかりやすい解説と図で変化の激しい社会情勢を理解、国試対策も!!

松木秀明 編

◆B5判 380頁 98図 ◆定価2,750円(本体2,500円+税10%) ISBN978-4-307-70245-9

よくわかる専門基礎講座 社会福祉

学生のテキストに、また医療職と福祉職の相互理解と連携に!!

児島美都子・内山治夫 編

◆B5判 352頁 41図 ◆定価2,420円(本体2,200円+税10%) ISBN978-4-307-70212-6

よくわかる専門基礎講座 関係法規

看護専門職に必要な法律等をわかりやすく解説、国試対策も!

春日 斉 編

◆B5判 306頁 16図 ◆定価2,640円(本体2,400円+税10%) ISBN978-4-307-70230-0

金原出版 〒113-0034 東京都文京区湯島2-31-14 TEL03-3811-7184(営業部直通) FAX03-3813-0288

本の詳細、ご注文等はこちらから https://www.kanehara-shuppan.co.jp/